Schein

外科急腹症 （原著第5版）

Schein's Common Sense Emergency Abdominal Surgery

（以）丹尼·罗辛　　　Danny Rosin

（英）保罗·N.罗杰斯　Paul N. Rogers

（英）马克·奇塔姆　　Mark Cheetham　　编　　　周家华｜主译

（美）莫西·沙因　　　Moshe Schein

化学工业出版社

·北 京·

内容简介

本书不仅仅是为低年资外科住院医生撰写的，高年资的外科医生及外科各专科的临床急诊医生读后也都会有所获益。该书在前 4 版的基础上，更新了相关内容，注重实用性。介绍了腹部外科急症的诊断和处理要点。全书分总论、术前篇、术中篇（各论）、术后篇等共 47 章。既包括外科常见的急腹症，也有如膈肌急症等少见的急症，几乎涵盖了普外科急诊的大部分内容，同时还包括了相关学科以急性腹痛为主要表现的疾病。本书删除或合并了第 4 版中一些陈旧的章节，增加了全新的结直肠急症相关内容。本书以一种松散的白话文风格写成，幽默风趣，是一本值得一读的实用急诊外科指南。

Schein's Common Sense Emergency Abdominal Surgery, 5th edition by Danny Rosin, Paul N. Rogers, Mark Cheetham, Moshe Schein
ISBN 9781910079874
Translation and adaptation of the English language edition with arrangement by TFM Publishing Ltd. Copyright © 2021, TFM Publishing Ltd.

本书中文简体字版由 TFM Publishing Ltd 授权化学工业出版社独家出版发行。

北京市版权局著作权合同登记号：01-2024-5070

图书在版编目（CIP）数据

Schein 外科急腹症 ／（以）丹尼·罗辛
(Danny Rosin) 等编；周家华主译 . -- 北京 ： 化学工业出版社，2025. 2. -- ISBN 978-7-122-46732-4

Ⅰ. R656.1

中国国家版本馆 CIP 数据核字第 20249FS507 号

责任编辑：满孝涵　　　　　　　　　　文字编辑：李　平
责任校对：王鹏飞　　　　　　　　　　装帧设计：史利平

出版发行：化学工业出版社（北京市东城区青年湖南街 13 号　邮政编码 100011）
印　　装：河北尚唐印刷包装有限公司
787mm×1092mm　1/16　印张 26½　字数 644 千字　2025 年 6 月北京第 1 版第 1 次印刷

购书咨询：010-64518888　　　　　　　售后服务：010-64518899
网　　址：http://www.cip.com.cn
凡购买本书，如有缺损质量问题，本社销售中心负责调换。

定　　价：198.00 元　　　　　　　　　　版权所有　违者必究

翻译人员名单

顾　问　杨德同

主　译　周家华

副主译　邢春根　程张军　唐星明　余泽前

译　者（按姓氏汉语拼音排序）

蔡云朗	东南大学附属中大医院
陈　强	苏州大学附属第二医院
程张军	东南大学附属中大医院
何　伟	东南大学附属中大医院
黄　磊	南京大学附属南京儿童医院
姜　斌	南京大学附属南京儿童医院
雷正清	东南大学附属中大医院
李俊生	东南大学附属中大医院
陆　淼	东南大学附属中大医院
汤文浩	东南大学附属中大医院
唐刘蕴泉	解放军东部战区总医院
唐星明	解放军东部战区总医院
陶庆松	东南大学附属中大医院
吴　勇	苏州大学附属第二医院
邢春根	苏州大学附属第二医院
许　斌	东南大学附属中大医院
余泽前	东南大学附属中大医院
张　波	东南大学附属中大医院
周家华	东南大学附属中大医院

原书作者

Roland E. Andersson MD PhD Associate Professor, Department of Clinical and Experimental Medicine, Linkoping University, Linkoping, Sweden; Consultant, Department of Surgery, County Hospital Ryhov, Jonkoping, Sweden (Chapter 21)
rolandersson@gmail.com

Ahmad Assalia MD Associate Professor of Surgery, Chief of Advanced Laparoscopic and Bariatric Surgery, Rambam Health Care Campus, Haifa, Israel (Chapter 29)
assaliaa@gmail.com

Jack Baniel MD Head, Urology Institute, Rabin Medical Center, Petach Tikva, Israel (Chapter 35)
baniel@netvision.net.il

Mark Cheetham MB BS BSc MSc MD FRCS (Gen) Consultant General and Colorectal Surgeon, Royal Shrewsbury Hospital, Shrewsbury, Shropshire, UK (Chapters 1, 3—7, 9—14, 16, 18—20, 24—28, 33, 36—47)
markcheets@aol.com

Harold Ellis CBE MCh FRCS Professor, Applied Biomedical Research Group, Hodgkin Building, Guy's Campus, London, UK (Chapter 2)
harold.ellis@kcl.ac.uk

Adam L. Farquharson MB ChB MEd MFSTEd FRCS (Gen Surg) Consultant General and Colorectal Surgeon, Training Programme Director — Professional Development HEE (WM), Educational Lead — General Surgery HEE (WM), Department of Surgery, Royal Shrewsbury Hospital, Shrewsbury, Shropshire, UK (Chapter 25)
adam.farquharson@nhs.net

Wojciech J. Gorecki MD PhD Associate Professor, Jagiellonian University Medical College; Chief, Department of Pediatric Surgery, University Children's Hospital, Krakow, Poland (Chapter 34)

migoreck@cyf-kr.edu.pl

Ghaleb Goussous MB BS MSc FRCS Senior Colorectal Surgery Fellow, Royal Derby Hospital, Derby, Derbyshire, UK (Chapter 27)

ghaleb.goussous@nhs.uk

Anat Ilivitzki MD Department of Radiology, Rambam Medical Center, Haifa, Israel (Chapter 29)

a_ilivitzki@rambam.health.gov.il

Rifat Latifi MD FACS FICS Professor and Chairman of Surgery, New York Medical College, School of Medicine; Director, Department of Surgery; Chief, General Surgery, Westchester Medical Center Health, Valhalla, New York (Chapter 31)

rifat.latifi@wmchealth.org

Ari Leppaniemi MD Chief of Emergency Surgery, Abdominal Center, University of Helsinki, Finland (Chapters 17 and 31)

ari.leppaniemi@hus.fi

Evgeniy E. Perelygin MD Attending Surgeon, Department of Urology, Perm Clinical Center, Perm, Russia (All chapters)

perya70@gmail.com

Paul N. Rogers MB ChB MBA MD FRCS (Glasgow) Consultant General and Vascular Surgeon, Department of Surgery, Queen Elizabeth University Hospital, Glasgow, UK (Chapters 1, 3—7, 9—14, 16, 18—20, 22, 32, 33, 36—47)

pn.rogers@btinternet.com

Danny Rosin MD FACS Attending General and Advanced Laparoscopic Surgeon, Department of General Surgery and Transplantation, Sheba Medical Center, Tel Hashomer; The Faculty of Medicine, Tel Aviv University, Israel (Chapters 1, 3—7, 9—16, 18—20, 33, 36—47)

drosin@mac.com

James C. Rucinski MD FACS Attending Surgeon, Director of Surgical Education, New York Methodist Hospital, Brooklyn, New York, USA (Chapters 6 and 8)

jcrucinski@gmail.com

Roger Saadia MD FRCS(Ed) Professor of Surgery (retired), University of Manitoba and Health Sciences Centre, Winnipeg, Canada (Chapter 30)

rsaadia@shaw.ca

Erik Schadde MD FACS Director HPB Fellowship, Swiss HPB Center, Department of Surgery, University Hospital Zurich, Zurich, Switzerland (Chapter 23)

erik.schadde@uzh.ch

Moshe Schein MD FACS FCS (SA) Attending Surgeon, Marshfield Clinic, Ladysmith and Rice Lake, Wisconsin, USA (Chapters 1, 3—7, 9—14, 16, 18—20, 33, 36—47)

mosheschein@gmail.com

Simon Shaw BSc (Hons) MB BS FRCS Consultant General and Colorectal Surgeon, Department of Surgery, Conquest Hospital, East Sussex, UK (Chapters 24—26, 28)

simon.shaw7@nhs.net

Wesley P. Stuart MB ChB MD FRCS (Ed) Chief of Medicine, Consultant Vascular Surgeon, Queen Elizabeth University Hospital, Glasgow, UK (Chapter 22)

中文版序

亲爱的中国读者：

我先引用温斯顿·丘吉尔的话："写一本书是一次历险。一开始，它是你的玩具和娱乐，之后它会变成你的爱人，然后，它会成为你的主人，再后来，成为一个暴君。最后，当你就快认命并臣服的时候，你杀死了这个魔鬼，并将它扔给公众。"

幸运的是，我们已经到了这最后的阶段，看起来大众以及全世界的外科医生，都喜欢我们这次历险的成果。

世界正在变得越来越小，随着我们对不同国家和文化的了解越来越多，我们意识到，尽管存在差异，但我们是那么相似。这在外科医生中犹为明显：我们的想法是相似的，尽管有一些本地化的差异，但我们以类似的方式行医，面临类似的问题，并以类似的方式与我们的患者建立联系。

正因如此，出版《Schein 外科急腹症（第 5 版）》中文版，对我们来说是一件重要而又幸福的事情：它证明，常识对人类来说确实是共同的和相互的，它不分种族、民族或文化。将我们作为外科医生和人类联结在一起的东西比将我们分开的东西要强大得多。语言不再是障碍。

Danny Rosin

Paul N. Rogers

Mark Cheetham

Moshe Schein

周家华　译

译者前言

2012 年，我阅读了《Schein 外科急腹症》（原著第 3 版）中译本，收获颇丰。本书在外科急腹症的评估和急腹症处理的难点和要点方面的叙述方式独具匠心、引人入胜。后来又拜读了原著第 4 版，该书通俗易懂，写作风格幽默诙谐，插图的漫画令人忍俊不禁。我认为，中国的许多外科医生，尤其是急诊外科医生，在读后也一定有如获至宝、相见恨晚之感。第 5 版在前版的基础上做了大篇幅修改更新，有些章节完全重写，丰富了内容，还添加了部分全新的章节，Danny Rosin 先生接替退休的 Moshe Schein 先生成了新主编。

在本书第 3 版中文主译汤文浩教授的鼓励下，我萌发了翻译本书第 5 版的想法。并在出版社的积极协调和支持下，取得了中文版版权。我还联系了主编 Danny 先生，请他为第 5 版的中译本写序，Danny 先生欣然同意。

医学著作的翻译是一个"再创作"过程，既要符合中文语言习惯，又要忠实于原文，还要秉承原书的写作风格。因此，除了需要有好的中英文语言功底外，对翻译者的外科专业知识底蕴也提出了很高要求。唯有这样才能重现原书字里行间中的寓意和外科式幽默感。因此，我和四位副主译及其他译者反复讨论，凡原书中涉及外科其他专业和妇产科的内容都请相关专业的专家翻译，并统一了标准和要求。此外，译者丰富的外科专业知识底蕴依赖所在单位的人文历史积淀。东南大学附属中大医院创建于 1935 年，经过普外科几代先辈们的努力、传承和发展，普外科已形成亚专科门类齐全、省内外有较大影响力的重点专科，在外科急腹症处理上的很多理念与时俱进，并与本书的观点基本相似。在此，对为我们打下良好基础的几代普外科老主任们表示感谢！

为了努力使第 5 版的中译本成为精品呈现在广大读者面前，我们聘请了我院杨德同教授为顾问，对翻译进行指导。此外，第 3 版中译本主译汤文浩教授虽然已退休，但仍为本书的翻译贡献了八章，同时对翻译进行了指导，在此一并表示感谢！

急腹症是外科的常见病，掌握这些疾病诊治中的难点和要点，其重要性毋庸赘言。然而，又谈何容易？我由衷地希望本书能成为年轻医生们在急腹症处置方面的"良师益友"。

经过全体译者近 1 年的努力，如今已经是本书翻译稿杀青的时候，然而，由于受到学识和能力的限制，文中难免存在翻译不妥之处，敬请谅解，并请广大读者不吝指正，请将任何批评和建议发送至邮箱 zhoujh@seu.edu.cn。

周家华

2023 年 1 月于南京市丁家桥 87 号

原著序（第5版）

这本书汇集了全球许多国家的外科急腹症医生们长年累月、深入细致的亲身经验，他们有临床的也有学术的，有来自城市的也有来自农村的。

来自世界各地的老朋友们对本书及其前4版出版提供了帮助。Moshe感谢约翰内斯堡的George G Decker为这一神圣的外科领域打下的基础。Asher Hirshberg、Adam Klipfel和加拿大安大略省的Robert Lane的辛勤付出，帮助我们完成了本书的第1版。Ahmad Assalia教授从早期就参与了这本书的编写，且参与编辑了第3版，并继续与我们分享他的智慧。感谢Roger Saadia、Wojciech Gorecki、Jim Rucinski、Jack Baniel Ari Leppaniemi、Roland Andersson和Erik Schadde继续支持这个项目的进行。

智利圣地亚哥的Alfredo Sepulveda医生将本书（第1版）译成了西班牙语；意大利罗马的Francesco Vittorio Gammarota医生将第2版译成意大利语；中国的汤文浩医生把本书（第3、4版）翻译成汉语；捷克的Alexander Ferko、Leo Klein、Eduard Havel、Dusan Simkovic、Karel Smejkal医生将第2版译成捷克语译本；波兰的Wojciech Gorecki医生将第3版翻译成波兰语；格鲁吉亚Teimuraz Kemoklidze医生译了格鲁吉亚译本（第3版）；南非的Slava Ryndine医生帮助组织了俄语版的翻译工作（第3版）；Bogibek Rakhimov医生制作了乌兹别克斯坦在线版；我们将永远深情地怀念莫斯科已故Boris Savchuk教授，他主译了俄文译本（第1版）。

我们感谢外科协会的许多成员，多年来，他们不断地向我们提供国际上的反馈，激发我们的大脑。感谢Evgeniy（Perya）Perelygin博士为这一版创作了许多新的漫画，也感谢Dan Schein绘制了封面的插图。特别感谢Nikki Bramhill，他持续地以一己之力出版这本书（前3个版本由施普林格出版集团出版）——没有人比Nikki做得更好了！

本书的格言和引语摘自由Moshe Schein编辑的、由英国Nikki Bramhill tfm出版有限公司出版的《外科格言与引语》（2002）和《外科格言与引语精粹》（2008）。

读者会发现在整本书中有不少重复的地方，这是我们有意而为之。因为在成人教育中，多次重复重点是至关重要的。读者如果对本书有任何问题或评论，请直接和我们联系，联系方式为：drosin@mac.com、pn.rogers@btinternet.com、markcheets@aol.com 和 mosheschein@gmail.com，我们将给予答复。

最后，我们要感谢我们的爱妻 Gilly、Jackie、Julia 和 Heidi，感谢她们的耐心和奉献。

原书主编

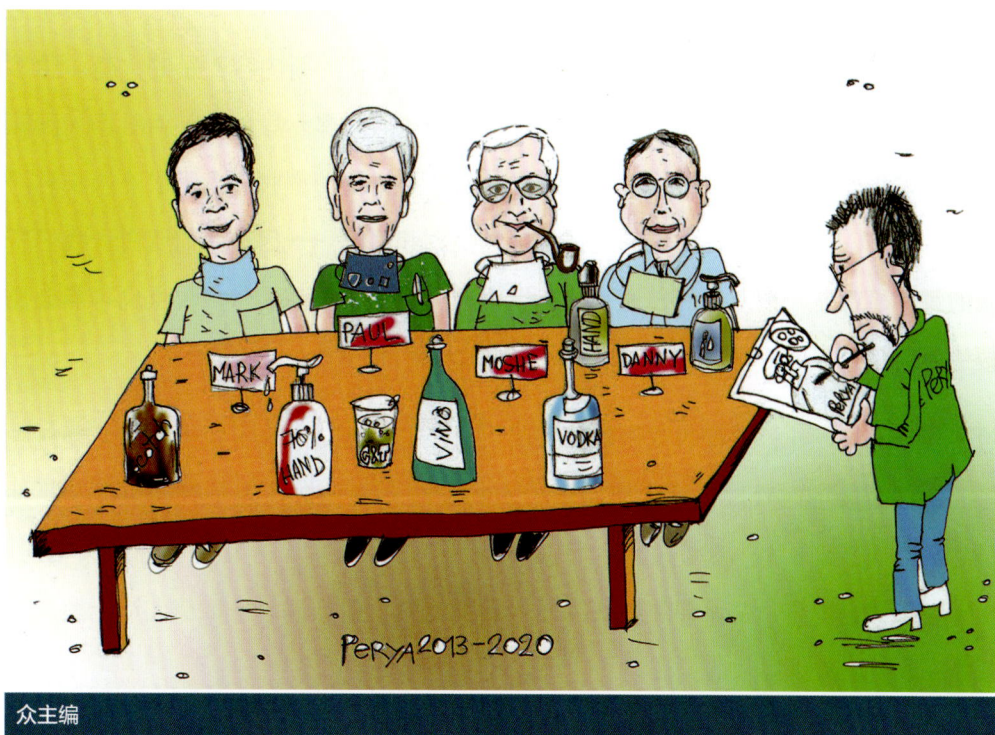

众主编

原著前言

寻常的事情是常见的，但常识例外。

—— Yasser Mohsen

恭喜你！你买了一本书。这是一个了不起的成就！

哪怕只是正在阅读这一页，不，只是真的拿起了这本书，就意味着你已经属于一个日趋减少的濒危物种——那些真的读过真正书籍的年轻外科医生。不仅是课堂笔记或 YouTube 上的视频，还有书籍！

我们很高兴能出版这本书的第 5 版。自 20 年前第一版出版以来，这本书受到了需要处理外科急腹症的外科医生们的欢迎。

在这一领域是否有什么值得每 4～5 年修订和更新的新内容？是的，有。急诊外科的诊治方式在不断发展。由于腹部影像学检查可以显示腹腔内任何脏器，因此我们可以迅速明确诊断或进行适合的手术，避免不必要的剖腹探查术或陷入长时间的等待观察。在诊疗过程中我们变得越来越挑剔和谨慎——**因为我们明白，我们所做的每件事都是一把双刃剑，通常检查做得越少越好，但是偶尔多做点也可能会挽救生命**。至少，这是我们希望你读完这本书后相信的……

与此同时，外科教育的变化以及对现代科技的痴迷，产生了新一代的普外科医生。在这个新的时代，先进的腹腔镜手术的超级专业化被认为是有利可图和"性感"的，而普通的外科急症是留给年轻的或所谓的"不太有才华的"外科医生的。所以，在很多地方，急诊外科被认为是"不受待见"的领域，是每个人都能做，而且是在"机器人"睡觉的深夜。

在这个日新月异的世界里，我们需要不断地更新自己。我们必须重新学习如何处理日渐稀少的"老一套"，即使它的气味已经被现代医学实践的香味所掩盖。这也是我们在新版中继续做的事情——吟诵着刻在石头上的神圣而古老的基本知识，同时展示如何将基本知识与不断发展的现代世界融合在一起。

第 5 版新在哪里？

赫尔辛基大学的 Ari Leppaniemi 正忙于退休，因此辞去了共同主编的职务，但他仍然提供了几个精彩的章节。Mark Cheetham（英国什罗普郡什鲁斯伯里市）加入了共同主编，他自己负责了关于结直肠急症的全新内容。

所有的编者都是他们所在领域的著名专家，所有现有的章节都由原来的或新的作者、主编进行修订，扩展或重写。每一章都经过我们的仔细审校，使全书的风格和语气保持一致。我们删除或合并了一些内容陈旧的章节，使新版本变得更为紧凑。

从一开始我们就意识到，注重实用的、口语化的、直白的写作风格，读者要么喜欢要么嫌弃。事实上，有一些评论家（第 1 版的）受到教条的束缚，认为这本书的语言不完全符合 Strunk 和 White 的《风格的要素》，因此几乎把它扼杀了。但更多的读者们喜爱这本书。过去，我们会引用我们收到的，并仍在持续收到的来自世界各地众多读者的好评和热情的反馈。这里我们就不引用了。

正是由于这本书在世界各地，特别是临床外科界，受到读者的欢迎，因此我们着手对它进行修订以满足全球所有拯救生命的医生的要求：在孟买、卡拉奇、开罗、贝尔格莱德、索韦托、墨西哥城、基辅、哥本哈根、费城、格拉斯哥、克拉科夫，甚至在巴黎（我们希望有一些法国外科医生能读且想读英语）。

Anton Chekhov 医生说："医生和律师是一样的，唯一的区别是律师只是攫取你的财产，而医生不仅攫取你的财产还要你的命。"我们编写这本书的主要目的是帮助你不要治死你的患者。这本不遵循传统的书并不是又一本令人乏味的、细节翔实的教科书。我们已经有足够多的那样的书了。这本书是为你，一个有志于从事外科急腹症工作的年轻外科医生（我们说的年轻是指不拘泥于自己的教条的人）而编写的。我们希望并相信这本拙著对你有帮助。

Andre Maurois 说过："文学作品就像爱情，我们会为别人的选择而惊叹。"我们希望你选择了这本书。

干杯！（见下一页照片）

主编

于特拉维夫，格拉斯哥，什鲁斯伯里，北威斯康辛

附注 1：请注意，Danny 已经从 Moshe 手中接过了主编的角色。随着 Paul 和 Moshe 年龄的增长，这肯定是他们的最后一版。他们希望 Danny 和 Mark 能接过火炬，创作后续的新版本！

附注 2：本版是在前所未有的新型冠状病毒感染大流行期间编写的，这段时间择期手术有限，"机器人"都下班了，很显然，紧急手术将永远是必要的。

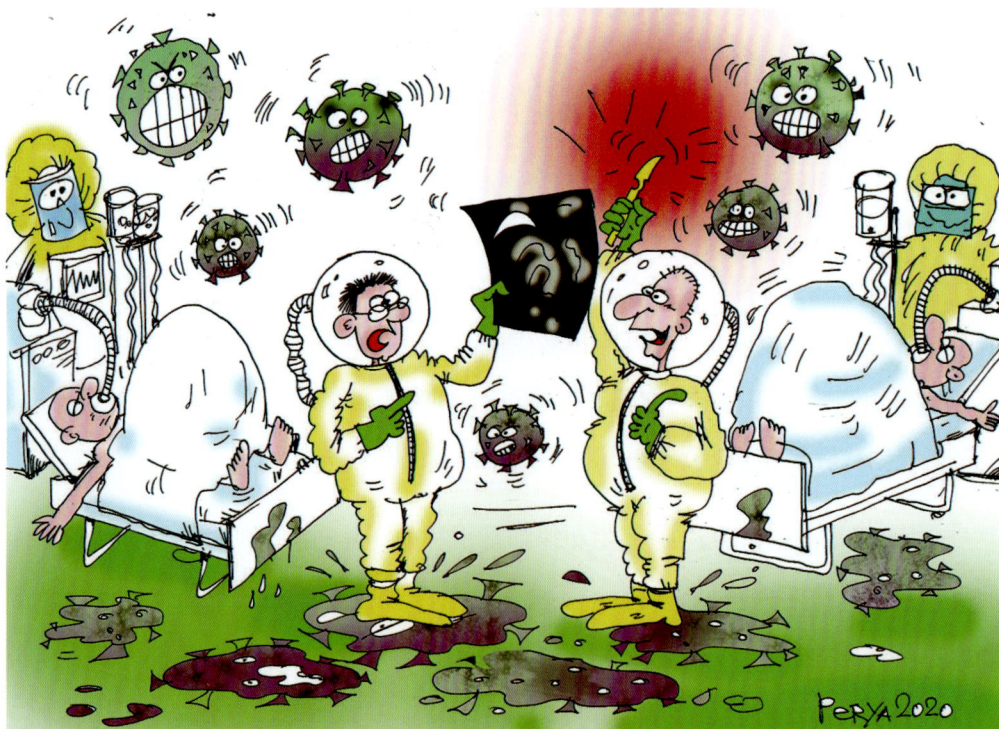

新型冠状病毒正在空中传播，但急症手术却无处不在

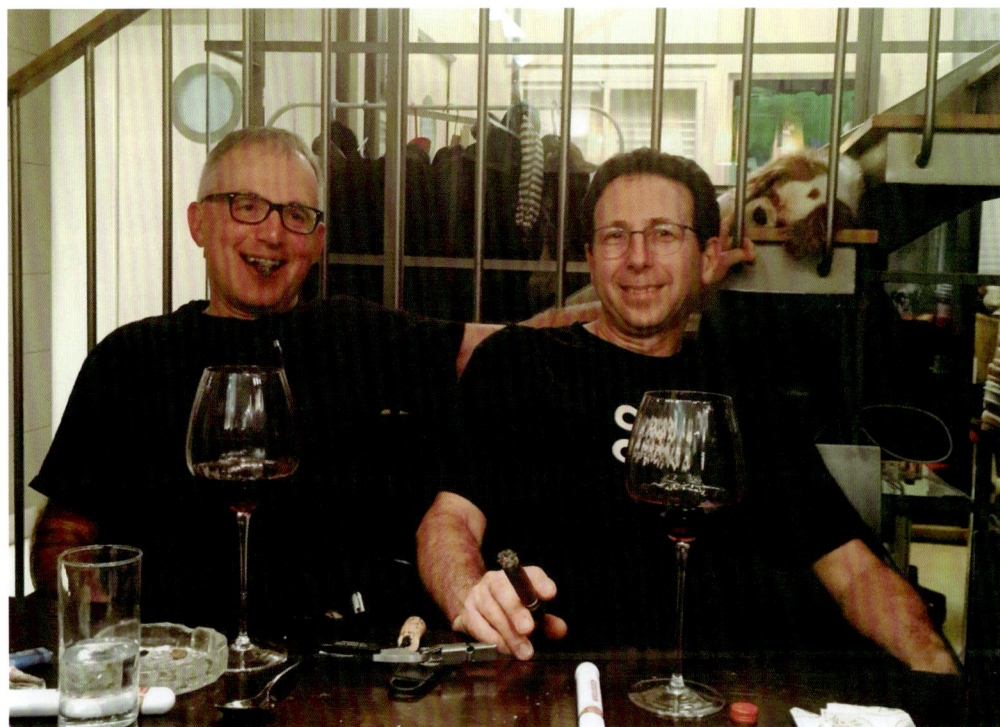

Danny 和 Moshe 在进行一场典型的胆道辩论，Pushkin（2006—2019）在楼梯上打瞌睡

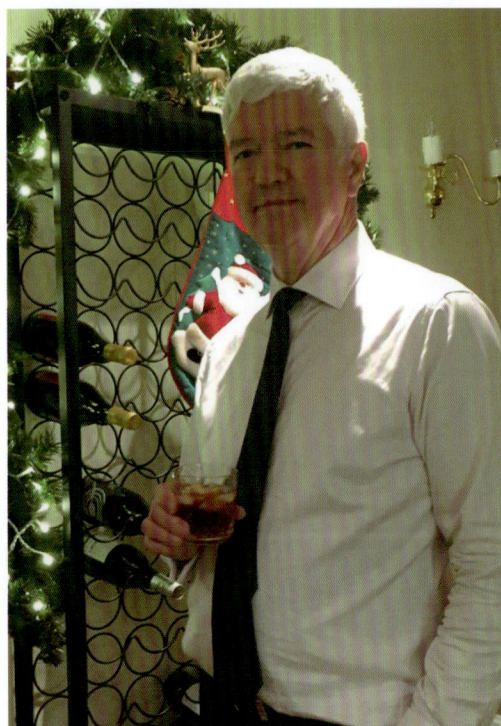

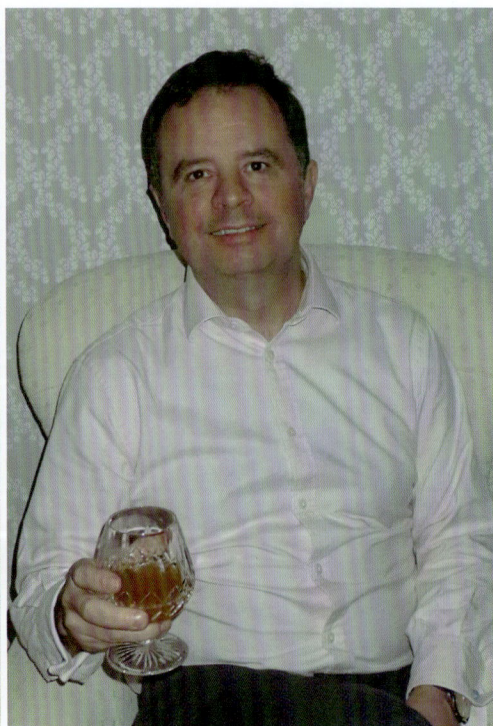

Paul 和 Mark 在他们下班后最喜欢的活动中—— Mark（右边）喝着阿马尼亚克酒（一种法国白兰地），
而我们的苏格兰医生 Paul 背叛了他的传统，喝着尼格罗尼酒

目录

第一部分

总 论

第 1 章
概述

众编者

"高见"来自经验，经验来自判断失误。

—— Rita Mae Brown

"吃一堑，长一智。" ❶

愚昧的人能从自己的经历中学到东西，我喜欢从他人的经历中学到东西。

—— Oto von Bismark

外科医生是会开刀的内科医生……

现在，就在你捧着这本书开始浏览时，全世界有成千上万名外科医生正在为急腹症患者诊治。诚然，就诊的平台各地差异甚大，可以是在伦敦的一所现代化急诊室内，可以是在布朗克斯区的难民救护营里，也可以是在非洲丛林的医疗帐篷中，然而，场面本身却惊人地相似：你面前有一个患者，疼痛的折磨使他不安。同时，你也感到局促不安——为如何诊断而烦恼，为最佳治疗方案的选择而犯愁，为自己正确治病的能力而疑虑。

我们已经进入 21 世纪，这种场景却并未发生改变，它的历史与外科学同龄。**你可能太年轻了，不了解这些年来有些事物几乎毫无变化，而另外一些事物的变化很大（但不一定是变好）。**固然，你的医院可能位居现代医学的最前沿：值班的亚专科专家团队能随时提供服务（甚至有庞大的管理团队对你进行监督），急诊室处于待命状态，拥有最先进的螺旋 CT 和磁共振影像诊断仪。然而，在实际工作中有些事情一点都没有变：**依旧是患者和你（常常伴随你的还有你对面的整套"系统"）——你这位值班医生输入正确的处置方案，让"系统"执行。**在这种场合你往往会感到孤立无援，即使是我们这种身经百战的老朽也会有顾影自怜之感。

一、腹部急症的"最佳"处理

暂且让我们把急诊腹部外科医生与步兵军官做一番比较（见图 1.1）。急诊腹部外科医生没有心脏外科或神经外科医生头上的光环，与空军相比，急诊腹部外科医生与步兵更相似。**战争的赢取不能单单依靠遥控的巡航导弹或机器人，也要依靠地面部队。**同样，技术噱头在腹部外科急诊很难有用武之地，这个领域所需要的是外科医生的大脑和双手。**要取得最终胜利，就得有人受苦、出汗、流血、沾染双手——做完一例结肠穿孔手术后双手难闻的臭味你还记忆犹新吧？**有些读者并不欣赏这种军事比喻，但是，事实上，急诊腹部外科与守在战壕里或进攻中的步兵有一些共同的基本规律，这些规律是取得胜利和生存的法宝（见表 1.1）。这些战场上的秘笈就是腹部急症的"最佳"处理方法。

---

❶ 译者注：本句格言的原文是 " Wisdom comes alone through suffering.（Aeschylus，Agamemnon）"，原意为"智慧源自磨难"。译者团队认为，译为"吃一堑，长一智"或"失败是成功之母"更恰当，因此，略去了原作者的姓名。

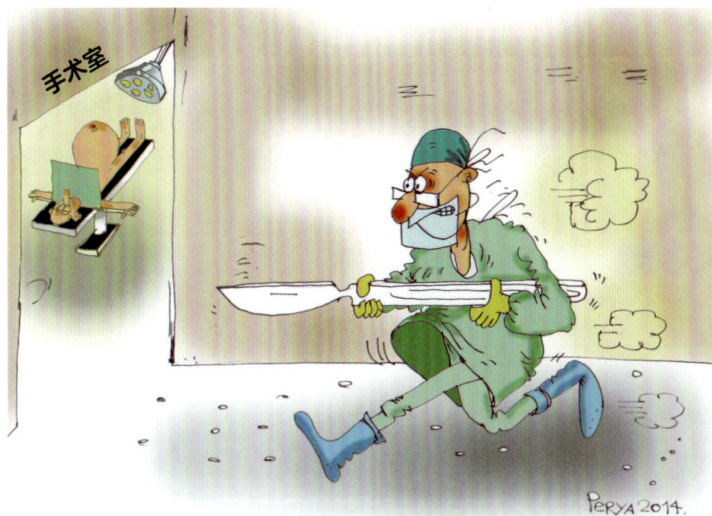

图 1.1　"把自己看成是一名步兵……"

表 1.1　急诊腹部外科医生如同步兵

规律	步兵	急诊腹部外科医生
规律 1	在敌人消灭你之前消灭他	战胜死亡（救命）
规律 2	减少我方伤亡	降低并发症（轻柔地处理组织）
规律 3	减少军火消耗	合理使用资源（清点每一针，减少不必要的检查）
规律 4	知彼	估计病情的严重程度（考虑器官和细胞的功能状态）
规律 5	知己	了解所选疗法的风险 - 获益比（如果患者的耐受力差，请不要在一次手术中"做太多事"）
规律 6	打击"薄弱点"	根据疾病和患者情况"量体裁衣"（轻病→了断性治疗，重病→损害控制）
规律 7	在短兵相接的情况下不要寻求空中支援	不要采取无用的伎俩——用你的大脑和双手（以及缝线）
规律 8	到前线去指挥作战，不要躲在后方胡乱发号施令	不要在电话里做决断或接受指令（你管的事，你就得负责）
规律 9	听取司令的指示，自己做出决断	选择性地听取"其他专科医生"的会诊意见（如果会诊医生给出的意见有误，就换一个人会诊）
规律 10	避免伤及自家兄弟	减少医源性损伤（不要做"过度医疗"）
规律 11	考虑采用无人机	避免自杀式打击（如在尴尬的解剖位置，请介入放射医生提供帮助）
规律 12	保持高昂的士气	为采取了"最佳"处理措施而自豪（要给麻醉医生和护士一些赞扬之词）
规律 13	说"跟我上！"	起表率作用

剥猫皮有多种方法 ❶，在追随不同上级外科医师的行医过程中，你会发现欲获得相同的临床效果，可以采取多种不同的临床路径。然而，只有一种方法是"正确的"，这就是"最佳"方法！**按照这种方式考虑问题，既能救命又能减少并发症，且效率最高的路径就是"首选路径"。**

> 本书中各章节的"最佳"处理都是基于下列几条基本要素：
> - 古训（不要一而再，再而三地犯同样的错误）。
> - 现代科学对炎症和感染的理解。
> - 循证外科（参见下文"证据"）。
> - 个人的经验感受。

如今，几乎做任何事情都有数种选择。 通过 Google 或 PubMed 做任何搜索，各种处置路径的文章之多足以使你眼花缭乱、目不暇接，还有手术特技表演资料，它告诉你为什么要这样做。资料来源太多，可以说到处都有资料和理论，然而，对于你来说真正需要的则是智慧，只有它才能保证你正确地应用你已有知识，不断积累。**这个智慧就是我们在这本书中设法为你提供的。因此，请你打开思路吧。**

二、影响决策的因素（见图 1.2）

"我在这里要讲的，没有任何新东西……"，温斯顿·丘吉尔说，"没有远见，动作迟缓又不果断（即便是简单、有效的行动），思路不清晰，不能给出明确的意见和建议，直至出现突发事件，自身性命难保……"。把丘吉尔这一名言用于急诊外科，再贴切不过了。而我们对镌刻在石头上的古训是如此健忘，总是重蹈覆辙。

（一）炎症患者

假如你的患者处于**炎症状态**，原因是原发病导致多种炎症介质释放，这些原发病可以是

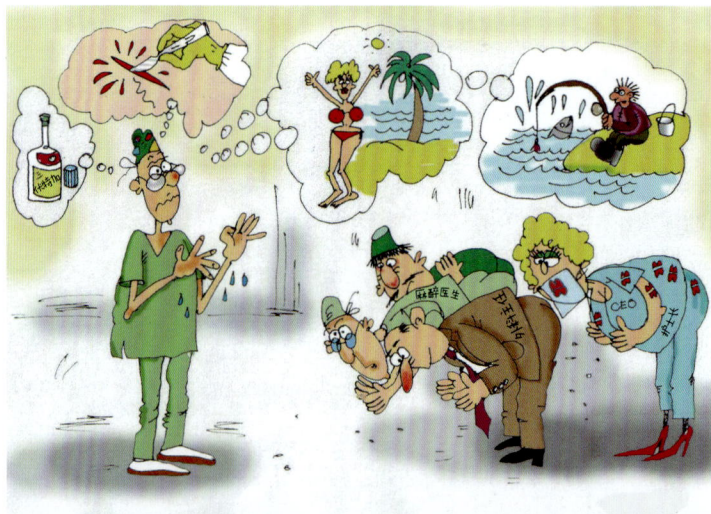

图 1.2　每个人都有不同的"追求"

---

❶ 译者注：本句格言的意思是，要达到一个目标或完成一件事情可以有多种方法，即"条条大路通罗马"。

炎症、感染或创伤。如果你测定这些患者的 C 反应蛋白，那么其中大多数患者的 C 反应蛋白是增高的！局部炎症（如腹膜炎）和全身炎症反应会导致器官功能障碍或衰竭，最终置患者于死地。**炎症越重，患者的病情就越重，并发症和死亡的发生率也越高。**请这样考虑问题：也许你在设法中止患者体内的炎症，但是，事实上你可能在助长这一过程——在炎症的火焰上添柴。过度的外科操作、不恰当的术式、手术太迟，都是在为患者的棺椁上加钉。

我们在处理疾病方面提出的观点是：为了治疗炎症反应或尽量减小炎症反应和抗炎反应，处置手段应该依据患者的病情精确个体化——**要像量罪定刑一样，看病开方**。一名训练有素的步兵绝不会漫无目标地乱放枪。在今天，他可以传唤无人机来实施外科手术进行精准打击！

这意味着，在急诊外科手术中，你应该尽可能避免不必要的操作。**也就是说，不要把手术越做越大，不要做"附带"手术**。例如：在做结肠穿孔手术时，不应该仅仅依据术前 CT 显示存在胆囊结石而做"附带"胆囊切除术；在烦人的粘连性小肠梗阻手术结束时，你不应该仅仅因为阑尾进入你的手术野就鬼迷心窍地把这个无辜的阑尾切掉。

- 如果你做的太多，总有人会说，如果少做一点的话这个患者说不定就不会死了。
- 如果你做的太少，总有人会说，如果多做一点的话这个患者或许就不会死了。
- 在急诊情况下做多少呢？这要依据常识而定。
- 常识依据的是学识和经验，以及……常识！

（二）证据

有时，经济方面的考量会驱使临床医生接受科学证据中最能给他们带来金钱的那部分证据。

—— George Crile

每每谈到"证据"，我就想讲这句话。如今流行的科学证据的正规分类方法有多种。这里提供的是其中的一种版本和某些人对它的看法（见表1.2）。

表1.2　科学证据的正规分类举例

证据水平	说明	点评
I a	来自随机对照临床研究的 Meta 分析证据	Meta 分析与分析的关系就如同形而上学与物理学的关系—— H. Harlan Stone
I b	至少来自一篇随机对照临床研究的证据	这果真是一篇随机研究？有时很难让人信服……
II a	至少来自一篇非随机设计完善的对照临床研究	统计数据犹如战犯，只要拷打到位，他们会承认一切—— Basil Pruitt
II b	至少来自一篇设计完善的实验研究	很难相信，人毕竟不同于老鼠！
III	来自个案、相关性研究和对比研究的证据	一般而言，对观察性研究结果不能全信，有人可能会下结论称：是白头发导致了心脏病发作—— Edward H. Livingstone
IV	来自专家共识的证据	一位外科专家：在离家 50 多英里用一份 PPT 演讲的人

在上述"官方"分类的基础上，我们还想增加几条全世界外科医生常常会用到的分类。

- V——"我个人未发表过的 × 例病例资料，没有任何并发症。"
- VI——"我记忆中的案例……，40 年前……"
- VII——"我一直是这么做的，这种方法最好。"
- VIII——"我祖母认为这个办法不错。"

注意：III类的回顾性系列病例占据了如今急腹症外科文献的主要份额，而 V～VIII类（所谓的"老主任的做法"）通常是外科医生最常使用的证据类型——请回想一下你们科的科会场面吧！VIII类可能会使你想起你那位老主任！请允许我引用 Marguerite Yourcenar 所著 *Memoirs of Hadrian* 里的一句话："在盲信（教条主义）与常识之间的任何较量中，后者罕有取胜的机会。"

我们想告诉你的是，情况本不应该如此！你应该学会对这些证据类别有自己的思考，抵制你身边的习俗（教条）。相信我们在这本书中所述的内容可以得到许多已发表文献的支持，但是我们不会在此逐条引用，这是由这本书的性质决定的。无法找到高类别的证据时，我们只能采纳个人的经验和常识，这种情况在本书中并不少。

证据是医学的根本，而常识是其中的佐料。

—— Slava Ryndine

没有证据并不等于不存在证据。

—— Henry Black

正如外科文献所云，采用"得克萨斯知更鸟的做法"：吃掉眼前的一切，然后把不能利用的东西吐出来。

—— Lew Flint

切记：你可能侥幸躲过一劫，一劫又一劫……，但不可能每次都被你躲过。后面的叙述有助提高你的判断力——在不同情况下，为你指明正确的 / 优选的路径。这本书显然还够不上经典，但是，它凝聚了浩瀚文献和大量的个人临床经验积累。无论到哪里，在印度、巴基斯坦、挪威、智利、加拿大还是在巴勒斯坦，无论诊治条件如何，急诊腹部外科疾病的处置方式都一样。让我们共同努力：把事情做好，减少并发症，拯救生命，找到乐趣——走向辉煌！

"外科医生的辉煌如同电影明星，他的技艺仅在有生之年存在，随着他的逝去而消失，不能再现。电影明星和外科医生……都是一时的英雄。"

—— Honoré de Balzac

"手术操作是外科医生对不足之处的一种无言自白。"

—— John Hunter

（汤文浩 译 周家华 校）

第 2 章
外科急腹症简史

Harold Ellis

我们有幸请到伦敦的 Ellis 教授为本书撰写这一章，Ellis 教授是一位声名显赫的外科医生、教育家、作家、编者、解剖学家和外科学史学家。Ellis 教授著作颇丰，我特别向诸位推荐《铸就历史的手术》[1] 和《外科学简史》[2]——主编注。

> 在探究新问题时，我们常常会去阅读过往伟人的大作，从中得到启迪。
>
> —— Charles H. Mayo

早年的外科医生对绝大多数急腹症的病因都不清楚，因此，其治疗也都相当于徒劳尝试，这种情况直至近代才有所改观。不过，早年的外科医生已经深谙腹部穿入性损伤的悲惨结局——绝大多数腹部穿入性损伤患者会死去。因此，旧约全书的《士师记》里这样写道：

> 不过，Ehud 做了一把匕首，这是一把腕尺长的双刃匕首，他把匕首佩在右胯的裤带上，带着这个礼物来到 Eglon（Moab 国的国王）面前。Eglon 是位很胖的男子……。Ehud 用左手从右胯处拔出匕首，向他的腹部刺去。连手柄也随匕首刃插了进去，赘肉夹住了匕首，他无法拔出匕首，污血顿时涌出……眼看着他们的国王倒在地上死去。

偶尔，也有伤员形成粪瘘，侥幸存活。在 16 世纪，法国军医 Ambroise Paré 曾在《病例报告与尸体解剖记录》[3] 里写道：

> 我遇到过几名被剑或手枪穿过身体并康复的伤员。其中一名是在 Melun 镇遇到的，这是葡萄牙国王大使的一名仆人，被剑戳通了腹部，肠子也戳破了，包扎伤口时有大量粪便从伤口流出，但是，他后来痊愈并活了下来。

偶尔，还可以见到肠袢脱出，就是从破裂的腹壁伤口向外突出，可以成功地被还纳。更少见的情况是，有心的外科医生会对肠袢上的破口做缝合修补，从而拯救患者的生命。

1676 年，Timothy Clark 记录了这样一个案例，在英格兰西南角的 Somerset 地区的 Wayford 村，一名屠夫欲用屠刀自杀，3 天后一名外科医生（Clark 没有注明这位外科医生的名字）还纳了他脱出的肠子，切除了脱出的大网膜和脱出的脾脏，患者活下来了。Clark 自己

---

[1] 原版书名 *Operations That Made History*。
[2] 原版书名 *A Brief History of Surgery*。
[3] 原版书名 *Case Reports and Autopsy Records*。

也在 1633 年切除了一条狗的脾脏，这条狗存活了，从而表明脾脏并非生命必需器官，并证实了 Vesalius 在先前一个世纪的发现。

古人对绞窄疝也很熟悉。其治疗手段一般是在热水浴、外敷膏药和头低脚高位的辅助下做强行手法复位。这些手段时有奏效，但是也会发生令人生畏的肠破裂，尤其是嵌顿时间长的病例。1723 年，William Cheselden 报道了一例患绞窄性脐疝的 73 岁女性。术中他切除了 26 英尺长的坏疽肠袢，患者活了下来，不幸的是，遗留永久性粪瘘。绞窄性疝的最大风险早在 1736 年就完全显现了出来，当时英格兰国王乔治二世的妻子（Caroline 皇后）就死于绞窄性脐疝，时年 55 岁。

毫无疑问，急腹症在很早之前就已经影响人类，但是，直到最近一二百年人们才搞清楚它的病理改变并对其治疗。因为，在过去的多个世纪里，绝大多数社会是不允许或不赞同尸体解剖的，更谈不上做腹部手术了，这种情况直至 19 世纪初才有所改变。因此，Berkeley Moynihan 把手术台上显露腹腔称之为"活体病理解剖"，它带来了外科学的巨大发展，包括 19 世纪 40 年代的麻醉和 19 世纪 70 年代的抗菌术的面世。

从公元前 5 世纪希波克拉底时代起，在这之后的 2000 多年里人们对急腹症病因的了解几乎没有进展。古希腊和古罗马的医生都是敏锐的临床观察家，他们通过长期反复观察认识到腹腔脓肿可以自行排出而痊愈，也可以通过手术引流获得痊愈。所有稍重的急腹症在当时都被称为"麻痹性肠梗阻"或"髂窝痛"❶，也就是说把这种较重的急腹症都看作肠梗阻。诚然，他们所见到的晚期急腹症患者有的确实是机械性肠梗阻，有的则是弥漫性腹膜炎所致的麻痹性肠梗阻。因此，希波克拉底这样写道：

> 在麻痹性肠梗阻（ileus）时，腹部变硬，没有呼吸运动，全腹疼痛，患者有发热和口渴，有时患者很痛苦，呕吐胆汁……，服药和灌肠都无法奏效。这是一种威胁生命的急症。

在过去的几个世纪里，除了几种几乎都是有害无益的处置措施 [在腹部敷药膏、拔火罐、放血、导泻（攻下）和灌肠] 外，急腹症患者几乎没有什么治疗手段。1776 年，爱丁堡的 William Cullen 将腹腔内衬膜及其延伸至内脏表面的膜的炎症称之为"腹膜炎"。然而，他当时并未认识到腹膜炎的正确诊断极其重要，因为他写道："当知道是腹膜炎后，除了一般的炎症治疗外，一般不需要任何其他处理。"

一、阑尾炎

Lorenz Heister 是在德国 Brunswig 市 Helmstadt 行医的一位医生，人们认为是他最早在 1755 年的一份尸体解剖报告中做出右下腹急性炎症源自阑尾的描述。此后一个多世纪，人们很少有这方面的尸体解剖报告，且大多数的病例都被标为"盲肠炎""盲肠周围炎"或"髂窝痛"，这种病并未被人们认识。

1848 年，伦敦 Charing Cross 医院的 Henry Hancock 报道了一名怀孕 8 个月的年轻妇女，因阑尾脓肿做手术引流后康复，不过，无论 Hancock 怎样解释，人们的观点并未改变，依旧认为一旦形成腹膜炎，手术无效，以致 Hancock 的倡议被搁置了约 40 年。其实，最早提出阑尾切除和早期诊断的是内科医生，不是外科医生。这就是哈佛大学的内科教授 Reginald Fitz，

---

❶ 原文为 "ileus" or "iliac passion"。

他在 1886 年发表了一篇论文，回顾了 257 个病例，在论文中清晰明了地叙述了本病的病理和临床特点，并建议切除这一急性炎症器官，如果是脓肿，就手术引流。Fitz 的倡议在美国很快被采纳。1887 年，费城的 Thomas Morton 最先报道了穿孔阑尾的术前正确诊断和成功手术切除（尽管早在 1880 年 Robert Lawson Tait 就做过这种手术，但是直至 1890 年他才做了报道）。引领阑尾炎早期诊断和手术治疗潮流的则首推纽约 Roosevelt 医院的 Charles McBurney，他描述了阑尾疼痛的 "McBurney 点"，并提出了腹肌分离切口。芝加哥的 J. B. Murphy 则强调了转移性腹痛的重要性，被称为 "Murphy 转移性腹痛"。1902 年，伦敦医院的 Fredrick Treves 在爱德华七世国王加冕前的 2 天为他做了阑尾脓肿引流，此外，Fredrick Treves 在急性阑尾炎知识的普及方面也做了许多工作。

二、脾破裂

脾脏是腹部闭合性损伤中最常受损的脏器，尽管早在 1867 年巴黎的 Jules Péan 就成功地为一名女孩实施过巨大脾囊肿脾切除术，然而，早年的腹部外科先驱对脾外伤大出血患者做脾切除极为胆怯。1892 年伦敦 Guy 医院的 Arbuthnot Lane 报道了挽救 2 例脾破裂患者性命的尝试均失败，翌年，莱比锡的 Freidrich Trendelenburgh 又报道了 3 个失败病例。这些病例报道用非常严厉的措辞提出只有在具备输血的条件下，患者才可能得救。

1893 年，波兰 Breslau 市的 Oskar Riegner 成功地为一名粉碎性脾破裂患者做了首例脾切除术。这是一名 14 岁的少年患者，术中发现脾脏已经完全破裂，腹腔内积血达 1.5L。医生从患者的四肢皮下做生理盐水输注，患者存活了下来，但留有并发症，左足坏疽需要截肢，在脾切除后 5 个月完全依靠假肢康复出院。

三、肠梗阻

早期治疗大肠梗阻的尝试是做结肠造瘘，多数患者是左侧结肠癌引起的大肠梗阻。首例结肠造瘘术是在 1776 年，由法国鲁昂市的 Pillore 实施，确切地说他做的是盲肠造瘘，患者是一名葡萄酒商，因直肠 - 乙状结肠交界区肿瘤引起极度腹胀，手术显著缓解了患者的腹胀，但是由于术前服用了大量水银来疏通肠梗阻，患者于术后 28 天死于空肠襻坏死。1797 年，日内瓦的 Pierre Fine 成功地为一名 63 岁的乙状结肠肿瘤梗阻的女患者做了横结肠造瘘，该患者于术后 14 周死于腹水。

常规肠癌切除得以实施是麻醉和抗菌术问世之后的事。1879 年，海德堡的 Vincent Czerny 成功地实施了首例肠癌切除术。很快人们就发觉梗阻的结肠切除后很容易发生吻合口粪漏。因而，1895 年利物浦的 Frank Thomas Paul 建议将肿瘤外置做结肠双筒造瘘，二期关闭造瘘口。不久，波兰 Breslau 市的 Johannes von Mikulicz-Radecki 也提倡这种手术。所以，这一手术又称为 Paul-Mikulicz 手术。其一组病例观察发现，外置法使得一期切除的死亡率从 43% 降至 12.5%。

小儿肠套叠是最早被人们认识的急腹症之一，因为它具有鲜明的临床特征：排出果酱样血便、腹部扪到肿块、有时肿块向下脱垂可以通过肛门指诊扪到，甚至可以脱至肛门外。人们期望通过灌肠或直肠探子尝试还纳肿块，尽管罕有成功报道，经肛门脱出伴肠襻坏疽的患儿用这种手段治愈者更是寥若晨星，但是，外科医生还是受到了这一治疗手段的鼓舞。首例手术成功治疗小儿肠套叠的报道是在 1871 年，是由伦敦医院的 Jonathan Hutchinson 施行的，患者是一名 2 岁的女孩，医生通过一个正中小切口进行了肠套叠复位手术，手术仅用了几分钟就宣告完成了。Hutchinson 用表格的形式详细地报道了既往的 131 个病例，使人们读后发人深省。

然而，腹部外科这一新术式的发展并不顺利，在该术式面世后不久就出现了术后粘连性小肠梗阻的报道。1872 年，Guy 医院的 Thomas Bryant 报道了首例粘连性小肠梗阻，这是一名在卵巢切除后发生粘连性小肠梗阻的死亡病例。1883 年，伦敦的 William Battle 又报道了一名卵巢肿块切除后 4 年发生粘连性肠梗阻的死亡病例。如今，在西方国家，术后粘连和粘连带所造成的肠梗阻占全部小肠梗阻病例的四分之三。

四、溃疡穿孔

溃疡穿孔若不治疗，几乎都死于腹膜炎。Mikulicz-Radecki 和 Czerny 分别于 1884 年和 1885 年尝试通过手术修补来治疗溃疡穿孔，都没有成功。之后又有许多其他外科医生进行了这一尝试，都以失败告终。在极为困难的情况下，这种无休止的失败终于有了尽头。1892 年德国 Wuppertal 的 Ludwig Heusner 成功地为一名胃小弯高位溃疡穿孔 16 小时的患者实施了修补手术，患者是一位 41 岁的商人，手术是在午夜、在烛光照明下进行的！术后患者并发左侧脓胸，做了引流。2 年后英国 Norwich 的 Thomas Morse 报道了一名 20 岁的女患者因贲门附近的高位溃疡穿孔修补成功。这两例手术修补的成功使得手术修补溃疡穿孔成为常规。有趣的是，在 20 世纪初胃溃疡远比十二指肠溃疡常见，尤其多见于年轻女性。

五、异位妊娠破裂

在 1883 年之前，异位妊娠破裂就是死亡判决书。令人惊讶的是，早年（麻醉问世前）的许多腹部外科前辈就已经将手术的重点放在卵巢肿块切除上。事实上，首例确诊后进行的择期腹部手术就是巨大卵巢囊肿切除术，是在 1890 年由美国肯塔基州丹维尔市的 Ephraim McDowell 完成的。然而，不知道为什么，那时，（对异位妊娠破裂来说）外科医生只能无助地站在患者床边，在这些女患者生命中最灿烂的年纪，眼睁睁地看着她们因输卵管淌血而死。第一位成功为异位妊娠破裂做手术的外科医生是我们在前文中提到的伯明翰的 Robert Lawson Tait，他在 1880 年成功地做了阑尾切除手术。全科医生 Hallwright 请 Tait 去看一名年轻的异位妊娠破裂患者，Hallwright 建议 Tait 切除破裂的输卵管。Tait 记载道：

> 他的建议使我犹豫不决，未予采纳，我没有果断下手，结果该患者死于继发出血。尸体解剖发现术前诊断异常正确，仔细观察了切取的标本后，我发现如果当时能结扎阔韧带、切除病变的输卵管，就可能完全控制出血。我现在确信如果我当时这样做的话，就能挽救该女子的命。

18 个月后，Tait 为一名显然处于濒死状态的患者做了手术，这是世界上第一例此类手术，由于当时没有输血条件，该患者因出血死亡。最后，在 1888 年 3 月，Tait 终于成功地为一位异位妊娠破裂病例施行了输卵管切除术，手术中患者的腹腔内充满血凝块，但是患者存活了下来。数年后，他报道了 39 个手术病例，死亡 2 例，包括那第一例。

六、结语

即便是在今天，我们拥有一流的辅助手段（放射性检查及其他影像检查、生化检查和血液学检查）帮助我们诊断，在治疗方面还有输血、输液、鼻胃管减压、抗生素和技术高超的麻醉医生为我们助力，然而，急腹症的诊断和治疗对外科医生来说仍然是一种挑战。

外科急腹症简史告诉我们，我们偶尔会像青蛙那样——向前走一步，向后退两步（见图 2.1）。

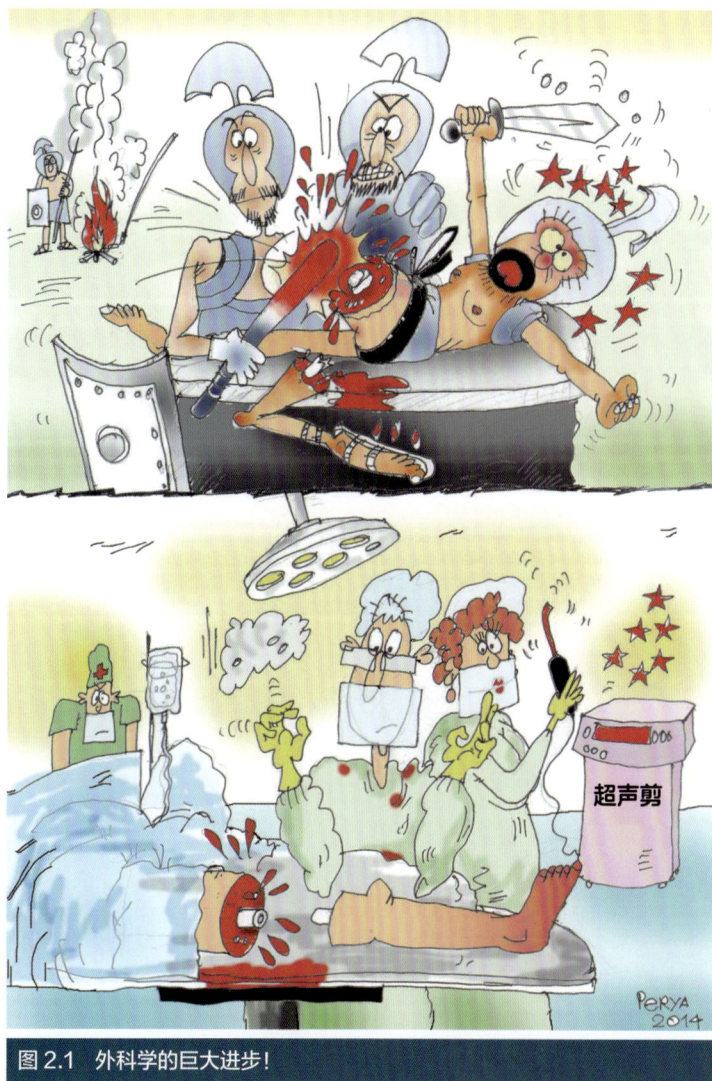

图 2.1 外科学的巨大进步！

"回顾过去，五味杂陈，既有惊讶、自豪，也有敬畏，是外科界众多前辈们的不懈努力，为我们铺平了处理急腹症这类扑朔迷离疾病的大道。"

—— Harold Ellis

（汤文浩 译 周家华 校）

第二部分

术 前 篇

第3章

急腹症

众编者 ❶

> 对于腹部外科医生来说，在半夜里，刷完手，穿上手术衣，坐在一个安静的手术室的角落里等着，是一种熟悉的经历。……几分钟后，患者被推进来，又一台急诊剖腹手术即将开始。几个小时前，外科医生接诊并检查这位患者，得出诊断，并制订了治疗计划，直到此时整个过程达到高潮。
>
> —— Peter F. Jones

> 大多数平素健康的患者突发严重腹痛且持续时间长达 6 小时，一般是由需要外科干预的疾病引起的。
>
> —— Zachary Cope

简单地说，"急腹症"指的是需要短时间内判断是否需要紧急干预的急性腹痛。这一临床问题是外科医生被唤至急诊室会诊的最常见原因，也为讨论腹部急诊处理方法提供了一个方便的途径。

> 腹痛的诊治与研究人类基因组一样，都是一项智力练习。
>
> —— Hugh Dudley

一、问题

大多数教科书罗列了一长串可能引起急性腹痛的病因。这些"巨幅列表"通常包含了从消化道溃疡穿孔，到专科医生才懂的病因，例如卟啉病、黑寡妇蜘蛛咬伤等。这些列表很受医学生和内科住院医师的欢迎，但对外科医生来说用处不大。

当午夜，经验丰富的外科医生被唤至急诊室（ER）会诊急性腹痛患者时，外科医生并不会这样简单机械地思考问题，也不会从列表中选出大概 50 个"看起来最可能"的急性腹痛病因，并逐一进行排除。**相反，精明的外科医生会尝试对病情进行临床归类，从而从有限的备选方案中决定治疗方案。**下面，我们将介绍如何将急性腹痛的多种病因归类成几种易于识别的临床类型。一经识别，每种类别均可按对应的诊疗方案进行治疗。

二、急腹症：备选处理方案和临床类型

（一）备选处理方案

在急诊室接诊急腹症患者（图 3.1），你可从下表中选择一些**备选处理方案：**

❶ Asher Hirshberg 医学博士为本书第一版本章的作者。

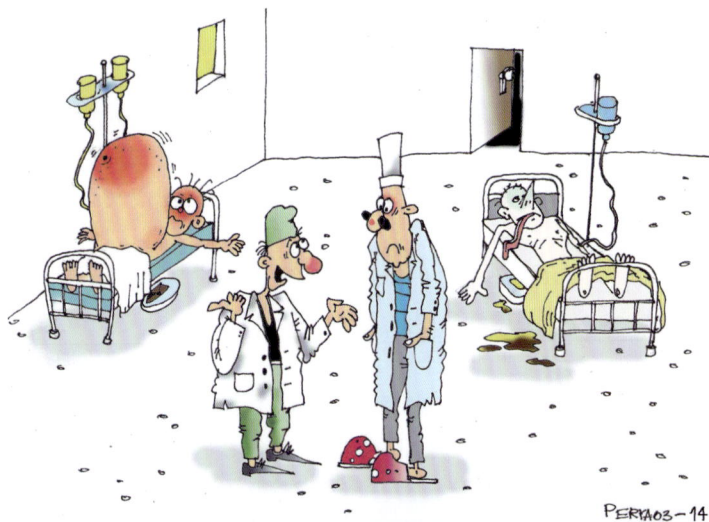

图 3.1 他们中谁患了"急腹症"？

- 立即手术（"手术……立刻……马上……我说立刻手术！"）例如枪伤、患者不稳定。
- 急诊手术（"2~3 小时内手术……不用奔跑！"）例如阑尾穿孔。
- 亚急诊手术（"让我们花点时间做术前准备，明天上午手术。"）例如胆囊结石伴急性胆囊炎。
- 侵入性非手术操作（"栓塞出血点"）。
- 保守治疗，必要时在重症监护室（ICU）（"计划静脉输液，抗生素，可能再做一次影像检查。我们可能还是会决定以后做手术。"）。
- 观察（"我们还不确定发生了什么，可能是某种疾病，先观察看看。"）。
- 出院回家。

（二）临床类型

急腹症通常表现为以下明确的临床类型之一：

- 腹痛和休克。
- 弥漫性腹膜炎。
- 局限性腹膜炎（局限于腹部的一个象限）。
- 肠梗阻。
- 其他情况（非特异性腹痛或"内科疾病"所致腹痛）。
- 妇科病。
- 创伤。

最后两种类型（妇科和创伤）在本书的其他章节讨论。临床偶尔会出现**肠梗阻/腹膜炎并存的现象**。你可以从前文提到的备选处理方案中选择一个方案来针对每种临床类型——**但你的首要任务是确认患者的临床类型，以便知道如何进行下一步！**

1. 腹痛和休克

腹痛和休克是急腹症最严重且最少见的临床类型。患者通常表现为苍白、出汗、低血压和剧烈腹痛，即所谓的**腹部卒中**。这种临床类型最常见的两种病因是**腹主动脉瘤破裂和异位妊娠破裂**（参见第 32 章和第 33 章）。**对于这两种情况，唯一的治疗选择是立即手术（或者，在动脉瘤破裂的情况下，血管内介入治疗），立刻！**不应将时间浪费在"准备"和辅助检查上。腹部卒中患者在 CT 检查过程中死亡是严重过失，不幸的是，这种情况并不罕见。

然而，请注意，其他腹部急症也可能出现腹痛和休克，因为体液流失到"第三间隙"。例如，**肠梗阻**（参见第 19 章）或**重症急性胰腺炎**（参见第 17 章）患者可能会出现这种情况，尤其是被忽视或合并心血管系统功能不全时，这些情况往往不需要急诊手术；而且，正如我们反反复复强调的那样，**对复苏不理想的患者进行手术风险极大**。

2. 弥漫性腹膜炎

弥漫性腹膜炎的临床表现为剧烈全腹痛、虚弱和中毒貌。患者典型表现为卧位，拒挪动，腹部明显压痛且伴"腹膜炎体征"（包括板状腹、反跳痛和肌紧张）。**令人惊讶的是，经验缺乏的临床医生偶尔会误诊**。这在老年患者中尤其常见，因为老年人腹部肌肉组织力量弱，或可能没有典型的腹膜炎体征。在非常肥胖的患者中，腹膜炎体征也很难被发现，因为脂肪层影响了对腹腔病变的触诊。

急性腹痛患者体格检查中最常见的错误是对腹部进行粗暴的"深"触诊，即使在没有任何腹部病理改变的患者中这一动作也可能引起剧烈压痛。腹部触诊应非常轻柔，不应对患者造成伤害。我们知道在外科职业生涯的这个阶段，不需要再来一堂关于急腹症体格检查的详细讲解课。但允许我们强调，没有反跳痛并不意味着什么，诱发腹膜刺激的一个好方法是让患者咳嗽，或（轻轻）摇床，或非常温和地叩击腹部——从远离疼痛的区域开始，慢慢向疼痛区域移动。刻意引出反跳痛的临床症状是残忍的、不必要的，应谴责这种行为。

成人弥漫性腹膜炎最常见的三个原因是溃疡病穿孔（参见第 16 章第 2 节）、**结肠穿孔**（参见第 26 章）和**阑尾炎穿孔**（参见第 21 章）。一般来说，除了下文和其他各章特别提及的之外，弥漫性腹膜炎患者的治疗是在必要的术前准备后进行手术（今晚就手术）。像第 6 章所述的那样，只有进行必要的术前准备后，患者才能被送到手术室。

这种治疗方案的一个重要例外是急性胰腺炎患者。虽然大多数急性胰腺炎患者出现轻度上腹部压痛，但偶尔患者可能出现类似弥漫性腹膜炎的临床症状（参见第 17 章）。**为了防止这些患者被误诊，必须动态监测任何出现明显腹部体征的患者的血清淀粉酶（或脂肪酶）**（参见第 4 章）。然而，请注意，淀粉酶/脂肪酶水平并不完全可靠，但腹部 CT 检查可在可疑病例中明确诊断。**重症急性胰腺炎患者的剖腹探查可能是灾难性的，相信我们的经验教训——**正如我们在前影像时代所发现的，那时我们年轻无知又冒进。**记住：之所以胰腺在后面，是因为不想让外科医生去骚扰它**。

3. 局限性腹膜炎

局限性腹膜炎患者的临床症状仅局限于腹部的一个象限。一旦确定了问题所在的象限，就只有几个可能的诊断可供选择。正如法国警察局长在电影《卡萨布兰卡》中所说的："抓捕惯犯。"

在**右下象限（RLQ）**，局限性腹膜炎最常见的原因是**急性阑尾炎**（参见第 21 章）。在**右上象限（RUQ）**为**急性胆囊炎**（参见第 18 章第 1 节）。在**左下象限（LLQ）**为**急性憩室炎**（参见第 26 章）。**左上象限（LUQ）**呢？局限于该象限的腹膜炎很少见，该象限又叫"沉默象限"。好吧，并非总是如此沉默：你可以看到偶尔的结肠憩室炎或肿瘤穿孔伴降结肠高位脓肿，或"有趣"的脾脏问题，如脾脏梗死，但通常只有在 CT 检查时才能发现。

一般来说，局限性腹膜炎很少是急诊"今晚就手术"的指征！正如您将从相关章节中了解到的那样，大多数**急性憩室炎**发作可以在不进行手术的情况下处理（参见第 26 章）。大多数急性胆囊炎患者将从"第二天"或 72 小时内进行早期胆囊切除术中获益，但"冷却"胆囊，推迟手术的做法也被广泛采纳（参见第 18 章第 1 节）。甚至**急性阑尾炎**也不再被视为可怕的紧急情况——在大多数情况下，手术可以推迟到第二天早上（参见第 21 章）。把这本书作为礼物送给你的急诊医生，这样他们也会明白这些。

如果无法明确诊断怎么办？是的，即使在这个即时超声或 CT 成像的时代，这种情况也可能发生！显然，如果你远离现代成像技术，这种情况并不罕见。你应该让患者接受观察，给他静脉输液，给他服用抗生素（例如，如果符合急性胆囊炎或憩室炎的诊断），并进行一系列体格检查。**不要忽略镇痛！为了"不掩盖未经诊断的腹部严重疾病的症状和体征"，而强迫患者忍受长时间未经治疗的疼痛，这是一种过时的做法。**相反，可用一点小剂量的过去常用的便宜的吗啡。

切记：小病会随着时间的推移而好转，但真正的外科疾病会随着时间的流逝而恶化。因此，时间是一个极好的诊断专家，当你在几个小时后回到患者的床边时，你可能会发现之前遗漏的线索。当然，只有在你查阅了本书的相关章节之后才能做到这一点。

在**育龄女性**中，下腹部两侧的腹膜炎往往起源于妇科病，通常选择保守治疗（参见第 33 章）。

4. 肠梗阻

肠梗阻的临床表现包括中腹部绞痛、腹胀、呕吐和停止排便（参见第 19 章和第 25 章）。

一般来说，呕吐越早、越明显，梗阻部位越高；另一方面，腹胀越明显，梗阻部位越低位。因此，呕吐和绞痛是小肠梗阻的特征，而肛门停止排便和严重腹胀是结肠梗阻的典型特征。然而，这两种梗阻之间的区别通常可以通过腹部 X 线平片鉴别——也就是说，急诊医生在"常规行 CT 检查"之前仍需费心拍 X 线平片。

肠梗阻患者的两种备选处理方案：尝试保守治疗或充分准备后手术治疗。肠梗阻的主要问题不在于作出诊断，而在于决定适当的治疗方案。如果患者既往有腹部手术史，并出现小肠梗阻，但无腹膜炎症状，拟诊为"单纯性"粘连性小肠梗阻。这些患者首选保守治疗，包括静脉输液和胃肠减压。当出现**肠道损害**的临床特征——发热、腹膜炎、提示性实验室检验结果，显然已经具备手术指征。但是，往往实际情况要复杂得多，所以请阅读第 19 章。

小肠梗阻有几个典型的陷阱：

- **"处女"腹部**（无腹部手术史）。这里，通常粘连可能不是潜在的原因，**需进行 CT 检查**。在这些情况下，通常存在一个可治疗的梗阻原因，在手术过程中发现它会让你感觉良好。
- **腹股沟区域疝**漏诊。老年女性没有既往手术史，因嵌顿性股疝出现小肠梗阻。**必查腹股沟！**坚持让患者脱掉裤子和内衣裤。而现在的急诊医生倾向于仅在 CT 上诊断嵌顿性股疝，这一事实令人悲哀。但我们希望您在 CT 之前通过体格检查发现这种疝，这样就没有必要做 CT 了。
- 沉默的**盲肠癌**。某患者据称患有"单纯性"粘连性小肠梗阻，经保守治疗后好转并出院，但很快在右半结肠出现巨块肿瘤。**肿瘤充当球状阀门，导致回盲瓣间歇性梗阻。**

- **胆结石性肠梗阻**。老年女性小肠梗阻消退并间歇性复发，最终诊断为胆结石性肠梗阻。在腹部普通 X 线片上，一定要寻找胆管中的积气。如果你没考虑到这种病就可能会误诊！
- **胃手术后患者**，由回肠末端的胃石引起的间歇性梗阻。

与小肠梗阻不同，结肠梗阻基本上有手术的指征——"今晚"或"明天"，但通常是"明天"。腹部 X 线平片很难将功能性**假性结肠梗阻**（Ogilvie 综合征）或慢性巨结肠与机械性梗阻明显区分开来。因此，这些患者需要通过其他成像（对比灌肠、CT）或纤维结肠镜检查以明确诊断（参见第 25 章）。

5. 腹痛的其他情况

- **非特异性腹痛（NSAP）**。许多急性腹痛患者接受临床检查和有限的辅助诊断检查（在许多诊疗中心可能包括 CT 扫描），然后仅被诊断为"非特异性腹痛"后出院。**重要的是要记住，在急诊室中，超过一半的急性腹痛患者有 NSAP，其中急性阑尾炎、急性胆囊炎和"妇科疾病"是最常见的"特殊"情况**。不过你所看到的确切的病变情况完全取决于你的地理位置和专业类型。请记住，出院后标为 NSAP 诊断的患者，未来可能被诊断为腹部肿瘤或其他疾病。因此，建议随访这些患者，如果有必要还可以再次检查。
- **非腹部疾病也可表现为急性腹痛**。虽然大多数下壁心肌梗死、下叶肺炎、酮症酸中毒，甚至是卟啉症的病例可能会在急诊科医生叫你"手术清除病灶"之前被诊断出来，但是注意不要落入这种危险的陷阱。

（三）急腹症行剖腹探查术还是腹腔镜手术？

我们中的许多人，老古董们，都是在这样的格言中长大的：临床腹膜炎是剖腹探查的指征。而你们中许多有前途的新星，都被灌输了这样的理念："让我们插入一个摄像头，看看发生了什么"。

"腹膜炎是手术指征"和"皮肤阻碍了我们的诊断"的概念是在现代腹部成像技术之前形成的。但这在今天仍然是正确的吗？如果没有需要手术切除病变的合理的证据，开腹或插入镜头是合适的吗？

我们不这样认为，**我们相信现代腹部成像技术已经彻底改变了急诊腹部手术，如果有腹部 CT 和 / 或超声检查，你就必须好好利用它**。这将在后面的许多章节中讨论，这将避免对许多患者进行手术，或使手术治疗创伤更小，针对性更强。**因为 CT 的存在，腹部不再是一个黑匣子**。为了患者的利益，可以充分使用腹部成像技术，尤其是在诊断不明确的情况下。在没有术前 CT 的情况下，对具有急性阑尾炎典型特征的年轻人进行手术是可以的。但育龄妇女需要腹部成像（也可能是超声）以排除妇科疾病，老年患者也需要，因为更可能发生其他疾病。**这些都只是常识而已**。

> 追求完美的外科医生，在手术之前，他想确定，挑选能确保有相当大的治愈可能的患者。
>
> —— Elwood G. Jensen

是的，常见病很常见，罕见病很罕见，但罕见的可能是致命的——牢牢记住这些罕见情况！

三、"急腹症"归哪个科管?

> 每个人都管事就等于没人管事。

许多疑似急腹症或其他腹部急症的患者不需要手术。**然而，你是外科医生，应该在评估、鉴别或治疗这些疾病方面发挥领导作用，或者至少在领导这个管理团队中发挥主要作用。**为了强调这一问题的重要性，我们在本章中专门用一整节来讨论它，尽管其实一段话的篇幅就能讲完。

不幸的是，在现实生活中，外科医生往往无法发挥主导作用。我们见得太多了，住在内科病房的**肠系膜缺血**患者，肠子在慢慢缺血坏死，当肠子都坏死了，才叫外科医生来会诊"评估腹部情况"，然而很快患者就死了。一个典型的情节是，腹部外科急诊患者被非外科医师收治入院，然后进行了一系列不必要的、可能有害的和昂贵的检查与诊疗。通常，内科医师、消化科医师、传染病专家和放射科医师都参与其中，大家各开各的处方，各治各的病（许多用来治疗患者的"CRPitis"或 ECOUO，即原因不明的 CRP 升高）（图 3.2）。最后，当外科医生被叫来时，才发现该病的诊断有难度、治疗不完全对症，甚至错误治疗。最终，选择手术治疗，但时机已经被延误，导致并发症发生率和死亡率较高。造成这种混乱局面的原因并不完全清楚，但权力、自负和经济利益的动机肯定掺杂其中，我们称之为"系统故障"。

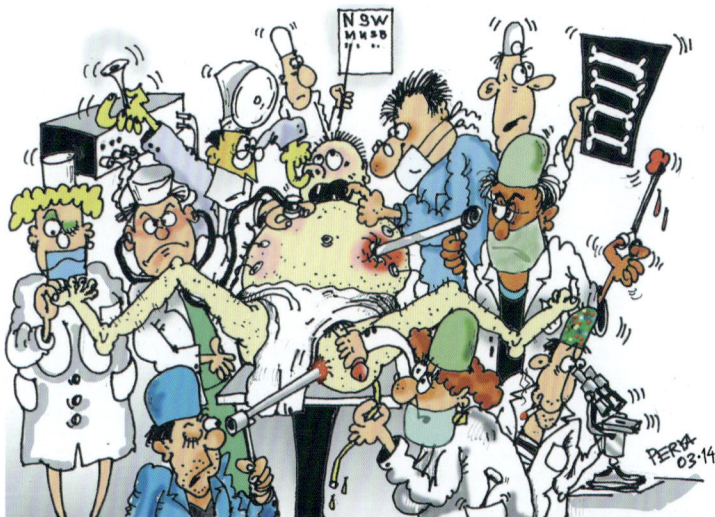

图 3.2　谁该负责?

团队协作处理外科急症患者的习惯不应被废弃。然而，该团队应由一名普外科医生领导和协调。他充分了解腹内外疾病，有资格决定该请哪些科室医生会诊，预约有价值的检查，否决那些多余的和不经济的检查。最重要的是，由他来最终决定——检查足够了，患者得送手术室了。

当你决定成为一名普外科医生时，你就成了船长，在腹部的深海航行。暴风雨肆虐时，不能弃船而逃！

密切监测是急腹症最佳看护的要诀，因为临床表现可能会迅速变化，这些临床表现是治疗选择及其时机的主要决定因素。这类患者需要由同一名临床医生，最好是外科医生，对临床表现进行频繁的反复的评估。任何偏离这一点的情况都可能对患者造成危险，这是我们的个人经验，也是在我们书里无数次重复叮嘱，使你感到厌烦的道理。为什么不学习一下呢？无论急腹症患者在外科病房、外科重症监护室还是手术室，都应由外科医生，也就是你自己看护。不要逃避责任！

> 急腹症"最佳"结局的关键是：
> - 只做必须做的手术，并尽可能少地操作。
> - 必须做的手术不要拖延，只要有指征尽早去做。

> "一个人平躺着，允许另一个人用刀剖开他的身体，取血，输血，任意重排内部结构，决定最终功能，有时甚至决定生死，是怎样的概念——这样的责任是令人敬畏的，无论是真实的责任，还是责任这个词的意思目前已经被贬低了。"
>
> —— Alexander J. Walt

（周家华 译　周家华 校）

第 4 章
合理诊断流程

众编者 ❶

> 打开腹腔寻找病灶就如同打开衣柜抽屉找衣服一样简单，这对于外科医师而言是缺乏认真的思考，但对于患者而言则意味着恐怖。
>
> —— J.Chalmers Da Costa

> 想要看清事物本质，需不断探索。
>
> —— George Orwell

进入 21 世纪，外科医生遇到更多挑战。在过去的美好时光里，你检查患者，观察感染或炎症的全身体征，用你精致的手戳一下腹部，诊断"腹膜炎"，然后欢呼"带他去手术室"，并沉浸在护士们的赞美和非外科医生们的羡慕中——"哇，这才是临床医生！"但如今，即使是极具外科天赋的医生，也必须把自己当成一般经验的医生，因为毫无例外，只有在确诊或至少高度可疑是腹膜炎时才能手术探查！

在处理急腹症患者时，人们热衷于开列辅助检查进行粗筛，因而出现了急诊"常规"，每个急腹症患者都按这个常规做一番检查，通常包括全血细胞计数、血生化以及血清淀粉酶和 / 或脂肪酶。这样的"常规"就像熬制一锅汤一样，如果你喜欢，也可以加上或减去一些时髦的成分，当满怀激情的年轻医生加了一些莫名其妙的检查后，比如"D- 二聚体""降钙素"和"腹部 X 线平片（AXR）"后，这样的汤似乎变得像意大利蔬菜汤一样浓稠。如你所知，在大多数医疗中心，CT 检查已经取代了腹部平片。"常规"中许多检查的诊断率较低，也不具有成本效益。**然而，这一切在急诊室在所难免，并且一般多在会诊的外科医生到场之前已经检查完毕。**

对于一些外科医生来说，临床表现明确的弥漫性腹膜炎，即使没有做影像学检查，也有进行剖腹手术或腹腔镜检查的指征。但是，对于经验丰富的外科医生来说，看似明确的诊断，对你来说也未必清楚——记住，他也可能是错的。**因此，必须牢记下列忠告：**

- **肠道扩张**也可以出现腹部弥漫性触痛——酷似"腹膜炎"，引起肠襻扩张的原因可以是肠道梗阻，也可以是肠管的炎症（如小肠炎或结肠炎）。"完整的"临床表现加 AXR 有利于你做出正确诊断（参见第 19 章和第 25 章）。
- **急性胰腺炎**在临床上可以表现为急性腹膜炎。因此，对表现为剧烈腹痛的患者应该常规检查血淀粉酶或脂肪酶，以免跌入并不少见的陷阱——**做了本不必做的，又颇具风险的手术**（参见第 17 章）。
- 对正在或最近接受一定剂量抗生素治疗的患者，要警惕**艰难梭状芽孢杆菌性小肠结肠**

---

❶ Asher Hirshberg 医学博士为本书第一版本章的作者。

炎，这种病可能从一开始就表现为**无腹泻**的急腹症。乙状结肠镜和 / 或 CT 等检查有诊断价值，在这里，首选治疗措施是药物，而不是剖腹探查（参见第 24 章）。

一、血液检查

如上所述，"实验室常规"检查的临床价值很小。除淀粉酶水平外，唯一有价值的"常规"是白细胞计数、红细胞比容和肾功能。白细胞计数高提示有炎症反应，要注意的是，即使是急性胆囊炎或急性阑尾炎，白细胞计数也可以在正常范围内。如果白细胞计数高，则支持这些诊断。现在，许多外科医生都确信 C 反应蛋白（CRP）水平在诊断炎症反应时更灵敏，已经成为实验室常规检查指标，但它升高的时间较晚且特异性低。在紧急情况下，红细胞比容低提示慢性或亚急性贫血，红细胞比容不能很好地反映急性出血的程度。**然而，在接受静脉输液的患者中，红细胞比容低通常表明血液稀释。**右上腹痛的患者，肝功能检查对急性胆囊炎与急性胆管炎的鉴别诊断有价值（注：急性胆囊炎患者的肝功能检查可正常或接近正常；还可根据临床体格检查及腹部超声鉴别诊断）（参见第 18 章）。**入院时患者血清白蛋白低是急性病或慢性病急性发作严重程度的重要指标，也是一项预后指标。**例如，当患者的白蛋白水平为 1.5g/dL，你必须做最低限度的手术，并且考虑术后可能出现的并发症，强烈建议这类患者应避免进行肠吻合手术。

> 切记：不管开具了哪些检查，可能是你开的，也可能是其他人（通常是急诊室医生）根据你的"旨意"开的，都必须注意不要单独依据检查结果来判断其临床意义，一定要结合患者的临床表现全面分析。

二、影像学检查

（一）胸部 X 线平片（CXR）

立位 CXR 通常用来寻找**膈下游离气体**，绝大多数消化性溃疡穿孔患者都有膈下游离气体（参见第 16 章）。对于**结肠穿孔**，立位 CXR 可显示极少量或大量的膈下游离气体，由憩室炎导致的局部穿孔可见极少量甚至无膈下游离气体，而由结肠镜检查导致结肠撕裂者可产生明显的腹胀（参见第 26 章和第 29 章）。要注意的是，膈下游离气体在直立位 CXR 上比 AXR 更容易发现。**腹腔内游离气体并不总是由内脏穿孔引起的，也不总是有手术指征。**采取"非手术"方式处理的腹腔内游离气体有很多种，如张力性气胸等。因此，不要急于诊断，一定要结合临床情况。

所有教科书都会提及下叶肺炎的临床表现可能类似于急腹症，所以一定要注意。显然，肺转移或胸腔积液的表现可能提示腹部疾病的原因，并影响疾病的治疗和预后。自发性食管破裂（Boerhaave 综合征）可出现气胸、纵隔气肿或胸腔积液，可表现为急腹症。**在腹部闭合性损伤和穿透性损伤中，CXR 的价值是显而易见的。**对于腹部损伤合并小的气胸，术前置入胸管，可防止术中发生危及生命的张力性气胸。你肯定明白为什么（我们知道有些质疑者会挑战这一基本的医疗常识）。麻醉医师也可能要求行术前 CXR，特别是置入了中心静脉导管后的患者，或者确实没有任何理由。

最后，在极少数情况下，请注意，我们会发现我们在 CXR 上看到的右侧膈下的游离气体样影其实并不是游离气体，而是位于肝和膈肌之间的间位肠管（通常是结肠肝曲）。这种疾病是以描述它的奥地利放射科医师 Chilaiditi 命名的。如果没有症状称之为"Chilaiditi 征"，有症状（肋缘下疼痛、便秘、呼吸窘迫），则称"Chilaiditi 综合征"。我们从来未见过这种"综合征"，其他学者认为（请不要相信他们）这种病偶尔需要行"结肠固定术"或"结肠切除术"。在不确定的病例中，腹部 CT 检查显示结肠内是否有"游离气体"能帮助诊断。

（二）腹部 X 线平片（AXR）

AXR 是一项经典的外科 X 线检查，因为只有外科医生知道这一简单而廉价的放射学检查的真正价值。放射科医生阅读 AXR 时，总是寻找一些"可以证明需进一步影像学检查"的影像所见。我们外科医生只需要几秒钟就可以判断此 AXR 所见是否是"非特异性"的，即没有显示明显异常或显示了**异常气体或异常"不透光影"**。遗憾的是，如今在许多"现代化急诊室"，普通的腹部 X 线检查已经被 CT 所取代。事实上，对许多医生（但愿你不在其中）来说，CT 不仅取代了 AXR，还取代了必要的病史采集和体格检查。**不要忘记，我们是根据患者进行手术，而不仅仅是根据 CT 异常进行手术**。欲了解阅读 AXR 的详细细节，请参阅第 5 章。

（三）腹部超声检查（US）

绝大多数医院都有腹部超声检查，但是，腹部超声的可信度则取决于做超声的医生水平，理想的情况是由经验丰富的临床医生——外科医生来完成超声检查，并解读。实际上，许多外科医生都接受过超声检查［床旁超声（POCUS）］培训，并将其视为体格检查的一部分。对此我们也是推荐临床医生学习并掌握床旁超声。超声对急性胆囊炎（参见第 18 章）的诊断有非常高的准确性。妇科医生也经常用它来排除女性患者的急性盆腔病变（参见第 33 章）。超声还用来显示泌尿系病症，如肾积水（参见第 35 章）。超声所见右下腹有一个不可压缩性的管状结构（一个"小香肠"）提示可能是急性阑尾炎，但正如将在第 21 章中讨论的一样，还有更准确的诊断方法。超声也可用于显示腹腔内是否存在液体（如腹水、脓液或血液），是局限性的，还是弥漫性的。在腹部闭合性损伤，创伤超声评估法（focused abdominal sonography for trauma，FAST）已经几乎取代了诊断性腹腔灌洗术。超声引导下腹腔穿刺抽吸不明原因的腹腔积液可明确诊断：是胆汁还是脓液？还是粪便？并且可以检测腹腔积液中淀粉酶、胆红素和肌酐的含量，有助于诊断病因（参见第 30 章）。

（四）腹部 CT

在急腹症中使用 CT 扫描仍然是一个有争议的问题。**现有的螺旋 CT 技术常见并且功能强大**，但对于急腹症患者的临床处理并不一定需要运用 CT 检查。**然而，许多医生都愿意选择它，特别是临床经验不足的医生。临床经验丰富的医生为了更及时、准确地诊断以及避免不必要的麻烦通常也会选择 CT。**

CT 的主要作用是解决"临床困惑"。外科医生经常会遇到急腹症患者，不符合前面第 3 章中提到的任何临床分类。对于这些患者，CT 对于判断腹腔内病情非常有帮助。**如果 CT 完**

全正常，就能更好地排除急腹症——就可以让患者回家，放松和享受生活了。CT 检查对于腹部外伤患者的诊断也具有重要价值，我们将在后面的第 30 章阐述。

选择腹部 CT 检查可以避免不必要的剖腹手术，包括既往"阴性的""探查性的"或"非治疗性的"剖腹手术。CT 也可以提示对患者选择经皮穿刺治疗的可能性，即使患者仍然需要手术。也可以对最佳的切口位置和手术入路提供依据（参见第 10 章）。正如第四部分"手术后篇"所讨论的那样，在剖腹手术后患者中，CT 也有一定的作用。如何解读腹部 CT 详见第 5 章。

（五）造影检查：钡剂或水溶性造影剂

在之前的版本中，我们阐述了钡剂以及急诊情况下选用钡剂作为造影剂的危害。但目前临床上很少使用钡剂，并且相比于图像模糊的 X 线造影，CT 的图像更利于放射科医生解读，这也使得钡剂的使用减少。

急诊胃肠造影需要回答下列两个问题：

- 是否存在瘘？如果有瘘，瘘的部位在哪？（请记住，无造影剂泄漏并不能排除肠穿孔。）
- 是否存在梗阻？如果有梗阻，梗阻部位在哪？（请注意，增强 CT 有助于明确梗阻部位和梗阻原因以及肠道的状况。）

泛影葡胺造影（或任何水溶性造影剂）完全可以解答上述两个问题。行泛影葡胺上消化道造影可以证实或排除胃流出道梗阻，或治疗小肠梗阻及术后肠梗阻（参见第 19 章和第 41 章），泛影葡胺灌肠还可用于诊断结肠梗阻或穿孔。与钡剂不同的是，水溶性造影剂即使漏入腹腔对人体也是无害的。

给你一点建议：一定要与放射科医师和技师多沟通。正如 Leo Gordon 所说："**放射科报告的质量与你提供给放射科医生的有效的临床信息成正比**。"建议与放射科医生面对面或电话交谈，并表露出你的担忧和问题，这会引起放射科的注意，有助于诊断。

我们强烈反对所有医生只关注影像报告而不看图像。**我们的建议是：先独自读片作出诊断，再和放射科医生的报告对比，看是否一致**。与放射科医生一起读片，通常会显著提高我们读片的能力，即使是仅通过电话与远在孟买或夏威夷的放射科医生交流。

三、不必要的检查

柏林的 Lope Estevez Schwarz 博士向我们分享了这句有趣的德国谚语："Wer viel misst, misst viel Mist."意思是，**检查越多，越容易得到没用的结果**。

不必要的检查正在困扰着现代临床医疗（图 4.1）

看一下你的周围，你会发现绝大多数的检查并没有提高医疗质量。这些不必要的检查费用贵且可能有害。除了可能引起治疗时机延误外，还会导致以下的情况：**你开的无指征的检查项目越多，得到的假阳性结果就越多，反过来这又迫使你开列更多的检查项目，并导致其他可能有害的诊断和治疗干预措施**。最终，使你处于失控状态……于是很不幸的，你成了现代影像技术的"受害者"。

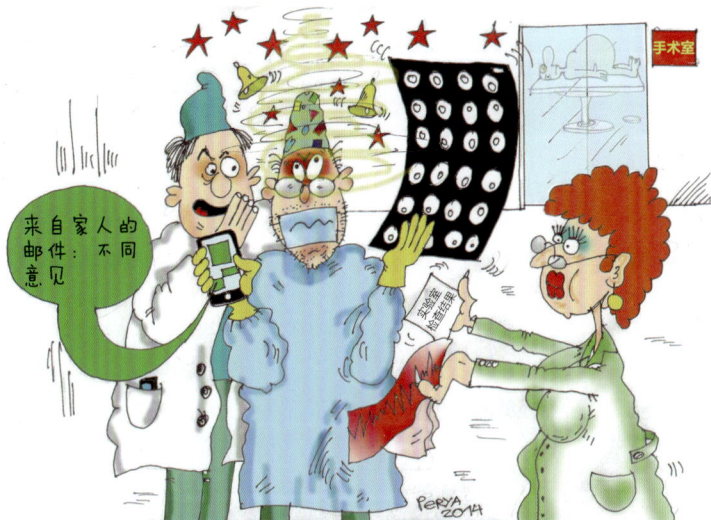

图 4.1　合理检查——"教授，做个核磁共振！"

　　造成不必要检查的原因是什么？是无知、缺乏自信和懒惰。当急腹症患者由对腹部疾病不太"了解"的非外科专业医生首诊时，他们就会开列不必要的腹部影像检查来弥补其无知。低年资的医生由于缺乏自信，倾向于开列一些检查，目的是"不遗漏任何一种罕见的疾病"。而有经验的临床医生偶尔会通过电话要求行腹部 CT 检查，以拖延时间。他们与其半夜三更开车去医院，或者中断高尔夫球比赛为患者做体格检查，还不如嘱咐下级医生先做一个腹部 CT 更容易（"先做个 CT 检查，明晨再说"）。

　　偶尔，轮转的外科医生会感到不理解，"多做些检查有错吗？""有错"，我反问道，"为什么我们需要你？不如让我们都回家，嘱急诊室护士对所有腹痛的患者都按预先拟定的检查和影像流程走"。患者不是生产线上的汽车，他们是人，需要你不时地进行病情评估，选择检查项目。

　　也许不久的将来，所有的患者在从救护车运送到急诊室的路上，就能做全身 CT 扫描并由电脑阅片。愿届时我的外科临床生涯已经结束，这本书也已绝版。然而，我不信在这样的系统下患者会过得更好。

　　　　不要盲信任何人，质疑一切……噪声越大，真相就越少。

四、腹腔镜诊断

　　这是一种侵入性诊断方法（有些人称之为"控制性腹部穿透性创伤"），当你在做出干预的决定之后，即可在手术室麻醉下进行。这是一种可供选择的诊断手段（详见第 12 章）。它以一个小伤疤的代价，便可帮助医生"仅仅看一眼"就可直观了解患者腹内情况，进而明确诊断。此外，它还具有避免 CT 扫描带来辐射的困扰。有人提出，诊断性腹腔镜检查就是影像检查的延伸，而不是"真正的"手术。

切记：不要忘记诊断性腹腔镜检查确实还是一种手术，为此我们需要明确的指征。并发症，以及不必要的干预（就像切除一个正常的阑尾），都是手术的一部分。

在结束本章之前，请允许我再次引用 Leo Gordon 的话："急诊室是诊断急症的最佳场所。患者还在急诊室的时候，要想清楚你打算做哪些检查。因为一旦患者办理住院后，再想回头做这些检查，则需要更多的后勤保障（人力、物力），至少在大多数医院是这样的。"

"上天赋予你耳朵、眼睛和手，请按这个顺序用在患者身上。"

—— William Kelsey Fry

（周家华 译　周家华 校）

第 5 章
腹部影像诊断

众编者 [1]

> 如今的诊断条件，
>
> 变化之大，势不可挡；
>
> 自豪之余，冷静反省，
>
> 我们对复杂检查的依赖是如此之大，
>
> 运用手、耳、眼又如此之少。

——《急腹症诗集》Zachary Cope 著

为了更好地理解疾病的自然史，并能将放射影像与临床表现或先前的手术所见联系起来，**我们外科医生应该好好掌握腹部影像的解读——至少要达到放射科医生的水准**。我们已经在前文讨论过（见第 4 章）腹部影像在急腹症病情评估中的地位。本章的目的是为你提供一些实用技巧：**如何阅读腹部影像？主要看些什么？**

为了减少篇幅（我们竭尽全力把这本书写得薄一些），我们决定剔除几张放射图像。取而代之的是，我们建议你在网上进行图片搜索，输入拟检查项目的名称和假设诊断，你就能看到许多你想看到的图片示例。

一、腹部 X 线平片（AXR）

可悲的是，这一简单、价廉、安全的腹部 X 线检查已经逐渐被人们忽视，取而代之的是手到擒来的 CT 扫描，殊不知 CT 检查的放射线量更大，也不像 AXR 那样用眼睛快速一扫就可以获取许多信息。

（一）寻找异常气体影

肠腔外积气影：

- **游离气体**（气腹）最容易在直立位 CXR（见第 4 章）上显示，当然也可以在 AXR 片上显示。如果 CXR 和 AXR "正常"，但你又怀疑存在内脏穿孔，**左侧卧位腹部 X 线**片或许能显示腹腔游离气体。
- 养成寻找腹腔内**异常气体影**的习惯，总有一天你会做出一个令人折服的诊断：**胆管树内有气体**（胆道积气）提示存在胆囊 - 肠道瘘（见第 19 章胆石性肠梗阻）或既往有胆 - 肠旁路手术史，更常见于 Oddi 括约肌切开后 [在内镜逆行胆胰管造影（ERCP）下]。注意：肝胆管积气一般在中央区，而**门静脉积气**多位于肝周边，这种气体是通过肠壁的静脉支进入门静脉的，一般见于**肠系膜血管缺血**或**重症结肠炎**，很少见于化

---

[1] Hans Ulrich Elben 医学博士是本书前几版本章的作者。

脓性静脉炎。门静脉内出现气体往往提示小肠或大肠缺血伴**肠壁气肿症**，即肠壁有积气。

- 胆囊壁积气提示坏死性感染（见第 18 章）。**肥皂泡现象**提示腹膜后游离气体。上腹部的肥皂泡征提示**感染性胰腺坏死**（见第 17 章）。右上腹的肥皂泡征提示腹膜后十二指肠穿孔。结肠沟处的肥皂泡征提示腹膜后**结肠穿孔**。

注意：所有这些病理性积气影在 CT 片上显示都更为清晰。

肠腔内积气影：

- **小肠袢**内异常积气扩张，无论是否伴有液平，都提示小肠病变：梗阻（小肠梗阻详见第 19 章）、肠麻痹（见第 41 章）或炎症（克罗恩病详见第 24 章）。**务请注意：急性胃肠炎可以出现小肠液平，腹泻有助于急性胃肠炎的诊断。**
- **结肠袢**内异常积气扩张提示结肠梗阻或扭转（见第 25 章）、结肠炎症性疾病（炎性肠病详见第 24 章）或结肠麻痹（假性肠梗阻详见第 25 章）。

依据 AXR 来区分小肠梗阻与结肠梗阻并不难：小肠的"横线"（环状皱襞）贯通肠管直径，而结肠的"横线"（结肠袋）仅横跨部分肠管直径。一般来讲，小肠袢位于腹部中央区，而大肠位于周边（图 5.1）。

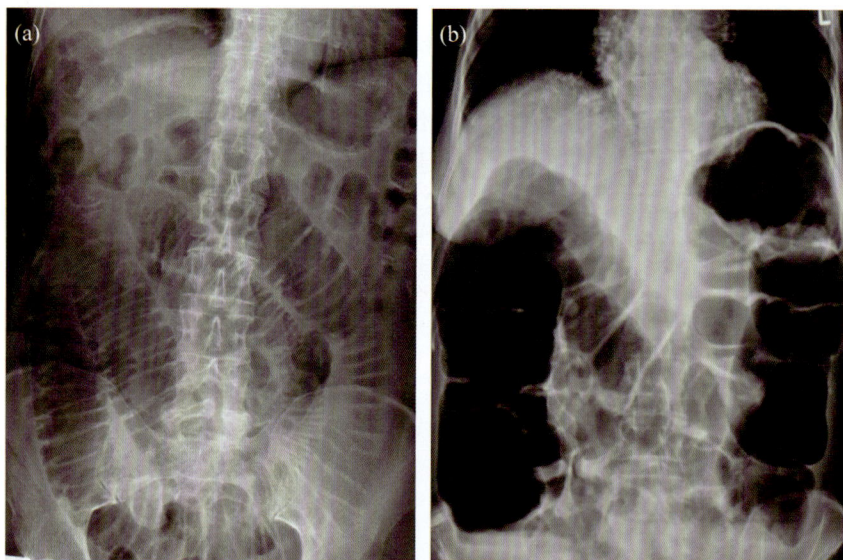

图 5.1 腹部 X 线片：小肠梗阻与大肠梗阻的区别

（a）小肠梗阻，特点是环状皱襞横跨小肠的整个宽度；（b）结肠远侧梗阻，特点是结肠袋仅横跨肠管的部分宽度

经验之谈：

- 小肠袢积气扩张 + 结肠内无气体 = 完全性小肠梗阻。
- 小肠袢积气扩张 + 结肠内少量气体 = 不全性小肠梗阻。
- 小肠和结肠都高度积气扩张 = 麻痹性肠梗阻。
- 结肠高度积气扩张 + 小肠轻度扩张 = 结肠梗阻或假性梗阻（在大肠梗阻时，小肠的扩张程度取决于回盲瓣能否完全闭合）。

（二）异常不透光影

AXR 能显示的异常不透光影就是**钙化影**：胆囊结石（五分之一的胆石症患者可以在 AXR 上显示）、输尿管结石（见于输尿管绞痛患者）、胰腺钙化（见于慢性胰腺炎患者）和阑尾粪石（偶见于阑尾炎患者）。无临床意义的常见钙化灶还有盆腔静脉石、右髂窝淋巴结钙化，后者常提示既往有结核。粪便可以有不同程度的不透光，从而使结直肠得到显现——粪石嵌顿大多能显示。注意：正常人的右侧结肠内可以有中等量粪便，而左侧结肠内成串粪便提示存在异常情况，可以是单纯性便秘，也可以是恶性肿瘤早期。另一种令人瞠目结舌的阴影是遗留在腹腔内的手术器械或纱布。此外，**大量腹水**在 AXR 上也有特定的表现（见图 5.2）。

腹部平片是临床评估的一种延伸，未摄腹部平片，你的临床评估就不全面。

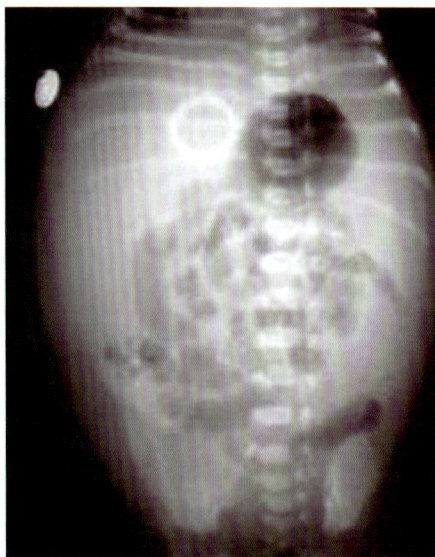

图 5.2　腹部平片：大量腹水。仰卧位片示肠袢位于腹部中央区，周边区域无肠袢。在腹腔内存在腹水的情况下，比较轻的肠袢漂浮在腹水之上

二、CT 在腹部急诊中的地位

患者入手术室之前并非一定要先到 CT 室走一趟，但是，有 CT 检查指征的患者，行 CT 检查或许能避免做手术。

CT 在腹部影像诊断中的优势无可争议。它可以显示其他诊断手段无法获得的细节：游离气体、液体、肿物、组织间隙、炎症改变、不透光影、血管和器官灌注情况。那么，我们为什么要反对如今全世界各国的人们在临床工作中不分青红皂白地滥用 CT 检查呢？

我们反对的唯一原因是许多急腹症不需要做 CT 检查就可以明确诊断，做 CT 检查会耽搁治疗，一些无意义的征象（参见第 4 章）反而会干扰你的诊断。具有代表意义的是，你去翻阅一下放射科医生发表的有关 CT 在各种急腹症中的应用的论文，他们声称 CT 的敏感性和特异性都接近 100%。然而，当外科医生客观地研究 CT 在某些特定疾病诊断和治疗中的意义时，我们发现 CT 的真正意义并不是很高。

此外，要注意的是腹部 CT 检查患者所接受的放射线量是胸部 X 线片的数百倍。**依据美国食品与药品管理局的文件，这种剂量的放射线可以导致受照射人体辐射相关癌症的发病率轻微增加**。若从年轻时起反复做 CT 检查，对患者来说无疑是有害的。例如：一位年轻女性因下腹痛去纽约 Brooklyn 区的一家急诊室就诊，CT 检查诊断为卵巢囊肿。2 周后她又去了纽约 Bronx 区的一家急诊室就诊，居然又做了一次 CT 检查，诊断依旧是卵巢囊肿。当然，她还要为这种 CT 检查付费……

> 合理使用腹部 CT 检查的要诀是"选择性"。主要适用于决定不手术的病例，而不是有手术指征的病例，目的是避免不必要的"探查性"剖腹术或"诊断性"剖腹术。再者，"CT 正常"可以排除腹部的外科疾病，允许患者早点回家，不必住院观察。

高速扫描 CT 可以在一次屏气期间扫取从膈肌至耻骨的腹部影像，节省了扫描时间，极

大地提升了图像品质。但是，需要把患者搬运至 CT 室，并承受一定的风险，如口服造影剂误吸和静脉注射造影剂的不良反应（过敏反应和**肾毒性**）。对疑似急性阑尾炎的患者，螺旋CT 平扫（不用静脉造影剂）的诊断价值日益受到关注，同样，在腹部钝性损伤的患者，不口服造影剂的 CT 也同样正确。**不管你们医院用哪种 CT 检查方法，你对 CT 影像的解读能力应该在放射科医生之上，因为你清楚患者腹腔内外情况，了解腹部疾病的自然史。**

像其他影像检查一样，CT 片的解读要按一定的系统进行，还需要足够的实践才能获得自信。此外，读片也需要花时间，你花的时间越多，发现的问题就会越多（包括阴性的和阳性的发现）。下面谈谈我们阅读腹部 CT 片的方法，这种方法谈不上"理想"，也谈不上"完美"，但是在我们的实践中，它行之有效，尤其在半夜三更找不到高年资放射科医生时。翌晨，他们会一手端着拿铁咖啡，一手写详细的影像报告。**这是你必须与他们共同读片的时候——此时，你会惊讶地发现，在你提供了准确的临床信息后，他们会发现在昨晚疏忽的一些征象，这种情况太常见了。**回想一下，有多少次，他们早晨发出的最终报告与昨晚的初步报告存在出入……

在视频网站上花几个小时，你会找到有关如何阅读腹部 CT 片的上佳片段。

在解读 CT 片之前，一定要注意几个技术方面的问题。尽管许多文献都认为没有必要做口服造影或静脉造影，但是，静脉造影会提高你的诊断正确率。除非你的鉴别诊断首要任务是排除输尿管结石，此时 CT 平扫几乎可以给出所有你希望得到的信息。

静脉增强造影的禁忌证：

- 肾功能不良（参考你们医院的预案，切记：CT 前的水化很重要）。
- 既往对含碘造影剂有过敏史。
- 严重哮喘或充血性心力衰竭。
- 正在口服二甲双胍的**糖尿病患者**（若肾功能正常，可以用静脉造影剂，但是造影后要停服二甲双胍 2 天）。
- 多发性骨髓瘤或镰状细胞性贫血。
- 嗜铬细胞瘤——静脉注射造影剂有可能引发高血压危象。

（一）腹部 CT 的解读

- **先注意 CT 的"层距"。**技术员通常用的层距是 5mm，不过对一些疑难病例的阑尾区域最好采用 3mm 层距。如今，大多数医院已经废除了复制 CT 片，取而代之的是图像档案和通信系统（PACS），使得图像的获取更为便捷，只要对扫描图像进行滚动就可以对患者的 CT 影像进行解读，得出信息。
- 我们首先要看一眼**定位像**，定位像提供的信息同腹部平片，是一幅"全局图像"。
- 分别从纵隔窗和肺窗观察片子上显示的**下肺野**，可以很容易地发现肺部浸润和胸腔积液，有时这是膈下急性疾病的反应。在创伤患者肺窗还可以清晰显示意料之外的气胸。
- 我们自然需要注意兴趣区（如疑似阑尾炎患者的右下腹），寻找支持或排除诊断的依据。但是，**也应该注意腹部的其他部位**，特别注意是否有游离气体或游离积液，观察实质性脏器（肝、脾、肾、胰）、空腔脏器（胃、小肠、大肠）和血管。**读片的关键在于对怀疑有问题的结构按序观察，再把这些片子上的影像串起来，尽可能多地获取信息。**
- 重要的是从**横断切面**（自上而下）和**冠状切面**（自前至后）图像上注意观察腹腔内

容，因为这些图像具有互补作用。矢状切面（从左至右）也有其用途，例如：矢状位像有助于腹壁疝位置的判断，有助于观察肠系膜血管从主动脉发出。

- 在 PACS 上读片时，你可以对感兴趣的结构测定 **CT 值**（hounsfield units，HU）。请看一眼表 5.1 的 CT 值。

表5.1　人体不同结构的 CT 值	
结构	**CT 值（HU）**
骨骼	1000
肝脏	40～60
血液[①]	40
肌肉	10～40
肾脏	30
水	0
脂肪	−50～100
空气	−1000

注：① 新鲜血凝块的 CT 值可以大于 70 HU；新鲜血液的 CT 值为 40 HU，不过 1～2 天后 CT 值就降至 20 HU。

（二）几个额外的要点

- **气腹征**。在一些典型病例，直立位胸片可以很容易地发现气腹，须知 CT 在这方面是最敏感的检查手段。在 CT 片上，气体常聚集于两侧腹直肌之下、镰状韧带的两侧，也可以聚集在肝脏与前腹壁之间或肠系膜"叶"之间。有时，气腹的 CT 征象很细微，只要见到寥寥几个腔外气泡就足以做出气腹诊断。**认定腔外气体的诀窍是在肺窗条件下逐一观察所有腹部扫描片**。PACS 的优点是允许我们任意选择窗位，如今我们可以很容易做到这一点。如果你所在的医院不具备 PACS，你可以去 CT 室，通过肺窗来阅读腹部 CT 片。

- **游离积液**。任何来源的腹水都积聚在腹腔的低位——Morrison 肝肾隐窝和盆腔。当腹腔内有大量积液时，肠袢就漂浮至中线。除了需要判断是否存在积液外，还可以测定液体的 CT 值，借此估计液体的来源：漏出液低于 15HU，渗出液和血液都大于 30HU。

- **实质性脏器**。除创伤外，急腹症患者的实质性脏器很少有异常。对血流动力学稳定的腹部钝性损伤患者来说，应该做一次 CT 扫描来判断腹内实质性脏器的状况。实质性脏器破裂的表现是线形或分叉状低密度区。包膜下血肿的表现是脏器周边的新月形低密度影。实质内血肿则表现为实质内圆形或椭圆形积血影。

- **空腔脏器**。要从胃至直肠对整个消化道进行观察，寻找有无异常。在小肠梗阻患者，要求找到梗阻的病因（套叠、肿瘤或**炎性**肿块）和部位（交界点）。CT 扫描比腹部平片更容易发现肠壁积气。存在肠壁积气就提示肠缺血（不过，请记住，有些无关紧要的疾病也会有肠壁积气，因此，一定要结合临床表现综合分析）。CT 对炎症的显示也很敏感，表现为组织浸润和条纹征。如果用了静脉增强，肠袢未能强化则提示肠管缺血。同样，要观察肠系膜血管根部（最好能在矢状切面腹主动脉层面观察）了解肠系膜血管起始部是否通畅。门静脉和 / 或肠系膜静脉内血凝块可以为肠系膜静脉缺血的诊断提供依据。

- **急性阑尾炎**（见第 21 章）。与**急性阑尾炎**相关的各种 CT 征象如下。
  - **阑尾本身征象**
    - 阑尾直径＞6mm。
    - 口服造影剂或气体不能抵达阑尾尖端。
    - 静脉注射造影剂后阑尾强化。
    - 阑尾腔粪石。
  - **阑尾周围征象**
    - 右下腹脂肪衰减影（条纹征）增多。
    - 盲肠壁增厚。
    - 右下腹的蜂窝织炎征象。
    - 脓肿形成或存在腔外气体。
    - 右下腹或盆腔积液。

> 切记：**如果在 CT 片上见不到阑尾，也没有发现其他局限性炎症改变，那么，急性阑尾炎的可能性极大！**

- **结肠**。憩室病史加左下腹脂肪条纹征加乙状结肠壁增厚提示憩室炎（见第 26 章）。结肠弥漫性增厚提示炎性病变，如结肠炎（感染性或缺血性）。
- **腹膜后**。要注意观察胰腺，胰腺周围脂肪条纹征加积液提示胰腺炎（见第 17 章）。在腹主动脉瘤旁存在腹膜后血肿提示动脉瘤破裂。
- **盆腔脏器**。在女患者，要注意观察盆腔脏器，尤其要注意附件是否有巨大囊性肿物（提示可能存在卵巢囊肿并发症——卵巢囊肿蒂扭转或输卵管 - 卵巢脓肿）。

你的患者进手术室不需要凭 CT 报告（图 5.3），然而，CT 往往会改变你的手术计划，甚至会因此取消手术。

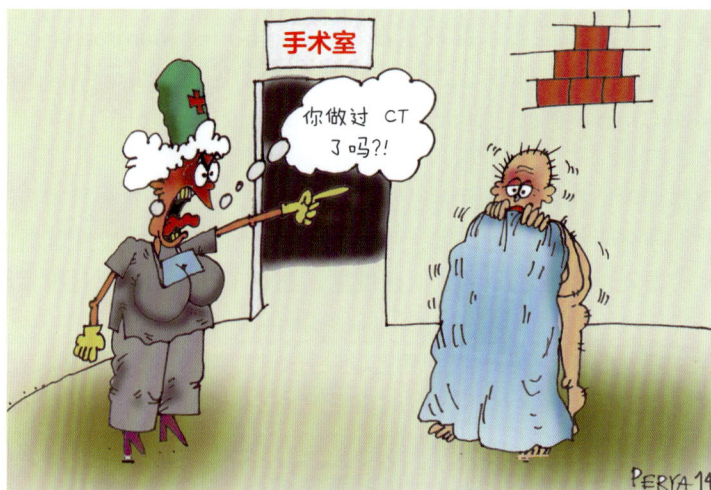

图 5.3　你进手术室不需要出示 CT 报告

是好事还是坏事，见仁见智。在我行医的美国，哪些患者需要做 CT 检查、什么时候做，已经完全不是外科医生可以左右的了。难道我们正在丧失对 CT 检查的控制权？其实，绝大多数（尽管不是全部）患者在外科医生被叫去会诊之前都已经做过了 CT 检查。一般情况下，这些 CT 申请都是急诊科医生或其他专科医生在外科医生来会诊之前开具的。如今，在美国大多数医院，甚至在乡村小医院，都拥有高档的 CT 设备，做 CT 检查比吃美食大餐容易，甚至比喝一杯纯咖啡容易。放射科医生时刻都准备着在医院或在网络上阅读 CT 影像。难怪内科医生和医疗保健合伙人在遇到疑似急腹症的患者时，都迫不及待地让患者去做一次 CT 检查。这是一种由其他医生强加给我们外科医生的检查，并且我们对这种情况无法改变，这种近乎常规的 CT 检查对患者到底有没有"好处"？目前还很难（并非不可能）科学地证明这种日益增多的 CT 扫描从总体来看是否有益于患者。但是，就个体患者而言，又是什么情况呢？

所幸的是，急腹症作为一个彻头彻尾的黑匣子时代已经一去不复返了。我对那个时代还记忆犹新，那时我还只是一名规培医生，对体格检查中有腹膜刺激征的患者都必须实施剖腹探查，"阴性"剖腹和"非治疗性"剖腹比比皆是。因此，对患者来说是非必需手术。随着 CT（和超声）影像的发展，腹腔这个黑匣子逐渐地被破解，失去其神秘感。就个体患者而言，CT 更有助于我们选择治疗方式、更保守；有助于我们做出决策，何时可以不做手术、何时可以选择变通的处理手段（如穿刺引流）；指导我们选择切口。同样重要的是对于像我们这样在家备班（不需要在病房值班）的医生，在夜晚，我们可以趁 CT 的间隙在床上美美地多眯一会。

所以说，就患者个体而言以及从外科医生的角度来看，我认为在急腹症情况下腹部 CT 的广泛应用应该得到肯定。在这里有两个忠告：首先要避免重复做 CT 检查，尤其对年轻患者；第二点更重要，那就是一位临床经验丰富的腹部外科医生一定要掌握 CT 的读片（与放射科医生共同读片），然后决定下一步如何进行。没有外科医生参与的腹部影像仅仅是一张片子而已，外科医生一旦掌握了 CT 片的解读，就上升为最现代的外科判断——个赋予高精准度的人。

—— Moshe

"不要治疗影像片，要治疗患者。一句陈词滥调？没错，然而，这句话很重要。"

（汤文浩 译　周家华 校）

第 6 章
患者的术前优化

James Rucinski 和众编者

> 一旦患者的生理状态崩溃，修复解剖的一切努力都于事无补。

> 术前准备与手术本身同样重要。

现在是凌晨 4 点，你正在接诊一位"急腹症"患者，可能是内脏穿孔。显然，这个患者需要行急诊剖腹术，现在的问题是，在患者的术前优化方面应该花多大的精力、多少时间。

优化是一把双刃剑：企图使大出血患者"稳定"完全是痴人说梦，患者会很快因出血死去。反之，对肠梗阻低血容量性休克患者仓促手术则可能使患者遭受无妄之灾。

本章要讨论的问题是：

- 术前为什么要对患者做优化？
- 患者优化的目标是什么？
- 什么样的患者需要优化？
- 如何优化？

一、术前优化的必要性何在？

简而言之，容量缺乏的患者对麻醉和手术都不耐受。全身麻醉和肌肉松弛药都会引起全身血管扩张、抑制机体抗休克的生理代偿性机制。腹腔打开后，腹内压的突然下降使得血液滞留于静脉系统内，从而减少静脉回心血量，造成心排出量降低。腹腔镜手术的情况会更糟，因为低血容量患者无法耐受气腹造成的高腹腔内压。即使是 $12\sim15$mmHg 的腹内压，患者的心脏也会衰竭。

在容量复苏不满意的情况下为患者做急诊剖腹术，甚至可能在手术未开始就出现心搏骤停。此外，术中液体丢失量也很难预计：你愿意为一位容量不足的患者做手术吗？没完没了地"追你自己的尾巴"❶？！

切记：为容量未补足的患者开刀就与醉酒司机在菲薄冰面上驾驶一辆雪橇车没有什么两样！

---

❶ 译者注：追你自己的尾巴（having to chase your tail）是一句英语谚语。原意是指淘气的小狗追自己的尾巴玩，由于总是差那段距离，因此永远也追不着，此乃挑雪填井之举。在这里，如果你在患者的容量未补足的情况下就开刀，加上麻醉和开腹对容量的影响，使得容量复苏永远无法达到满意的状态，是"摁下葫芦起来瓢"。

二、优化的目标是什么？

对拟行急诊剖腹术的患者，术前优化的两大原因是低血容量和脓毒症。这两种情况都可以导致组织灌注不足，并且两者的初始处理措施都是扩容，必要时辅以血管收缩剂。**术前优化的主要目标是提升细胞的氧输送，**因为细胞缺氧与其所致的细胞功能障碍、器官衰竭以及不良结局有直接关系。

三、哪些患者需要优化？

外科患者往往"看上去"呈病态貌。甚至在我们对心动过速、呼吸急促、低血压、意识错乱和周围灌注不良等做进一步分析之前，患者的外貌通常会给医生一种强烈的初步印象。**因此，请为患者做一次"望诊"，不要只关心血乳酸值！**

只需要做一些基本的实验室检查。血液浓缩（血红蛋白和血细胞比容异常增高）提示严重缺水或体液在细胞外的"第三间隙"滞留。尿液分析表现为尿比重增高（＞1.039）也提示容量不足。电解质紊乱伴肾前性氮质血症（BUN：肌酐＞20：1**❶**）进一步支持容量不足。动脉血气测定可以为呼吸功能和组织灌注情况提供重要信息。**注意，外科急诊患者的代谢性酸中毒几乎都是乳酸酸中毒——与组织氧合不满意以及细胞水平的无氧代谢有关。**肾衰竭、糖尿病酮症酸中毒或毒物中毒等其他原因所致的代谢性酸中毒在外科急诊患者也可能存在，但极为罕见。剩余碱（BE）是一项实用的参数，碱缺乏大于6（BE＜－6）提示严重代谢性酸中毒，预后差，需要积极复苏。急诊科医生或医院医生 **❷** 一定已经为你查了血乳酸值。

凡存在上述生理紊乱的患者术前都需要优化。术前在优化方面投入的精力自然取决于紊乱的严重程度。

四、疾病严重程度评估

临床经验丰富的外科医生"通过用眼睛观察患者的眼神，用手了解患者的握力"就可以估计出病情的严重程度。然而，"病情严重""病情重笃"和"濒死状态"等名词对不同的人来说，意义并不完全相同。因此，我们希望你能熟谙公认的生理评分系统，用客观数值来衡量"病态"的程度。目前在绝大多数外科急诊情况下使用的、被认为行之有效的评分系统是APACHE Ⅱ（Acute Physiological and Chronic Health Evaluation）系统，在网上找一个计算器就能算出死亡率。该评分系统要测定急性疾病的生理参数，同时还考虑了患者既往的疾病状态和年龄。从这些基本临床和实验参数可以很容易地算出总分，并依据总分来预测并发症发生率和死亡率。

如今用于术前评估风险的还有一种辅助方法，这就是美国外科医师学院国家外科品质提升项目（National Surgical Quality Improvement Program，NSQIP）**风险计算器。**这是一种在线

---

❶ 译者注：这里的 BUN 和肌酐浓度的单位都是 mg/dL，在我国应用时要进行换算。BUN(mg/dL)=(mmol/L)÷0.357；肌酐 (mg/dL)=(μmol/L)÷88.4。

❷ 译者注：医院医生（hospitalist），这是 1996 年出现的新名词。为了减少成本，在人力不足情况下想出来的变通办法，请注册护士或医生助理来病房值班处理病房的患者（包括急诊入院患者）。这是一组在医院值班、专门替别的医生管患者的医生，他们不管门诊，只负责照看普通病房的患者，有点像重症监护医生（intensivist）只负责照看 ICU 病房患者一样。

计算工具，可以用来判断特定患者的风险状况。该计算器收集了参与该项目的所有医院的医疗结果数据，目的是采用统计方法通过患者的特征情况预测各种结果的概率（如手术部位感染、肠麻痹、呼吸道感染、住院天数和死亡）。

五、我们是如何实施优化的？（图 6.1）

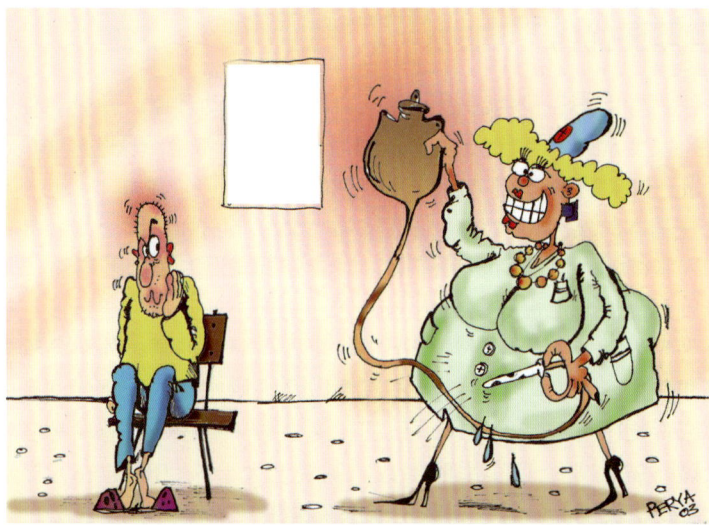

图 6.1 "我来为你实施优化"

患者的优化原则：空气有进有出；血液不停地循环；氧供满意。

尽管高科技的重症监护室（intensive care unit，ICU）装备精良，但是不一定能为你所用。其实，外科患者的优化并不复杂，对条件的要求也不高，可以在任何场所进行。**你所希望的不就是提高氧输送吗，也就是提高动脉血氧的同时增加组织灌注。**不需要五星级的 ICU，但是，你必须盯着患者，不能离开！如果开完医嘱后就上床睡觉（直至手术），会不必要地拖延优化的时间，耽误手术。把拟行手术的外科患者的优化工作交给医院医生，就如同成人不在场，把打扫屋子的任务交给孩子一样。

因此，要守在患者床边，监测病情的进展，在床边判断术前准备是否已经到了"适可而止"的地步。

六、氧合

缺氧不仅影响机体的功能发挥，还损坏机体的结构。

需要优化的患者至少都应该采用面罩给氧。请看一眼患者，了解他的指脉氧或动脉血气，对有严重通气不足或氧合不足的患者应该实施气管插管和机械通气。**不要犹豫，既然患者需要插管，为何不现在就插？**记住，腹内严重疾病所造成的疼痛和腹胀会影响通气。止痛药会进一步影响通气。如果患者还没有鼻胃管，现在可能就是插鼻胃管的时候。在气管插管前插入鼻胃管的优点是可以为扩张的胃减压，减少气管插管时的误吸风险。缺点是在快速诱导麻醉时环咽部存在的鼻胃管可能容易造成反流。

七、补充容量

> 休克的主要原因是循环容量不足，务请充分利用手头的最佳手段去补充容量。
>
> —— Alfred Blalock

氧合满意后，你就应该着手纠正容量不足，从而保证氧能抵达需氧的组织和器官。恢复血容量的手段是静脉补充晶体液，如生理盐水或乳酸钠林格液。不要用那些价格高昂的胶体液，如鲜冻血浆、白蛋白，以及人工合成的有机大分子液体（如羟乙基淀粉或低分子右旋糖酐）。因为其理论上的优势远未得到临床验证，真实情况常恰恰相反！高渗盐水复苏在理论上具有一定优势，但是，仍然处于研究阶段（我在医学院入学时就知道已经有实验证实了）。血和血制品仅在必要时应用，详见下文。

那么需要输多少晶体液呢？临床经验告诉我们，外科低血容量患者的液体需要量比我们预计的要多，比护士预想的要多得多。不过，这条经验似乎有些过时了……**虽然补充血容量是任何急诊手术前至关重要的一步，但是，我们又不得不当心不要灌入太多液体，以免把患者给"淹死"。**

建立了大口径的静脉输液通道，倚仗一流的监测仪器，自命不凡的外科医生和麻醉医生往往会给患者输注过量的液体和生理盐水。我们逐渐忘却了"必然发生的"、由过量液体复苏引起的术后体重增加，我们会耸着双肩说道："哇！蛮好，这个患者的灌注在改善，尿量满意，一旦恢复后，他会排出过多的体液。"但是，我们完全错了！

越来越多的证据表明，过多输液带来的害处不仅仅局限于活动性出血的患者（出血的速率会加快，再出血的风险增大），其实，过多输液对所有患者都不利。

> **细胞肿胀和水肿会对各系统都有不利影响。** 水肿会导致呼吸衰竭和心功能障碍，会妨碍组织愈合——对胃肠吻合口和腹部吻合口不利。水肿还会使得腹腔内脏器肿胀，造成腹腔内高压。

这不是一本 ICU 指南。我们在下文想告诉你的内容适用于躺在急诊室或普通病房（没有超声设备的病房！）、"病情严重程度一般"的外科患者。对于受过专业培训的你来说，或许会更有帮助……因为血管收缩药需要精确地滴入和监测。

现在，我们假设你的患者已经留置了一根大口径静脉导管——你只需要挂上液体，把阀门打开，让液体流入！输了 1L 液体后，你又挂了另一袋液体。**那么输多少才够呢？** 此时，**你需要做一次评估。**

八、治疗措施的效果评估

再说一遍，外科急诊患者非手术治疗的主要目标是把组织的氧合纠正到满意状态。**组织氧合是否满意需要通过体格检查和尿量测定来判断，并结合选择性的有创监测和实验室检查综合分析。**

随着液体复苏的进行，我们希望见到氧合的改善：生命体征正常和周围循环改善，低血压、意识错乱、呼吸急促和心动过速部分或完全纠正。

随着液体的复苏，皮肤上的斑纹以及手指和足趾的温度会随之改善。毛细血管再充盈时间是一种观察甲床外周循环的临床试验：在按压后甲床变为苍白，放开压迫后甲床应该在 2s 内恢复其正常粉红色。

九、尿量

我们要观察的项目无非是呼吸、灌注和尿!

—— Matt Oliver

凡需要做术前优化的患者都必须留置 Foley 导尿管。如此才可以通过尿量的变化精确（尽管是间接的）地判断组织灌注和液体复苏的满意程度。

输液的目标是使尿量达到 ≥0.5~1mL/（kg·h）。对一名平均体重（70kg 或 155 磅，在如今的外科临床，难得见到这种患者）的患者来讲，要求每小时尿量能达到 30~50mL。**这是组织灌注满意的最佳单一指标，也是液体复苏成功的标志。**

十、有创监测

中心静脉导管和 Swan-Ganz 肺动脉导管都属于"特殊监测"工具，其特点是可以对一些指标做快速、反复测定。其缺点是有创、费用高、常有误差以及潜在的致命性并发症。随着技术的进步，无创监测也有了长足发展，可以通过"简单的"测定（如脉氧仪的波形）计算出复杂的生理参数。

如今，除了在专门的 ICU 内，我们在普通病房很少使用有创监测。因此，恕我们在这一版不再讨论这些监测工具（烦请你参考 ICU 专著更新你的知识吧 ☺）。

十一、实验室检查

实验室结果一般不难解读。目标是了解患者有无血液浓缩、电解质是否正常、BUN 和肌酐的水平如何、是否存在代谢性酸中毒。如前文所述，再看一下 BE，如果 BE 持续处于负值，那么组织水平的缺氧就没有纠正。

十二、血液和血制品

血制品包括全血、浓缩红细胞、鲜冻血浆、冷沉淀和浓缩血小板，可以根据不同的适应证选择性地应用，目的是纠正活动性出血患者或慢性贫血患者的血液携氧能力，以及纠正凝血异常。谨记，输血库的血是一把双刃剑。除了通常的、众所周知的输血并发症外，血液还具有免疫抑制作用，与术后感染发生率增高有关。**此外，输血越多，术后器官功能障碍的发生率 [包括输血相关性急性肺损伤（transfusion-related acute lung injury，TRALI）] 和死亡率就越高。**

切记，用晶体液进行容量复苏时，由于血细胞比容随着容量的扩充而下降，会使慢性贫血凸显出来。

十三、容量优化的推荐步骤

- 开始静脉输液治疗。对有恶心、呕吐和腹胀等肠功能障碍征象的患者，应禁食（nil per mouth，NPO）；必要时，留置鼻胃管减压。初始阶段，可以先在 15～30min 内快速静脉输入晶体液 250～500mL，然后，维持基础输液速率 100～200mL/h。不过，我建议你此时坐在患者床边。
- 对处置措施的有效性进行监测，手段包括动态的体格检查以及生命体征监测和尿量监测。**所有病情比较重的外科患者都需要留置一根 Foley 尿管。**
- 如果低血容量的主要病因是出血，则需要输入浓缩红细胞，如果时间允许，应该做血型鉴定和交叉配血试验，仅当时间不允许时才考虑输入同型血（type-specific），按需要加输成分血。
- 依据监测结果及时调节输液速率，也就是在基础输液速率的基础上加快或减慢，必要时还可以快速加压输入液体。
- 感染性休克患者应该早期使用升压药物。不过，这种患者应该入住 ICU。
- 亲自把患者推入手术室，不要等转运护工来推患者，这些人误事还少吗？
- **如果患者的根本问题是持续出血，就不能参照上述程序处理，应该直接送入手术室**（或者患者的情况合适，直接送介入放射科）。活动性出血患者的最佳复苏方法是手术控制出血。此外，**术前液体复苏或输血过度反而会增加血液丢失**。

十四、患者进入手术室后

输液要适可而止，不要太多。最重要的是要像麻醉医生那样在头架的一侧不时地对患者进行监测。既往的一些对术中补液量的计算公式其效果并不理想，已经过时。一定要补充丢失的血液，把尿量维持在 0.5mL/(kg·h)，也就是 30mL/h，不要太多。**在术前和术中你超量输入的液体越多，术后在 ICU 和病房里你可能遇到的麻烦就会越多。**

十五、如何掌握最优化的"度"？

上述优化步骤的目标是尽可能地纠正生理紊乱，但不允许对手术做不必要的拖延。**如何在两者之间寻找平衡点，尚无神奇的公式或定律。术前优化的时间主要取决于疾病本身**，例如，活动性出血仅在液体得到部分复苏，甚至在未做液体复苏的情况下就需要立即手术处理；而肠梗阻数日的患者则需要在液体充分复苏的情况下才进行手术处理。绝大多数患者则处于这两个极端之间，也就是说需要做 3h 左右的液体复苏。若液体复苏已经超过 6h，患者的体液状态没有改善，一意孤行地试图"改善"这种"无反应者"的体液状态，往往事与愿违。千万不要以"继续积极液体复苏"为偷懒的托词，其实是你或你的上级医生在凌晨 3 点不愿意离开那温暖床铺，想等天亮再做处置。

关于急诊患者的急迫程度分类参见表 6.1。

表 6.1　急迫程度分类

急迫程度	举例	含义
立即	腹腔大出血，脐带脱垂	跑步送手术室
有生命危险	腹主动脉瘤渗漏	步行送手术室
可能有生命危险	内脏穿孔，睾丸扭转	2～3h 内送入手术室
不容耽搁	急性阑尾炎，肠梗阻	一般可以等 6h 直至天亮
可以耽搁	急性胆囊炎	大多可以熬过这个周末

请驻足观察：或许这个患者不需要动刀？已故的外科大师 Francis D. Moore 有一句至理名言：**"绝对不要对病情迅速改善或陡然恶化的患者动刀。"**

十六、最后的强调

外科急诊患者术前优化的关键问题是血液氧合和静脉用晶液体进行液体复苏。液体复苏的唯一目标是获得满意的组织灌注，从而使得处于窒息状态的线粒体获得氧供。应尽全力地去做好优化，降低术中和术后并发症。

老年人勉强维持着各个脆弱系统的满意运转……直至平衡被打破、完全坍塌。

十七、差点忘了……创伤或出血患者的容量复苏

不要拘泥于以前高级创伤生命支持（ATLS）教程或教科书中讲授的观点——给这种患者输注大量晶体液。如今，我们已经意识到过分积极的液体复苏会"冲"脱血栓、扰乱止血机制、增加出血、降低存活率。**因而，"低血压复苏（hypotensive resuscitation）"理念应运而生，即把血压保持在能维持重要器官灌注的水平**。从临床上来说，就是不要求把血压升至"正常"，只要把收缩压维持在 90mmHg 上下。

对活动性出血的患者，先缓慢输入（不要"泵入"）乳酸钠林格液，然后输血。近年的研究表明新鲜全血优于成分血。**但是，如果浓缩红细胞输入量超过几个单位——越来越多的证据表明如能在输入红细胞的同时输鲜冻血浆和血小板会降低死亡率和并发症发生率**（你一定要对你们医院的**大量输血预案**谙熟于心）。

上述原则适用于创伤患者、溃疡病出血患者和主动脉瘤破裂患者！

> *"每一次外科手术都是一次生理学的实验。"*
>
> —— Tid Kommer

（汤文浩 译　周家华 校）

第7章

术前抗生素使用

众编者

大多数患者并非死于疾病，而是死于治疗方法不当。

—— Molière

怪脾气老头是在并发症与死亡讨论（M&M）会议上，在你叙述完你采用急诊室开胸术救治胸腹结合部枪弹伤的出色抢救后，站起来质问你为什么没有给予预防性抗生素的那个人。

—— Albert I. Alexander

凡外科急诊剖腹手术前都需要使用广谱抗生素，这是一项既定规范。此时的抗生素使用目的无非是**治疗**或**预防**。

> **治疗用抗生素：**用于已经明确诊断的、组织侵袭性（tissue invasive）感染（如阑尾穿孔）。此时，使用抗生素的目的是根除已经存在的感染，为外科医生和天然腹膜防御机制助一臂之力。
>
> **预防用抗生素：**用于无感染的情况，目的是降低预期的感染发生率，见于术中已经存在的污染（如结肠穿入性损伤）或可能存在的污染（如溃疡病出血胃切开缝合止血）的手术。注意，预防用抗生素的主要目的是预防剖腹手术后的切口感染（浅层外科伤口感染），不是预防腹腔感染（又称深部外科伤口感染）、肺部感染或泌尿道感染。

正确区分污染与感染在临床上很重要（参见第 13 章），因为只有感染才需要术后用抗生素。有关术后用抗生素的问题参见第 40 章。

过度使用抗生素已经成为现代社会的一种顽疾，其代价是抗生素相关性结肠炎和耐药菌株出现，患者的并发症发生率和死亡率增加。凡开具抗生素都应该有明确的目的，并尽可能缩短抗生素的疗程。

一、何时启用抗生素？

- 对已经存在或预计存在腹腔感染的患者，就应该立即给予治疗性抗生素——越早越好。如果手术有延迟，可能需要在入手术室后再追加一次剂量，以便在皮肤切开时血液中有足够浓度的抗生素渗入组织中❶。因为，如果在切开后才给予抗生素，那么切开部位随即发生的血管收缩就妨碍了抗生素抵达伤口区域。

---

❶ 译者注：这句话的原文是 "as adequate levels of the drug should permeate the tissues at the time of the incision"。其实，术前用抗生素的要求是：在皮肤切开时，流出来的血中含足够浓度的抗生素。

- 如果你不怀疑腹腔内存在感染，此时的抗生素纯属预防性使用，那么，就应该在皮肤切开之前——在前往手术室的路上用或进入手术室用。

> **切记：手术切口的命运是被围手术期事件❶封存起来的，包括及时给予抗生素。手术后的几乎所有努力都无法改变伤口结局（见第 46 章）。**

因此，顺便提一句，护士可能会让患者在术后 48h 内避免淋浴，感染病专家可能会说研究表明水会增加手术部位感染率。这完全是无稽之谈：一条缝合良好的伤口只需要密封至翌日早晨即可（一层组织胶水就能做到这一点）。让患者去洗澡，想什么时候洗就什么时候洗。不过，公共的"水流按摩浴缸"是另一回事……

二、如何选择抗生素？

不要倾听医药公司及其受益人或代理商的宣传（见图 7.1），也不要受某些临床专家忽悠，有人把这些专家称之为"抗生素顾问"。其实，抗生素的选择并不复杂。**现成的单一用药方案或联合用药方案有许多，效果也在伯仲之间；最新的方案和最贵的方案未必更有效。**

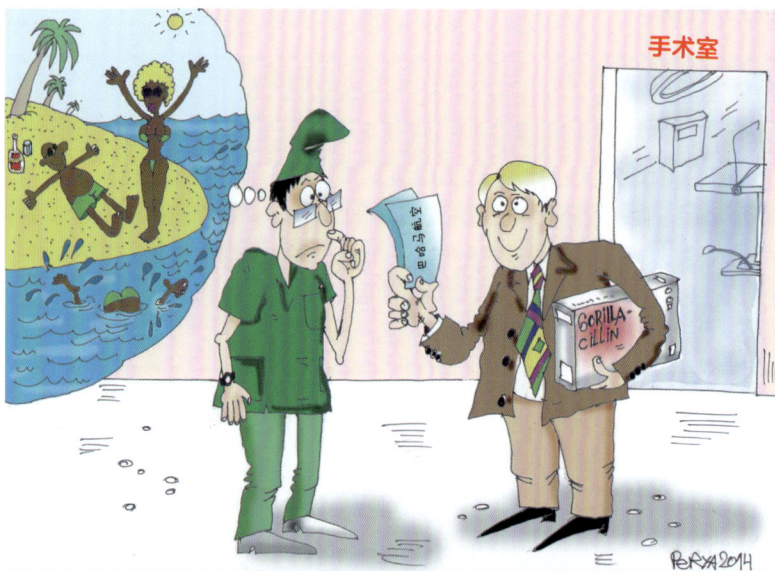

图 7.1 "医生，试一下我们的新药 Gorillacillin。这是最近发表在《津巴布韦外科杂志》上的一篇 75 个病例的研究文章……表明该药效果明显且安全！"

具体应该选择哪种方案取决于你的目标病原菌。为不同的脏器或疾病做手术，你就会遇到不同的病原菌。因此，当考虑选择哪种抗生素作为经验用药时，你应该考虑到：

- **特殊病原菌**（如结肠穿孔与嵌顿性疝的区别）。
- **疾病严重程度**（如轻症急性胆囊炎与气肿性胆囊炎伴重症脓毒症的区别）。
- **其他因素**：感染是住院期间发生的？患者之前是否有抗生素使用史？患者是否存在免

---

❶ 译者注：这里的围手术期事件还包括术前的皮肤准备、无菌原则的执行、器械消毒等。

疫缺陷？这些因素都提示致病菌有可能是少见的机会性病原微生物（如真菌）。

就术前经验用抗生素来说，市场上可供选择的抗生素很多。至于推荐哪些方案，你可以参考《外科感染学会指南》中的"行动纲要" ❶［可在 NCBI（美国国家生物技术信息中心）官网上查询］。这份纲要会告诉你：低风险感染患者用哪些药，高风险感染患者用哪些药，哪些药因为目标病原菌出现了耐药已经不再推荐使用。

再谈几个通用要点：

- **剂量问题**：在低血容量患者的液体复苏过程中，抗生素会被"稀释"，降低了抗生素在污染或感染部位的利用度。对这类患者，尤其对创伤患者，首次抗生素的用量应该大一些："**早用、量大总比量小、疗程长好。**"切记，肥胖患者的抗生素剂量应该大一些！
- **有人会认为，特定部位的术后感染，其病原菌具有可预测性**。然而，情况往往并非如此。例如：胆管系统的常见病原菌是革兰氏阴性菌，但是，在胆囊切除术后的切口感染中，常见病原菌往往是皮肤细菌——金黄色葡萄球菌，甚至是耐甲氧西林金黄色葡萄球菌。

别着急，你可能会抱怨道：术中细菌培养的意义何在呢？**没错，读完这本书，你自然会明白，常规送细菌培养往往没有实际临床价值**——在许多病例中，当等到细菌培养和抗生素药敏试验报告出结果时，患者早已回家了，抗生素也早就停用了。然而，虽然细菌培养对"日常"病例（如急性阑尾炎）来说毫无用处，但是，在某些**特定病例**，还是有其价值的，参见第 13 章。

三、结语

> 切记：所有急诊剖腹 / 腹腔镜手术的患者在术前都应该经验性使用抗生素，术后是否继续用抗生素则取决于术中所见（参见第 40 章）。明确你的目标菌群、了解患者的机体情况、对例外情况明察秋毫、采用最简单的抗生素使用方案。

> "不用抗生素，外科患者的恢复照样顺利。"
>
> —— Mark M. Ravitch

（汤文浩 译　周家华 校）

---

❶ Mazuski JE, et al. The Surgical Infection Society Revised Guidelines on the Management of Intra-Abdominal Infection. Surg Infect，2017，18: 1-76.

第 8 章
家庭、伦理、知情同意和医事法学问题

James C. Rucinski

大夫，大夫，你说的是啥？

—— Philip Roth

不要骗人！天知，地知，你知，我知，我将不久于人世，请不要再蒙我了！

—— Lev Tolstoy

（为了理解行将就木之人的想法，你必须读一读托尔斯泰的《伊凡·伊里奇之死》）

风透过窗缝吹进你的电话间，发出呼呼声，此时，急诊室打来一个电话，不久，你发现自己陷于混乱不堪的境地——你要与几个极其焦急的陌生人谈话，告诉他们为了挽救他们亲人的生命，必须立即手术。手术室的一切准备就绪。

签署知情同意书是一项实践性很强的工作，是说服能力、伦理问题解决能力和心理素质的综合体现。你要扼要地介绍自己的技术能力和治疗计划，要把患者及其家属变成决策制定过程中的同盟者。除了法律要求外，知情同意书还需要对患者、你的同行评议人和你自己有伦理承诺。

一、说服能力

首先解释一下病情和你拟采取的处理方案，用词和用语就像你与你的非医学亲属谈话一样。**说明手术对患者的裨益，以及其他可能的替代治疗措施及其后果**（如果什么都不做可能的结局）。

提供多个可能选项，以乙状结肠癌肠梗阻为例，一个极端是非手术治疗，其结局几乎可以肯定是患者会慢慢地、痛苦地死去；另一个极端是手术治疗，效果理想的话患者可以很快康复，长期生存。在两个极端之间，还存在着许多不理想的结局，包括围手术期并发症或死亡、患者康复但伴有残障，以及癌症复发。另一个常见但"有难度"的例子是急性胆囊炎。文献上支持早做手术，但是，"保守治疗"也是人们愿意接受并在临床上广泛使用的。在讨论选项时，你必须提供替代选项，还应该坦诚披露你们医院和你自己的能力。

关键的一点是你对自己提出的处置方案要自信。如果你对处置方案没有自信，也就是说你不认同这一方案，只不过是执行上级医生的嘱咐，就应该请你的上级医生出面与患者和 / 或其家属进行这番术前"谈话"。

要认识到患者和家属的需求，以科学家的身份把自己"推销"给患者及其家属，与他们共同解决难题。要把所推荐术式的最常见"问题"（并发症），向患方做描述，并把这些问题发生的概率告诉患者。这就需要依据一般情况和具体情况对这些问题发生的概率作一番估计。

例如，择期结肠切除术的死亡率可以忽略不计，但是，急性结肠梗阻伴低白蛋白血症的老年患者在结肠切除后死亡率可以高达四分之一（参见第 6 章）。先谈**一般术后并发症**，如感染、出血（以及输血风险）、愈合不良和死亡。然后谈该手术的**专有并发症**，如腹腔镜胆囊切除的胆总管损伤或胆汁瘘。

我们在第 6 章提到美国外科医师学院网的风险计算器（ACS-NSQIP）已经被广泛采用。它既快速又简便。将其保存在你的手机上，养成使用它的（良好）习惯——作为知情同意的一部分，它可以为患者和其家属提供一份可靠的风险评估。

在急腹症大手术前，一定要向患者和家属强调根据术中情况或术后可能发生的情况，比如有可能需要再次手术。当确实需要再次手术时，你要坦然面对家属，获得他们的谅解，**让他们把再次手术看成是"继续努力治疗"，而非"并发症"**。轻微并发症（如围手术期静脉输液所致的静脉炎）很多，此处省略不谈。

重点谈上述"剧本"里的严重并发症，谈话要在安静的环境中进行，避开急诊室、外科ICU 以及手术室等嘈杂场所，找一个僻静角落，让所有人（包括你自己）都坐下。用简单的语言**反复强调你的观点**，因为心事重重的家属很难抓住（听清楚）你所说的要点。要给予对方提问的机会，从中你可以了解患方是否听懂了你所谈的内容。在术前谈话中，他们听懂越多，一旦发生术后并发症，你的麻烦就越少。

要"人性化"、友善、有同理心❶，又不失专业性。**谈话的诀窍是时刻提醒自己，你与患方家属可以成为盟友**。最后，讲话一定要留有余地，或许你的考虑是不正确的。同样，如果被问及预后情况，一定要讲"难以预料"，让患方有好结局和坏结局的两手心理准备，一旦病情恶化或奇迹出现，都不会超出你的掌心❷。**绝对不要提特定时间，例如，你讲了"大概 3 ~ 6个月"，患方听进去的是你说的"6 个月"。**然而，一旦患者在翌日死于心肌梗死，或者说在 1年后依旧没有痊愈，又或者……

二、画图释疑

与患者或其家属谈论手术方式时，可以在一张白纸上画图来说明病情和手术方案，这会极大地提升相互间的沟通效果。简单地画一个结肠梗阻示意图："这是结肠，这是造成梗阻的病变所在，这一段肠子我们准备切除；我们希望能将这段肠子与那段肠子接起来；不过，有可能需要做结肠造瘘；造瘘从这个地方把肠子拖出来。"在图的下面写上诊断和拟订术式的名称。谈话结束后，你会惊讶地发现这个患者的家属会反复仔细研究你留给他们的这张纸片，相互谈论着诊断和手术方案。很常见的情况是，患者及其家属会热心地保存你画给他们的那张纸片。

三、家属

> 就手术来讲，你有建议手术的权利和义务，然而，决定权在患者及其家属……

患者的家属是帮助你推动手术计划进程的最佳盟友。最好在拟定决策的早期阶段就让患

---

❶ 译者注：同理心（empathy），在字典里还有移情、同情等解释，就是为别人着想或"换位思考"的意思，在医疗场合就是为患者着想、把患者当亲人。

❷ 译者注：既要给他们胜利的希望，又要让他们做好"持久战"的心理准备。

者的家属参与进来，使他们成为你和患者共享的合作伙伴（之间的桥梁）。回避家属，可能使得这种潜在的同盟关系疏远，使得这一原本就"难以对付的"的人群更加难相处。

> **寻衅滋事的家属并不少见。** 在一个家庭的某一成员病倒的情况下，长期沉浸在水下的冲突和负罪感就会浮出水面。找一个机会让他们参与到你的方案制订中来，使他们成为你的盟友，同时了解家属之间的相互关系，不断地顺理成章地展现自己的聪明才智和怜悯之心。利用你第一次与家属见面的机会，给他们留下一个良好的印象，获取他们的信任，以便一旦发生并发症或需要进一步治疗时，他们依旧对你保持信任。记住，一旦情况变糟，结果将是活在世上的家属来要求你给出合理解释——"到底是怎么回事？"

四、伦理问题解决能力

无论是兜售一件产品，还是推广一种理念，推销者必须相信它。也就是说，依据你的知识和经验，你拟采用的术式对你来说是道德（符合伦理）的。**一般讲，有希望挽救或延长患者生命，或缓解患者症状，以及具有合理风险 - 获益比的术式是符合伦理的。** 同时，你还必须确信与你拟定的手术相比目前不存在更安全、更有效的非手术治疗手段。证明的重担全在你肩上！

五、医事法学角度的考量

在法治社会里，外科是最具风险的活动。

——— P. O. Nyström

与急腹症相关的医事法学风险在很大程度上取决于你在什么地方行医。有些国家的外科医生几乎可以逃脱任何责任，而在另外一些国家，急诊外科就如同进入法律的雷区。**这里有几个简单的、行之有效的策略，可以用来为你免除法律诉讼：**

- **让患者及其家属"站在你这边"**（如上文所述），方法是共情、体贴、真诚、公开透明、提供有用信息，同时又不失专业。年轻的外科医生容易过于乐观，希望取悦于家属。常见的一种场景是，外科医生从手术室出来，俨然一副"疲惫英雄"的架势，嚷道："手术顺利，难度不大，切掉了结肠癌，梗阻解除了。我们设法把肠子的两端接上了，没有做结肠造瘘。你父亲目前病情稳定，他顺利地渡过了手术关，我想他下周能出院回家了。"这种说辞常常会误导患者家属，使他们充满希望和期待，一旦出现并发症，就会出现埋怨和不满。合适的谈话方式应该是："手术有困难，但是，我们经过努力达到了预期目标。癌症切除了，也没有做结肠造瘘。像你父亲这样的年龄并有伴随疾病，能渡过这个手术关很不容易，我们希望他恢复顺利，不过你们一定要有思想准备，恢复的路可能会很长，可能还有很多难以预测的情况发生，正如我术前谈到的那样。"
- **拟定详细的知情同意书**（见图 8.1）。罗列的项目应该远远超出**标准**知情同意书——用小号字体列出腹部外科手术所有可能出现的并发症。**这份知情同意书必须包括证据能证明你在手术前与患者做了面谈，并讨论了拟行手术及其内在风险，以及处置方式的替代方案。**

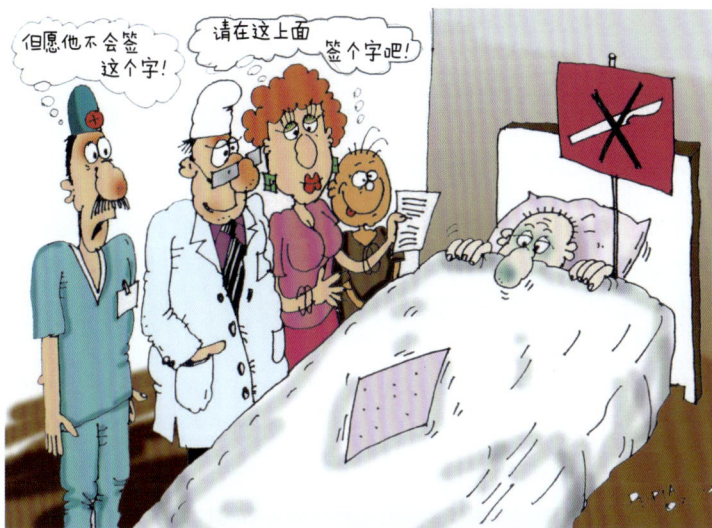

图 8.1　"他会在知情同意书上签字吗？"

- **记录归档**。这一点至关重要，因为"没有书面记录的事就等于没有发生"。记录可以简短，但是一定要涵盖所有要点。结肠梗阻急诊剖腹前，我们会记录："患者 78 岁，男性，腹痛、腹胀 3 天。有高血压、糖尿病和慢性阻塞性肺疾病（COPD）。腹部 X 线检查提示远段大肠梗阻，并得到泛影葡胺灌肠证实。将治疗选择、风险和潜在的并发症详细向患者和家属交代，患者和家属同意急诊手术，并且对结肠造瘘及后续再次手术的必要性表示理解"。**如上文所述，你或许还会依据 NSQIP 风险计算器的计算结果谈到这个患者的预期结局。一年后，假如在法庭上面对诉讼时，这一简短的记录为你提供的帮助将不可估量！**

六、万勿建议麻醉下的尸体解剖

在与患者及其家属打交道时，你应该比精明的推销商更有优势。因为从地位上来讲，你是一名受人尊敬的医生，可以轻而易举地把任何东西推销给信任你的顾客。但是，你自己一定要诚实，对拟"推销"手术的风险 - 获益比一定要尽可能客观地予以考虑。要一位心急乱投医的家属相信"一个（毫无裨益的）手术确实很有必要去做"对你来说也许易如反掌，然而，你又在例行的 M & M（并发症与死亡率）讨论会上（参见第 47 章）狡辩这是家属逼迫你为之（家属讲了"死在手术台上不怪你"）。轻松和道德并不总是同时并存！

> 仅当手术成功的机会合情合理时，才值得建议手术治疗。没有成功希望的手术是一种对艺术美和外科学的践踏。
>
> —— Theodor Billroth

七、结语

不仅谈话的内容很重要，谈话的方式也很重要。先介绍一下你本人和你们医疗组在场的全体人员。与家属中的每一位握手。坐下来开始你们的这场谈话——坐下来后你的视线应与患者及其家属的视线处于同一水平，或低于他们的视线水平。保证你的眼神与家属中的每一位有交流接触，不要忽视坐在角落里的那位性情乖戾的儿子，说不定他会成为你的仇人。要"热情"，又不能"太热情"，这不是微笑或开玩笑的时候。要扮演一个表情严肃、关注患者健康的外科医生。这个外科医生就是你，你自己设法去扮演吧！

> 没有什么比那句老掉牙的套话更贴切了，请不时地在你的脑海里浮现这一陈词滥调：你愿意把同样的治疗方法推荐给你父亲、母亲、妻子或儿子吗？研究表明外科医生一般都不太愿意在自己身上开刀，也不太愿意在自己的亲人身上开刀。**要像为自己做抉择一样来为他人作出抉择，这是一条颠扑不破的真理，即使你很喜欢开刀……**

当本书的几位主编要求我对本章进行修订 / 更新时，我看了一遍，似乎没什么好改动。我所写的上述内容会长期有效——在机器人完全取代外科医生的人工操作前，不会过时。然后，我想起我的已故导师 Leslie Wise（1932—2016，他也曾经一度是 Moshe 的上级医生）医生说过的一句话："如果你认为你确实需要做点事的话，就出去喝一杯咖啡。"

[如欲了解更多有关"处理好患者、家属、律师与自己的关系"，请参阅《Schein 外科并发症的预防与处理》❶。]

> "如果医生承诺能治愈的患者最终死去，患者的家属将永远无法原谅；同样的，患者也不会让医生忘记，他曾宣布为不治之症的患者最终幸运地活了下来。"
>
> —— George T. Pack

（汤文浩 译　周家华 校）

---

❶（美）沙因 . Schein 外科并发症的预防与处理 . 汤文浩，主译 . 东南大学出版社，2014.

第9章

准备起飞：术前清单

众编者

飞行员只允许有一种严重失误，那就是当处于恶劣的环境下时。而外科医生面临着许多变数，甚至连自己的错误都难以察觉。

—— John S. Lockwood

我们外科医生不是都讨厌被拿出来与飞行员比较吗？ Richard C. Karl 是一位外科医生兼飞行员，他指出，这两种职业并不完全相同：

飞行员不需要通过填写表格来证明他们放下了起落架。这是两种职业的另一种本质区别。我们（外科医生）担忧的是文档记录，航空界担心的是把轮子放下来。

我打心眼里清楚，控制门静脉背侧的出血比在发动机着火情况下让一架 737 飞机着陆更困难。

任何飞行员起飞前，都必须对"清单"做再次核查（见图 9.1）。其实，对外科医生来说术前强制性对清单中的每一项进行核查的必要性远大于飞行员。因为，在飞行员周围有一群专职的、训练有素的飞机保养人员，而你呢，经常在你身边转悠的往往是一群无能之辈。我不想骂人，也不想贬人，让我们回到现实中：在凌晨 2 点，你的实习医生或低年资住院医师睡意正浓，哪里还有兴趣手术。麻醉医生呢？他最讨厌急诊手术。他／她越早把麻醉气体接上，就可以越早地把你的患者甩给复苏室或 ICU，他／她就可以越早地爬进暖和的被窝里——

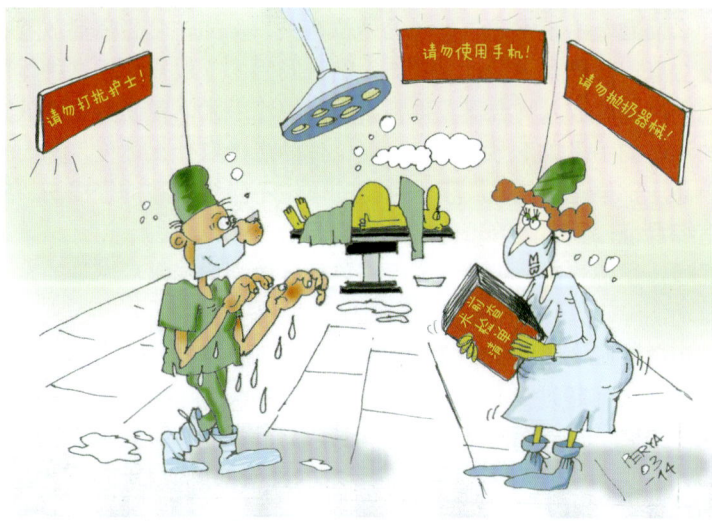

图 9.1 "大夫，请您出示您的飞行员执照和继续医学教育证书！"

那是他们向往的地方。护士呢？如今他们的称呼是手术室技术员，今天他们根本心不在焉（凡事总有奇妙的例外——有些护士对我们的帮助超过所有住院医师，在这种情况下，我们应该多讲几句恭维话！）。

还是面对现实吧——你是孤家寡人一个，只能单飞，全得靠你自己。不管有多少人围着患者叽叽喳喳、说三道四，这是你的患者，你对其成、败、并发症、死亡率，甚至可能的法律诉讼负责。这个患者的命运掌握在你手中。振作起来，复核清单。

由"老大哥"❶决定的"术前暂停（OR time out）"确认流程（由护理团队强制实施的对手术部位的左右、位置和手术性质的最终确认），不能也不应该取代你自己的核查清单。

外科医生的核查清单

- **患者是否确实需要手术？** 决定什么时候不做手术比决定什么时候做手术困难，这是老生常谈的话了，这在这本书的其他章节也多次提到。但是，若手术安排已经进入程序，要把它停下来就更难了。例如，你根据住院总医师的电话指示"CT 表现符合急性阑尾炎"，决定对一位患者施行阑尾切除手术。当你跨入手术室发现患者坐在床上面带笑容，腹部柔软，没有触痛。你是依据 CT 做手术，还是依据临床情况做手术？**你不需要多大的勇气就可以决定为患者实施手术，但是，你需要天大的勇气来取消这个手术。**

- **一定要在麻醉前亲自检查一次患者。绝对不能，我再次强调，绝对不能在未亲自检查患者的情况下给患者做手术，否则，你就是一名屠夫。**例如，内镜医生看到了"出血的溃疡"，患者也在继续吐血，似乎手术指征明确，但是该患者有巨脾和腹水，遗憾的是前面为其检查的医生都没有发现，这是你做出明确诊断的机会。我想你不会愿意为一名门静脉高压症、肝功能 Child C 级的患者做手术，不是吗？（参见第 23 章）

- **看一眼 X 线片和影像检查结果。**要亲自阅读所有 X 线片和影像检查结果。不要轻信放射科医生的口头或书面报告。如此，你可能会有新发现，从而让你下决心取消手术或选择不同的切口。发现了 CT 片上的细节，或许有助于你规划手术细节。例如，从最安全的部位进腹，避开肠袢与前腹壁的粘连。

- **患者体位。**一切准备妥当，在手术开始前，一定要全面考虑一下，准备做什么？必须解决什么问题？手术术式与患者的体位有关。例如，是否需要放置 Lloyd-Davies 体位，以便对肛门和直肠进行手术操作？结直肠手术一般需要摆这种体位，以便插入肠镜、做结肠减压或放入吻合器。谁都不愿意中止手术，重新为患者放置体位，或叫实习生趴在湿透的手术单下寻找肛门。无论你的患者取什么体位，都要检查四肢是否妥善保护，易压部位是否垫妥。**手术台上的体位不当会导致神经损伤、皮肤溃疡以及四肢筋膜室综合征，到时候等着你的是法律诉讼。**

- **患者的保暖。**了解患者是否盖好和保暖。低体温会增加术后感染的发生率，还会导致术中凝血功能障碍。

- **注意预防深静脉血栓形成（DVT）。**防止 DVT 的措施要在患者麻醉前开始，不是在手术后才启动。任何超过 30min 的腹部手术都有中等程度的 DVT 风险，吸烟、口服避孕药、既往 DVT 史、年龄、肥胖、癌症等都会增加 DVT 发生率。既然很多情况下都会发生 DVT，为什么不对所有急腹症手术的患者都采取 DVT 预防措施呢？可以皮下

---

❶ 译者注："老大哥"（big brother）喻指某种管理制度。

注射肝素，也可以用小腿气压法，这取决于手术室具备哪种方法。切记，大出血患者不要用抗凝剂！我们曾经见过阑尾切除后数日的年轻患者因肺栓塞而死亡，也见过年轻的女患者因盆腔炎行阑尾切除术后发生顽固性"静脉炎后综合征"。一定要注意这些问题。

- **膀胱是否排空？** 大多数急诊手术患者是插入导尿管后进入手术室的，还有一些需要在手术台上插导尿管。如果你准备为一名未留置尿管的患者做下腹部手术（或者需要在下腹部插入 trocar），就一定要检查膀胱是否空虚。充盈的膀胱看上去很像腹膜——我们曾见过阑尾手术误将膀胱切开的例子☺。膀胱膨胀还可以出现类似外科急腹症的临床表现，这种情况在精神异常的患者中不少见。你一定要目睹护士正确地插入 Foley 导尿管。甚至高年资注册护士也会对位于尿道内的球囊注水，造成大量血尿。这些情况我们都亲眼见过。
- **考虑预防用抗生素的问题**（参见第 7 章）。
- **将一切记录在案**（参见第 8 章）。

现在该你去洗手了。在洗手的同时，请继续思考你接下来要做什么。把预期的手术经过在脑子里过一遍，重新考虑一下有哪些策略和选项可以使用，还有哪些设备可能需要用到，最后，在镜子里看一眼自己，给自己一个鼓励的点头——这是一个多么伟大的职业！戴着口罩的我看上去不是超棒吗！

但也**千万不要表现得像托尔斯泰在《战争与和平》中描述的那位外科医生一样夸张**："他……开着玩笑……无忧无虑地闲聊，就像是一位声名显赫的外科医生，对自己的职业充满自信。他撩起衣袖、穿上防水围裙、患者被五花大绑地固定在手术台上之时，往往也是他调侃之时。'我对手术的整个过程了如指掌，我头脑清晰、井井有条。一旦手术开始，无人能与我匹敌，现在我可以开开玩笑，我抖的笑料越多就越冷静，你应该感到越有希望、越安全，对我的才华也越惊叹。'"

切记：洗手池边的闪念拯救过无数生命。

—— Neal R. Reisman

你是这艘船的船长（你的身份与船长别无二致）。当外科医生把刷过的手高高举起，在众目睽睽之下欣快地步入手术室时，他的眼神是可怜又可笑的。

"手术结果不满意的原因往往是判断失误，比如应该做的手术未做或中止，做了不必做的手术和多余的手术，做了不能胜任的手术或有缺陷的手术，以及选择了错误的术式。"

—— Charles F. M. Saint

"外科医生就好比船上的船长或飞机上的飞行员，他对术中发生的一切负责。唯有他的话必须绝对服从。"

—— Francis D. Moore

（汤文浩 译　周家华 校）

第三部分

术中篇

第 10 章
切口

众编者 [1]

> 切口是从一侧到另一侧愈合的，而不是从一端到另一端的，但是长度（如你所知）确实
> 很重要。

> 进入腹腔后，你的手指是最佳、最安全的器械。

你是否听说过"大剖腹术"的新概念？直接开刀进入腹腔是可能的也是可取的。是的，用手术刀，不用插入内镜或鞘卡！你知道这种前沿的（是的，我们有点讽刺）方法可能会很有用——尤其是在急诊手术中。本章专门介绍这种大胆的开腹方法——有关腹腔镜手术的内容请阅读第 12 章。

患者麻醉好了躺在手术台上，准备接受手术。在你洗手之前，务必仔细检查一下松弛的腹部。此时，你偶尔会触摸到在腹肌紧张和腹部疼痛时触摸不到的东西。你可能在初步诊断为急性阑尾炎的患者的腹部触摸到肿大的胆囊，或者在拟行胆囊切除术的患者中触摸到阑尾肿块。是的，这在超声和 CT 时代仍然可能发生，特别是当影像学结果被忽略或影像学检查不可行的时候。

对急诊手术和以探查为目的的腹部手术来说，传统的手术入路是取大的且易于延长的直切口，尤其是正中切口。一般而言，经腹白线的正中切口进腹速度快，且失血量少。另一方面，**横切口更费时，失血也略多，但切口裂开和切口疝形成的发生率较低**。此外，众所周知，横切口在术后阶段伤口疼痛"更轻"，对患者肺功能影响更小。当患者的横向腹围比纵向腹围长时，如婴儿或身材矮小的肥胖患者，横切口能提供更好的暴露野。**旁正中直切口已成为历史。**

必须牢记，**一定要从实际出发，而不要教条主义**，根据患者个体和病情选择切口。我们应该考虑的问题包括：病情的紧急程度、病变的部位和性质、术前诊断的把握度（或不确定性）以及患者的体质。

一般而言首选能最直接显露腹腔内病灶的入路。因此胆道疾病首选右侧肋缘下切口（"Kocher"）或横切口。横切口方便延长，以提供更好的显露野；右侧肋缘下切口可以延伸到左侧（称为"人字形"切口），可以提供整个腹部良好的视野。如果术中发现阑尾正常，原手术入路选择的是右下腹横向或斜向肌肉分离切口，为了处理肠道和盆腔病灶，你可以向中线切断肌肉。如果发现病变在上腹部，此时最好缝合右下腹的小切口，在上腹部另做切口。**两个切口总比一个位置不好的切口好。**

正中切口的优势是失血少、进腹快、延长容易、显露好和用途多，正中切口是"腹部病灶位置**不确定**时的经典切口"，并且也是创伤患者最安全的手术入路。有时即使是一个很长的

---

[1] Asher Hirshberg 是本书第一版此章的作者。

正中切口也不够，你需要做一个额外的横切口以暴露深部侧方或后方区域。如果需要，不要犹豫。相反，"人字形"切口可以通过中线上部延伸来扩大，形成"奔驰"切口。（向你的肝脏外科医生询问他最喜欢的切口……和车辆。）

　　现在是提醒大家的时候了，诊断不明确时行急诊紧急剖腹探查不是一种罪过！ 没有 CT 检查的患者也能进入手术室。当其他诊断被排除时，临床急腹症仍然是剖腹探查的指征，因为腹壁是挡在外科医生面前而影响诊断的唯一结构。说这些主要是为了满足和安抚那些在不利环境下工作的医生（例如，我们访问了东欧的一家城市医院，那里的患者必须坐救护车去做 CT！）。**必须强调的是，术前腹部影像学检查不仅能明确诊断，而且对选择正确的切口有很大帮助。** 例如，对于因延迟性脾破裂需要行脾切除术的患者，我们建议选择左肋缘下切口而不是正中切口，因为 CT 显示是一个单纯的脾损伤，没有必要探查腹部的其他脏器。

一、正中切口应从什么位置开始，应该多长合适？（图 10.1）

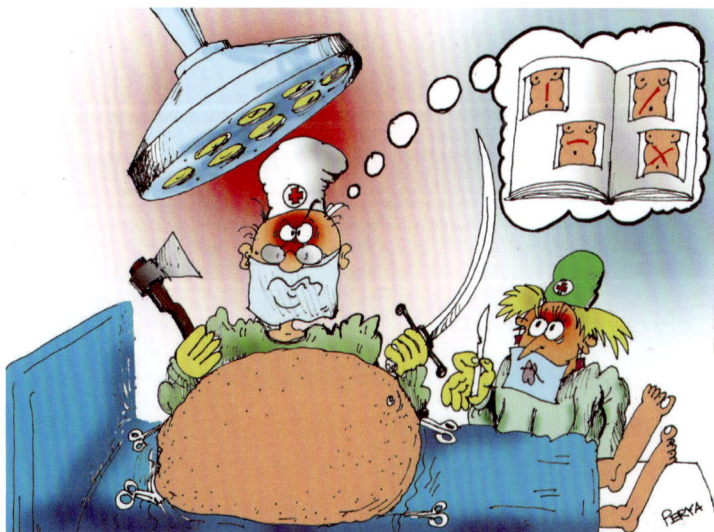

图 10.1 "我们应该选什么切口？"

　　老一辈的男性外科医生经常叫嚷："把切口开大一些。切口是从一边到另一边愈合的，而不是从一端到另一端。"但是在如今的微创手术时代，我们熟悉小切口的优势，**在没有任何明显紧急的情况下，可以先通过小切口进腹，然后根据需要延长切口。切勿因为追求小切口，导致病灶显露不满意而勉强进行手术。** 根据临床 / 影像学评估，可以从上或下腹正中切口开始，如有疑问，可以先从脐部附近开始向周围探查，然后向病灶方向延伸。记住著名的瑞士外科医生 Theodor Kocher 在 100 多年前说过的话：**"切口应该有足够的长度，且尽可能短。"** 明智吧？在你继续之前，我们希望你能读一些关于 Kocher 先生的文章（你可以通过诺贝尔奖官方网站阅读有关 Kocher 先生的信息，他于 1909 年获得了诺贝尔生理学或医学奖）。

二、什么时候应将切口延伸至胸腔？

　　很少！在绝大多数情况下，膈下病灶可通过腹部切口来处理。肋缘下切口加上腹正中切口为几乎所有的肝脏急诊手术提供了良好的暴露野，但肝后下腔静脉损伤除外，因为在这种

情况下要行腔 - 房转流术，需要经正中胸骨切开（虽然这种尝试通常是徒劳的）。**胸腹联合切口主要用于胸腹联合创伤**（很少用于胃食管交界处的肿瘤）。如果不是绝对必要的话，避免将剖腹手术切口通过肋软骨扩展成胸腹联合切口（因为它愈合非常差！）。**在大多数情况下，做一个单独的前外侧开胸切口就足够了。**这可以很容易地延长到另一侧，形成一个"翻盖式"切口，为所有前胸结构提供很好的视野。**如果需要分离膈肌，要横向分离，呈曲线状，以免损伤膈神经的近端分支。**在某些情况下，在剖腹手术时需快速进入心包（例如，对于疑似心脏压塞者），可以通过膈肌的中央腱，使用科赫氏夹抓住心包的裸露区域并打开心包。如果发现出血，将剖腹切口延伸至胸骨正中切口是最佳选择。

三、用手术刀还是电刀？

一些研究表明，电刀会慢几分钟，而手术刀会多流几滴血。除此以外差别不是太大。我们两者都会使用。在极其紧急的情况下，用刀快速划几下立即进腹。否则，使用电刀很方便，尤其是在做横切口，需要离断肌肉时。**充分止血是一项至关重要的手术原则，但不要过分追求止血，尽量避免将皮下脂肪或皮肤炭化。**"你可以通过手术室中电灼的煳味来判断外科医生水平有多糟糕"，虽然这一假设尚未被随机双盲试验证实，但还是有一定道理的。

在实践中，大多数的切口"渗血"在湿纱垫压迫数分钟或暂时止血后便会自动停止。如有必要，可以对皮下出血点进行针对性的电凝止血，但避免在血泊中盲目电凝。也没有必要通过侧向清扫脂肪来"清洁"筋膜：**你分离和"烧伤"的组织越多，产生的炎症和感染死亡组织就越多！**

四、需要牢记的几种特殊情况

- 如果**预期要行肠造口**，则将切口位置远离造口部位。你总不希望把厕所放在厨房里！
- **既往有过腹部手术史的患者，腹部再次手术时，往往因为"一团糟"的腹腔而产生一定的难度。**你可能会花费更多的时间、汗水和造成更多的出血，但真正的危险是无意中切开了原切口下与瘢痕粘连的肠管。这是术后肠瘘的常见原因（详见第 43 章）！**普遍的意见是，如果可能的话，建议使用原切口进腹。**然而，这样做时，从原切口下方或上方几厘米开始，并通过延长区（处女地）进入腹腔。然后将你的手指插入腹膜腔并安全引导、分离腹壁的粘连。从本质上讲，当你能够放好自动拉钩后，打开腹腔，你的"进腹"工作就基本完成了。如果病情极为紧急，或者你估计腹腔粘连很严重，谨慎的做法可能是远离麻烦并创建一个全新的切口。在这种情况下，要小心彼此靠近的平行切口，特别是如果原切口相对较新时，因为中间的皮肤可能有坏死的风险。

> 切记：有时，为了做一个 5 分钟的手术（例如解除梗阻性粘连）而花 1 个小时"进腹"并不**意味着你是一个胆小的外科医生，相反的，你很明智！**你可能需要这个关于进腹和暴露术野的助记符——"4P"，即耐心、保护、坚持、谨慎。（有些外科医生可能需要第五个 P——百忧解❶。）

---

❶ 译者注：百忧解（Prozac），一种抗抑郁药。这里用作幽默的比喻，指医生需要保持冷静。

五、误区

- 匆忙时，不要忘记肝脏位于长的正中切口的上端，膀胱位于其最下端。注意不要损伤这两个器官。

- 进入上腹腔时，离断并结扎肝圆韧带，残端尽量留长一点：可以用来悬吊或牵拉肝脏，如果没有大网膜，也可作为十二指肠溃疡穿孔修补的补片。借此机会切断从前腹壁和膈肌到肝脏之间的镰状韧带。如果不切断镰状韧带，可能会"撕裂"肝脏，造成麻烦的出血。

- 在做任何跨越中线的横向切口时，不要忘记结扎腹直肌后面的腹壁上血管，它们可能回缩，难以控制，并引起迟发性腹壁血肿。

- **非常肥胖的患者**，在直立时其脐部通常达到耻骨的水平。把这块赘肉抬起后，可以在耻骨和脐部之间做一个较低位的正中切口，但因此处被这块赘肉捂着易出汗，切口被汗液浸渍（有臭味）。所以，对于超级肥胖的患者，脐上正中切口也能提供更好的进入下腹部的途径。（顺便说一句，小心肥厚的网膜，如果用力过猛，它很容易撕裂，撕裂的网膜出血很难控制，除非完全切除该部分网膜。）

> *"手术前可以祈祷，但请记住，上帝也不能改变你错误的切口。"*
>
> —— Arthur H. Keeney
>
> *"切口很关键，如果是错误的切口，那就再做一个切口。"*
>
> —— Matthew Reeds

（余泽前 译　周家华 校）

第11章
剖腹探查：找出病源所在

众编者 ❶

> 在外科手术当中，首先也是最重要的是眼睛；其次是手；最不重要的且用得最少的是舌头。
>
> —— Sir George Murray Humphry

> 永远不要让皮肤阻碍你的诊断。

（在现代影像世界中，这句格言有点陈旧和过时，但有时在紧急情况下仍然有用。）

通常情况下，通过临床表现和／或辅助检查便可指引医生对疾病作出诊断，特别是在影像学诊断广泛使用的今天。当外科医生打开腹腔时，就基本能知道腹腔里面的病灶在哪儿了。然而，他们有时候也要在病因不明的情况下，仅通过腹腔积血或积脓引起的腹膜刺激征来判断病情并进行剖腹探查。一般情况下，外科医生对这些诊断是带有猜测性质的。所以要随时准备应对意外情况的出现（有时候"老大哥"总会对我们的术前和术后诊断进行比较——我们总被期望是"正确的"，而有时候的确不如人所愿）。**这就是腹部外科急诊手术如此令人兴奋和刺激的原因——是否能轻松地化险为夷**。是的，即使在当今的 CT 和 MRI 时代，腹部也到处充满惊喜与意外！如果你不喜欢惊喜与意外，那就去做皮肤科医生吧！

一、剖腹探查（图 11.1）

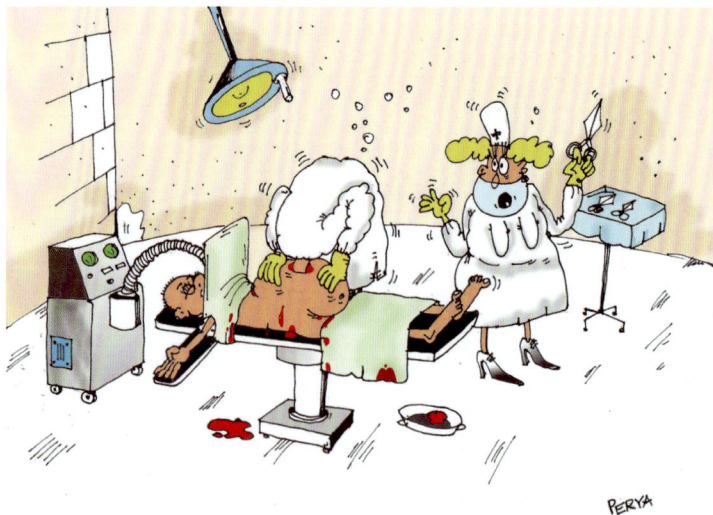

图 11.1 "嘿，医生，你发现了什么没有？"

---

❶ Asher Hirshberg 医生在本书第一版中对本章有贡献。

虽然腹部探查的具体顺序和范围应根据临床情况而定，但任何探查都应遵循以下两个原则。

- 明确促使剖腹探查手术的特定病因。
- 腹腔的常规探查。

非创伤性疾病如肠梗阻、炎症或腹膜炎的剖腹探查，与创伤性疾病的腹腔内出血的剖腹探查有着明显的区别。

所以当你切开了腹膜，下一步该怎么办？你的探查取决于病情的紧急程度（患者的一般状况）、腹腔疾病形成的机制（自发性与创伤性）以及你最初的发现（血液、肠内容物、胆汁或脓液）。无论你探查发现了什么，请遵循以下主要优先事项。

- 明确并控制活动性出血。
- 明确并控制持续的腹腔污染。

同时，**不要被琐事分散注意力**。对于一个腹腔大出血即将失血致死的患者就不要太在意一些细微的渗血或污染。例如对于下腔静脉撕裂大出血的患者，就不要去修复肠系膜上细小的破口。这绝对不是开玩笑——外科医生很容易被琐事搞得六神无主。

（一）腹腔出血

腹腔出血的患者可以由钝器伤或穿透伤所致，或根本没有外伤史。后一种情况见于**自发性腹腔出血**（腹部卒中），这是一种罕见的疾病，其病因总结在表 11.1 中。

表 11.1　自发性腹腔内出血（腹部卒中）的原因

血管性疾病
- ✓ 腹主动脉瘤破裂
- ✓ 内脏动脉瘤破裂（肝动脉、胃十二指肠动脉、脾动脉、胰十二指肠动脉、肾动脉、胃网膜动脉、中结肠动脉、肠系膜下动脉、胃左动脉、回结肠动脉）——可能与 Ehlers-Danlos 综合征或其他结缔组织疾病相关
- ✓ 门静脉高压相关静脉曲张腹腔内破裂
- ✓ 髂静脉自发性破裂

妇科疾病
- ✓ 异位妊娠破裂
- ✓ 妊娠子宫自发性破裂伴胎盘渗透植入
- ✓ 产后卵巢动脉破裂
- ✓ 自发性卵巢出血（特发性破裂的滤泡囊肿或黄体、卵巢癌）

胰腺炎
- ✓ 重症急性胰腺炎、慢性胰腺炎或胰腺假性囊肿过程中邻近血管的糜烂

肝脏疾病
- ✓ 良性（通常为腺瘤）或恶性肝肿瘤破裂

脾脏疾病

✓ | 自发性破裂（传染性单核细胞增多症）

肾上腺疾病

✓ | 自发性出血：正常腺体（脑膜炎球菌血症）或继发于肿瘤

肾脏疾病

✓ | 自发性破裂：正常肾脏或继发于肿瘤（血管平滑肌脂肪瘤）

抗凝

✓ | 接受抗凝治疗的患者容易发生自发性腹膜后、腹膜内或腹壁出血（腹直肌鞘血肿）——通常由未识别的轻微创伤引起

无法识别或否认的创伤

✓ | 患者"忘记"被踢到左上腹，损伤了脾脏

混杂的疾病

✓ | 急性胆囊炎穿孔

✓ | 网膜动脉溶膜性动脉炎

✓ | 结节性多动脉炎

你可以根据患者低血容量性休克的临床表现、CT 或超声检查结果，来推断是否存在腹腔活动性出血。你的行动取决于出血的程度和由此产生的血流动力学紊乱程度。**如果腹腔充满血液，且患者生命体征不稳定，你就应该应迅速采取行动。**

控制局面：
- 毫不犹豫地延长初始切口（注意避免损伤肝脏和膀胱）。
- 把小肠全部托至切口外（快速但轻柔——避免撕裂肠系膜）。
- 尽快吸尽腹腔积血——准备好两个大吸引器。然而，在腹腔大量积血时，最好用手 / 毛巾 / 弯盘舀出腹腔积血，因为吸引器很容易被血凝块堵塞。
- 用剖腹手术纱布垫塞紧腹腔四个象限。

腹腔内大量积血的清除会暂时加重患者的低血容量状态。因为积血迅速清除，解除了填塞效应并缓解了腹腔高压（详见第 31 章），导致静脉循环中血量突然增加。在这个阶段，可以在膈肌裂孔或小网膜孔处压迫腹主动脉，让麻醉医生加快输血和补液的速度。

一定要有耐心，不要匆忙。用你的手或长弯拉钩小心地压迫腹主动脉，用纱布垫紧紧填塞腹腔。随着患者重要脏器灌注的改善，你会有充裕的时间从容地进行手术。**在这个阶段不要沉迷继续手术，那只会带来止血成功而患者死亡的恶果。**放松并计划下一步手术方案。记

住从现在开始，在体温过低、酸中毒和凝血功能障碍的恶性循环（"死亡三角"）来临之前，你只能承受极其少量的失血。

1. 初步探查（另见第 30 章）

现在，首要的是确认和治疗危及生命的损伤。先从损伤的病因机制入手。**在穿透性损伤中，出血源自弹道或刀轨附近；在钝性创伤中，出血可能源于实质性脏器（肝脏或脾脏）破裂、腹膜后盆腔或撕裂的肠系膜。**

依次对腹腔各象限进行检查：抽出填塞的纱布垫、吸尽血液、再次填塞，注意有无血液重新积聚（活动性出血）或形成血肿的地方。腹腔其他的部位用纱布垫填塞隔开，准确判断出血来源（或多个来源）后，开始确切止血。同时，如果情况允许，使用血管钳、直线型缝合器或阻断带闭合受损伤的肠管，**控制污染**。如情况紧急也可以再次填塞。

通过一次次的沟通不断唤醒"屏障"后面的人们——这是你和麻醉医生之间的屏障。不断地唤醒他们，询问患者的情况如何。也借此机会解释一下你正在做什么。在这种情况下，医疗团队成员之间的沟通至关重要。**当你忙于修复髂静脉时，患者可能会出现心脏压塞或气胸。**因此，请避免视野局限，并始终保持警觉！

2. 再次探查

现在患者的出血已经完全控制或暂时控制，血流动力学已经稳定。随着你和患者血液肾上腺素水平的降低，你可以将注意力转移到其他方面，并做进一步更精细的探查。随着经验的积累，你的腹部探查效率会越来越高，但不要忘记"彻底"两字，**因为"漏诊"的腹部脏器损伤仍然是可预防并发症的常见病因。**系统剖腹探查的实际情况见下述。

（二）腹腔内污染或感染

- 你的第一感觉是闻到了令人恶心的**粪臭味或粪水样液体**，这提示存在大量的厌氧菌，感染通常来自肠道。然而请注意，其他来源的、被忽视的感染灶也可以由于厌氧菌占优势而呈类似的表现。
- 当打开腹膜时，听到嘶嘶声**气体**逸出，请注意是否存在内脏穿孔。在非创伤情况下，这通常意味着消化性溃疡穿孔或乙状结肠憩室炎穿孔。
- 渗出液有**胆汁染色**提示胆道疾病、胃十二指肠疾病或近端小肠疾病。
- **深色啤酒液和脂肪坏死**提示小网膜囊胰腺坏死或感染。外科学先驱 John Hunter 认为"胃液是透明的、微咸的液体"，但我们不建议你去尝！**无论污染或脓液的性质如何，都应尽快吸净并擦净。**

一般来说，胆汁样液体提示病灶在近端，粪便样液体提示病灶在远端，但"普通"的脓液可能来自任何地方。当其来源仍然难以确定时，就应该全面探查，特别注意"从食管到直肠"容易发生感染的腹腔内和腹膜后部位，探查要有足够的耐心。我们回顾分析了一例年轻男性直肠自发性穿孔的病例，经验丰富的外科医生两次探查都未能发现直肠膀胱陷凹处的微小穿孔，直到第三次手术中探查（由一位低年资的住院医师实施）才得以确诊。

偶尔，污染的来源或继发性腹膜炎的原发病灶确实找不到。革兰氏染色显示为一种单一的细菌，而不是多种细菌，这一切都支持原发性腹膜炎的诊断，因为继发性腹膜炎（如继发于内脏疾病）总是由多种微生物引起的混合感染。更多信息请参见第 13 章。

二、探查的顺序与实践

腹腔探查的顺序和实践取决于剖腹探查的原因，让我们从一个总体规划开始。

腹腔分为两个区域：结肠上区和结肠下区。分界线是横（中）结肠，位于剑突 - 耻骨中线正中切口的中心（略高于肚脐）。

我们倾向从结肠下区开始：向上牵拉横结肠，把小肠托至切口外（用潮湿、温暖的海绵垫覆盖），并确定直肠、乙状结肠。从女性的盆腔生殖器官开始探查，然后将注意力转移到直肠、乙状结肠的视诊和触诊，顺行探查左半结肠、横结肠、右半结肠和盲肠，包括结肠系膜的检查。助手则随探查的进行不断移动手上的拉钩，牵拉腹壁切口的边缘，以确保腹腔脏器显露满意。然后，从回盲瓣到 Treitz 韧带以逆行方式探查小肠，特别注意检查每段小肠的"前方"和"后方"及其肠系膜。

然后将注意力转向**结肠上区**。向下牵拉横结肠，先对肝脏、胆囊、胃（包括调整鼻胃管的位置）和脾脏进行视诊和触诊。**应特别注意避免用力牵拉胃体或大网膜，避免对脾脏造成医源性损伤**。

完整的腹腔探查还包括**小网膜囊**，最好是打开**胃结肠韧带**。网膜的左侧通常是一层薄的**无血管薄膜**，因此这应该是进入小网膜囊的首选途径。此时注意避免损伤横结肠系膜，因为横结肠系膜可能与胃结肠韧带有粘连。自负的外科医生还可能会误认为自己正在切开胃结肠韧带进入小网膜囊，其实他已经在横结肠系膜上切了一个洞。如果用 LigaSures（现代外科的一种电刀装置）分开胃结肠韧带，便可显露胰腺体部和尾部。**如果你决定通过（胃上方）小网膜进入小网膜囊，请小心不要分离小网膜囊内的任何搏动的血管，因为它可能是源自胃左动脉的异常左肝动脉！**

当认为确实有必要进入腹膜后**探查腹膜后结构**时，涉及两个关键的游离手法：

- **"Kocher 手法"**是通过切开覆盖在十二指肠侧面的薄层腹膜（后腹膜）并逐渐向内侧提起十二指肠和胰头，来游离十二指肠 C 形环和胰头。该操作也是暴露右肾、右肾门和右肾上腺手术的关键。Kocher 手法可以围绕结肠肝曲，沿着右结肠外侧的"白线"，进一步延伸到外侧和尾端，一直延伸到盲肠。这种操作可以使**右结肠向内侧旋转**，并充分暴露右侧腹膜后结构，如下腔静脉、髂血管和右输尿管。进一步扩大盲肠周围的切口角度，沿着小肠肠系膜与后腹壁的融合线在上中方向上继续。因此，可以向上游离小肠，即所谓的 Cattell-Braasch 手法。如此可以使整个结肠下区的腹膜后结构包括主动脉及其肾下分支得到满意的暴露。
- 第二个重要的游离手法被称为**"左侧 Kocher"手法或"内侧内脏旋转"手法**（也被一些人称为**"Mattox 手法"**），特别适用于暴露腹主动脉全长和左侧腹膜后内脏。根据手术要暴露的器官不同，该手法可以从脾脏外侧（脾膈韧带和脾肾韧带）开始向尾端切开，也可以在降结肠和乙状结肠交界处外侧的 Toldt 的"白线"开始，向上游离。腹膜切开后，将内脏包括左半结肠、脾脏和胰尾，逐渐翻向中线。取决于探查的手术目的，左肾可以游离或留在原位。

在**自发性腹腔出血**的情况下，你必须检查有无腹主动脉瘤、髂动脉瘤或内脏动脉瘤破裂、异位妊娠破裂、肝肿瘤破裂、巨脾自发性破裂出血或表 11.1 中列出的任何其他原因。

在**穿透性创伤**中，你要遵循进出轨道，同时考虑到子弹的能量、速度和碎片可能性。**只要内脏或血管有入口，就必须找到它的出口！** 出口可能隐藏在胃的小网膜囊面、十二指肠的腹膜后表面或小肠的肠系膜缘。**遗漏出口通常意味着给该患者宣判死刑！**

腹部钝性损伤需要做全面的探查，且很少具有特定的方向性。包括从左右膈面到盆腔，从左结肠旁沟到右结肠旁沟，所有的实质性脏器，胃肠道全程和腹膜后（腹膜后是选择性探查，详见第 30 章所述）。**探查的确切顺序不如彻底性重要**。

（一）用你的常识……

你已经开始打鼾了吗？有点无聊？醒一醒，听着：因为这本书主要面对实习医生，因此我们必须完整地描述"经典的腹部探查"。但显然，如果患者因肝脏破裂而出血，我们会探查上腹部；但如果结肠下区看起来干净、清爽，我们将暂时放下不管。**所以用你的常识**：不要在脾脏出血的患者剖腹后去寻找卵巢囊肿。正如 Leo Gordon 博士所说："**当常识干扰计划时，请遵循常识。**"

（二）关于拉钩

用你们医院可用的拉钩。在大多数情况下，我们更喜欢助手手中的**手持式拉钩**。但并非所有的助手都像你希望的那样被动或主动帮助暴露。正如 Arthur E.Hertzler 所抱怨的："如果我犯下某种恶劣的罪过，受害者一定是一个粗心、笨拙的助手；又或者是这样的助手——自以为做够了助手，自以为自己比正在做手术的外科医生做得更好。这种想法通常会在实习的第 3 周左右达到顶峰。"

在某些情况下，应使用"被动"固定式拉钩（也称为"静音实习生"）——尤其是在骨盆或上腹部手术时。在进行中线剖腹手术时，老式的 Balfour 拉钩很有用。当然，你的医院可能有一种花哨的多臂拉钩（称为 Omni-Tract® 或其他）或精致的 Bookwalter® 环形拉钩。有些外科医生喜欢使用这种拉钩，尤其是在没有住院医生但又不得不依赖昏昏欲睡的护士帮忙时。我们尝试有选择地使用这些类型的机械拉钩（虽然通常安装它们所需的时间比手术时间还长），而且我们也讨厌锋利的金属框架顶着我们的肚子进行手术。但是，当你期望进行长时间而深入的解剖时——一个固定的智能拉钩可以使你的手术从苦苦挣扎变成享受乐趣。

三、其他要点：损伤严重程度分级

创伤的腹部探查结束后，就应该对后续步骤做出战略性决策。在这个阶段忘掉那些器官损伤量表吧，它们仅仅具有学术价值。**从手术医生的角度来看，内脏损伤基本上分两种类型："轻伤"和"重伤"。**

- **"轻伤"**是指容易修复的损伤，如损伤的器官容易暴露，或者手术解决方案很简单（例如脾切除术、肠系膜出血的缝合或结肠穿孔的切除术）。没有随时大出血的风险或手术难以控制的出血。在这些情况下，你可以立即进行确定性修复手术。
- **"重伤"**是指难以修复的自发性疾病或损伤，往往病情复杂或处理困难（例如严重的肝损伤、结肠上区腹膜后大血管损伤或胰十二指肠汇合部的损伤）。**成功的秘诀是**在出血得以暂时控制（通常指压或手压）的基础上**停止手术**。根据新的手术方案调整部分手术团队和麻醉团队成员。让你的麻醉医生利用此时间稳定患者的血流动力学并尽快输血。这也是寻求进一步帮助和拟订下一步手术方案包括额外的暴露和游离的最佳时机。这种准备对患者的生存至关重要。

切记：对创伤患者的初次剖腹探查不彻底是非常常见的。因为患者处于危急状况时每分钟都很重要，受伤时只需进行简单的修复。**在这种情况下，你在手术结束之前必须要完成彻底的探查**。

最后，**无损于患者为先**。这在医学上无处不在，但在腹部探查中至关重要。损伤或感染的腹腔内脏因炎症、肿胀、粘连，显得极为脆弱。在探查过程中粗心和草率地操作和分离内脏常常可能会导致额外的出血，并可能产生额外的肠管损伤，或加重现有的肠管损伤。通常，这些新出现的问题都需要进一步处理，并发症的发生率也会随之增加。

作为急腹症外科医生，你常常会感到兴奋和得意。尽量不要通过伤害你的患者来获得这些。从肾上腺素水平的突然"飙升"到失败后肾上腺素水平"陡降"是很痛苦的。

"当医生举棋不定且患者生命垂危时，请你选择一个探查切口，竭尽全力解决你发现的问题。"

—— Robert Lawson Tait

（余泽前 译　周家华 校）

第12章
腹腔镜在腹部急诊手术中的应用

众编者

> 腹腔镜与皇帝的新装有很多相似之处。如果你不一起歌颂，你就会被认为是愚蠢的或不适合这份工作。但总得有人说真话。
>
> —— Roland Andersson

一、基本原则

即使我们还在争论腹腔镜在某些手术中的价值，但腹腔镜早已成为我们日常生活的一部分。经过一些培训和经验的积累后，你一定会感到熟悉和自信，能够熟练使用相关器械进入腹部。**那么，与你常做的腹腔镜胆囊切除术相比，急诊腹腔镜手术有什么特别和不同之处呢?** 嗯，很多……

- 诊断可能难以捉摸。
- 患者的生理可能出现紊乱。
- 腹部状况可能不利。
- 速度可能至关重要。
- 时间安排通常很不方便：缺少经验丰富的医生，助手可能感觉到很疲劳，你可能要处理不熟悉的情况，并且孤立无援。

总的来说，在外科急诊情况下，治疗方案的决策和操作技术都更加复杂。即使是你感觉有把握的手术（腹腔镜胆囊切除术）有时也可能成为挑战——例如急性坏疽性胆囊炎手术。但是，正如你从择期手术中学到的那样，减少对腹壁的手术创伤是有益的，对于需要"愈合能量"来克服疾病本身的急性病患者来说可能更是如此。在急诊情况下腹腔镜手术通常的潜在优势为减轻疼痛、减少肠梗阻和早期下床活动。另一方面，上面的列表表明**急诊腹腔镜手术并不是一件轻松愉快的事情，有时还增加了并发症的风险**。

但在你决定使用这个优秀的工具之前，你必须认识到它的局限性，更重要的是——**你必须承认自己的局限性。选择性、灵巧性和临床判断必须指导你决定何时以及是否使用腹腔镜、如何安全地进行腹腔镜手术、何时及时转为开腹手术，以及何时完全避免使用腹腔镜手术。**

二、潜在优势

- **诊断**。尽管有现代影像学技术，有些患者的情况仍然会超出我们的预料。CT 扫描的使用并不能排除我们对非炎症阑尾炎患者进行手术。腹腔游离气体可能来自我们并没有怀疑的内脏穿孔。转移瘤患者的肠梗阻可能是单一粘连带的结果。**这些情况和其他**

情况当然可以通过"大切口的开放手术"进行探查和治疗，但是我们是否可以通过减少腹壁的创伤来降低探查成本呢？腹腔镜探查可以明确诊断并指导我们进行必要的干预。**即使最终需要进行开放式手术，也可以通过位于病灶周围有限的小切口以更直接的方式进行手术。**

- 手术创伤。对于一个急腹症患者，我们迫切需要减少腹部大切口以避免给患者带来的额外的生理负担。炎症或梗阻性腹部疾病的患者常常合并疼痛、肠梗阻、无法活动、呼吸困难。我们为什么还要加上一个长长的切口，这不是火上浇油吗？**减少组织创伤有助于加快患者的恢复。**

- 切口相关问题。在急诊情况下，切口的感染风险增加，切口愈合困难、切口裂开和最终发生切口疝的机会也随之增加。**腹腔镜检查可以预防这些情况，或者至少通过使用较小的特定切口来减少这些情况的发生。**

三、潜在缺陷

上面列出的显著优势应与急腹症患者预期的许多潜在困难和风险相平衡。这些都与患者的一般状况以及腹内的特定状况有关。**由此产生的并发症，甚至死亡，可以通过开放手术的方法或及时中转开腹来预防。**

以下是腹腔镜手术的一些缺陷：

- 血流动力学稳定性。尽管 CO_2 气腹已知对心血管和呼吸系统有影响，但在选择性条件下，大多数患者都能很好地耐受。但对于腹胀和呼吸功能不全的低血容量或脓毒症患者，情况可能并非如此。**因为增加腹腔压力和减少灌注很容易打破手术前仍然可以保持的微妙生理平衡。事实上，作为治疗的一部分，这些患者实际上可能需要打开腹部……**

- 速度的需求。腹腔出血患者肯定不能拖拖拉拉。处于休克中的创伤患者并不适合用来练习手眼协调技能。**赶紧打开腹腔，迅速控制出血！**

- 空间的需求。这是腹腔镜手术安全和成功的先决条件。结肠梗阻不会给你留下足够的工作空间，完成腹腔镜手术几乎是不可能的。肥厚而水肿的腹壁（在积极复苏后很常见）其顺应性是有限的，很难通过较高的充气压力来建立一个满意的操作空间。小肠梗阻的患者可能会给你留下足够的操作空间，但不会让你变得轻松——**你需要极度小心的态度和丰富的专业知识来避免诸如梗阻的内容物大量溢出所带来的灾难性伤害，这极有可能造成死亡。**

- 技术限制。在急腹症中发现的局部情况可能会限制腹腔镜处理的能力。粘连、组织水肿、肠管扩张——**所有这些都会干扰迅速安全地完成手术所需的抓持、牵拉、操作和游离动作。**

- 遗漏病灶。有限的触诊、有限的接近腹膜后结构以及有时有限的视野都可能导致遗漏病灶。**及时中转开腹是一个很好的解决方法，但前提是外科医生能意识到缺少某些东西……**

> 切记：我从未见过一个患者因为及时中转开腹而死亡。他们死亡常常是因为他们没有及时中转开腹。
>
> —— Moshe

四、场景布置

腹腔镜手术是一个团队手术，甚至比开放手术更重要。你依赖的设备和技术应该是手术室成员所熟悉的，他们应该协助你操作和排除一些故障。你还需要依靠很好的扶镜手和其他手术器械。

对于非常规病例，在非最佳条件下对患者进行非正常腹腔镜手术并不是一件很容易的事情。 疲惫不堪的麻醉医生和口渴的洗手护士可能并不急于与你一道参与这个可能时间更长、操作更困难的手术。**要成为一名急诊腹腔镜手术医师，你应该训练你的手术室团队充分发挥他们的作用，首先要让他们意识到腹腔镜手术是可能的，并且在凌晨两点进行腹腔镜手术是为了患者的最佳利益。**

你应该从简单的手术开始，如阑尾切除术或急性胆囊炎的胆囊切除术，如果你觉得足够熟练了，并确保各项设备运行良好，你才能着手应对更具挑战性的手术，例如十二指肠穿孔或小肠梗阻。

> 不要完全按照文献中描述的去操作——某些情况下，如果你想继续通过正中切口的开放手术来切除破裂的脾脏，也是可以的。

你还应该确保你有足够的能力来完成你面前的任务。但是你要知道（你应该知道！）你需要一个腹腔镜下持针器来进行腹腔镜下缝合。你可能需要在腹腔不同部位进行手术，因此最好准备好另一台显示器。你可能需要吸除感染的液体，因此请确保你的吸引器装置已连接好并可以正常工作。你应该对即将进行的手术制订好计划并提前考虑你可能的需求——能量平台、腹腔镜下缝合器，并确保你拥有保证手术安全和成功所需的一切。**你灵巧的双手固然很重要，但仅靠自己是不够的。**

五、技巧

（一）手术规划

急诊手术的美妙之处在于它常带给你惊喜。然而，还是要尽量减少意外的发生，做好各项准备。如果你计划通过腹腔镜处理嵌顿疝，请你考虑可能的情况以及如何处理——如果你发现坏死的肠管，你会怎么做？如果你要探查梗阻的小肠，请尝试在术前 CT 扫描中确定梗阻的位置。这将有助于你规划腹腔镜器械和套管针的位置，并将显示器放置在你面前方便的位置。

（二）建立气腹

我们来这里不是为了解决永恒的争论——气腹针建立气腹（Veress）还是开放建立气腹（Hasson）更好？我们也同意你在择期手术中可能有自己的偏好。**但我们希望你熟悉这两种技术，因为在急诊情况下，选择是关键。在某些情况下，封闭、盲目进入可能更危险。** 例如，对于肠梗阻，无论是扩张的肠管还是之前手术中的粘连，都要求你选择开放式方法，以避免意外的肠管损伤。

（三）选择镜头

也许你已经发现了，30°镜头将增加你的视野且用途更广泛，我们建议你将其作为标准。在急诊手术中，由于粘连或肠管扩张，常需要"向后看"。如果你有一个好的光学系统和一个好的光源，5mm 的镜头可以让你轻松地在不同的鞘卡之间转换，从而获得不同的视角。在这种情况下，桌子另一边的第二台显示器可能是一个很好的辅助工具。但是如果你没有高质量的 5mm 光学系统，尤其是当你知道你将在单象限（比如阑尾切除术、胆囊切除术）中工作时，请不要犹豫，**应使用 10mm 镜头以获得最佳观察视野。即使在满视野血液积聚等如此恶劣条件下，它也会使你的光线保持最强。**

（四）鞘卡位置

你应该有一个总体的手术计划，以完成手头的手术任务。一些外科急诊是"直截了当"的，并且会有一个标准方案：比如腹腔镜胆囊切除术或阑尾切除术通常以相同的方式进行（二者之间有一些细微的变化），并且仅限于一个腹部象限。**另一方面，肠梗阻的"梗阻位置"可能位于意想不到的位置。**分析 CT 检查结果并初步了解梗阻的位置，甚至是大致位置，将帮助你以最有效的方式布置鞘卡（见图 12.1）。

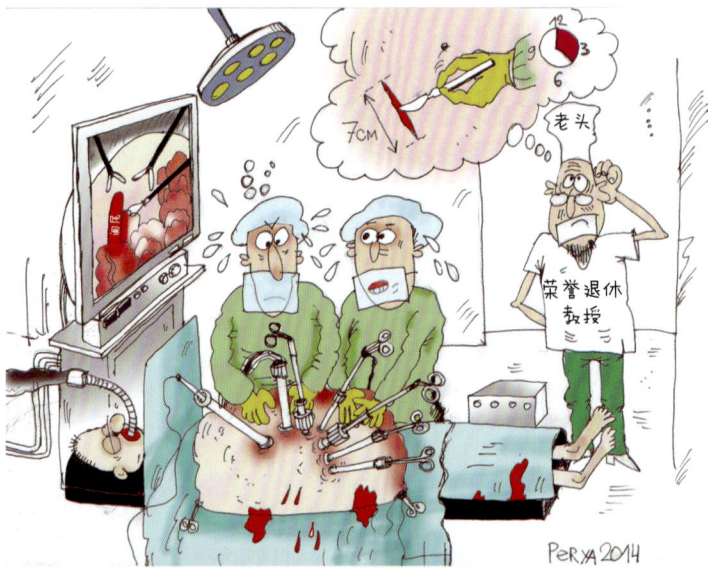

图 12.1　外科大夫："为了获得更好的视野我不得不插入更多的鞘卡。"
助手："但是先生，你应该使用机器人……"

（五）组织抓持

处理肿胀、水肿和发炎的组织，或梗阻、膨胀的肠管，是一项外科技术挑战，需要精准的精细度和强度。抓持得太紧，可能会撕开柔软的组织。抓持膨胀的肠管，可能会使它穿孔。对发炎的组织进行过多的解剖，会导致过度出血。

丰富的经验是必需的，这里有一些小贴士可以帮助你化险为夷，帮助你积累更多经验：

- "大口咬" ❶ 不太可能撕裂你需要握住的脆弱组织。
- 吸引器头是分离炎症组织的极好工具。
- 钝性分离可以使操作遵循解剖学平面来进行，尤其是分离相对新鲜的粘连时。
- 当你寻找梗阻位置时，塌陷和梗阻后的肠袢是最好的起点。
- 当"排列"肠管时，抓取肠管下方的肠系膜，而不是肠管本身，可能会降低意外损伤肠管的风险。

六、手术

决定哪些急诊手术能在腹腔镜下完成并不是一件简单的事。有些手术是在共识范围内——比如急性胆囊炎初始治疗很少选择开腹。其他的急诊则很少尝试腹腔镜手术，比如腹部创伤。在大多数情况下，最终是否使用是由多个复杂因素决定的，但是如果满足了必要的条件（比如设备和经验），我们仍然必须问自己：这是否值得？我们从腹腔镜手术中能获得什么，我们有什么风险？

下面这些手术采取腹腔镜的方式会更好，与传统开放手术相比具有很大的优劣比。

这里仅对每一个手术进行一些有关"腹腔镜"的评价，因为在相关章节中还会对它们进行全面讨论。

（一）腹腔镜胆囊切除术（详见第 18 章第 1 节）

根据你当地的实际情况，急性胆囊炎可以采取手术或保守治疗。虽然急性胆囊炎的开放手术曾经是外科住院医师的谋生之道，但这种情况下的腹腔镜手术要求很高，需要有经验丰富的腹腔镜外科医生在场，并需要熟悉安全切除胆囊的几种操作：

- 抓持肿大的胆囊是很困难的。抽吸胆汁（你可以使用气腹针）将使抓持胆囊成为可能。
- 钝性分离，使用吸引器头分离水肿、发炎的组织非常有益。
- 在炎症的情况下，解剖结构可能会模糊——不要走捷径，坚持获得"关键安全视野"。
- 如果你无法弄清解剖结构，考虑其他方法，如胆囊次全切除术。打开 Hartmann 袋上方的胆囊，小心地将结石取出放到预先放置的标本袋中，并向下观察胆囊管出口，这可能有助于你弄清解剖结构，并了解胆囊管隐藏的位置。如果仍不清楚，请确保已清除结石，然后从里面使用缝线缝合胆囊管，或圈套器关闭 Hartmann 袋。如果这些操作看起来都"不可能"，你可以简单地放置一个引流管就行了！
- 不要忘记及时中转开腹手术！在患者遭受胆管损伤或你被起诉后再想起中转开腹就没有什么意义了。中转开腹不应被视为"失败"。

（二）腹腔镜阑尾切除术（详见第 21 章）

与开腹阑尾切除术相比，腹腔镜的优势并不明显，因此关于哪种方法更可取一直还有争议。尽管如此，在实践中，我们已经看到腹腔镜阑尾切除术的比例在大幅增加，所以它会继续存在。它在肥胖患者、女性患者和没有影像学检查结果的情况下的优势更为明显。

---

❶ 译者注：大口咬（big bites）指用较大开口的抓钳抓取。

我们不会在这里过多地讨论该技术（详见第 21 章第 1 节），并且套管针的布局实际上并不那么重要——使用你所学过的和你感觉舒适的方法即可。**但如果你想减少最常见的并发症——术后盆腔积液——你在处理发炎的阑尾时必须小心，要避免过度冲洗。**

（三）穿孔和腹膜炎（详见第 13 章和第 16 章）

你可能不想在一个年老的、血流动力学不稳定的、脓毒症患者身上用 CO_2 建立气腹（如果确实需要建立气腹，无论如何你最好在他麻醉之前对其进行复苏，使其一般情况稳定），但在许多情况下，腹腔镜手术可用于治疗这种腹膜炎。**如果你已经有了明确诊断，如消化性溃疡穿孔，你只需要腹腔冲洗和几根缝线即可完成修补（详见第 16 章第 1 节）。腹腔镜探查是理想的，它肯定会降低切口感染风险和其他切口相关的问题。只要确保你具有良好的腹腔镜缝合技能。**

如果诊断不明确，一旦你确定患者需要手术，腹腔镜探查可能是一种完美的诊断工具。即使需要中转开腹，也可以通过定向的、有限的小切口来完成。比如由于鱼骨引起的小肠穿孔可以用腹腔镜取出异物和修补（或切除），而无需进行较大正中切口的开腹手术。对于Hinchey 3 的穿孔性憩室炎病例（非粪水性腹膜炎）也可以通过腹腔镜治疗，特别是如果你喜欢（并相信）现代"灌洗和引流"方法（参见第 26 章）。如果需要切除，可以行 Hartmann 手术，如果你具备腹腔镜下行结肠切除术的技能就最好了，否则，通过下腹正中切口中转开腹进行手术通常也足够了。**但这些手术是为专家准备的——在冒险进入这些潜在的雷区之前，你需要磨炼你的高级腹腔镜手术技能。**

（四）小肠梗阻（详见第 19 章）

虽然这可能是腹腔镜手术中最具挑战性的急诊手术之一，但这也可能是最有价值的——切断单个粘连带是一种快速手术，可防止闭环梗阻迅速发展为肠坏死。事实上，一些梗阻病例是多处粘连的结果，需要广泛的粘连松解——这可不是腹腔镜新手的任务。但是，当腹腔镜粘连松解成功时，对患者的优势是显著的：肠功能可以迅速恢复，新粘连和切口相关并发症的风险降低（由于肠扩张和腹部压力增加，剖腹术后出现梗阻的真正风险是裂开）。

为了实现这些优势，你的技术必须完美无瑕。肠梗阻穿孔的风险是真实存在的，高压或静止的肠内容物的溢出可能导致无法控制和不可逆的脓毒症。**尽量不要抓持远端塌陷的肠管进行逆向翻转，尽量不要使用能量平台，这将帮助你避免灾难的发生。**

（五）嵌顿疝（详见第 20 章）

嵌顿疝通常是开放手术的适应证，无论是切口疝还是腹股沟疝，都可以通过腹腔镜进行处理。事实上，通过轻拉来减少嵌顿内容物通常比推更容易，当然还需在腹壁肌肉松弛时进行。疝气缺损也可以通过腹腔镜修复，但如果发现有肠坏死，那么中转开腹、切除和一期修复是你最好的选择。**当然，如果你的开放疝手术技能优于腹腔镜技能，在急诊情况下，你应该使用开放手术。**

（六）创伤（详见第 30 章）

正如上面反复提到的，腹部创伤并不是腹腔镜手术的适应证，但一些特定的条件使腹腔镜手术更具吸引力。

膈肌撕裂伤有时很难诊断，如果高度怀疑，并且目前没有其他腹部探查的指征，在情况稳定的患者中，腹腔镜检查是一个很好的选择（尤其是在左侧）。诊断和非吸收性缝线修复相对容易。对于血流动力学正常的患者，甚至可以将手术推迟到第二天早上，确保患者确实没有其他损伤，并让你的上级医生（腹腔镜高级专家）进行手术，因为他是不喜欢半夜被喊起来的。

> "腹腔镜只是一种途径，而不是我们的目标。我们的目标是要得到一个安全的手术结果！"
>
> —— Vinay Mehendale

（余泽前 译　周家华 校）

第13章

腹膜炎：分类和治疗原则

众编者 ❶

> 对感染源的机械控制，虽然是非生物性的，但可以决定宿主对该疾病的免疫能力。
>
> —— Ronald V. Maier

> 在腹膜炎治疗中，控制感染源是重中之重。

在急诊剖腹探查中，发现炎症、肠内容物或脓液局限或弥漫整个腹膜腔是常见的。你应该如何最佳地处理这种情况？本章将讨论外科治疗的主要内容。有关腹膜炎的个别病因的处理，请参阅具体章节。

一、命名

腹膜的炎症被称为**腹膜炎**。它通常是由细菌引起的。这就解释了为什么腹膜炎和**腹腔内感染**（intra-abdominal infection，IAI）可以替换使用。值得注意的是这两个术语并不是同义词，因为**腹膜炎也可能是无菌性的**，如消化性溃疡穿孔早期的化学性腹膜炎或空肠造口管脱出错位无意中肠内营养液输入腹腔引起的腹膜炎。下面是一些可能让您混淆的定义。

- **腹腔内感染**。腹腔内存在致病菌（或其毒素）和腹膜的炎症反应是确诊 IAI 的必备条件。当剖腹探查时发现脓性渗出物时，被有些人称为"确定性腹膜炎"。
- **腹膜污染则不同**。它仅仅是由富含致病菌的液体污染腹腔，就像穿透性肠道损伤后立即发生炎症反应一样。
- IAI 可以像弥漫性腹膜炎一样播散，也可以像腹腔内脓肿一样局限。后者是宿主有效防御的结果，是腹膜炎相对理想的结局。**治疗的主要手段是引流**（参见第 42 章）。
- 腹部脓毒症仍然是一些人在使用的一个术语，但单纯语义上讲，我们不喜欢它。**根据当代共识，"脓毒症"是指同时有宿主对感染的炎症反应和感染源。严格地说，局部污染、感染和脓毒症指的是疾病进展的不同过程。它们可能共存于同一个患者身上，同时发生或连续发展——它们是一个连续的过程。腹部污染可能导致感染，而感染总是与全身性炎症反应以及脓毒症有关。值得注意的是，腹腔内感染被根除后，残留的腹部炎症或全身免疫反应（发热、白细胞增多）甚至可能持续存在。一旦启动，炎症性连锁反应不能简单地通过关闭触发器来停止。**

❶ Roger Saadia, MD FRCS(Ed) 在本书前几个版本对本章有贡献。

二、腹膜炎的分类

（一）继发性腹膜炎

临床实践中，95% 以上的腹膜炎病例是继发性腹膜炎。

继发性腹膜炎是由空腔脏器的解剖完整性遭到破坏（例如穿孔或透壁坏死）造成的。 通常以需氧和厌氧多种致病菌存在为特征，以胃肠道菌群为主。例如阑尾炎穿孔、结肠憩室病穿孔、小肠绞窄性梗阻和（非胃肠道）输卵管卵巢脓肿破裂。**很大程度上是因为继发性腹膜炎。你应该把自己训练成外科感染和抗生素使用方面的专家！**（试着至少和感染病专家一样博学。）

（二）原发性腹膜炎

与继发性腹膜炎相反，原发性腹膜炎不是由胃肠壁完整性遭到破坏引起的，也与肠内容物渗漏到腹膜腔无关。**引起原发性腹膜炎的致病菌通常是单一的（与继发性腹膜炎的复杂菌群相反），来源于腹腔之外的。**在**年轻女孩**中，链球菌通常是通过生殖道进入的。在肝硬化腹水患者中，致病菌通常是通过血液传播的大肠埃希菌——这种情况被称为自发性细菌性腹膜炎。在接受**腹膜透析**的患者中，致病菌通常是从皮肤沿着透析导管迁移至腹腔的葡萄球菌。**对于具有已知易感因素的患者（例如与慢性肝病相关的腹水），可以通过腹腔穿刺术**（腹水中多形核白细胞＞0.25×10^9/L）**来诊断是否为原发性腹膜炎。**腹水细菌培养结果阳性可以明确诊断，但是，即使细菌培养结果为阴性，也应该进行抗生素治疗。**应尽可能避免诊断性腹腔镜探查或剖腹手术，因为其死亡率极高。**在明确致病菌之前，最初的抗生素治疗是经验性的，直到获得细菌敏感性的结果。

无已知诱发因素的原发性腹膜炎患者极为罕见。通常被诊断为"急腹症"行剖腹或腹腔镜探查，术中可见腹腔内无明确来源的无味渗出液。在彻底的腹腔探查后通过排除**得出**诊断，并通过革兰氏染色和细菌培养证实，通常会分离出一种孤立的需氧致病菌——**这是一种单一细菌性疾病。**

越来越普遍的 CT 应用使我们现在很少遇到这种病例。在原发性腹膜炎时，CT 会显示腹腔存在游离液体，但无明确来源。这种情况通常行经皮穿刺引流而不是手术治疗。并在确诊后行抗生素治疗。

三、风险等级

为了帮助选择合适的治疗方法和评估预后，应将 IAI 患者分为两大类：低风险组和高风险组。

低风险组

大多数患者都属于这一组。

- **社区获得性 IAI 患者**属于低风险组：患者常因阑尾炎穿孔、肠梗阻或憩室炎穿孔引起的腹痛于急诊就诊。
- 患者没有器质性损害：血流动力学稳定，没有明显的器官系统衰竭。
- 患者预后较好，没有晚期并发症，没有免疫抑制。

高风险组

- **医院获得性 IAI** 患者属于这一组。这在住院患者中，属于严重并发症。例如，因重症肺炎接受机械通气治疗的患者发生的结肠缺血性穿孔。
- 显然，**术后腹膜炎**的患者也属于这一类。例如，术后第 6 天出现结肠吻合口漏。
- 所有危重和免疫功能低下的患者（使用类固醇、抗癌药物和移植术后）都属于这一类。

这两组患者有显著的不同。

- 腹膜炎的诊断在急诊室比有多种合并症的 ICU 患者容易得多。
- 对于社区获得性腹膜炎的**抗生素**治疗是标准的广谱抗生素治疗。而对于医院获得性腹膜炎患者，需要针对患者的医院获得性、更具致病性且往往是意想不到的菌群调整抗生素方案。
- IAI 的病因控制在高风险组人群中可能更难实现（需要反复努力）。
- 高风险组人群的**预后**较低风险组要差得多。

我们已经决定从这个版本中省略对**第三型腹膜炎**的详细讨论。这一类腹膜炎从未得到广泛的承认，因此已经从最近的文献中消失。**然而**，我们相信它是存在的。它代表了"高风险 IAI"的末期。通常情况是这样的：患者躺在 ICU 中，伴有多器官功能障碍，在多次手术后实现了感染源控制。但腹部切口一直处于开放状态，腹腔内含有稀薄的、浑浊的、包裹性的渗出液，这种渗出液滋生着机会致病菌（如表皮葡萄球菌、肠球菌和白念珠菌）。

这类腹膜炎体现了现代医学的悖论。一方面，这是对"高风险 IAI"治疗不成功的结果。另一方面，正是医学干预使得这类患者得以出现，而这些患者在 20 年前可能会更早地死于这种疾病（所以，是的，这是一种成功的衡量标准）。**第三型腹膜炎常导致患者死亡这一结果表明，目前抗生素辅助的、积极的手术治疗方法对晚期 IAI 的治疗已经达到了极限。**（哎呀，我们本来想完全省略这个话题……和任何一本书一样，决定省略/删除什么比写什么更难。）

四、治疗

> IAI 的预后取决于患者发病前的健康情况、目前有无器质性损伤以及感染的毒力。治疗目标是帮助患者提高自身的局部和全身的抵抗力。

在典型的 IAI 病例中，治疗原则包括最初的辅助治疗、控制感染源和随后的腹腔引流。

（一）辅助治疗

辅助治疗是指通过补充适当的液体和电解质使患者的病情稳定下来。根据患者的生理状态调整治疗方案决定是否行有创治疗。**对于腹膜炎患者来说，未做好术前准备就进行手术就像是把绳子的两端都扔向溺水者一样。**

（二）抗生素

如第 7 章所述，应尽早开始对需氧和厌氧肠道菌群感染进行经验性的、广谱的抗生素治疗。我们无法告诉你使用哪种特定的药物——你的医院应基于当地可用药物和已知的细菌的敏感性和耐药性制订自己的方案。总的来说，"较简单"的抗生素方案应该用于低风险 IAI 患者，而大剂量的治疗方案留给高风险患者。参见第 40 章关于给药持续时间的相关内容。

（三）腹水培养是否有必要

对于社区获得性低风险组 IAI 患者来说，不需要进行腹水细菌培养。 这种 IAI 的微生物是可以预测的。而且，它对手术前使用的覆盖抗厌氧菌的经验性广谱抗生素方案很敏感。在大多数情况下，细菌培养结果在抗生素疗程结束后才能得到。这项（昂贵的）检查不会改变你的治疗方案，只会让团队中一些不了解相关知识的成员感到困惑。

然而，在下列情况下，腹膜培养是必要的并且可能是有用的：

- **医院获得性腹膜炎**，最好的例子是术后腹膜炎。
- **免疫功能低下**患者的腹膜炎（如艾滋病、化疗患者）。
- 无论出于何种原因，已经在使用抗生素，或最近接受过抗生素治疗的患者。
- 有耐甲氧西林金黄色葡萄球菌（MRSA）感染病史的患者。
- 没有腹腔感染源的疑似**原发性腹膜炎**患者。
- **第三型腹膜炎**通常与一种特殊的微生物学相关（参见上文）。

（四）控制感染源

控制感染源是阻止细菌和炎症佐剂（胆汁、血液、粪便、钡剂）进入腹腔的干预措施。这是治疗成功和患者生存的关键。**如果干预措施不能成功地根除病灶并将致病菌或毒素减少到患者的防御系统可以有效处理的数量，并辅之以抗生素治疗，那么所有其它措施都是无效的。**

控制感染源并不总是意味着你必须立即对 IAI 患者进行手术治疗。相反，你必须有针对性地根据患者的疾病进展选择相应的治疗方案。以下是一些需要考虑的不同情况：

- **非手术治疗**。在某些情况下（如急性无并发症憩室炎或急性胆囊炎），仅靠静脉注射抗生素就足以实现控制感染源。
- **侵袭性**。使用可实现控制感染源的侵袭性最小的方法（例如，经皮穿刺引流治疗结肠周围脓肿）。
- **姑息性治疗**。对于存在严重器质性损伤的患者，考虑采取姑息性治疗，以便在手术根治之前缓解患者症状：分流（因病情不稳定而不能耐受结肠切除的患者，行近端造口术）或引流（如十二指肠漏）。
- **时机**。控制感染源应该在明确诊断后尽快实施。当然要在保证患者生命体征平稳之后。患者病情越重，控制感染源的需求就越迫切。所以单纯性阑尾炎可以等到次日早上，或者当日手术安排的最后一台。但是伴有穿孔的阑尾炎应该尽快处理。

记住：控制感染源的拖延意味着并发症发生率和死亡率的增加。

在继发性腹膜炎的大多数病因中，控制感染源只需要处理局部病灶，如阑尾切除术或溃疡穿孔的修补缝合。有时，需要进行大范围的切除以清除感染灶，例如，胃切除用于胃癌穿孔，结肠切除用于憩室炎穿孔。

总的来说，术式的选择（如造口术与一期吻合术）取决于感染的解剖来源、腹膜炎症程度、患者发病前的一般情况和全身感染的程度，这将在各章节中讨论。

（五）更积极的治疗方案？

> 在有疑问的情况下，不要等太久再去探查，因为按"继续观察"的口号行事是非常错误的，而"探查"可能会提供补救办法。
>
> —— Zachary Cope

充分的感染源控制、适当的抗生素和有效的支持性治疗对大多数 IAI 患者有效。然而，有些患者仍需要进一步的治疗：

- 如果在剖腹探查手术中由于操作困难或患者病情危急，不得不行简化剖腹手术（abbreviated laparotomy）或由于特定的病理情况（如感染性胰腺坏死）而无法根治病灶，则需要在术后第二天或第三天进行**有计划的二次手术**。
- 剖腹探查**术后保持腹腔开放**以预防和治疗腹腔间隔室综合征。此外，腹腔开放有助于再次手术探查——如果你不得不再次探查，为什么要关闭腹腔！**因此这两种方法通常是结合在一起的。**

你可以在第 31 章和第 44 章找到关于剖腹术和二次手术的详细讨论。同时，表 13.1 是我们使用以上治疗方案的适应证。

表 13.1　简化剖腹术 / 剖腹术 / 计划性再次剖腹术的适应证[①]
■ 病情危重患者（血流动力学不稳定）第一次手术时无法进行病灶根治，因此选择进行"简化剖腹术"或"姑息性手术"
■ 腹腔内脏器过度肿胀导致的腹腔间隔室综合征，难以无张力地闭合腹部切口
■ 腹壁大量丢失（如创伤后坏死性筋膜炎）
■ 无法根治病灶和控制感染源
■ 坏死组织无法彻底清创（如感染的胰腺坏死）
■ 无法确定剩余肠管的活力（如急性肠系膜缺血）
■ 无法控制的出血（需要"打包缝合"）
① 记住：如果感染源能够得到控制，就没有必要进行计划性再次剖腹手术。

（六）腹腔清洗（"清除积液"）

感染源被清除后，清洁腹腔的目的是将腹腔内的细菌载量降至最低。以下讨论几种方案：

- 液体污染物和感染性渗出物应被吸除，颗粒污染物应该通过用湿纱布擦拭腹膜来清除（轻擦，腹膜表面是你的朋友！）。
- 虽然术中腹腔灌洗可以使术区看起来很美观，也很受外科医生的欢迎，但是对于接受足够的全身性抗生素治疗的患者来说，没有充分的科学证据表明**术中腹腔灌洗**可以降低手术死亡率或感染性并发症。同样，用抗生素进行腹腔冲洗也没有好处，而且可能会产生局部毒副作用。
- 用温晶体溶液冲洗（如果你愿意的话）（参见图 13.1），但是尽量将冲洗范围限制在受污染的腹腔区域，以避免向四周播散细菌，并且切记在关腹前吸出所有的灌洗液。有证据表明，残余腹腔的灌洗液会通过"稀释巨噬细胞"干扰腹腔免疫防御。**也许细菌比巨噬细胞在灌洗液中游得好！**

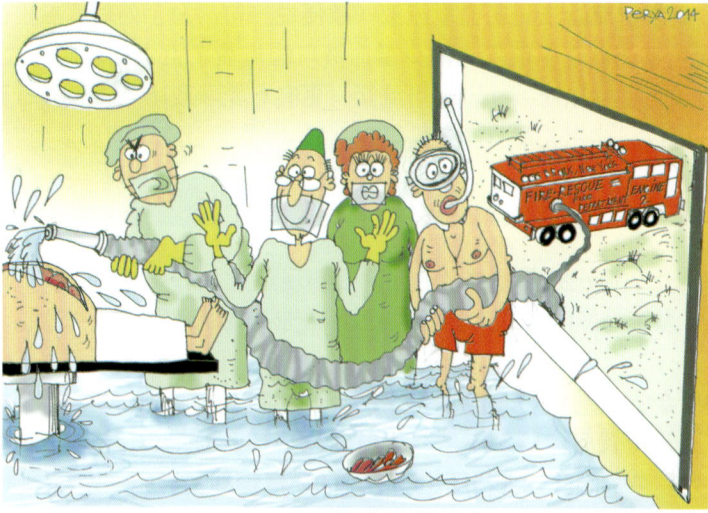

图 13.1 "好了伙计们，现在足够了。我觉得腹腔是干净的……"

（七）关于引流

- 尽管有这样的说法，即对于**腹腔内液体，有效彻底地引流干净是不可能的**，但引流管仍然经常被滥用。引流管的使用应当控制在适当范围内。它们的适应证仅限于引流"成熟"脓肿（当残余脓腔不会塌陷或不能被大网膜或邻近组织填充时），将可能的分泌物（如胆汁、胰液）引出，或在极少数情况下，当无法切除或取出肠管病灶时，建立可控的肠造瘘。

- 为了防止肠道受侵蚀，应在尽可能短的时间内放置软引流管，并远离肠壁。一般而言，主动引流比被动吸收可能更有效，并且通过选择"密闭"的引流系统可以减少感染性并发症。

- **引流经常给人一种虚假的安全感和安心感**（参见图 13.2）。我们都见过这种场景，一个奄奄一息的术后患者，他的腹部在"哭泣"，而外科医生否认了这一点，因为他的

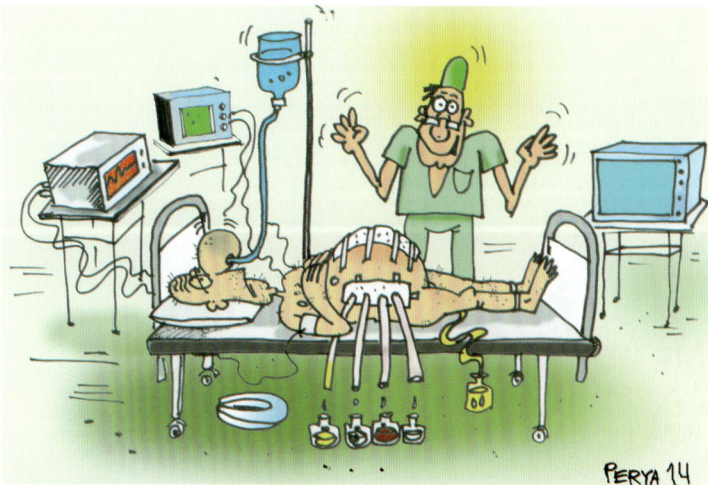

图 13.2 "哪根引流管在引流？"

腹部四个象限引流管未见明显引流液（顺便说一句，为了处理术后出血而留置的无用的引流管尤其如此，引流管中的少量血液可能掩盖了巨大的腹腔内血块）。**放置在吻合口附近为了"以防万一"的引流管，更有可能导致吻合口裂开，而不是建立可控的瘘管**。可以阅读相关章节（参见第 36 章）中关于引流管的更多内容。

五、治疗失败

你必须认识到什么情况是治疗失败。当患者出现超过 24～48h 持续或不见好转的全身性脓毒症（加上器官系统功能障碍），说明初始治疗未充分控制感染源——这提示我们还需要做更多。

复查影像并结合临床判断（读完这本书您一定会掌握的）将有助于决定下一步治疗方案：是否再次手术？是否留置引流管？还是继续观察？ IAI 患者的初始治疗方案相对简单。**挽救初始治疗失败更为复杂**。因此，外科医生和医院的质量管理最好用"挽救失败"指数来衡量。

记住：除非另有证明，否则您的患者病情进展的原因多半在于手术部位。不要表现得像一只"外科鸵鸟"，忽视真正的问题！

> 双手不稳定可能是手术成功的一个障碍，但意志不坚定的人更是没有希望的。
>
> —— Sir William MacEwen

（程张军 译　周家华 校）

第14章

肠吻合术和造口术

众编者

本章分为以下两节：
第 1 节　肠吻合术
第 2 节　肠造口术

第 1 节　肠吻合术

"最好"是"好"的敌人：第一层就是最好的，不要去破坏。

一、理想的肠吻合术

理想的肠吻合是不会发生吻合口漏的[1]。尽管吻合口漏在临床相对较少，但每一次漏都可能是一种潜在致命的术后并发症（见第 43 章）。此外，吻合口不应发生梗阻，而应在吻合后的几天内就能够恢复胃肠道的正常功能。

任何有经验的外科医生都认为自己将老师所教的和个人自身实践相结合后就拥有了完美的肠吻合技术。在现行的肠吻合手术中采用的方法包括：端 - 端吻合、端 - 侧吻合或侧 - 侧吻合；单层或双层缝合，间断或连续缝合，使用可吸收线或不可吸收线缝合，使用丝线与单股线的缝合方法。甚至有些更加保守的外科医师（你周围有吗？），他们在使用吻合器的基础上再次加强三层。**那么吻合的标准究竟是什么？哪种才是最好的方式？**（图 14.1）。

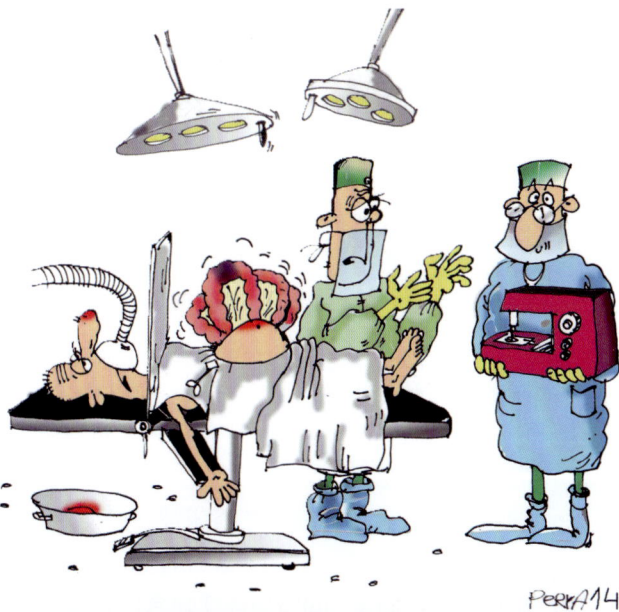

图 14.1 "护士……吻合器递给我！我要展示一个完美的吻合术"

---

[1] 关于吻合口漏的全面论述，请参阅：Schien M, Rogers PN, Leppaniemi A, et al.Schein's Common Sense Prevention and Management of Surgical Complications.Shrewsbury, UK: tfm publishing, 2013: Chapter 6.

二、支持和反对意见

实验和临床研究显示：

- **吻合口漏**：在可靠的吻合技术、吻合肠管的血灌注良好和无张力、肠管吻合的完整性的情况下吻合口漏的发生率不受吻合方法的影响。
- **狭窄**：与单层吻合术相比，多层吻合术形成狭窄的风险较高。同时，狭窄多见于圆形吻合器进行的端 - 端吻合（尤其是使用了较小尺寸的吻合器）。
- **误伤**：吻合器使用过程中的失败多见于使用过程中的误击发，就像人们经常说的"**傻瓜手中的工具容易发生灾难**"。
- **速度**：平均而言，吻合器吻合的速度比手工吻合的速度快。手工吻合中，缝合层数越少，吻合速度就越快，连续缝合比间断缝合的速度快。事实上，吻合器吻合后沿吻合环加强缝合所消耗的时间与单纯手工全层连续缝合所需的时间几乎相同。
- **缝线材料**：在组织缝合过程中，使用单股线（如 PDS 线、Monocryl 线、Prolene 线）比编织缝合线（如丝线或 Vicryl 线）能够更好地保护组织并有抗菌效果。单股线在圆形吻合中能够更好地在组织中穿过，同时也能够提供更均衡的张力来适应吻合口的要求。
- **成本**：吻合器价格比缝合线贵得多，因此没有成本优势。单层缝合仅需要少量的缝合线，因此无疑是更经济的。

三、吻合技术的选择：国际视角

为了充分评估目前世界上的"吻合术理念"，我们在国际在线外科论坛 SURGINET 的成员中进行了一次非正式调查。并做出了如下总结：

- **吻合器吻合与手工吻合**：少数外科医生执着于"单纯吻合器吻合"或"单纯手工吻合"。大多数外科医生根据实际情况选择吻合器吻合或手工吻合。**需要注意的是避免在"非健康肠道"上使用吻合器，例如肠道水肿、辐射损伤后的肠道，在这样的情况下肠道的愈合比较困难，吻合器使用后吻合口漏的可能性增大。**
- **部位**：大多数医生会在空间狭小的部位使用吻合器。例如，食管空肠吻合、低位直肠吻合。在胃型的重塑和十二指肠残端的关闭过程中我们经常使用闭合器。**在其他情况下，手工吻合显得更受欢迎。**
- **腹腔镜与开腹手术**：显而易见，除体外进行吻合外，吻合器广泛应用在腹腔镜手术中。随着机器人手术的推广，简化了腹腔镜下的缝合操作，一定程度上重新提高了腹腔镜下手工吻合的比例。
- **缝线材料**：可吸收缝线在临床被广泛使用。喜欢连续缝合的医生往往更偏爱单股缝线，例如 PDS 线、Maxon 线或者 Monocryl 线。
- **单层与两层吻合 / 间断与连续吻合**：有趣的是，欧洲外科医生倾向于使用单股线进行单层连续吻合。在吻合空间较小的地方（例如乙状结肠直肠吻合）许多医生采用单层间断缝合进行吻合。在一些传统院校仍遵循传统两层缝合的教学方法，通常他们采用的是内层可吸收线连续缝合，外层使用可吸收或者不可吸收线间断加强缝合进行吻合。在美国，一些外科医生仍然按照传统方法，使用丝线来进行第二层加强缝合。

四、我们的建议

好吧，每个外科医生都有自己的观点，但我们不能根据每个人不同的意见写出不同的版本，不是吗？（例如，丹尼医生喜欢用吻合器从嘴钉到肛门……）

我们主张使用 IIWM（个人选择）法进行选择而不是 WTLS（文献记载）法❶。其实，所有的吻合方法，只要安全、可靠，没有人会因为你采用自己最熟悉和最舒服的方法而指责你。

我们坚持认为"现代外科医生"应该采用单股缝线进行单层连续缝合的方法进行吻合，这种方法具有速度快、价格低和安全性高的特点。这种吻合方法对压力较高的血管吻合和压力较低的肠道吻合均体现出相应的优势。如果管腔第一层缝合就很贴合，那为什么还需要使用加强缝来减少组织距离呢？这就像我们平时会把一个烤好的面包重新放到烤架上吗？**这个道理和许多艺术创作的道路一样，少即是多。**

吻合器吻合确实简单可靠，这种优点被手术室的工作人员所认可，甚至他们觉得在使用的过程中显得很"有趣"，这种优点同样给制造商带来了很大的经济利益。当然，吻合器在特殊部位的吻合中，如直肠手术的骨盆深处吻合或食管胃手术的纵隔高处吻合均体现出了明显的优势。**但这类吻合很少在紧急情况下进行。此外，一个外科医生的训练，应该在常规手工吻合和困难部位手工吻合技术均全面掌握后才开始使用吻合器吻合。**甚至在吻合器使用失误，或者因为特定的解剖部位（如腹膜后位十二指肠）而无法使用吻合器的情况下均能合理选择使用吻合器吻合或者手工吻合技术吻合。因此，我们建议，在你驾驶大型卡车之前，一定要能够熟练驾驶一辆小汽车。

五、肠道水肿

有一些证据（非一类证据）表明，在创伤患者中，肠道行吻合器吻合比手工吻合更容易发生吻合口漏。这类漏的发生归因于严重创伤后出现的肠道水肿（吻合器吻合不能像外科医生手工吻合那样"适应"水肿的肠管）。在手工吻合中，连续单层缝合也可能因肠管水肿而导致吻合口漏，特别是在大量腹水或严重腹腔感染的情况下。在吻合口漏的二次手术中，我们发现，吻合口漏是由于肠管水肿的消退，缝线变得松动，从而导致了吻合口的裂开。这种原因同样体现在肠梗阻手术中使用吻合器进行肠吻合，梗阻近段的肠管因为水肿无法和远端肠管钉合一致。

> 因此，在肠管水肿的肠吻合术中，除非紧急情况，我们更倾向于不使用吻合器或者连续手工缝合方法进行吻合，而选择使用单层间断缝合的方法进行吻合。缝合过程中要注意"不要太紧，也不要太松"，太紧缝线容易切割肠管边缘，太松容易导致水肿消退后线结松动。我们选择简单褥式缝合的方法，把黏膜翻转，同时保证除了最后几针之外的缝线都在管腔内进行打结。
>
> **请记住：当肠道边缘不"完美"时，应将更多的边缘组织内翻到吻合口中。**内翻的长度最多可以达到 1cm。每当我在协助年轻的外科医生手术时，我都在不断重复这句话：大口缝合。
>
> **现在举起你的右手反复默念：大口缝合，大口缝合，大口缝合，大口缝合……**

---

❶ 译者注：IIWM（if it were me），指个人选择；WTLS（what the literature says），指文献记载的方法。此处作者采用了一种幽默的表述方式，认为个人选择比教条主义更重要。

六、关于吻合器的一些补充说明

你将从你的老师那里学到吻合器的正确使用方法。实际上，我们并没有吻合器使用恐惧症。我们在大量紧急情况下同样使用吻合器进行肠管闭合，而不是吻合，一个典型的例子就是在 Hartmann 手术后闭合直肠，或者在因创伤或失血而进行的开腹手术中横切小肠，以及在小肠或回肠吻合术后做功能性残端肠闭合术。

在小肠切除术或右半结肠切除术中，我们使用线性切割闭合器进行了肠道闭合后，还需要进行一个侧 - 侧吻合（这些肠管都是些正常肠管）。但是，当你将闭合器通过两个孔插入胃和小肠，在进行闭合的同时吻合后，我们使用手工吻合的方法关闭共同切口的同时并加强缝合，这时候你会发现你需要手工缝合的长度几乎和你不使用吻合器时需要缝合的长度相同。此外，这些用于插入线性切割吻合器的共同开口，虽然经过了手工缝合关闭，但似乎是吻合术的致命弱点——它们，往往是吻合口漏的高发部位。

> 尽管我们总是希望能拿出一个统一的"意见"，但通常事与愿违，我们仍会有一些不同的观点。
>
> 所以 Danny 在这里希望补充一下：决定吻合术结果的主要因素是肠管条件、腹腔情况和患者的基础情况。技术上的差异影响并不大，只要我们都能准确和细致地去完成。因此，肠管的大小或者计算手术所需要的时间对我来说是没有意义的。很明显，开放手术下使用吻合器进行肠吻合肯定比腹腔镜下通过手术缝合的方法进行肠吻合术更方便。因此可以根据成本、速度以及个人喜好来进行各种不同的选择。如果你肠吻合漏的概率不高，并且能够熟练处理各种并发症，那么你就可以自由选择你的吻合方法。
>
> 针对上述观点，Moshe 这样回复：Danny 的观点的是从一位高级腹腔镜手术大师的角度出发，但我的观点更适用于像我这样的普通手术医师。

七、肠管吻合的禁忌证

我们希望能有一个精准的答案！概括地说，只要吻合口漏发生的概率较高，我们就应该避免行肠道吻合，因为吻合口漏一旦发生会带来灾难性的后果（第 43 章）。**那么，如何能够准确预测吻合口漏呢？**

传统上，在创伤、肠梗阻或结肠穿孔的急诊手术中，避免结肠一期缝合是大家公认的结论。但时代在变，观念也有可能改变。二战期间，任何条件下结肠损伤都必须做结肠造口，但现在同样的结肠外伤，我们已经有了成功一期修复的病例（第 30 章）。甚至，在结肠梗阻的病例中，有些需要二次甚至三次手术才能解决的问题，我们逐渐可以通过一次手术来完成（第 25 章）。而且，正如第 25 章和第 28 章中讲的那样，结肠的肠道准备是否充分目前也越来越显得并没有那么重要（至少对我们大多数医生来说）。多项临床试验表明，在没有充分准备的肠道中也可以安全地行一期肠吻合（尽管像许多外科手术的"钟摆定律"一样，肠道的准备现在似乎又得到了很多医生的青睐）。

对于能不能做一期肠道吻合，很难制定精确的准则。而是应该在考虑患者、肠道和腹腔的情况后做出的慎重决定。一般来说，在吻合条件不足、弥漫性的腹腔感染（而不是污染）等情况下（表 14.1），我们应避免进行一期结肠吻合。而小肠在大多数情况下都能进行一期吻合。但是，当患者出现下表中因素超过 1 个时，我们更倾向于根据技术情况，进行更为保守的肠造口或转流术。

表 14.1　可能影响吻合的因素
■　弥漫性腹膜炎
■　术后腹膜炎
■　吻合口漏
■　肠系膜缺血
■　肠道水肿严重，张力大
■　重症营养不良，严重低蛋白血症
■　严重的慢性疾病
■　生命体征不稳（损伤控制理论）
■　放射性损伤肠管

当然，手术过程中没有固定的格式或者方法，因此需要术者手术过程中的判断。尽量不要过于执着于一定要行肠吻合（图 14.2）。当然，每个术者都希望患者好，希望患者尽量不要做造口，但如果患者死了，不做造口也就没有了任何意义。因此，你不必担心要做一个造口。甚至，你也无需对做一个高位小肠造口而感到恐惧。过去被认为无法处理的高位小肠造口，现在通过全肠外营养、远端肠道灌注和再灌注技术、抑制腺体分泌联合造口护理等方法，也可以通过这些高位肠道"通风口"挽救生命（见第 43 章和第 44 章）。当然，**另一方面，当肠道条件和指征符合吻合条件时，也不要像一个"懦夫"那样过于拒绝行肠吻合术。**

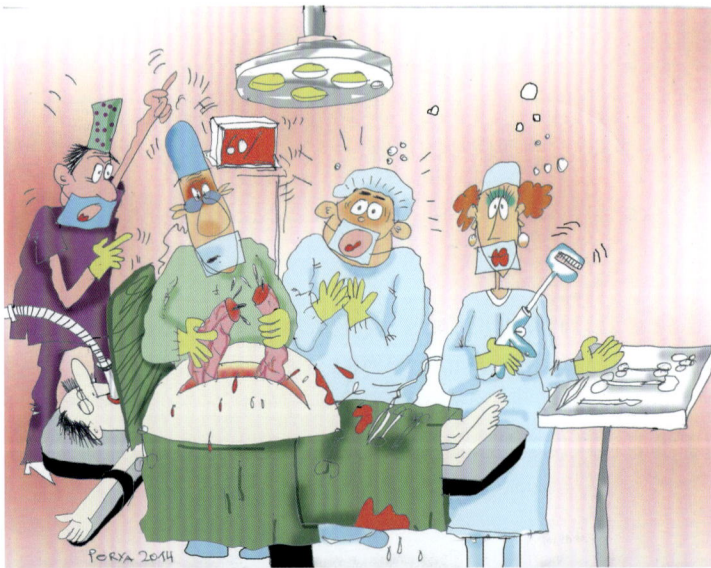

图 14.2　麻醉医生："收缩压 60mmHg……血红蛋白 5g/L……"
助手对外科医生说："老板，术前白蛋白是 1.5 g/L……"
外科医生对护士说："给我 TA 吻合器和 GIA 吻合器™，让我把回肠和结肠连接起来。再给我 3 分钟……"

> 无论你选择做什么，总有些人会不高兴。你能做到让所有人都满意吗？如果你做结肠造口术，总有人问能不能不做？能不能一期吻合？如果你做一期吻合，又总有人会问你为什么不做结肠造口？只有足球教练才会面临比这还要惨的状况了。

八、总结

一期肠吻合术是我们急诊手术过程中可以选择的部分。但请记住你的目标是为了拯救生命和减少术后并发症。因此我们应该在合理的情况下选择一期肠吻合术。**这就要求我们平时能够多积累一些吻合方法，这样在术中吻合时就能够游刃有余。**

第 2 节　肠造口术 ❶

在整个外科历史中，外科医生并不喜欢做肠道造口，但同时他们也深刻地理解到其潜在的挽救生命的价值，这一点从这两位外科大师的引文中可以看出：

> 在人类所患的疾病中，没有一种疾病比人工肛门更让人感到不便和厌恶。尽管患者有自己的想法，但他们却无法控制他们的消化液、胆汁和粪便不断地从腹壁上流出，这是多么令人难过啊。
>
> —— Guillaume Dupuytren

> 结肠造口术：放弃一部分生活的方便性，比放弃生命本身要好得多。此外，通过造口排出的排泄物与通过肛门排出的相比，并不完全那么令人讨厌。
>
> —— Lorenz Heister

此节主要讨论有关肠道造口的正确时机和位置的一般概念。你会在其他相关的章节中读到更多的关于小肠或大肠造口的适应证的内容。

> 只有在以下两种情况下才会做造口：当你想做的时候和它需要做的时候。
>
> —— R·John Nicholls

患者和外科医生对造口有不同的看法。对于从急诊手术中刚恢复过来还没有做好心理准备的患者来说，造口是对他外在形象和性能力的一种毁灭性羞辱。对外科医生来说，造口可能被视为对其技术能力的侮辱；造口的存在就意味着他甚至不能将肠管正确地连接起来。任何学术会议中的手术展示，你总是会看到优秀的外科医生是如何使用机器人来完成这类避免肠造口的手术。

> 但通常外科医生都知道，在正确的条件下，选择一个好的造口可以拯救患者的生命（或者改善患者的生活质量——但这又将是另外一个故事）。本章中，我们将讨论紧急情况下造口的原因和位置的选择，以及在特殊情况下的一些经验。

---

❶ LuisCarriquiry 教授，医学博士，在本书上一版中对本节有贡献。

一、急诊造口：原因和时机

急诊腹部手术行造口，通常是由于术中认为术后吻合口漏的风险太高。例如，在左半结肠吻合口漏的二次手术中，比较好的手术方法是直接将漏口拉出体外，如果不能，则使用吻合器完全封闭远端肠管，将近段肠管拉出来做造口（类似于 Hartman 手术）。

我们将急诊手术中最常见的造口适应证总结如下：

- 吻合口漏患者的二次手术。
- 粪便性腹膜炎患者的肠道手术。
- 吻合口漏高风险患者的肠道手术。
- 急性期炎性肠病患者手术。
- 会阴外伤或败血症患者的转流手术。
- 瘘管近端转流手术（例如直肠阴道瘘）。

针对以上情况，可供选择的造口类型如下：

- 结肠单腔造口术
- 结肠袢式造口术（乙状结肠或横结肠造口术）
- 结肠双腔造口术
- 吹孔式造口术
- 盲肠造口术
- 末端回肠造口术
- 回肠袢式造口术
- 空肠造口术
- 回肠双腔造口术

二、怎样处理好一个急诊造口

造口位置的选择

计划进行造口的手术患者通常在术前会见到一个"袋子女士"（造口护士或肠道治疗师）。这种咨询有助于患者在术前做好手术的心理和身体准备。这一过程中的一个关键事件就是标记好计划造口的部位。通常对患者进行卧位和站位检查，同时考虑他们平时的穿衣喜好。但是，当结肠穿孔患者需急诊手术时，外科医生不可能在凌晨 2 点很幸运地遇到造口护士（实际上，即使你找到一个，造口护士也经常会告诉你，他们无法为腹膜炎患者选择合适的造口位置）。因此，你自己需要提前了解合适的造口位置。

你需要选择一个远离瘢痕、骨突起部位和皮肤皱褶的平坦皮肤来放置造口。在实践中，假设一个三角形，其三个点分别在脐孔、髂前上棘和肋缘的中点，然后造口中心就位于这个三角形的边上，这就是**造口三角形**（图 14.3）。

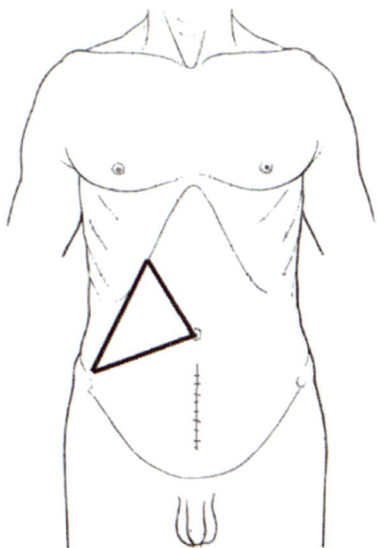

图 14.3　造口的三角形

需要注意的细节是，你应该根据临床实际情况来决定造口在三角上的高低。例如，年轻瘦小的克罗恩病女孩往往喜欢造口位置位于腹部低处，以便符合她们的穿衣习惯。当然，对于一个 200 多斤需要进行 Hartman 手术的啤酒男来说，选择这个部位造口无疑将是一场灾难，对他来说，造口应该选择更高的位置，即啤酒肚的上方，这样他就可以观察到造口袋的情况。在实际手术中，如果有系膜水肿和肠管扩张的情况，你可能需要将造口放置在它能够无张力接触到皮肤的地方，而不是理论上的最佳位置。但无论在何种情况下，我们都不建议将造口放置于手术切口中间（图 14.4）。

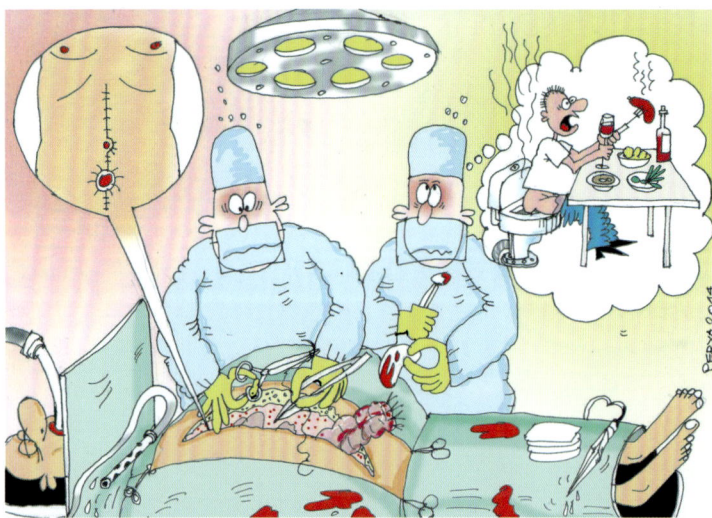

图 14.4　把一个肠造口放置在腹部切口上，无异于把厕所放进了厨房里

三、造口的一般原则

造口被认为是肠道和皮肤之间的吻合；你的目标应该是以最小的张力将血管丰富的组织缝合在一起，同时要注意手术技巧。

根据实际情况你应该使造口尽可能地小（或大），以便在不影响血管的情况下排出排泄物。造口可以通过以下方式进行：首先用组织钳提高皮肤，然后用手术刀水平盘状切除皮肤。但对于一些外科医生来说，这可能会切成一个过大的、皮缘不整的形状。**因此，有医生选择在造口部位选取一个十字形切口，然后通过切除四个角做成一个圆形来作为一种替代方法。**一般来说，以十字形切开腹直肌前筋膜，并沿腹直肌肌纤维分离腹直肌。然后用两把血管钳提高腹直肌后筋膜和腹膜，然后进入腹腔。**在这个过程中注意避免损伤腹壁下动脉，**否则在漫长的手术快要结束时，却不得不在小切口深处疯狂摸索止血，这将是一件非常令人痛苦的事。

无损伤钳钳夹用于造口的肠管，通过预造口拉出体外。如果你要做一个袢式造口，可以在肠系膜上建立一个孔，然后用尼龙绳穿过后把肠管拉出体外。

造口的完成过程（在其他所有伤口均处理结束之后）如下：

- 回肠造口应突出体表（称为"布鲁克回肠造口"）以方便排泄物的收集。将组织钳插入腔内，抓住黏膜向外牵拉后形成外翻。或者在距离造口肠管 4～5cm 处进行外翻缝合。先暂不打结，用血管钳牵拉，等全部缝合后一起打结。缝合时要注意缝线的深度，如果太深，可能会造成黏膜坏死而形成瘘。可以通过改变缝线缝合时与造口肠管之间的距离来控制回肠造口部位倾斜的方向，以便更适合术后造口护理。**如果患者肥胖或小肠系膜较短，就很难在没有任何张力的情况下完成回肠造口。在这种情况下，我们通常选择线性切割吻合器封闭回肠末端，将近端回肠拉出来进行单腔造口**。这种造口方法和双腔造口的不同是：双腔造口近远端都可以排出排泄物，但单腔造口只有近端可以排泄，而且双腔造口时我们一般使用一个支撑棒进行造口，单腔造口就可以直接环形缝合。

- 相比之下，结肠造口不需要向外突出。尽管通常情况下，结肠造口的肠管口都是与皮肤平齐的，但个人认为有点外翻的结肠造口具有一定的优势，这种造口方式可以减少排泄物在造口处积聚。同样，结肠造口最后需要用可吸收线将肠管全层和真皮层进行缝合，达到完全封闭造口伤口的目的。

四、末端结肠造口

在急诊手术中，通常是在 Hartmann 手术时，切除穿孔的乙状结肠（现在可能不太常见）或大肠梗阻后，进行末端肠造口术。造口位置通常选择髂窝处。这里造口的困难就是需要分离足够长度的正常肠管来行无张力结肠造口。**如果张力较大，那就必须要游离结肠脾曲，同时也要注意保护好结肠弓状血管**。关腹之前，再次观察结肠造口肠管是否无张力地位于皮肤表面。如果你担心它太紧，那么你的担心很可能成为现实。在这种情况下，关腹之前一定再次充分游离肠管来减少张力。

五、结肠袢式造口术

在急诊手术的时候通常选择这两种类型的结肠袢式造口：一种是横结肠袢式造口，一种是乙状结肠袢式造口。

- **横结肠袢式造口**用于缓解暂不适合扩大手术的肠梗阻患者，也可作为少数情况下分次手术的一部分（之后再安排二次扩大手术）。在右上腹直接做切口，可以在不另开腹的情况下完成横结肠袢式造口术。事实上，在少数情况下，我们甚至可以在镇静和局麻下完成这种手术（尽管这对外科医生和患者来说都不太喜欢）。造口远端结肠脱垂是横结肠袢式造口的一个常见并发症，但这通常都是可以处理的。
- **乙状结肠袢式造口**对患者来说更容易护理。同时，这种结肠造口脱垂发生率更低。对于会阴部有大面积伤口的患者来说，它有助于暂时"解除肛门功能"（这种情形的典型例子是：福尼尔坏疽或开放性骨盆骨折）。

六、末端回肠造口术

在急诊手术中，回肠末端造口通常作为结肠炎行次全结肠切除术的一部分。尽管小肠系膜的活动度大，几乎可以设置于腹壁的任何地方，但通常情况下，末端回肠造口设置位于右髂窝。操作过程中，应小心修剪小肠系膜，同时注意系膜有无扭转，减少术后造口梗阻。还要注意肠管的血供，否则容易出现术后吻合口坏死。在回肠拉出造口的过程中也要注意操作，如果造口太小或牵拉回肠过于暴力都会导致肠系膜的撕裂，从而也影响造口肠管的血供（另一种使造口肠管失活的方式）。另一个重要的问题是保留有可能再次利用于造口的回肠血供，使肠管在不失活的情况下没有张力地到达盆底。

七、回肠袢式造口术

回肠袢式造口术在急诊手术中应用较少。**一个有可能选择这种术式的例子是憩室炎急性穿孔的特别肥胖患者**。在这种情况下急诊行结肠切除术是一项艰巨的挑战。可以先选择做一个近端造口，然后再进行择期结肠切除术。当对腹壁厚、结肠系膜短的肥胖患者进行手术时，回肠袢式造口可能是唯一的选择。

回肠袢式造口的另一个作用是在漏风险较高的低位直肠吻合，或在左半结肠吻合口漏的情况下不破坏原吻合口，在其近端进行转流的一种手术。

八、黏液瘘

黏液瘘是由于远端封闭肠管的顶端出现瘘并形成窦道后的造口。典型的例子是：结肠炎患者急诊行结肠切除术后，远端直肠残端会提到体外做一个第二造口。患者和造口护士都比较讨厌黏液瘘，因为不仅气味很难闻，还需要同时护理两个造口。目前，有充分证据表明，在大多数溃疡性结肠炎患者的手术中，关闭直肠残端并将其留置在腹腔内是安全的。在极少数情况下，由于结肠组织很脆，不能用缝合或吻合钉的方式安全关闭残端。在这种情况下，我们会做一个长的残端，在左髂窝处将其固定出体外。由于结肠组织脆弱，缝合困难，我们可以使用新生儿脐带夹将结肠固定在皮肤造口之上（几周后自动脱落，留下一个整齐而安全的黏液瘘）。

九、回结肠造口术（双腔）

如果你已经行了右半结肠切除术，但同时认为进行一期回肠结肠吻合不安全，那么可以考虑行回肠双腔造口。这种术式，使得近端和远端肠管（回肠末端和结肠）都从同一个切口拖出，同时还可以将两段肠管的后壁缝合固定。这种造口方法的优点是：对患者来说，只需要一个造口装置，对外科医生来说，以后可以更容易地将造口回纳。**回肠双腔造口在以下两种情况下是非常有用的：① 回肠吻合口漏后的二次手术；② 初次手术时吻合口漏风险较高的患者**（典型的病例是克罗恩病、长期口服激素患者或盲肠穿孔后严重粪性腹膜炎）。

十、空肠造口术

很少情况下需要行空肠造口。由于空肠造口的输出量很大，风险较高，通常手术医生不愿意行空肠近端造口；然而，在某些特殊情况下，需要平衡这种风险与吻合口漏的发生或无法控制的腹腔脓毒症的风险。当近端肠管损伤严重或复杂的肠外瘘患者行转流手术时，你可能需要选择空肠造口。**这种最终造口通常由患者腹腔的严重疾病或外科医生的操作并发症所致**。因为很少需要行空肠造口，所以这对外科医生来说都是比较陌生的。这里有一些提示：

- 在空肠造口肠管能到的腹壁（通常是在左上象限）进行造口。
- 像通常一样将空肠末端拉出体外。
- 你会发现，由于肠壁的厚度和肠系膜的长度，空肠造口难度比回肠造口难度大。但不要太担心，记住这是一个救命的造口。

- 空肠的血供并不像回肠血供那样有固定的血管弓，所以不要像处理回肠血管那样，不然你很可能会使一段空肠失去血供。
- 和其它造口一样用可吸收线间断缝合造口。
- 它可能看起来比平时的造口更差，这就是空肠造口。

十一、"吹孔式"结肠造口术和辅食造口术

一些外科医生认为吹孔式造口术已经过时，甚至有些医生根本就不知道它是什么。**但我们认为这种方式还是值得简要提及，因为它在极少数情况下可能是当时的最佳解决方案。**

吹孔式造口单纯使用前肠壁，将其打开并缝合到皮肤上，这种方式不需要将肠管移出并暴露于皮肤表面。这种造口的唯一目的就是减压，因为这种方式不能完全转流粪便。当患者一般状况比较差或者腹腔情况复杂不适合采用更复杂的解决方案时，这种方式的造口能够缓解结肠梗阻。当然，它只适用于基础情况较差、手术风险较高的患者，其最主要优点是操作简单，甚至可以在局麻下完成。

经典的吹孔式造口是一种与造瘘管造口相反的手术造口方式。由于造瘘管容易发生堵塞，排泄物也容易从管口渗漏造成周围的渗漏，因此造瘘管造口很少能发挥预期作用。以一个 90 岁脾曲肿瘤肠梗阻的患者为例，其基础疾病为严重的心力衰竭，他能离开医院的最佳选择是在肠穿孔之前进行最小的手术来为肠道减压，而不是试图通过英雄式的结肠癌根治术来"治愈"他。这种患者，即使选择全麻下的横环结肠造口也可能无法承受。因此，**我们通过麦氏切口（与阑尾切除术一样），将阑尾切除，并将阑尾根部的盲肠壁托出体外并缝合固定在腹壁上。然后打开盲肠，吸出肠腔排泄物，并将开口与皮肤固定。**这种皮肤平面的造口并不困难，通常也易于护理（图 14.5）。

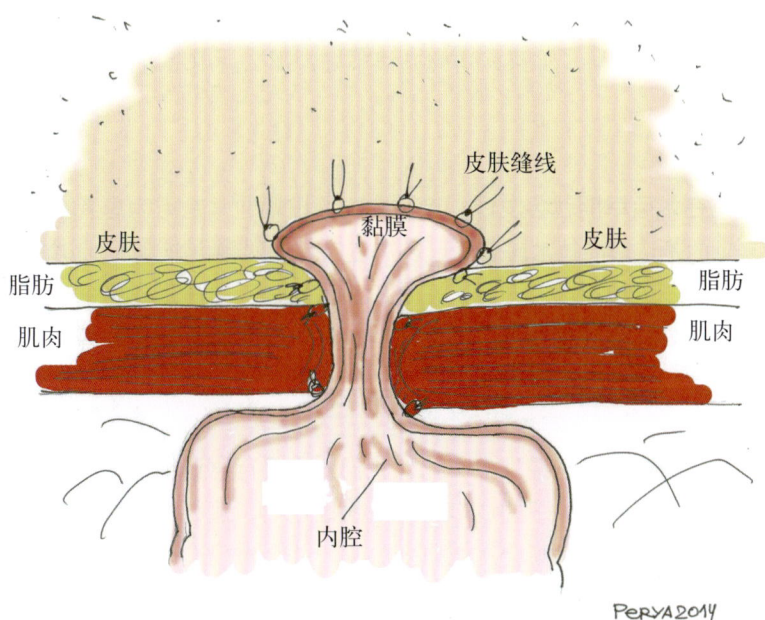

图 14.5　吹孔式造口

十二、肥胖患者造口

永远不能低估为极端肥胖患者进行造口的挑战。当你为这种类型患者进行造口手术时，这里可以给你一点提示：

- 造口位置的选择比一般情况下要高（如果造口在"脂肪围裙"下，患者无法观察到它）。
- 将造口开口做得大一些（肥胖患者的结肠系膜会很肥厚且易碎，不容易经过常规大小的开口）。
- 尽可能地游离造口肠管（患者站立位时，脂肪和结肠造口都会下降几公分）。
- **如果始终在为肠管长度而苦恼，那么可以考虑做一个祥式造口**（这样做的话，可以用吻合钉封闭肠管远端，近端做一个祥式造口）。
- 回到你的办公室，来杯咖啡庆祝一下。

十三、关于伤口的提示

我们通常会在造口手术后用大量的组织胶来封闭伤口。从理论上讲，就算造口早期出现泄漏，伤口都不会被污染而形成感染。临床经验显示，这种方式似乎确实有效，但如果在急诊手术时伤口被严重污染（例如粪性腹膜炎），这种方法可能就毫无意义（在这种情况下，我们要么开放皮肤，要么用丝线轻轻地缝合靠近就行）。

十四、术后造口观察

尽管不是全身情况的完全反应，**但可以通过造口让你直接观察到消化道循环和血液循环情况**。因此，术后第一天一定要仔细观察造口的情况。我们现在使用的透明造口袋通常可以很好地直接看到造口情况，但如果有排泄物影响你直接观察，请不要偷懒，立刻取下造口袋来确保有一个良好的观察视野，如果病房的光线不好，那么就用手电筒来解决。

十五、造口缺血

造口缺血通常在术后早期就会发现。这种情况的出现通常是因为患者术后处于持续性低血压状态，更常见的是造口的技术问题。可以从造口黏膜的颜色来判断造口缺血的严重程度，造口完全坏死有多种不同的原因。因此，**在造口手术第二天的病房查房中一定要仔细观察造口黏膜情况，评估造口黏膜活性情况**。如果结肠造口边缘黏膜有缺血表现，我们可以使用直肠镜或测试管插入造口来评估筋膜平面以下肠道黏膜的活性。手电筒也可以帮助我们评估黏膜的活力。

如果评估结肠造口的肠道已经发生坏死，我们则需要行急诊手术，切除原来的造口并重新造口。相反，如果筋膜平面以下的造口肠道是粉红色的，那么可以继续等待无需行急诊手术。在这种情况下，造口坏死黏膜会从造口上脱落，并会出现造口狭窄。造口狭窄可以根据后期造口情况及患者情况决定，但这个时候手术比术后早期行再剖腹探查手术的难度要小得多。相比之下，**回肠造口如黏膜颜色变黑，则应紧急手术**（这种情况下肠管的长度通常不是问题，而且很有可能从造口处拉出回肠末端完成造口而不需要再次开腹）。

如果结肠造口黏膜颜色变黑，那么它肯定就是黑色的，要做到实事求是，而不能觉得心里想着它不要是黑色的，它就不是黑色的。

十六、高输出量的造口

末端回肠造口稳定后每天的输出量约为 500mL。但在术后初期，回肠造口的输出量往往比这大得多（1000～1800mL）。这种高输出量的发生率约为 15%，通常在术后最初几天会逐渐减少至常规量。**回肠造口高输出量（大于 2L/d）的情况通常发生在以下急诊手术的患者。**

- 近端造口（例如空肠造口）。
- 腹腔内脓毒症。
- 回肠或小肠梗阻术后。

如果造口的排泄量超过 1000mL/d，则需要静脉补充林格溶液或正常盐水。可以通过减少口服低渗液来减少造口输出量。同时要密切监测患者的电解质，防止出现钠、镁和钾缺乏。减少造口高输出的其它手段包括：

- 低纤维饮食。
- 使用质子泵抑制剂。
- 减少肠道蠕动药物的使用，如洛哌丁胺（在这种情况下，可能需要 8mg，一天 4 次）或磷酸可待因（60mg，一天 4 次）。

十七、黏膜分离

黏膜分离常见于急诊造口术后。黏膜分离的程度通常比较轻，在优质的造口护理下，通常会自行愈合。分离的造口黏膜重新缝合往往没有任何作用；杜绝因为黏膜分离而重新选择造口，因为这个过程将非常困难而且危险也很大。

十八、其它造口并发症

作为一名从事急诊腹部外科手术的医生，你会清楚地认识到造口后可能会发生很多其它并发症。对于这些并发症处理的进一步讨论不在本书讨论的范围。建议有兴趣的读者参阅《Schein 外科并发症预防和处理》❶ 中的第 14 章，进行更深入的了解。

十九、总结

选择一个好的造口可以关系到腹部急诊手术的成功与失败。造口时要重视造口的质量，将它视为皮肤和肠管之间的吻合口，只有重视了才会减少术后并发症的发生。主刀医生不要在关腹后就直接去休息了，让住院医生单独完成造口，因为这里的一个小错误也会造成巨大的灾难。

---

❶ 原版书名 *Schein's Common Sense Prevention and Management of Surgical Complications.*

本书主要关注急诊手术治疗，因此，我们没有去关注后期并发症或者造口的回纳问题。我们将用一个名人名言来结束本章的介绍。

> 没有任何一条法律规定，结肠造口必须要闭合。
>
> —— Leo A. Gordon

（吴　勇　邢春根 译　邢春根 校）

第15章

膈肌急症

Danny Rosin

> 膈肌是胸腹部的解剖分隔，也是区分胸部或腹部疾病的肌组织分界。

—— Ambrose Bierce

膈肌通常将腹腔和胸腔分开。外科医生常常关注的是膈肌功能丧失后引发的种种疾病。 当其损伤时，无论是急性（外伤）、慢性（疝）或是先天性的缺陷，都会造成两个腔体之间的压力差，从而导致腹腔器官上移。除此之外，膈肌是承担呼吸运动的主要肌肉，但针对这一功能，这个章节不展开叙述。

大部分膈肌手术是择期的，当出现这两种情况时则需要行紧急手术：

- 膈肌裂伤：如穿透性创伤（刀、子弹）或钝性创伤（破裂）。
- 慢性或先天性膈疝的急性表现：如疝内容物嵌顿或扭曲。

尽管篇幅有限，但是了解一些背景知识可以帮助我们更好地理解紧急情况下膈肌的治疗方案。我们的目的是处理疝内容物，最好是将器官复位（有时需要切除），恢复膈肌的完整性，以此获得良好的预后。

因此，让我们从一些概念开始，去熟悉这些疾病形成的一些病理生理机制。

一、膈疝

膈疝可以分为先天性及后天性。先天性膈疝是由先天性的缺损造成的，后天性的膈疝是由现有的食管裂孔扩大而产生的。

（一）先天性膈疝

先天性膈疝有两种类型：

- Bochdalek 疝（腰肋三角后外侧缺陷）：此种类型更常见，通常出现在左侧，其主要影响呼吸系统。由于腹部器官突入胸腔导致肺发育不良，**出生后即发生严重的呼吸窘迫，因此成为新生儿急症之一，** 这不在本章的讨论范围。
- Morgagni 疝（胸骨后的前部缺陷）：此疝是先天性疝中较为少见的情况。

先天性疝体积小，不易诊断，发现时通常较晚，发病时表现与后天性疝相似。

（二）食管裂孔疝

滑动型食管裂孔疝是胃向上移动形成的（胃食管连接处上移至食管裂孔的近端）。从解剖学上讲，它是一种"滑动"疝，没有疝囊，**不存在紧急手术指征**（如嵌顿、绞窄、梗阻）。

另一方面，食管旁疝与我们的主题更相关。 膈肌上的食管裂孔较正常扩大后，导致胃、食管乃至其他器官通过其上移。这种疝最有可能需进行紧急处理，因为胃的位置变化可能引起不同程度的症状，严重者导致嵌顿。

有时我们花费大量的精力试图在解剖学上对不同类型的食管裂孔疝进行准确的分类，来确定是否真的是滑动型食管裂孔疝、食管旁疝或混合疝。但在实践中，进行准确分类可能对手术决策没有帮助。

（三）膈肌创伤（另见第 30 章）

创伤往往造成膈肌撕裂或破裂，前者通常是钝性创伤的结果，后者与穿透性创伤有关。在膈肌创伤中，通常伴有腹膜破裂，而腹膜突出形成了膈疝的疝囊。腹膜破裂后，疝囊缺失，同时腹腔内的脏器会直接移位至胸腔内。无论是先天性疝气还是后天性疝气，肝脏均起着保护右侧膈肌的作用，所以左侧膈肌损伤更常见，但这并不意味着右边的膈肌不会受损，严重情况下，肝脏本身也会疝入胸腔。

膈肌撕裂通常与其他损伤伴随，需同时进行治疗（通过不可吸收性缝线进行初级修复）。膈肌撕裂通常易被证实（当鼻胃管在左胸内卷曲，往往意味着胃在胸腔），但有时不易被考虑到。即使是进行 CT 扫描也未必会关注膈肌部位。如果医生怀疑膈肌有撕裂，在没有其他开腹手术指征的情况下，可以进行腹腔镜探查（至少存在穿透性左胸腹的伤口时需积极进行）。腹腔镜检查包括探查膈肌，必要时进行修补。

如果医生怀疑膈肌没有撕裂并因此而漏诊，可能会导致撕裂慢慢扩大，甚至在数年后表现为膈疝，并有嵌顿可能。此类疝伴有疝囊的缺乏往往导致胸腔器官的粘连，增加了手术难度。因此，有观点认为可通过开胸手术来处理这类疝。

现在我们来谈谈本章的主要内容——胃扭转！

二、食管旁疝胃扭转

胃扭转，即胃的不正常旋转，通常与食管旁疝有关。但也有少数情况下没有疝存在，通常由胃失去张力平衡而诱发。

胃可以沿着两个不同的（和垂直的）轴线扭转。**器官轴型胃扭转**是一种比较常见的胃扭转，此时，胃以食管胃结合部与幽门的连线为轴发生扭转。**系膜轴型胃扭转**则比较少见，它是以胃大弯中心与小弯中心的连线的水平轴形成扭转。围绕系膜进行扭转，在这种情况下可以找到胃左动脉。

这种分类对解读 CT（或经典的钡餐造影）的放射科医生来说是很好的，**但我们更关心的是胃是否梗阻，以及是否有任何胃缺血和坏死，而不过分关注胃扭转的类型。**

（一）临床表现

> 许多年前，Moritz Borchardt（1868—1948，一位来自柏林的外科医生，后来被迫移民到阿根廷，并在那里去世）描述了胃扭转的诊断三联征：
> - 上腹部 / 胸骨后疼痛。
> - 干呕。
> - 鼻胃管无法插入胃内。

患者一般不会因单纯性食管裂孔疝导致的夜间症状而醒来。即使是存在严重的反流问题，在进行内科治疗后症状也可得到控制。真正严重的是食管旁疝、漏诊的膈肌损伤以及晚期出现的先天性疝可能导致的嵌顿，甚至绞窄。有趣的是，直到最近，由于其存在的绞窄风险以及相关的并发症和死亡率，确诊后的食管旁疝都倾向于手术治疗，即使是无症状的。**如今，一些外科医生也会坚持这种方法。但是，由于此类患者通常一般情况不佳，我们更愿意为有症状的患者提供手术治疗。**

此类疝临床表现为吞咽困难或疼痛，因为疝出的胃压迫食管或食管可在疝囊颈处部分梗阻。**急性梗阻**会伴有胸骨后疼痛（腹部通常柔软，无压痛）和干呕，因为即使用力呕吐，胃的嵌顿部分也不能排空（图 15.1）。这种情况下鼻胃管也难以通过或无法减压嵌顿的胃。

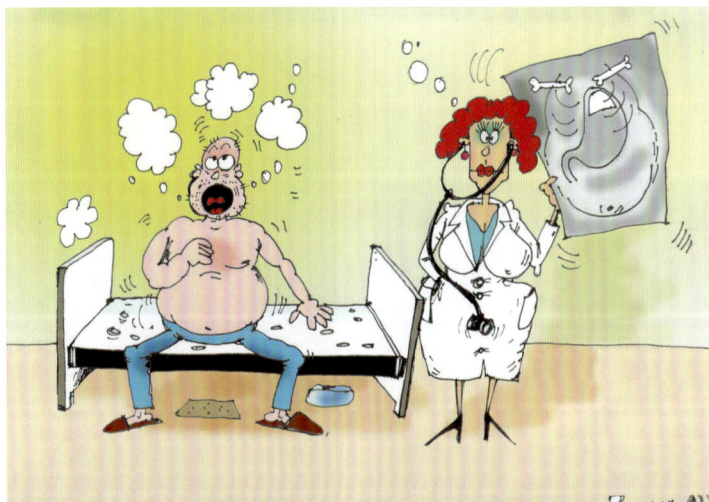

图 15.1　患者："请帮我催吐。"医生："你的胃在胸腔里，我担心呕吐会导致误吸。"

导致胃扭转的因素一直存在，所以胃很少沿直线向胸腔上移。真正的急性胃扭转可能相当迅速地导致胃坏死。由于这些患者主诉胸骨后疼痛，并且通常存在一定程度的呼吸困难，此时胸部 X 线检查是十分必要的，但 X 线往往导致纵隔内的胃泡遗漏（图 15.2）。

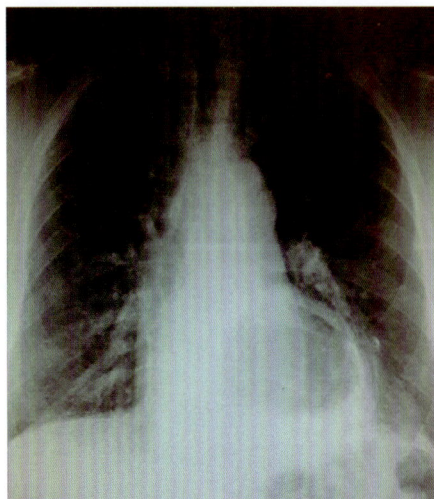

图 15.2　胸部 X 线示：嵌顿性食管旁疝伴纵隔内胃泡

如今，CT 扫描是急诊室诊断和决策的一个组成部分（图 15.3 和图 15.4），CT 还可发现可能受累的其他结构：横结肠可卡顿于此。当结肠有缺血和胸部穿孔的风险时，必须即刻处理。

尽管 CT 具有诊断价值，但这些患者通常首诊是在内科，他们认为有必要进行内镜检查。**胃扭转（器官轴）的典型内镜特征是：**胃迂曲、后屈内镜观察到的食管旁疝以及内镜无法定位和通过幽门，可能观察到胃缺血的证据。有报告称内镜引导下成功插入鼻胃管行扭转复位后可考虑行择期手术。

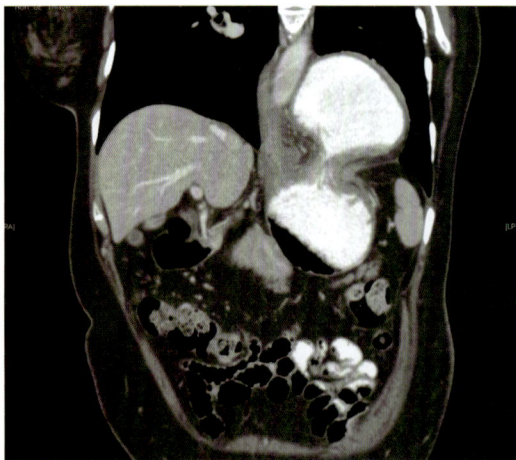

图 15.3　CT 示：胃扭转。部分胃体通过食管旁缺损疝入胸腔内，造影剂仍可通过胃嵌顿部位进入胃的腹内部分，但扩张的胃会向上压迫肺和食管内侧

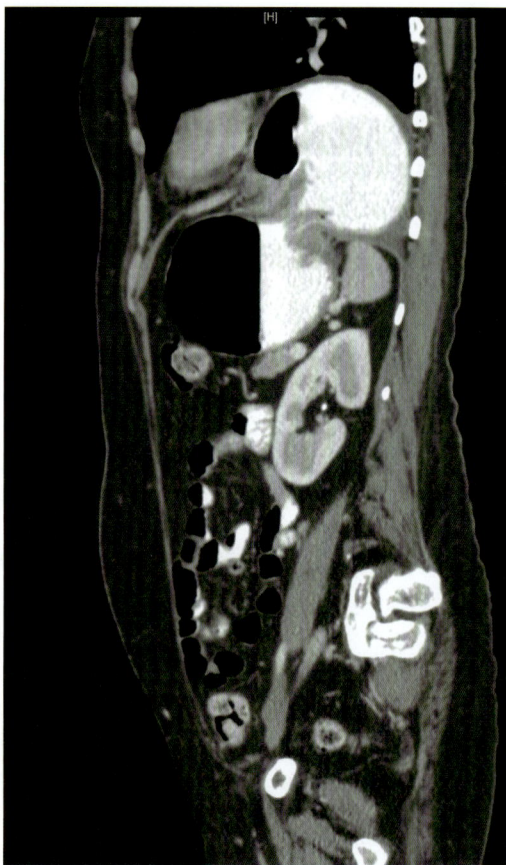

图 15.4　侧视位 CT 可以更清楚地看到扭转扩张的胃从后方压迫了心脏

（二）处理

插入鼻胃管可使情况改善从而行择期手术，成功的胃部减压避免了胃组织坏死，确保了良好的手术条件：这些患者通常高龄且合并基础病，此种情况下又有呼吸窘迫以及局部水肿、胃嵌顿，使得紧急手术很难进行。不幸的是，在临床中，常发生完全胃扭转导致无法放置胃管减压。

如果存在胃坏死的风险，手术不可避免（需进行充分术前准备并给予广谱抗生素后）。通过腹部入路回纳疝内容物，如果胃组织已发生坏死则需进行切除。上腹中线**开腹手术**是经典的方法，但腹腔镜手术也可以达到目的。

疝入脏器的复位可能存在很大困难，这种情况下开胸手术是不可避免的。有**两种办法有助于疝出脏器的复位**：经膈肌缺损处插入一根大口径的管子，消除胸内的负压（"吸引"作用）；设法把鼻胃管插到扩张的胃腔内，减小胃的体积。如果仍然不成功，你可以尝试通过针穿刺直接抽吸空气和液体，甚至通过胃切开术抽吸空气和液体，但应小心避免溢出，以免导致脓胸发生。

在成功复位胃后，应继续进行膈肌修补，完成需要进行的所有步骤：切除疝囊，通过缝合膈肌角闭合缺损，完成胃底折叠（或不做）。一些外科医生建议行胃固定术以防止胃扭转的复发，甚至进行管式胃造瘘术以进行固定和引流，完成修补后的操作可选择性进行。**然而，如果患者的一般情况不佳需要迅速结束手术，不必行膈肌修补术加胃底折叠术，只要将缩小的胃固定在腹壁上（用一些缝线——有些会增加胃造瘘术）即可。**

如果患者、急诊医生或你等了太久——这在现实生活中并不罕见——你发现胃已经坏死，处理方式就更加有限了。**在此种严重情况下，患者病情会限制你的选择，最终的死亡率是高的。你真正需要做的事是：**切除胃的坏疽部分，如果已经发生穿孔，则清理纵隔内溢出的内容物，尽可能关闭胃。如果需要进行全胃切除术和重建术，应确保患者能够耐受手术。如不能耐受，则应考虑分期手术，即在远端食管内插一根引流管，闭合十二指肠残端并进行导管空肠造口术。一旦患者的病情稳定、能够耐受 Roux-en-Y 食管 - 空肠吻合术时，则再次剖腹做重建术。

> 我们回顾在 M&M 会议中出现的一些案例，有一个案例内容是这样的：一位胸痛不明显的高龄女性患者，在急诊室里花了几个小时来"排除心脏病发作"，她因消化不良入院，住院医生甚至护士都没有插入鼻胃管，胃肠科医生在观察患者时没有意识到他们看到的是什么。医生决定在第二天（甚至更晚的时候）手术，这时胃已经全部坏死，这种患者很少能够救治成功。我们希望你能吸取教训，做得更好。
>
> ——编者

切记：临床表现可能模糊不清，治疗的延误却是灾难性的。考虑一下—怀疑—迅速进行诊断并进行相应治疗。

"膈肌——你身体中最重要但却未得到充分重视的肌肉。"

（李俊生 译　周家华 校）

第 16 章
上消化道急症

众编者

本章分为以下两节：
- 第 1 节　消化性溃疡穿孔
- 第 2 节　上消化道出血

> 时代在改变。
>
> —— Bob Dylan

让我们面对现实吧。需要外科干预的上消化道急症已经变得越来越少，至少在发达国家是这样。由于现代抗溃疡药物的使用，消化性溃疡可以被有效预防且容易治愈。因此，消化性溃疡往往不会造成穿孔。如果溃疡引起出血，在大多数情况下，可以由外科或消化内科医生通过内镜进行处理。**此外，如果必须要进行手术治疗，它已经变得更简单，创伤更小——只需要处理溃疡病引起的并发症，根治溃疡则交给药物治疗。**

出于这些原因，我们决定将"穿孔"和"出血"这两个主题合并成一个较短的章节。

第 1 节　消化性溃疡穿孔

> 每个医生，面对胃或肠的溃疡穿孔，必须考虑打开腹部，缝合穿孔，并通过仔细清洗腹腔来避免可能或确定的感染。
>
> —— Johan Mikulicz-Radecki❶

虽然我们自己在临床上已很少见到，但溃疡性穿孔在欠发达地区或压力大的人群中仍很常见。通常穿孔是在慢性溃疡的背景下发生的，但患者可以"突然"出现穿孔，而没有任何消化性溃疡病史。在西方国家，十二指肠溃疡（duodenal ulcers，DUs）穿孔比胃溃疡（gastric ulcers，GUs）穿孔更常见，后者在社会经济地位较低的群体中更常见——与压力、药物、酒精和吸烟相关。

请记住，并非所有穿孔都发生在消化性溃疡中。在罕见的情况下，胃腺癌或淋巴瘤也可以引起穿孔。

---

❶ 一位波兰外科医生（德国人声称他是德国人……）。

一、发展历史

来自宾夕法尼亚的 John Blair Deaver（1855—1931），是的，就是发明牵开器的那位，他写道："必须记住，早期病例（消化性溃疡穿孔）的渗出物是无菌或接近无菌的，腹膜反应是胃和十二指肠内容物对化学刺激的反应，而不是细菌入侵的结果。"

通常，消化性溃疡穿孔引起的腹痛会在上腹部突然出现。大多数患者能准确地判断出突然出现症状的时间。腹痛的进展可以分为三个阶段：

- 化学性腹膜炎 / 污染。最初，穿孔导致化学性腹膜炎，伴有或不伴有微生物污染（注意酸的存在使胃和十二指肠内容物可以灭菌，当胃酸因抑酸治疗或疾病而减少时，例如胃癌引起的胃酸缺乏，胃和十二指肠会被细菌和真菌污染）。溢出的胃十二指肠内容物通常是弥漫的，但也可能由于粘连或网膜而局限于上腹部。胃肠内容物可以沿着升结肠旁沟流到右下腹，类似急性阑尾炎，这在每本教科书中都有提及，但在临床中几乎从未见过（参见第 21 章）。
- 中间阶段。6～12 小时后，许多患者的疼痛会自行缓解。这可能是由于腹膜渗出稀释了刺激性的胃十二指肠内容物。
- 腹腔感染。如果没有对患者及时进行手术干预，那么在 12～24 小时后会出现腹腔感染。每个患者腹腔内污染微生物变得具有侵袭性 / 传染性的时间点都是不同的。**因此，您应该将任何延误超过 12 小时的穿孔手术视为感染而非污染。**这关系到你的术后抗生素治疗，具体见后述。未被及时救治的患者可能在穿孔后几天出现脓毒症休克（septic shock）。早期阶段的休克是非常罕见的，尽管医学生在教科书里经常看到，**但是当面对休克和腹痛合并出现时，首先应该考虑主动脉瘤破裂、肠系膜缺血或重症急性胰腺炎的可能性。**未经治疗的穿孔最终会导致腹膜炎或腹腔脓肿，从而引起感染性休克，导致死亡。

二、诊断

大多数患者会出现弥漫性或局限性腹膜刺激症状，他们一动不动地躺着，呻吟着，像教科书上描述的板状腹（有人称之为"教科书式腹膜炎"）。穿孔的自发性闭合，或内容物溢出或漏入小囊腔内，引起不典型和延迟表现的症状。我们曾有一个患者，他的溃疡穿透到腹膜后——在胰腺和左半结肠后方，进入阴囊，他出现了感染性休克，但腹部仍然柔软。

约 2/3 穿孔患者的膈下会出现游离气体。腹腔内游离气体是溃疡穿孔的标志，这一点甚至连医学生都知道。但是，请记住，游离气体在直立位胸部 X 线片上比腹部平片显示得更清楚（参见第 4 章和第 5 章）。如果您的患者不能站立或坐起，请做左侧卧位腹部平片。**还要注意，无腹膜炎临床表现的腹腔内游离气体并不是急诊剖腹探查的指征。**如同在第 4 章节中提到的，有一长串的可能会产生腹腔内游离气体但不需要进行手术干预的情况。腹腔内存在游离气体但腹部柔软无明显腹膜刺激征，意味着穿孔可能已经自然愈合，此时可以进行下面将要讨论的非手术治疗。

面对消化性溃疡穿孔患者，建议进行腹部 CT 扫描，判断是否存在腹腔内游离气体、造影剂龛影和腹腔内游离液体。CT 能很好地检出腹腔内的微量游离气体，并有助于提示其来源。因此，对于临床症状不明显的患者，它是一种有价值的诊断工具，**可以帮助您鉴别是急性憩室炎需要进行非手术治疗还是溃疡穿孔需要进行手术治疗。**你们中如有在美国行医的人都知道，大多数这样的患者，甚至在接诊之前，就可以直接安排做 CT 检查了。从利己的角度来看，这并不是一个坏主意。想象一下将来这本书的第 13 版，或许这一整章的内容将由一句话组成："进行 CT 扫描，在 CT 引导下注射胶水封闭穿孔。"但或许在那之前，穿孔的消化性溃疡会完全消失？

不要忘记，未见到腹腔内游离气体的情况下，急性胰腺炎应该被考虑和进行排除诊断（参见第 17 章）。再次强调：胰酶升高和影像学可以帮助您做出正确的诊断。

三、治疗原则

治疗的首要目标是通过清除感染源和清洁腹腔来挽救患者的生命。次要目标是根治溃疡。前者是通过单纯穿孔修补来实现的。溃疡的根治在大多数患者中是通过现代抗酸药物和根治幽门螺杆菌来实现的。因此，手术干预应用于穿孔过于"复杂"而无法进行单纯修补的罕见情况下（见下文）。

几年前，我们咨询了 SURGINET（一个线上普通外科讨论组）的国际成员关于溃疡穿孔疾病的临床经验。总结如下：

- 溃疡穿孔是否普遍？在发达国家非常少见。美国、英国或澳大利亚的外科医生每年处理的病例不会超过一两例。但随着发展中地区的生活方式改变及抗溃疡药物普及，消化性溃疡穿孔同样变得罕见。**另一方面，溃疡性穿孔在贫困人口中仍然很常见，比如在南非、印度甚至是俄罗斯。**在那里，一些外科医生报告说每月有多达 25 个病例！
- 溃疡穿孔的部位是在哪里？绝大多数位于十二指肠。少数是幽门前或胃部（与使用非甾体抗炎药有关）。由于良性疾病行胃切除手术较少，吻合口溃疡引起的穿孔几乎已经消失。但是随着减重手术的增多，吻合口溃疡病例再次增多，在减重手术后，也有关于残胃穿孔的报道。
- 手术方式的选择？所有回答者都会选择单纯穿孔修补作为首选的手术方式。有些人会在极少数情况下——只有在迫不得已的情况下才进行溃疡根治手术，如下文所述。

四、治疗方法

按照第 6 章中讨论的方案进行治疗。

（一）抗生素治疗

患者一旦确诊穿孔，并且确定手术，就应立即给予一定剂量的广谱抗生素。**大多数患者在穿孔后 12 小时内前来接受治疗，因此，他们遭受的是腹膜污染而不是感染。**事实上，许多患者的腹膜炎是化学性的，没有表现出任何微生物感染的表现。在这类患者中，抗生素将起到预防作用，不需要长时间的术后治疗性使用抗生素。那些穿孔时间超过 12 小时的患者可能已存在腹腔感染。这类患者，抗生素应在术后阶段继续使用（参见第 40 章）。使用的抗生素方案，无论是单一疗法还是联合疗法，都应该根据经验涵盖革兰氏阴性菌和厌氧菌。对穿孔患者的腹水进行常规细菌培养是没有意义的（参见第 13 章）（但如果您不遵守他们的指导方针，你可能会被感染病专家和你的领导教训）。**在这些病例中，从腹膜中经常培养出的念珠菌是一种污染菌，并不需要特殊的治疗。**

（二）手术治疗

1. 开腹手术还是腹腔镜手术?

网膜修补术和腹腔灌洗可以在腹腔镜下进行。**我们建议，对于病情稳定、复苏良好的患者，以及当穿孔可以被及时和安全地修补时，腹腔镜手术是一个合理的选择。相反，对于高危或存在严重脓毒症的患者来说，无法维持长时间的人工气腹。**当然，你必须是一个技术熟练的腹腔镜医生（虽然大多外科医生都认为自己"样样精通"），才能进行安全、有效的腹腔镜下网膜修补。

顺便说一句，穿孔修补的开放手术不一定是一个大切口开腹术。相反，如果有准确的术前 CT，您可以通过较小的右肋缘下切口或上腹正中短切口修补穿孔并吸出腹腔游离的液体，这两种方法都比传统的长正中切口术式对患者创伤性更小（参见第 10 章）。

一些外科医生会选择**腹腔镜辅助手术**：在腹腔镜下确认穿孔，清洗腹腔，然后在穿孔部位上方的腹壁进行一个小切口，修补穿孔。

总之，做出最安全的选择，即使开放性手术在您看来并不"富有魅力"，但它的治疗效果仍然可靠。

2. 单纯穿孔修补（见图 16.1）

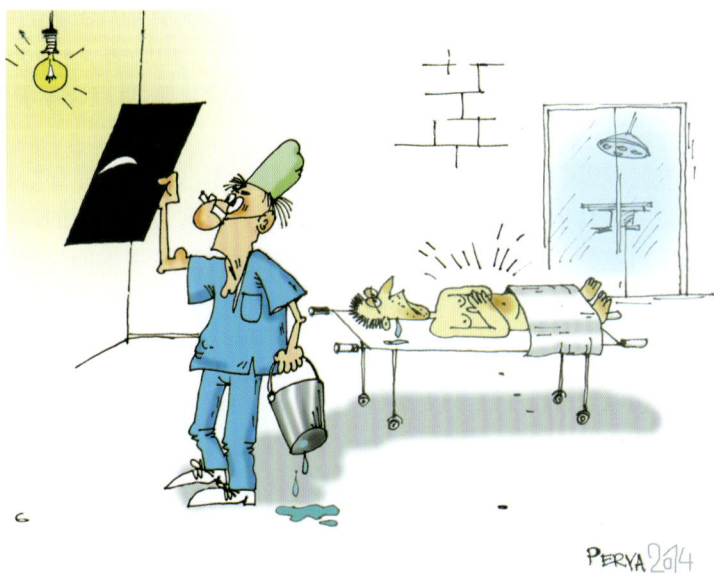

图 16.1 "我们应该如何修补它？"

关键点是网膜修补！ 传统上，溃疡穿孔的单纯修补通常使用**大网膜补片**（Graham's 补片，虽然最早在 1929 年由 Cellan-Jones 提出使用，但俄罗斯人声称是 V. A. Oppel 在 1925 年首次提出），也称为网膜修补术。为了不使管腔变窄，形成横向闭合，通常在穿孔的两边进行全层间断缝合（缝线通常使用 2-0 Vicryl 线，但单丝线也可以）。制作一个大网膜的脂肪蒂并翻转到穿孔处，然后轻轻地按顺序在网膜上打结并保证其血供（参见图 16.2）。在这一阶段，要求麻醉医生通过鼻胃管注射含或不含染料的生理盐水，以确保补片未出现渗漏。**如果出现渗漏，那么再做一次修补！** 如果网膜由于某种原因很薄或无法找到，您可以用**镰状韧带**做补片来盖住穿孔。

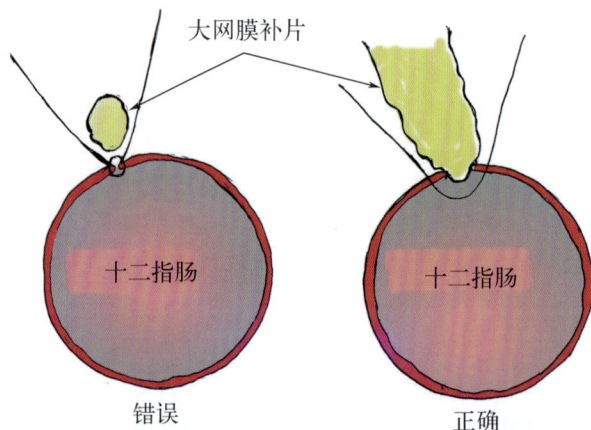

图 16.2　单纯穿孔修补。注意：大网膜补片应该用缝线固定在穿孔处。先缝合穿孔，再把大网膜补片粘在修补处是错误的。

　　有很多外科医生误解了这种手术操作。他们首先缝合穿孔，然后再用网膜覆盖缝合线。有些人，主要是经验不足的腹腔镜外科医生，会偷工减料不使用补片。在他们手中，直接缝合穿孔更加简单，**而这种做法正是导致术后穿孔再次渗漏的原因之一**。他们通常都能侥幸逃脱，但并不总是如此。直接缝合水肿的、容易破损的穿孔边缘是非常困难的。当缺损边缘新鲜、穿孔较小时直接缝合可能会成功，但是在所有的术后十二指肠瘘（postoperative duodenal fistula）患者中，DUs 穿孔部位直接缝合常常是其致病因素。**聪明点，不要直接缝合穿孔，而是用有活力的网膜修补它**。

　　你应该放置引流管吗？有些外科医生这样做，有些人不这样做。做那些让你感到安全和快乐的事就好。腹腔镜修补后医生似乎更喜欢留下引流管，这是有道理的：腹腔镜外科医生怀疑自己的修补并不总是完美的。但这也可能是因为进行开放性手术的外科医生比那些进行腹腔镜辅助的外科医生更有信心。

3. 简单的手术引流（在复杂情况下）

　　在缺乏基础麻醉设施的情况下（例如在丛林中），当患者明显需要手术干预时，有一个可行的并且很有效的选择。在局部麻醉下，可通过较小的切口进入上腹部，在吸出尽可能多的肠内容物和污染物后，可在肝脏下方的十二指肠区域留下一根引流管。如果穿孔自发封闭，引流管有助于引流出包裹性脓肿；如果没有，则会形成可控的十二指肠瘘管，稍后将其送至医院（而不是灌木丛中）进行保守治疗或手术治疗。我们的朋友，印度的外科医生 Dr. Kuldip Pandey 告诉我们："对于奄奄一息的患者，如果条件不允许进行开腹手术，我一般会在局部麻醉下放置引流管。很多时候，我在床边或在病房里的小手术室兼更衣室进行。在相当多的病例中，只有这样做，再结合之后的手术治疗才能使患者的一般情况得到极大的改善，并成功出院。"

4. 根治手术和适应人群

　　当然，你不希望在一个危重的脓毒症患者身上进行冗长的溃疡根治手术。但是，对于哪种类型的患者，你应该考虑这样做呢？

　　乌克兰敖德萨的 Dr. Alex Berzoy 医生认为，根治性手术治疗适用于那些"宁愿花钱买伏特加，也不愿意买质子泵抑制剂（proton pump inhibitor，PPI）的患者"。他是对的！那些容易发生穿孔的患者往往经历着不符合规范的医疗服务并且依从性很差，这两者都不利于抗溃疡药物的治疗。显然，这在发展中国家更常见。因此，如果溃疡穿孔的手术可以一石二鸟（尤其是当你周围的环境不能确保对患者进行最佳的内科治疗和随访时），为什么不增加一个溃疡根治手术呢？当然，如果你知道如何做的话。**虽然溃疡治疗的难治性问题普遍发生于发展中国家，但其他表明需要进行根治手术的特殊情况可能存在于任何地方。**

理想情况下，在急诊处理时，你应该在可选范围内选择你最熟悉的抗溃疡手术。无论你做什么，**请记住，如果你的患者出现消化道溃疡穿孔，而你又不是一个技术熟练的胃十二指肠外科医生——避免进行溃疡根治手术，只需单纯修补穿孔！**

5. 特殊情况

这些情况下不能仅做穿孔的单纯修补：

- **"对吻"溃疡**。穿孔合并上消化道活动性出血表明有可能出现"对吻"溃疡——十二指肠前部穿孔，后部出血。简单修补穿孔，而不止血，可能导致严重的术后出血。在这种情况下，将十二指肠穿孔扩大为十二指肠切开，并检查十二指肠内部。如果发现出血的后部溃疡，按照本章下一节所述，在出血点根部缝合固定。
- **巨大溃疡穿孔**：虽然大多数十二指肠穿孔可以采用网膜修补术，但巨大的十二指肠穿孔（>2cm）可能会造成巨大的球部 - 幽门前部缺损，无法安全修补，因此必须进行胃部分切除术。在我们手中，为了避免出现复杂的十二指肠残端，选择毕Ⅰ式（Billroth Ⅰ）胃十二指肠吻合术，如下一节图 16.4 所示。
- **胃溃疡穿孔**。这些溃疡通常比十二指肠溃疡大。对于那些位于胃大弯的溃疡，手工缝合或使用吻合器将其楔形切除，可能比网膜修补术更容易和安全。对于慢性和大的胃小弯溃疡，网膜修补术非常困难并且不安全，胃部分切除术可能对患者更好。恶性胃溃疡引起的穿孔在西方非常罕见（但在印度，许多胃穿孔是恶性的）。尽管如此，如果我们建议对胃穿孔进行修补，我们会在缝合之前于溃疡周围取样本进行活检。如果病理结果阳性，可能需要选择性地进行再次手术，进行胃癌切除术。
- **幽门梗阻**。十二指肠溃疡穿孔很少与幽门慢性狭窄有关。但是如果患者有长期的餐后呕吐史或术中观察到他的胃部较正常扩张且增厚，要考虑这种可能性。将食指穿过十二指肠穿孔处并向上插入幽门，或送入 Foley 导管，检查充气的球囊（5mL）是否容易通过幽门。**如果检查显示幽门狭窄，则需要增加某种形式的胃引流术**（幽门成形术或胃空肠吻合术）。是否附加迷走神经切断术取决于你自己。
- **难治性溃疡**。有明确的慢性病或难治性病史（例如复发性穿孔）、不容易获得医疗保健和药物治疗的患者可能会从溃疡根治手术中受益。

6. 溃疡穿孔的非手术治疗

由禁食、胃肠减压、全身性抗生素和抑酸药物组成的非手术治疗方案，已经被一些团体证明是有效的。这种疗法成功的必要条件是网膜或其他相邻组织自发地包裹穿孔部位使其封闭。如果出现这种情况，非手术治疗就会成功。

非手术治疗对于两种类型的患者可能更具有价值："晚期患者"和"重症患者"。

- **迟来就诊的患者**可能在穿孔发生后一天或更长时间来就诊。临床症状已经改善，腹部阳性体征很少，结合腹部平片未见明显游离气体，显示穿孔是局部的并且被自发封闭。通过上消化道造影或增强 CT，可以提示穿孔是闭合的，那么非手术治疗在大多数情况下可以成功。

- **重症患者**，那些一般情况很差，手术风险极高的患者，如早期大面积心肌梗死或患有严重慢性阻塞性肺疾病的患者。当然在这一类患者中，保守治疗只有在穿孔被封闭，并且影像学支持结论的情况下才有效果。当然，在 CT 引导下可行经皮穿刺引流穿孔部位的局部积液或脓肿（参见第 42 章）。

7. 术后吻合口漏

如果你已经做了完善的网膜修补术，你就不需要费心去阅读如何处理漏。但是那些直接缝合穿孔部位未使用补片修补的患者可能会出现穿孔修补部位的吻合口漏——如上所述，反映了手术技术的缺陷。有关详细的处理措施，请参见第 43 章。

让我们不要忘记：

术后要进行系统的抗幽门螺杆菌治疗，并使用适当的抑酸药物。胃溃疡穿孔修补的患者需要定期复查内镜，观察溃疡的愈合情况。高危的老年患者可能需要终身服用抑酸药物。而在年轻患者中，抑酸药物的使用时间，以及溃疡是否会再次复发，是有争议的。

五、总结

如果可以的话，单纯修补溃疡穿孔。在几乎所有的患者中都有这种可能，但如果不是，就必须切除。针对符合适应证的患者进行溃疡根治性手术，同样地根据患者具体情况也可以选择进行非手术治疗。大量研究表明，无论使用哪一种治疗方案，这些患者中的三分之一将在 5 年内死亡——导致穿孔的因素会夺走他们的生命。

> 我们对这类患者的责任就是挽救他们的生命。任何旨在做更多事情的手术都可以被认为是多管闲事的手术。我们没有责任在手术过程中实施任何方法来治愈患者的十二指肠溃疡。

—— Roscoe R. Graham

第 2 节　上消化道出血

> 为什么消化内科医生比我们外科医生更有想象力和勇气采用新奇的有创性治疗？因为他们有别人（我们）为他们收拾残局！

—— Eli Mavor

一、问题

上消化道出血（upper gastrointestinal bleeding，UGIB）意味着出血点在十二指肠悬韧带近端。**需要手术治疗的出血原因有哪些？**

- 慢性的十二指肠溃疡和胃溃疡患者虽然比以前少得多，但在溃疡出血的病例中仍占主导地位。其中更多的是慢性十二指肠溃疡患者。
- 出血性胃肠道间质瘤（gastrointestinal stromal tumors，GISTs）。
- Dieulafoy 病变是胃黏膜下血管异常的一种表现，已经成为急诊手术中相对常见的病因。

- 罕见原因时常可见，例如化疗后的坏死性胃癌或主动脉肠瘘。
- 急性胃黏膜病变（如应激性溃疡、糜烂性胃炎等）通常是由于摄入镇痛药或酒精（治疗宿醉时使用阿司匹林）。随着入院应激患者常规使用抗溃疡的预防治疗措施，胃黏膜病变引起的严重 UGIB 现在已极为罕见。幸运的是，外科医生永远不会被要求在这种情况下进行手术。在临床实践中，应激性溃疡患者的出血往往源自慢性消化性溃疡复发。

此外，出血的病因模式发生了变化，**外科医生需要面对屡次尝试非手术治疗失败后，解剖结构变得更加复杂，病情加重的患者**（例如，被内镜医生反复折腾过的十二指肠不再是最初的解剖形态了）。因此，当你被要求为越来越多的非手术治疗失败的患者治疗时，你会发现你很可能对 UGIB 的手术操作越来越不熟悉和不熟练。坦白说，在你实习期间，你做过多少例十二指肠溃疡出血的手术？你做过多少例胃部分切除术？因此，你需要听取我们的意见。

二、食管静脉曲张出血如何处理？

我们不知道世界上有哪位外科医生还在为门静脉高压症患者的急性静脉曲张出血做手术。任何进行过血腥的紧急断流手术，或同样令人厌恶的门体静脉分流术的外科医生，一定会松一口气。因为现代的内镜和介入方法已经取代了传统的手术治疗。因此，我们把关于静脉曲张引起出血的内容从此章移到了第 23 章。

三、治疗方法

如上所述，在世界许多地方，UGIB 的患者最初是由消化内科医生诊疗。外科医生通常只有在消化内科医生认为没有我们的帮助他们无法止血的情况下才会被叫去参与治疗，但这时候可能为时已晚。这也意味着他们可能在患者已经无法挽救的情况下叫你去进行手术。**哦，是的，即使在今天这个有各种各样内镜止血技术和重症监护室的时代，患者也可能死于溃疡性出血**——Moshe 回忆起一名住进纽约一家教学医院的年轻患者，他因十二指肠溃疡出血接受了两次内镜下止血。但是患者术后在 ICU 中再次出血。当 Moshe 被叫来的时候，患者已经失血过多。Moshe 做了手术，但为时已晚。**由于没有及时阻断出血的胃十二指肠动脉，患者失去了生命。我们必须知道如何更好地治疗这些患者，并建议外科医生尽早参与诊疗过程。**

四、如果您接诊消化道出血的患者，应该怎么做？

- 检查生命体征。积极处理低血容量休克是首要任务。**不要过度输血！** 因为有证据表明，过度输血会加剧出血，并导致更高的再出血发生率。
- **在抢救过程中，了解病史**。既往是否存在消化性溃疡、消化不良、抗溃疡药物服用史（记住，出血的患者往往不会出现腹痛，因为血液是碱性的，可以起到抗酸的作用）。最近是否服用了镇痛药或酒精？是否存在严重的呕吐或反胃（是否有食管贲门黏膜撕裂综合征的可能性）？既往是否存在慢性肝病或静脉曲张？异常的鼻出血？是否存在凝血功能障碍？呕吐或经直肠排出的血量大约有多少（极不准确）？了解完整的与手术风险相关的既往史。
- **置入大孔径胃管**，用 50mL 的水冲洗后吸出。新鲜血液表示活动性出血或新发出血；咖啡色血迹表示新发出血已经停止；吸出单纯胃内容物或胆汁表示没有新发出血。注意：非常罕见的是，出血性 DUs 伴有幽门痉挛，出血不会回流到胃中。将抽吸物进行胆汁染色可以排除这种可能性。

- **进行直肠指检：**新鲜血液或湿润松散的黑便表明有活动性出血或新发出血，而干燥和坚硬的黑便提示不是新发的 UGIB（参见图 16.3）。

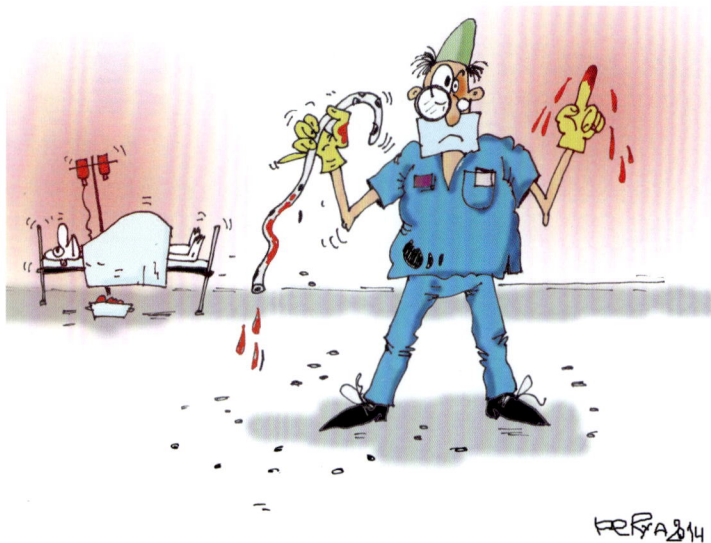

图 16.3 "这是一次'严重的'上消化道出血。"

五、下一步处理

记住所有的基本信息后，您可以将患者分为三组。参见表 16.1。

1. 轻微出血患者

这些患者有轻微出血，但现在出血已经停止。**不需要在半夜匆忙做内镜检查**。按限期手术进行准备就足够了，而且更加准确和安全。需要注意由于慢性或间歇性出血，这一类患者可能出现非常低的红细胞比容 / 血红蛋白。严重贫血的患者在一般情况改善后，对内镜检查会有更好的耐受性。这些患者不需要进行急诊手术，因此不会进一步讨论。

2. 严重出血患者

属于这一类的患者数量偏少，新鲜的血液从患者胃中倾泻而出，他们实际上是在放血！这类患者需要立即治疗。食管 - 胃底静脉曲张经常以这种方式出血——就像打开了水龙头一样。在这种情况下，既往门静脉高压症或慢性肝病的临床特征往往并存，提示诊断。**外科手术不是静脉曲张出血的首选治疗方案**（参见第 23 章）。

在任何情况下，您都应该把大出血患者转移到重症监护室或手术室。对患者进行气管插管并注射镇静剂，以便于洗胃和随后的内镜检查。最重要的是，可以减少休克、梗阻、出血患者的胃内容物误吸风险。此时应该尝试进行内镜检查（使用能够快速吸出血凝块并用力冲洗的宽直径内镜）。因为即使胃十二指肠被血液完全模糊，也总能检测到食管静脉曲张的新发出血点（通常在离门齿 40cm 处，在胃食管连接处），然后进行后续的非手术治疗。**在没有静脉曲张的情况下，您应该迅速进行外科手术或血管造影**。

3. 潜在严重出血患者

他们应该接受紧急内镜检查，按照严重出血患者的方案进行干预。

表16.1　上消化道出血患者的分级与处理			
	严重	潜在严重	轻微
呕吐物或胃管内容物	鲜血	鲜血或咖啡色血凝块	咖啡色血凝块或什么都没有
粪便	黑便或鲜血便	黑便	陈旧性黑便
血流动力学	受到威胁	需要复苏或稳定	稳定
血红蛋白 / 红细胞压积	<9/27	多变的	>9/27
处理	立即行内镜检查	限期行内镜检查	择期行内镜检查
预后	需要止血	多变的	自限性

（一）急诊内镜检查

只有在对患者进行了抗休克治疗且患者生命体征平稳，才能进行内镜检查。内镜检查可能会引起低氧血症和迷走神经刺激，并且可能会导致血氧不稳定和低氧血症患者出现心搏骤停（此外，对胃被血充盈膨胀呈球状的患者进行心脏按压可能会导致胃破裂）。

为了提高诊断准确率，内镜检查前应该进行胃部准备。通过您能找到的直径最大的鼻胃管，快速而反复地冲洗胃部，尽可能多地吸出血块。

在内镜检查中，除了观察上述潜在的出血来源外，**还要注意以下情况**：

- 病变部位的活动性出血。
- 溃疡底部存在裸露的血管，表明出血来自大血管，并且进一步出血的可能性很高。
- 溃疡底部存在粘连的血凝块，标志着存在新发出血。

（二）内镜治疗

在观察到病变后，应该在内镜下进行治疗，以达到止血和减少进一步出血的目的。从广义上讲，内镜治疗对于浅层病变及小血管出血有更好的治疗效果。然而，对于层次较深的、存在大血管出血的病变，你也应该尝试内镜止血，目的是至少实现暂时止血。这可以为患者后续进行更安全的根治性限期手术创造条件。内镜止血的具体方法，如热凝电极、夹子、橡胶套圈、注射肾上腺素或硬化剂，甚至是胶水（坦率地说，甚至注射可口可乐也可能对止血有效。而在过去，会等待出血自行停止），这取决于当地的技术水平和设施条件。事实上，一些消化内科专家声称单独行内镜治疗没有作用，并主张"三联方案"。由于它在大多数地方由消化科医生进行，我们在此不继续讨论。

（三）内镜检查后的决策

在内镜检查结束时，患者情况将分为以下几类：

- **活动性出血**：内镜止血失败！出血来源通常是慢性溃疡，需要进行紧急手术。也可以请介入科会诊止血。
- **出血改善**：如慢性溃疡，溃疡底部存在裸露的血管或可见的粘连血块。在 48～72 小时内很大概率会出现进一步的出血。此时行保守治疗但要密切关注患者病情变化。你可能需要在第二天再次检查患者病情，因为你可能正坐在一颗定时炸弹上。

- **出血停止**：如急性浅表性病变或没有上述症状的慢性溃疡。在这些患者中，进一步出血的可能性不大，可以继续行保守治疗。

六、保守治疗

保守治疗的主要内容包括继续维持抢救相关措施，并观察是否有进一步出血。 现在有证据表明，对消化性溃疡患者使用大剂量的 PPIs 可以减少再出血的发生率，并且也可用于内镜止血术后减少并发症。同时纠正患者任何凝血功能障碍。**你需要做的是维持患者的器官功能，并观察是否出现再次出血。再出血通常在术后 48～72 小时内发生，可能是大量且致命的。通过仔细监测生命体征，观察黑便的数量和性质，以及连续测量红细胞比容，可以反映患者的失血情况。** 通常主张使用鼻胃管进行抽吸，以提供早期诊断依据。然而，根据我们的经验，胃管经常会被血块堵塞，给患者带来极大的不适。因此，有时候胃管并不会起到什么作用。尽管如此，如果您选择使用它，请经常冲洗它。

七、再出血的处理

患者又出血了！现在怎么办？现在怎么办？再次进行内镜治疗？赶往手术室？转到动脉造影室？这一切都取决于以下内容……

我们不建议你按照教科书或固定方式进行治疗，因为每个患者病情不一样。大出血的患者和内镜止血失败后持续出血的患者需要紧急手术，这一点很清楚，上面已经讨论过。但是如何处理再次出血？

决定是否进行手术治疗的因素包括再出血的程度、出血来源以及患者的年龄和一般状况。

一般说来，**再出血是一个不祥的征兆，意味着出血将持续下去**，或者即使再次出血停止，很可能还会复发。

所以我们的建议是：

- 如果血流动力学上出现改变，必须进行手术！
- 如果再出血似乎是轻度或中等程度，可以选择继续保守治疗或在内镜下止血。
- **出血的来源会影响治疗方案**：例如，慢性的、范围较大的消化性溃疡更倾向于外科手术；浅表的、新发的出血更可能使你倾向于非手术治疗。

如今，消化科医生非常热衷于对再次出血的患者（包括所有的患者，甚至那些动脉喷射性出血的患者）进行再次内镜治疗，甚至要进行几次内镜治疗。通常情况下，这些患者由消化内科治疗，你不能干涉，但你应该做好为这些患者进行外科手术的准备（经过反复的内镜操作，有时当您最终进行手术时，十二指肠的第一段将不会剩下多少）。

但是，无论你做什么，记住老年患者和慢性病患者对反复出血的耐受性差，要谨慎对待这些患者。作为一个粗略的指导标准，当 65 岁以上患者的输血量超过 4 个单位时，立即考虑行手术（或血管造影）。是的，我们知道这是一个粗略的指南，但手术决定就是这么艰难。

八、动脉血管造影

如上所述，在一些医疗中心，治疗性动脉血管造影是内镜止血失败患者的下一步治疗方案。毫不奇怪，评估和比较这类患者的各种治疗方案的结果是很困难的，因为涉及的因素太多。当然，和生活中的一切一样，这取决于医疗中心的专业知识和水平。在特殊情况下，我们会考虑将此方案作为手术的替代方案。例如，当手术风险过高时（如心肌梗死后），或与慢性或急性胰腺炎相关的脾动脉假性动脉瘤引起的 UGIB。但是，在许多"领先的"医疗中心，血管栓塞术已经成为首选的治疗方法，而不是替代治疗。

九、手术治疗

一般来说，急诊手术适用的情况在 UGIB 同样适用。出血量、器质性损伤程度、输血量都与并发症发生率、再出血风险、手术需求和死亡率相关。

因此，你最终决定将患者（我们希望是经过最佳抢救的）送往手术室。

（一）探查

选择上腹部中线切口！对这类患者不建议进行腹腔镜手术，除非在特殊情况下（如GIST）。从剑突向下延伸切口并且用力向上牵引胸骨可以让您充分探查上腹部。然而，对于胸骨下角度较宽的肥胖患者，虽然横向切口可能多花几分钟时间，但可以提供更舒适的暴露。此外，**对患者进行适当的头高脚低仰卧位，将使上腹部充分暴露。**

首先通过外观特征和触觉特征寻找慢性溃疡。后者总是与浆膜炎性改变有关。观察十二指肠到胃贲门是否存在慢性溃疡。可以使用 Kocher 法（Theodor Kocher 也许是历史上唯一一位将自己的名字作为动词使用的外科医生）游离十二指肠，在十二指肠的第二段探查到现在几乎已经消失的**球后溃疡**。位于**十二指肠后部和胃小弯侧的胃溃疡**只有进入小网膜囊才能被触及。尽管**食管黏膜撕裂症**病变区域可以在胃食管交界处通过蓝染浆膜来标记，但**急性浅表黏膜病变**从外部无法识别。

手术探查与手术前的内镜检查结果一致，确定了出血源头的位置。**但在没有任何外部病理证据的情况下，该怎么做呢？**是的，这是一种罕见的情况，但也是可能出现的情况。您有几个选择：

- 根据内镜医生的发现进行治疗——如果你相信他们，但他们不一定是正确的。
- 手术探查（胃切开术、十二指肠切开术等）。
- 术中内镜检查。

（二）术中内镜检查

在内镜下看到活动性 DUs 出血，不要有任何怀疑。所需要的只是一个小的胃切开术和病变区域的缝合结扎。如果不这样处理，可能会面临十二指肠切开探查未见异常，继续行胃切开术才能发现胃高位病变。**为了避免这样的小灾难，我们会同时对胃部进行内镜检查。**

十、特定的出血点

（一）十二指肠溃疡

如果有人考虑通过切除我一半的胃来治疗我十二指肠的小溃疡，我会跑得比他快。

—— Charles H.Mayo

关于十二指肠溃疡的胃切除术：在这种手术中为了治疗十二指肠的疾病，要切除一个基本正常的胃的一部分。这就像拆掉发动机以减少齿轮箱的噪声一样。

—— Francis D. Moore

出血部位常见于十二指肠后壁溃疡基底部的胃十二指肠动脉。行纵向切开十二指肠前壁进行止血，用 2～3 根（2-0 Vicryl 线或 0 号丝线）缝线，从不同轴向贯穿缝扎血管。当有活动性出血时，可以直观地结扎血管；在没有活动性出血时，你可能要擦拭溃疡基底部，使血块脱落并诱发出血从而确定出血位置，或者只需从几个方向深深地磨掉溃疡基底。**有人提出理论上存在贯穿附近胆总管的风险，但我们没有听说过这样的病例报道**。但是，永远不要说"永远"，这种情况是可能发生的。有人描述了从十二指肠外侧、上方和后方结扎胃十二指肠动脉的病例。我们没有这方面的经验，而且会担心在肝胃韧带底部的动脉被邻近的溃疡引起相关炎症。现在小心地关闭十二指肠切口，但不要使管腔狭窄。即使在大溃疡的基底部或十二指肠红肿严重或有瘢痕时，也可达到局部止血。**当单纯关闭十二指肠切口可能会损害管腔时，只需要关闭十二指肠后，在胃后部行胃肠吻合术**。当然，这是一个"溃疡性吻合"！患者需要终身服用质子泵抑制剂。**溃疡的根治需要依靠抑酸药物和抗幽门螺杆菌药物**。

对于病情罕见的患者，您应该选择哪种根治手术？ 显然，只有在血流动力学稳定且一般状况良好的患者身上才可以选择！我们的选择是增加**迷走神经干切断术（truncal vagotomy，TV）**将十二指肠切口延伸至幽门，并将其关闭，使用 Heineke-Mikulicz 法行幽门成形术。如果十二指肠瘢痕化且很脆，选择进行胃肠吻合而不是幽门成形术——尽你所能关闭切开的十二指肠，然后拉上近端空肠袢从一侧到另一侧与胃窦吻合。

胃窦切除术有什么指征吗？ 胃窦切除术加迷走神经切断术治疗 DUs 出血的支持者声称可以降低胃切除术后再出血的发生率。在许多因 DUs 出血而进行的急诊手术中，我们的经验并非如此。我们认为，对于良性十二指肠疾病，切除健康的胃而造成胃瘫是没有意义的。因为在任何情况下，良性十二指肠疾病可以通过药物治愈。然而，当十二指肠实际上被累及十二指肠球部前壁和后壁的巨大溃疡所替代时，**人们实际上是被迫进行胃窦切除术**（伴或不伴迷走神经干切断术）——这类似于巨大十二指肠溃疡穿孔的情况（见上文）。在这种情况下，为了避免产生可能难以闭合并渗漏的十二指肠残端，我们倾向于采用毕 I 式胃十二指肠吻合术，如图 16.4。我们认为，这是一个比其它方法（如毕 II 式胃空肠吻合术和十二指肠造口管的插入）更"健康"的解决方案。

（二）胃溃疡

在之前的版本中，我们对胃溃疡进行了复杂的分类，并根据胃溃疡的具体类型推荐了不同的明确的抗溃疡措施，这让我们的读者感到无聊。这现在已经变得无关紧要了，因为不管溃疡的位置和类型，你的目标是通过最简单的操作来实现止血。**在大多数情况下，所需要做的只是通过一个小的胃切开术简单地结扎病灶**。在大的慢性胃溃疡中，我们首先用可吸收的缝合线从出血点下方穿过，然后我们用一根粗一点的可吸收缝线消除溃疡基底。恶性溃疡引起的 UGIB 很少需要紧急手术。然而，我们会从溃疡边缘提取组织进行组织学检查。对于位于胃大弯处的出血性溃疡，**楔形切除术**处理溃疡出血可能显得更实用。只有在胃小弯上巨大 GU 直接累及胃左动脉或脾动脉的情况下才有必要行**胃部分切除术**。

（三）贲门胃小弯旁胃溃疡和所谓的"骑跨型胃溃疡"

骑跨型胃溃疡，也称为"卡梅伦溃疡"，是一种与滑动性食管裂孔疝相关的高位 GU，由疝出的胃机械损伤产生，骑跨在膈肌之上。这种溃疡的典型表现是多发性和浅表性，并且在临床上表现为慢性 UGIB 和相关的缺铁性贫血。然而，单发的、深层次的溃疡引起的 UGIB 可能会危及生命。

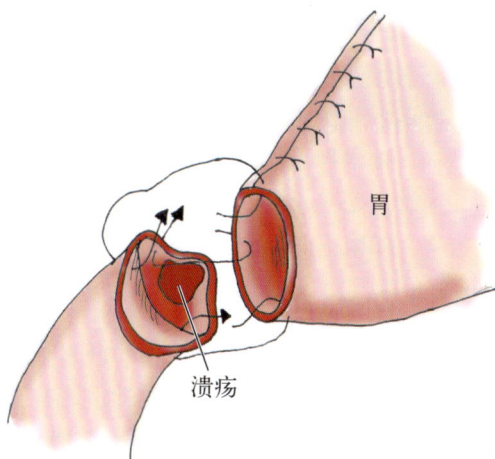

PERYA2014

图 16.4　胃十二指肠吻合术：请注意，吻合口的后壁使用较粗的缝合线（如 2-0 Vicryl）间断缝合，在十二指肠后"唇"（粘连于胰腺）处全层缝合——深入溃疡（现已切除）基底部

在极少数情况下，当保守治疗或内镜治疗失败时，可能需要进行手术，包括通过将溃疡从粘连的膈肌上挤压下来使胃张力减小，局部止血和修补疝。这可能说起来容易做起来难，因为有时巨大的溃疡会黏附在纵隔上，可能需要切除更大的范围。

　　总之，在复杂的胃溃疡必须切除的理念下成长起来的一代外科医生，正逐渐退休或老去（包括我们）。现代外科医生应该根据遇到的具体解剖情况，用尽可能简单的方法处理胃溃疡出血。

（四）吻合口溃疡

吻合口溃疡发生在胃空肠吻合的空肠侧，常发生在既往行迷走神经切断术（或未行迷走神经切断术或"不完全"）加胃肠吻合术或毕 II 式胃切除术后。**因为吻合口溃疡几乎从不累及大血管，出血通常是自限性的或可通过内镜治疗解决。**也请记住，所有的吻合口溃疡都可以用现代的抑酸药物来治愈。然而，持续或反复出血会迫使你进行手术，虽然这种情况很少发生。对于高危患者，应选择最小创伤的手术：通过一个垂直于吻合口的胃小切口，检查吻合口和溃疡，用几根可吸收的缝线在溃疡基底深面进行缝合，关闭胃切口，让患者终生服用 H_2 受体拮抗剂或质子泵抑制剂。

遵循上述理念，根治性手术的作用是有限的。如果既往有迷走神经切断术加胃肠吻合术手术史，那么需要找到被遗漏的未切断的迷走神经或加做胃窦切除术。如果既往有毕 II 式胃切除手术史，追加 TV 或考虑更高位的胃切除术［不要忘记之后排除胃泌素瘤（Zollinger-Ellison 综合征）］。**切记——吻合口溃疡出血可以通过简单的外科手术来止血，尽量避免麻烦，不要将急诊手术升级为复杂的胃重建手术，这可能不利于患者的治疗。**

（五）胃旁路减重手术后 UGIB

这种并不罕见的病例应被视为一类吻合口溃疡。如果内镜止血失败，只需在吻合口正上方的"胃袋"上切开，就可以处理溃疡出血。

然而，溃疡性出血可能发生在除胃或十二指肠以外的远端——常规内镜检查无法到达的位置。血管造影（诊断或治疗）是一个合理的选项。腹腔镜辅助下经皮内镜检查也是一种可行的方案。如果不得不行手术治疗，那么可能要将减重手术分隔的存在溃疡的部分胃切除。

（六）Dieulafoy 病变

这种小的、孤立的、难以诊断的胃血管畸形通常会导致复发性"不明原因的"巨大 UGIB。如果通过内镜检查（或血管造影）无法止血，那么需要进行手术治疗，而这也越来越常见。外科医生仍在争论通过胃前壁切开术暴露病变后下一步该做什么：局部切除？兜底缝合？进行腹腔镜手术？好吧，别再犹豫了，尽你所能处理出血的问题！

（七）急性浅表黏膜病变

如今，由于对危重患者常规进行系统的抗溃疡治疗，您可能永远不会被要求对这类病变进行手术。在过去，我们不得不对由"应激性胃炎"引起的持续性弥漫性出血的病例进行手术干预，尽管使用了 PPIs 和血管升压素治疗。当然，在这种情况下，内镜治疗是没有用的，因为受影响的胃黏膜外观和质地就像一块浸透了血并在滴血的海绵。标准教科书中提到的手术选择包括 TV 加胃引流术。前者术后很大可能会再次出血，而后者的术后死亡率非常高。**在这种情况下，我们通过结扎胃壁附近的两条胃网膜动脉和左右胃动脉进行胃血管离断术。根据我们的经验，这种相对简单且耐受性良好的手术会使胃黏膜出血停止。**

在遥远的过去，我们不得不对一些由"应激性胃炎"引起的弥漫性出血进行干预，尽管使用了质子泵抑制剂和血管升压素治疗。

十一、总结

为避免延误治疗，遇到有严重 UGIB 的患者应尽快使其接受外科治疗。抗休克治疗后，诊断出血来源并进行分期。尝试使用内镜治疗，但不要延误手术时机。**手术的目标是止血，记住，大多数溃疡可以通过药物治疗治愈。生命是第一位的。**

也许这首诗会帮助您记忆：

> "当血液是新鲜的，呈粉红色。当患者是老人，是时候积极大胆手术了。
>
> 当患者是年轻的，血液是暗的和陈旧的，您可以放松一下，并将您的手术刀束之高阁。"

（程张军 译　周家华 校）

第 17 章

急性胰腺炎

Ari Leppaniemi

亿万年漫长岁月的生物进化将胰腺包裹于腹膜后间隙，生物进化的自然选择必有其合理性，胰腺手术将破坏胰腺周围解剖性结构，因此选择手术务必慎重！

本章节，将以酒精性胰腺炎为例讲解急性胰腺炎的处理。胆源性胰腺炎相关的补充内容请阅读第 18 章。名词缩写见表 17.1。

表17.1	名词缩写
ACS	腹腔间隔室综合征
ANC	急性坏死物积聚
APACHE Ⅱ	APACHE Ⅱ 评分量表
APP	腹腔灌注压（腹腔灌注压＝平均动脉压－腹内压）
CRP	C 反应蛋白
ERCP	内镜逆行胰胆管造影
FNA	细针穿刺抽吸术
IAH	腹腔内高压
IAP	腹内压
MAP	平均动脉压
MODS	多器官功能障碍综合征
MOF	多器官功能衰竭
MRCP	磁共振胰胆管成像
SIRS	全身炎症反应综合征
SOFA	序贯器官衰竭估计（评分）
SvO_2	混合静脉血氧饱和度
WON	包裹性坏死

编者：熟记这些名词缩写后，你可继续阅读。

不同地区的急性胰腺炎发病率差异很大，在芬兰等国家发病率可高达 102/100000。其中酗酒是最常见的病因（酗酒是除了桑拿和钓鱼以外的快乐源泉），第二常见的病因是胆石症。这两种病因约占病例总数的 70%～80%，其他病因有：代谢相关疾病（高钙血症、高甘油三酯血症），外伤或医源性损伤（如 ERCP），药物相关性胰腺炎（搜索一下，你会惊讶竟然有这么多药物可导致胰腺炎），感染，手术应激（如心脏手术），发育异常（如胰腺分裂），肿瘤，遗传性和自身免疫相关性疾病。哦，对了，蛇毒也能引起急性胰腺炎！

在日常工作中，ERCP 导致的胰腺炎是这些少见病因中最常见的。确定酒精摄入情况后，排除以上所有病因的胰腺炎可诊断为"特发性"胰腺炎，这说明你"特别愚钝"——你无法明确这类胰腺炎的病因。而对于老年胰腺炎患者，在炎症消退后务必行 CT 检查随访排查潜在的胰腺肿瘤。

在芬兰普通的综合性医院急诊中心，急性胰腺炎导致的急腹症占总数的 3%～4%。因此在进行鉴别诊断时，要充分考虑导致急腹症的其他疾病，如消化性溃疡穿孔、胃炎、反流性食管炎、胆绞痛、急性胆囊炎、急性肠系膜血管缺血、肠梗阻、急性肝炎、腹主动脉瘤破裂、下壁心肌梗死以及基底段肺炎等，切记重症急性胰腺炎的临床表现和腹膜炎非常相像。CT 平扫可常规用于腹膜炎术前检查，以排除胰腺炎并明确诊断，如要进一步确定胰腺坏死情况需通过静脉造影剂行增强扫描。诊断方法及诊断标准将于下文介绍。

一、自然病程

在发病最初阶段，各种致病因素导致胰腺腺泡细胞损伤和胰腺内胰腺酶原激活，进一步引起胰腺内局部的炎症细胞的活化以及炎症介质的释放。如果这种炎症未能局限在胰腺内将引起全身系统性炎症反应，患者会在这个阶段至急诊室就诊。**大多数情况下，胰腺炎是自限性疾病，经过支持治疗和对症治疗可缓解，但 15%～20% 的病例会发展为重症胰腺炎并导致 MODS，**包括肺、心血管、肾等器官功能障碍。在重症胰腺炎中，胰周脂肪组织甚至胰腺组织会发生坏死，即所谓的**坏死性胰腺炎**。如果坏死组织伴随细菌感染（通常认为是肠道内菌群易位侵袭引起）即**胰腺坏死感染**，这时患者预后明显变差，通常需要外科介入。

二、临床表现及诊断

（一）临床特征

病史很重要。**在芬兰，有一类急性胰腺炎患者有典型的酗酒病史**，通常每日一瓶伏特加连续饮用 3 周，直到胰腺炎剧烈的疼痛让他们无法饮酒。这些人大多是所谓的"镖客"，穿着低腰牛仔裤露出多毛的下背部的壮汉在酒吧里掷飞镖。因此对于部分声称只喝了几杯啤酒的患者要仔细询问明确病史。

另一类常见的患者是对某些食物（如油腻食物、苹果等）不耐受的女士（正如 Humphrey Bogar 所说的那样），平时这些食物可能会引起上腹部的绞痛，但胰腺炎疼痛不一样，胰腺炎的疼痛更像是上腹部被皮带紧紧勒住。发病过程如下：一颗小胆囊结石掉进了胆总管，引起了一过性的胆汁（包括胰液）排出受阻，这种小结石通常能自行通过十二指肠乳头排掉，引起的胆汁淤积较轻微，能迅速恢复（轻度肝酶升高，超声下无胆管扩张）。

除了上腹疼痛，胰腺炎患者通常伴有恶心和呕吐，而发热症状不常见，除非合并有胆管炎。酒精性胰腺炎患者经常伴有精神症状，如失眠、烦躁，甚至谵妄。

监测生命体征并处理严重器官功能异常（重症患者）的同时应进行体格检查，胰腺炎典型的体征主要为腹部膨隆、上腹或全腹压痛以及麻痹性肠梗阻引起的肠鸣音消失。在危重症病例中，腹腔内可有胰腺渗出及腹水，部分坏死性胰腺炎患者可出现典型的脐周皮肤瘀斑（Cullen 征）或腰部皮肤瘀斑（Grey-Turner 征）表现。

（二）实验室检查

血浆淀粉酶是胰腺炎特异性指标，超过正常值三倍即可确诊胰腺炎，但发病数天后淀粉酶水平可降至正常。因此，必要时可以检测血清脂肪酶水平，胰腺炎发病后脂肪酶升高持续的时间更长。**其他腹部疾病也可引起淀粉酶轻度升高，诊断不明确时建议行 CT 检查。**尽管 CRP 在重症胰腺炎中也会明显升高，但 CRP 升高一般出现在发病 24～48 小时之后。其他的实验室检查，包括血常规、肝功能、电解质、血糖以及肾功能（肌酐）等，可为评估患者整体状态和制订治疗方案提供重要依据。如考虑胰腺炎是**高脂血症**引起的，可检测甘油三酯水平。对于组织灌注不足的危重症患者，需检测乳酸水平及动脉血气。

（三）影像学检查

如条件允许，尽量以腹部 CT 替代腹部 X 线检查，腹部 X 线检查仅可协助排除机械性肠梗阻和消化性溃疡穿孔（如果你认为腹腔内未见游离气体可排除消化道穿孔——我不这样认为）。**胸部 X 线检查**在后期可以协助评估肺水肿和胸腔积液情况。

腹部 CT 是最佳诊断工具，可以检查出轻微的急性胰腺炎（胰腺组织水肿，有时局限于胰头或胰尾）。我们已经不再使用口服造影剂，而是使用静脉注射造影剂。正如上文提到的，在疾病的早期我们不使用静脉造影剂，以免对已处于应激状态下的肾脏造成损害。如考虑是重症（坏死性）胰腺炎，可以在血容量恢复并充分评估肾功能后行 CT 增强扫描以评估胰腺血供和坏死情况。事实上，造影剂对肾脏损伤的风险不是太大，我们也逐渐在放开造影剂的使用，前提是必须有指征。

超声检查在病程早期阶段可作为辅助手段来明确或排除胆石症（CT 检查胆囊结石不可靠）和胆管扩张，但对于诊断胰腺炎帮助不大。**如果肝酶升高，超声提示胆囊结石和 / 或胆总管扩张，**我们通常会行 MRCP 检查判断结石仍在胆总管内还是已经自行排出。当明确有结石引起胆道梗阻，特别是伴有高热（胆管炎）时，行 ERCP 及括约肌切开术清除胆管内结石。然而，这种情况在胆源性胰腺炎中是不多见的。

三、严重程度的评估和分类

尽管急性胰腺炎的严重程度从水肿型急性胰腺炎（持续数天是轻度症状）到危重型坏死性胰腺炎（伴有 MODS）是连续分布的，但在临床工作中，仍可将急性胰腺炎分为轻度、中度、重度和危重型。

在发病的早期阶段有时难以判断患者属于哪种严重程度的胰腺炎，或者说，难以预判病情发展走向。

那我们如何评估病情的严重程度呢？

- 淀粉酶水平或淀粉酶水平的变化与病情严重程度无关。相比之下 CRP 是更好的指标（>150mg/L 提示重症急性胰腺炎），但是 CRP 的上升需要数天的时间，不能及时反映病情严重程度。降钙素原越来越多地被用作重症和脓毒症的标志，但是在芬兰尚未常规检测该指标。

- 美国的 Ranson 和苏格兰的 Imrie 曾先后设计出**评分系统**以评估胰腺炎严重程度，但由于准确性不高现均已不再使用（你可能不记得医学院的学生能像我们一样牢记 Ranson 评分标准是什么时候了）。APACHE Ⅱ 评分系统能很好地评估疾病的严重程度，评分超过 8 分提示严重的生理功能紊乱。我们医院常规使用 SOFA（还记得具体内容吗？）评分来评估器官功能障碍的程度，通过 SOFA 量表对患者心血管、肺功能和肾功能（以及腹内压检测情况，详见第 31 章）进行评估，并根据评估的结果来决定是否需要将其直接转入 ICU 治疗。

- **每晚我们会结合病灶的局部情况及全身情况来评估急性胰腺炎的严重程度**。病灶的**局部情况**主要反映是否存在胰周或胰腺坏死，以及是否合并有感染。对于**全身情况**主要观察是否存在器官功能衰竭，如果存在，需明确功能衰竭是暂时性的（48 小时内缓解）还是持续性的。这些因素是息息相关的，多项研究表明坏死情况、感染以及器官功能障碍是明确相关的。判断是否存在持续性的器官功能衰竭很关键，急性胰腺炎的死亡率和 MOF 密切相关。没有或仅有一过性器官功能障碍的患者群体死亡风险最小。

> 在现代医疗水平下，死于急性胰腺炎急性期并发症（如血容量不足）的患者较少，死亡病例多见于合并后期并发症（SIRS、脓毒症、MOF）。对于经过大量液体复苏后出现 ACS 引起肾和肺功能衰竭的患者，需要密切监测腹内压，必要时尽早行腹腔减压术！

四、四周法治疗急性胰腺炎（图 17.1）

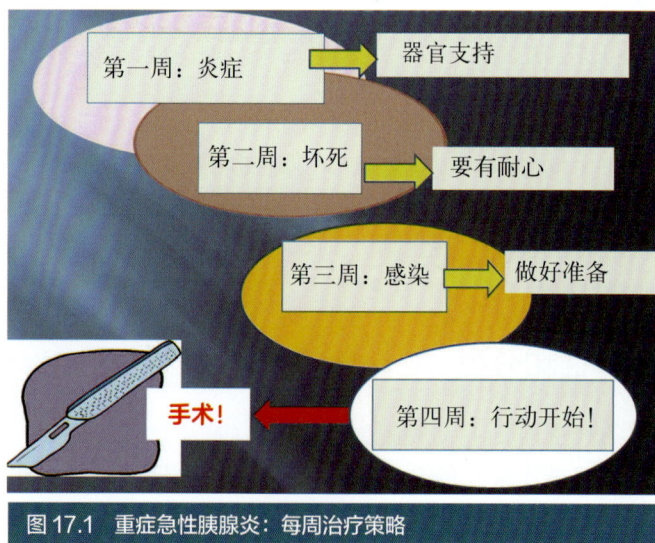

图 17.1　重症急性胰腺炎：每周治疗策略

（一）第一周：炎症

急性胰腺炎中大约 85% 是轻症。过去我们会将这类患者收住入院，给予禁食、鼻胃管引流、镇痛、控制恶心和谵妄等对症治疗。多数情况下，这类患者能在数天内恢复并出院。在第一周内我们使用药物对症治疗，在患者能耐受的情况下尽早恢复经口饮食，同时密切观察是否有重症急性胰腺炎表现以便及时干预。在一切顺利的情况下轻度急性胰腺炎（通常病程1 周结束）患者的炎症会逐渐消退，不会引起严重的全身性或局部并发症。

如出现持续性剧烈腹痛、烦躁、呼吸窘迫、尿量进行性减少、明显的腹部膨隆、持续上升的 CRP 或进行性腹内压增大等表现，提示炎症未得到控制，病程将进入下一阶段——坏死（见下文"第二周"）。**切记：轻度急性胰腺炎一般 7 天内恢复，病程超过 7 天提示该例患者病情不轻。**

简单介绍一下机制：多器官功能衰竭是全身炎症反应过度激活的结果，炎症介质诱导靶器官内皮细胞的激活从而导致通透性增加。毛细血管内皮细胞通透性增加导致血容量丢失以及微血管扩张，从而进一步引起低血压和休克。炎症细胞在组织内的积聚，组织间隙液体增多和凝血系统的激活引起的微血管血栓会进一步损害组织的氧供。

所有的临床表现都是急性胰腺炎早期 MODS 引起的。一半以上的重症急性胰腺炎患者入院时有器官功能障碍的迹象，大多数患者在入院后 4 天内发生器官功能障碍。当观察到器官功能障碍时，建议将患者转入 ICU 治疗。

除了 ICU 里常规的器官功能的监测和支持治疗，重症急性胰腺炎患者的治疗尤其需注意以下几点。

1. 液体复苏

一直以来，我们严格遵循在急性胰腺炎发病的早期积极地补液这一治疗原则。尽管液体复苏的理论基础很充分：纠正过多液体丢失入"第三间隙"引起的低血容量。但是补液量很重要，**液体过少会引起血容量不足和器官功能障碍，而液体过多会导致组织水肿和腹内压升高，如处理不当也会引起器官功能衰竭**。目前我们的液体复苏目标见表 17.2。

表 17.2　重症急性胰腺炎的早期治疗
■ 早期转至 ICU 或监护病房
■ 使用晶体液复苏的目标：
● MAP>65mmHg
● SvO_2>65%（经肺动脉导管）
● 乳酸值正常
● 尿量 >1mL/(kg·h)（50～100mL/h）
● 定期监测腹内压（目标 <25mmHg）
● 去甲肾上腺素和 / 或多巴酚丁胺用于心血管功能衰竭
● APP（MAP–IAP）>60mmHg
■ 镇静、镇痛、肺保护性通气
■ 控制血糖在正常水平
■ 预防血栓
■ 早期肠内营养，预防性使用抗生素
■ 如有胆道梗阻尽早行胆道减压

2. 肠内营养

禁食是无益的，既不能减轻炎症也不会"让胰腺休息"。**肠内营养（数百万年进化来的功能）和肠外营养相比更具优势，能防止肠腔内细菌过度增殖和移位，从而降低全身系统性感染、器官功能障碍、死亡等风险**。肠内营养唯一的禁忌证是肠梗阻或胃排空受阻引起的无法进食。所以，当患者神志清醒、肠内营养耐受良好，没有呕吐或疼痛加剧等情况时可以为患者提供可口的院内餐（如芬兰烟熏鲑鱼）。

静脉镇静状态患者肠内营养处理方式：

- 放置鼻胃管行营养支持。
- 如胃潴留 >250mL/h，放置鼻肠营养管（必要时经内镜放置）。
- 初始予 10mL/h 肠内营养，逐渐加量至满足热量需求。
- 肠内营养速度避免超过 40mL/h（高容量的肠内营养可导致严重的肠道并发症）。

肠内营养可能比预防性使用抗生素更能减少感染并发症的风险，因此强烈推荐!

3. 预防性抗生素

有大量的随机对照研究、Meta 分析（顺便说一句，H.Harlan Stone 说过：Meta 分析之于分析，恰如形而上学之于物理）以及系统评价研究告诉我们预防性使用抗生素并不能让急性胰腺炎患者受益。**考虑到临床研究的局限性以及器官功能衰竭与感染的相关性，我们认为（根据临床积累的经验）应该给重症急性胰腺炎患者预防性使用抗生素——出于风险平衡考虑建议使用**。相信会有更完善的临床研究支持我们的观点。患者的临床表现决定使用抗生素的时机，如出现 SIRS、IAH、高血糖、低钙血症、肌酐升高或出现其他器官功能障碍的迹象。患者转为轻度胰腺炎可停止使用抗生素。我们通常使用头孢呋辛（不过敏的情况下）作为预防性抗生素，读者可按实际情况选择合适的抗生素。**切记，使用预防性抗生素不应超过 5 天，即使患者最终转至 ICU。**

4. 哪些情况需要在第一周手术干预?

除了胆源性胰腺炎需外科干预或内镜治疗处理胆道问题外（见第 18 章第 3 节），**其他重症急性胰腺炎很少需要早期手术干预**。

- **腹腔间隔室综合征（ACS）**。过度的补液和毛细血管通透性的增加使腹腔及腹膜后器官组织水肿，并形成腹水。肠麻痹（麻痹性肠梗阻）会增加腹腔内容物积聚从而导致腹腔内高压（详见第 31 章）。当出现腹腔内高压（IAP≥12mmHg）时，应先尝试使用非手术治疗的方法来降低腹内压，避免进一步发展为 ACS。如果非手术治疗手段如胰性腹水穿刺引流不能有效降低腹内压（治疗目标 APP>60mmHg），应考虑手术减压。近年来，随着非手术治疗效果不断提高，ACS 的手术治疗日渐减少。**另有个要点是：** 即使放射科医生声称"只有少量腹水"，仍应在超声引导下行穿刺引流，通常能引出 2～3L 液体，腹内压也随之明显降低。
- 与其他原因（如外伤、腹膜炎、肠管缺血）导致的腹腔开放不同，急性胰腺炎手术减压通常需要长达数周的腹腔开放，**这会明显增加感染坏死等并发症的风险**。随着腹腔开放技术的不断提高，如利用补片牵拉筋膜的真空辅助闭合（VAC）使二期手术关闭腹筋膜概率达 90%，并极少引起肠瘘。
- **出血**。出血通常由胰腺周围坏死腐蚀动脉引起，是重症急性胰腺炎的一种罕见的并发症，一旦发生需紧急处理，最好的处理方式是血管造影栓塞。但有时需要开腹手术行纱布填塞，并保持切口开放，以便两天后再次手术取出纱布。当然，随后的几周也有可能出现必须紧急处理的出血。

- **结肠坏死**（病程后期更常见）。急性胰腺炎中横结肠坏死的患者死亡率明显增高，并且在发生肠穿孔前很难及时发现肠坏死。CT 扫描见肠壁内有气泡往往提示肠管坏死。当胰腺周围组织出血坏死并沿腹膜后间隙扩散时，会引起结肠周围脂肪坏死和结肠炎，并进一步引起结肠坏死。一般情况下，肠壁的内层存活的时间更长。由于胰腺周围组织坏死容易造成结肠中动脉血管分支血栓，使邻近的横结肠成为了结肠坏死最常见的部位。我们也遇到过盲肠穿孔——可能由过度的肠郁张引起。**在进展到肠穿孔、腹腔被污染之前应及时发现肠管坏死（CT 上的肠壁气泡征或其他征象）**。手术中应切除坏死的肠管。这种情况下肠管吻合风险很大，**建议行结肠造口术**。

（二）第二周：坏死

胰腺及胰腺周围组织坏死于病程一周后开始出现，其严重程度（以及预后）取决于坏死的量和范围。**CT 增强扫描（使用静脉造影剂，除非确实有肾功能障碍风险）能很好地显示坏死范围**。有基于 CT 影像学检查评估的评分分类系统（第一个评分系统是由芬兰放射科医生 Leena Kivisaari 提出的）如 Balthazar CT 分级评分系统（建议自行查阅），但是患者的生理状态和器官功能情况才是判断病情严重程度更好的指标。胰周及小网膜囊液体积聚是常见表现。以前我们称之为假性囊肿，但现在认为称急性胰周液体积聚更准确。液体积聚有时可自行消退，因此无需特别干预。**如果坏死组织是无菌性的，则不应过早手术。因此，ICU 医生给你脸色时要耐住性子，他可能会想"他怎么还不给患者手术……"**（见图 17.2）。

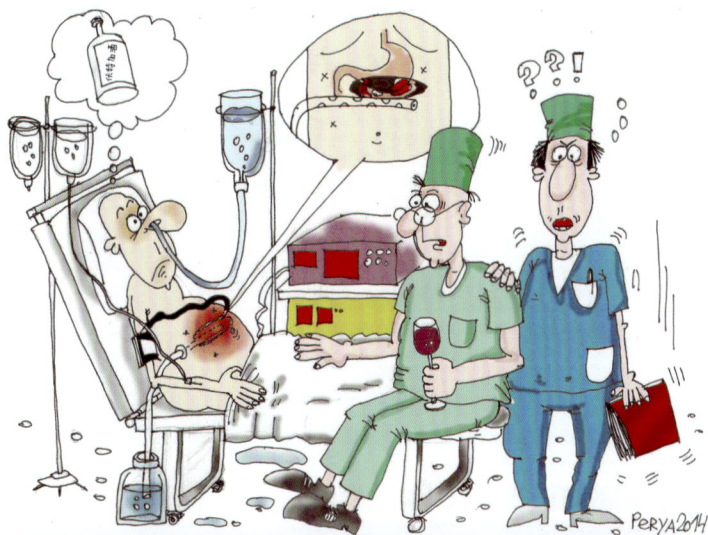

图 17.2　助手："教授，我们赶紧手术吧，他的胰腺已经坏死了！"教授："耐心一点？我们下个月可能给他手术。给我拿点酒来！"

（三）第三周：感染

临床往往很难判断坏死组织是否合并有感染。即使经超声或 CT 引导细针穿刺抽吸活检，检查结果仍有 20%～25% 为假阴性。

脓毒症的临床表现缺乏特异性，当出现 CRP 不明原因地突然升高时，应该排查胰腺坏死合并感染的可能性。**复查 CT！**幸运的话，CT 检查中可以看到气泡征，提示有感染，但是感染病例中有气泡征表现的不到 10%。临床上更常见的是**胰腺坏死物积聚**，包括不等量的液体和胰腺实质和（或）胰腺周围坏死组织，这时必须依靠病情的进展和器官功能障碍的情况来判断是否存在感染。

对于这个阶段的患者，我们遵循荷兰（根据多中心随机对照研究）提出的 step-up 治疗**策略**（见下文）：超声引导下在 ANC 中置入引流管，从穿刺液中筛查细菌。如果细菌筛查结果是阳性的，说明合并有感染（除非病情危重，否则仍应等到发病 4 周后评估是否符合手术指征）。引流感染性液体需要一定时间，不要急于进一步处理。如果筛查结果是阴性的，引流液明显减少后尽早拔除引流管（1 周内）。

（四）第四周：开始（手术）干预

CT 有什么表现？

根据修订的**亚特兰大分类标准 2012**，**包裹性坏死（WON）**是指成熟的炎性组织壁将胰腺坏死组织或胰腺周围坏死组织包裹起来，使坏死局限在组织壁内（如图 17.3）。这种包裹的过程通常需要在发病后 4 周甚至更长的时间才能成熟。

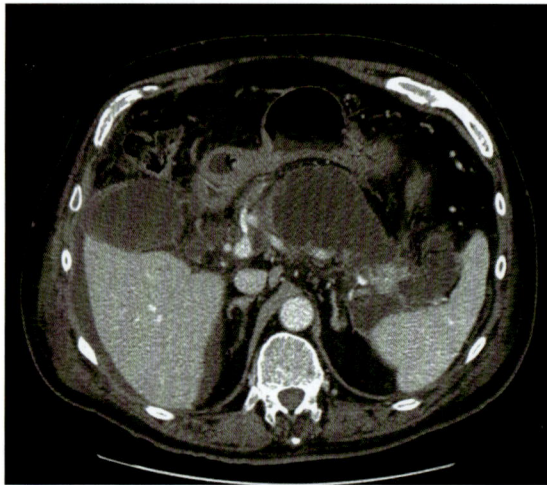

图 17.3　包裹性坏死的 CT 表现

注意胰腺及胰腺周围坏死组织被明确的炎性包壁局限性地包裹

五、干预的指征和时机

根据国际胰腺学会和美国胰腺学会急性胰腺炎循证治疗指南[1]，坏死性胰腺炎的干预指征（包括手术、影像介入和内镜治疗）为：

- **临床上怀疑或有明确证据的坏死感染并且有病情加重，或有持续数周的器官功能衰竭。**

---

[1] IAP/APA evidence-based guidelines for the management of acute pancreatitis. Pancreatology，2013，13（4 Suppl 2）：1-15.

- WON 的压迫导致持续性的胃排空障碍、肠梗阻或胆道梗阻。
- 排除感染，患者 WON 超过 8 周无明显好转。
- 胰管中断综合征（胰管完全性中断），超过 8 周持续性引出坏死性液体但没有感染表现。

> 干预性治疗一般会推迟到发病 4 周后以便 WON 形成。如上文所示，部分干预指征需要 8 周后才能评估。所以这非常需要耐心！

六、治疗

对于怀疑或有明显感染的坏死性胰腺炎，根据荷兰提出的 **step-up** 逐步升级治疗策略 **❶**：先经皮穿刺引流，如有必要再行微创腹膜后坏死组织清除术，可以使大约三分之一的患者避免开腹手术。

所以，我们是这样做的：如果 step-up 治疗策略有效，便无需特别处理；如果无效（穿刺引流一周病情无缓解），病程超过 4 周，应行坏死组织清除术。根据你的经验、资源和临床特征（见下文），可选择不同的处理方式。

（一）怎么做坏死清除术

从微创到"开大刀"，坏死组织清创术有多种不同的手术方式可选择。这主要取决于 WON 的位置和大小：它是否仅位于小网膜囊紧贴胃后壁，还是有多处病灶，如十二指肠后和（或）双侧结肠后间隙。

另外需要注意的是是否合并有胰管中断，如有胰管中断意味着坏死已累及胰腺实质并导致主胰管断裂，远端游离的胰尾会不断分泌胰液进入腹腔。增强 CT 能更好地识别胰腺中断，所以手术前务必复查 CT！

你可能会问：开腹手术还是微创手术（包括内镜手术）？经游离腹腔还是经腹膜后？直接关腹还是保持腹腔开放？**实操中，你可以用你最擅长的方式，可以的话尽量选择对患者最好的治疗方法。因此掌握多个治疗方法总是好的。**

部分治疗中心常规**微创**治疗胰腺周围组织坏死，包括内镜下腹膜后引流、经皮肾镜坏死组织清除、经皮穿刺坏死组织清除及经窦道内镜清除术。这些技术的效果仍有争议，但是很多治疗中心已将它们作为治疗首选。我们曾经尝试过这些方法，发现实施起来比较麻烦，至少在我们看来治疗效果欠佳。因此我们放弃了尝试……

对于合适的患者，有个更理想的方式是手术下（开腹或腹腔镜）经胃壁坏死组织清除术，加拿大学者们的大量研究显示该方法有极好的治疗效果 **❷**。

开腹微创手术方法是先在上腹正中线做一小切口并打开胃前壁，以细针穿过胃后壁至 WON 脓腔（需术前 CT 定位！），然后打开胃后壁仔细地行坏死组织清术（避免损伤血管或

---

❶ van Santvoort HC，Besselink MG，Bakker OJ，et al. A step-up approach or open necrosectomy for necrotizing pancreatitis. N Engl J Med，2010，362，1491-1502.

❷ Driedger M，Zyromski NJ，Visser BC，et al. Surgical transgastric necrosectomy for necrotizing pancreatitis. A single-stage procedure for walled-off pancreatic necrosis . Ann Surg，2018，Sep 13. doi：10.1097/SLA.0000000000003048.

破坏 WON 壁的完整性）。胃后壁与 WON 脓腔之间的造口以粗针 3-0 线连续缝合加固，确保鼻胃管置入 WON 脓腔后再关闭胃前壁。

这种手术方式适用于 WON 局限于小网膜囊的患者，尤其是有胰瘘或胰腺中断的患者，因为这种手术可以将胰液引流进胃避免其在腹腔扩散。如果计划给患者行这种一期手术，应避免术前经皮穿刺引流，穿刺引流会影响 WON 的形成并增加术后胰瘘的风险。

当 WON 病灶较多，位于无法经胃清创的区域时，选择开放性手术更为有效。我们推荐传统的经腹腔手术入路，该入路有更好的视野……

（二）开腹坏死组织清除术

在合适的时间给合适的患者行坏死组织清除术并不难，就是用手把黑色淤泥状的坏死性组织掏出来。打开胃结肠韧带（我不喜欢打开横结肠系膜），钝性分离至准备清创的解剖层面，使用超声刀或传统的缝扎术能提供良好的术野暴露。

通常情况下坏死组织主要分布在胰腺周围，而胰腺质地坚硬得像桥一样横在腹腔。不要动它！ 另一方面，如果遇到坏死已经累及了胰腺中段的实质（术前 CT 检查有助于发现）使得胰尾游离（**胰管中断综合征或游离的左侧胰腺残体**），可用手指轻轻揉捏把游离的胰尾分离出来，但要注意保护脾脏血管，确保不损伤脾脏。一旦将远段的坏死胰腺切除（如图 17.4）（有时近段只有少量胰腺实质残留），试着找到胰管断端并结扎。但是通常情况下胰管是找不到的，这样就会发生胰瘘，这种情况需要后期处理。术野纱布填塞几分钟观察止血情况，明确的出血点要妥善处理，少量的渗血不用处理。在胰腺周围妥善放置引流管（如果坏死主要在左侧，需从左侧结肠后方放置一根引流管到胰腺区域）后，便完成手术了。通常情况下，在 80%～90% 的病例中我们会直接关闭腹腔，除非术前 IAP 明显升高或者肠道水肿非常明显。当然，对于已经"开放腹腔"的患者（如处理 ACS）以及需二次清创的患者我们会用结合补片的 VAC 系统保持腹腔开放。

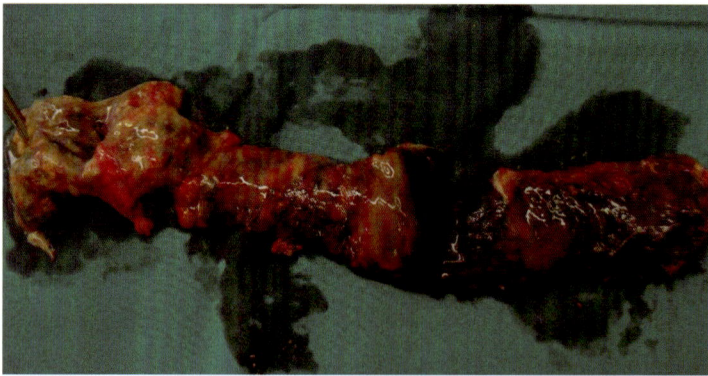

图 17.4　切除的坏死胰腺组织

利用负压及补片的筋膜牵引是我们瑞典同行提出的临时关腹法（TAC）[1]。它完美结合了负压吸引和补片的牵拉作用。先用聚乙烯补片覆盖腹腔内容物，然后以椭圆形的聚丙烯补片缝合固定筋膜边缘，再将聚氨酯海绵放置在网片上，表面以密封塑料片覆盖，海绵连接吸引

---

[1] Peterson U，Acosta S，Björck M. Vacuum-assisted wound closure and mesh-mediated fascial traction — a novel technique for late closure of the open abdomen. World J Surg，2007，31：2133-2137.

器持续负压吸引（通常为 -125mmHg）。**每 2～3 天需在手术室或 ICU 床边更换 TAC 敷料。**第一次更换敷料时，可以从正中线切开聚丙烯补片以更换内层的聚乙烯补片。**调整 TAC 时，通过牵拉收紧聚丙烯补片中线并缝合固定，使两侧筋膜边缘逐渐靠近。**当两侧筋膜边缘距离缩短至 5cm 左右时可以移除补片并缝合筋膜和皮肤。这种技术可以使延期筋膜关闭成功率达到 80%～90%，是目前成功率最高、肠瘘发生率最低的 TAC 方法。

大约三分之二的患者只需要进行一次坏死组织清除术（可能我们手术做得足够晚，清创相对彻底）。如今的二次手术往往不是"计划性"的再次清创手术，而是为了处理并发症的"被迫性"手术。

（三）坏死组织清除术后的并发症

坏死组织清除术后不要指望一切会发展得很顺利……

术后**出血**是常见的，所以不必紧张！术后前几天引流液呈血性很正常；接着颜色会变成难看的棕色，最后变成脓液样的褐色。但是如果引流袋里的是"纯"血，或者患者的血流动力不稳定需要多次输血，这时不要犹豫，应立即手术。清除积血和淤血，对可见的出血彻底止血，或用纱布填塞整个手术区域并保持腹腔开放。**血管栓塞术是另一种止血方案——如果随时可实施的话可能是更好的选择。**

如果手术时间过早，那么"不彻底"的坏死组织清除手术很大概率会引起**残余坏死**。二次（甚至多次）手术能够彻底地清除坏死组织也是可以接受的，所以第一次手术时不要刻意追求彻底的坏死组织清除，以免造成更多的损伤（通常是出血）。

胰瘘是常见的并发症，特别是在行坏死组织清除术的同时做了胰腺远端切除术的情况下。如果引流液太过浓稠，则无法测出其淀粉酶浓度，但仍能识别胰瘘的发生。保持引流通畅，如果患者能耐受十二指肠镜检查，可以请内镜医生置入胰管支架。如果引流液的淀粉酶水平明显升高（数万甚至更多）持续数天，置入支架对病情是有帮助的。有些医生会用奥曲肽，我们一般不用。

引流液混有胆汁会有点棘手。在坏死组织清除过程中，有时会意外损伤十二指肠。如果十二指肠瘘得到控制没有形成脓毒症，处理时要有耐心。这个时候一期缝合关闭十二指肠几乎是不可能的，最好是先处理好瘘口后期再处理十二指肠（如有必要）。如果十二指肠瘘没有得到控制那你将有大麻烦——详见第 43 章。

坏死组织清除术后的结肠坏死和（或）穿孔并不少见。这种并发症也可见于保守治疗的患者，可能是由于我们术前等待时间太长，坏死组织侵蚀了周围组织（见上文）。现在这种情况更多了，也许我们等待的时间过长了。**坏死组织切除术后发现的肠管内粪便样物体能毁了你的一整天。**你可以假装那就是看着像粪便的坏死组织，但如果看着闻着都像粪便，那就是粪便了。这时可以做个 CT 扫描看看病因在哪，可能是因为早餐吃双份麦片这样的过度饮食。如果可能的话可以只用原来的切口，但如有需要必须果断把横行切口改为正中切口。切除坏死的肠管（要彻底），避免 I 期吻合肠管，最后清洗并充分引流腹腔。

牢记：
- 处理重症急性胰腺炎时的重点是**早期积极的**支持性治疗和**后期谨慎的**手术治疗。
- 这些患者最好在能提供长期 ICU 监护的中心接受治疗，治疗中心的医生需要有成熟的放射科、内镜和外科治疗经验，并能熟记和掌握本章节中所有的名词缩写，而不是在社区医院的"高级监护病房"治疗。请把这些患者转诊给医疗专家……

我用芬兰的智慧和经验总结一下······

记住，我们芬兰人酷爱喝酒，处理这类患者使我们积累了丰富的经验。

1965 年，我们在赫尔辛基的 Meilahti 医院刚建成时，重症急性胰腺炎的死亡率超过了 90%。20 世纪 80 年代初期在我开始外科住院医师实习时死亡率仍在 50% 左右。**随着重症监护水平的明显提高和早期手术趋于保守，重症急性胰腺炎的死亡率逐渐下降到了 20%。**在过去的 10～15 年里，我们对这种复杂疾病的了解有了巨大的进展。识别、预防和治疗腹腔间隔室综合征并联合积极的液体复苏恢复组织灌注明显改善了预后。我们还显著提高了 ACS 的保守治疗效果，避免了很多开腹手术。虽然有时我们仍需开腹甚至保持腹腔开放，但是随着处理腹腔开放技术的提高，维持腹腔开放的安全性也较前明显提升。我们每年大约有 40 名腹腔开放的患者（不仅是胰腺炎），使用现代临时关腹法，如补片介导的负压辅助关腹技术，大约 90% 患者的筋膜和皮肤能顺利关闭。仅少数患者需植皮及二期腹壁重建。

近年来的主要进展包括更好地确定了手术的干预指征、改良了手术技术和明确了行坏死组织清除术的时机（不要太早也不要太晚）。我们最近的研究发现，过去 17 年里治疗的 435 名重症胰腺炎患者的 90 天死亡率为 18%[1]。而过去 11 年里行坏死组织清除术的 109 例连续病例死亡率为 23%。但是，如果去除有危险因素的患者（约占一半），如年龄超过 60 岁、有合并症、过早地行坏死组织清除术（<28 天）、手术时有器官功能衰竭以及其他一些因素，开放手术患者的死亡率为零。

因此，在能终止炎症级联反应的"神药"问世以前，我们在重症监护医师的帮助下，把这些患者当作"外科"患者来对待。

正确地处理重症急性胰腺炎需要充分了解这个疾病的自然病程，并有足够的耐心。在病程的早期"我们的耐心比我们的能力更有成效"（Edmund Burke），而在后期处理坏死和感染并发症时，牢记"耐心和勤奋，就像信仰一样，可以移山"（William Penn）。

最后引用著名胰腺外科医生 Kenneth W.Warren（1911—2001）的话做个总结：

> *"急性胰腺炎的手术治疗中最常见的错误是在发病初期手术太早、做得太多，而在感染期手术得太晚、做得太少。"*
>
> —— Kenneth W.Warren

（陆　淼译　周家华校）

---

[1] Husu H，Leppäniemi A，Lehtonen T，et al . Short- and long-term survival after severe acute pancreatitis：a retrospective 17 years' cohort study from a single center. J Crit Care，2019，53：81-86.

第18章

胆囊和胆道急症

众编者

本章可分为以下三节：

第 1 节　胆囊急症

> 胆囊水肿肿大时……还伴有结石，我们不应该等到患者已筋疲力尽或胆汁中毒素进入血液而引起出血时才行动；应尽早行开腹，明确疾病的性质，然后根据病情需要采取合适的手术。
>
> —— James Marion Sims

胆道外科，尤其是胆囊外科，被认为是"普通外科"的支柱之一。然而，你会发现不同的临床表现、治疗方案以及当地习俗和信条，这些都将影响所选择的治疗方法。**在急诊胆道外科，分歧更大，非手术治疗与内镜、影像学及外科干预之间的争论更激烈**。因此，在本章中，我们努力将这些纷繁复杂的问题简化，并通过常识性的方法引导你，专注于这些领域的问题。如以往一样，你能够在文献中找到大量与我们的观点和方法相矛盾的观点和方法——但现在你知道谁是对的了……我们相信你已经从医学院外科训练和实践中学到了基础知识（以及更多）。

为了简单起见，我们将把这一章分为胆囊急症和胆管急症，但你应该记住，它们的临床表现可能被混合在一起。**一个急性胆囊炎患者，同时胆红素和淀粉酶升高，这将促使你努力考虑下一步怎么做。**

急性胆囊炎

急性胆囊炎（AC）主要是结石性的，少见的是非结石性的。由于它们的临床表现不同，因此分别讨论。先讨论急性结石性胆囊炎。

由结石引起的胆囊出口处梗阻是急性胆囊炎最常见的病因。这是一个病情发展过程：

- 短暂的梗阻伴有梗阻性结石的自发移回可引起胆绞痛。
- 结石嵌顿在胆囊颈部会导致胆囊扩张、压力升高、缺血改变，如果继续发展，继发细菌感染就是急性胆囊炎。**如果不治疗，可能会发展成严重的情况，比如胆囊坏死、胆**

囊穿孔、胆囊脓肿、肝脓肿、腹膜炎和全身性脓毒症。

如何知道患者病情发展处于什么阶段？你可结合病史、体格检查、实验室结果和影像学研究中收集到的信息进行判断。**胆绞痛具有自限性，持续时间短。**疼痛通常发生在上腹部，但也可能是右上腹，疼痛向右腰、背部和 / 或肩部放射，并伴有恶心、呕吐，持续时间不超过几小时，并且没有炎症的临床实验室指标。相比之下，急性胆囊炎患者的疼痛持续时间更长，为持续性疼痛，常伴有局部压痛，有时有腹膜炎体征，少见可触及肿大胆囊以及全身炎症表现（发热、白细胞增多、CRP 升高）。**记住：通常炎症本身并不能鉴别"早期"的机械性 / 化学性急性胆囊炎阶段和"晚期"的细菌性阶段。**

临床上被评估为"轻度"。通常在手术中，我们会惊讶地发现急性胆囊炎的进展更重，如坏疽性胆囊炎或胆囊脓肿，伴有更高水平的炎症反应、白细胞明显增多和更重的全身性脓毒症表现。

（一）诊断

没有影像学支持，诊断是不完全的。

1. 超声

超声检查是你最好的选择：可用，便宜，简单，无辐射，而且通常也准确。它可以显示结石、扩张的胆囊及其增厚的壁，并提供发现的相关信息，如胆囊周围积液、胆管扩张和邻近结构（肝、肾和胰腺）。然而，需要注意的是，急性胆囊炎的超声表现往往滞后于临床表现，比如患者也可能是较重的急性胆囊炎，但是超声检查胆囊壁没有增厚和（或）胆囊周围没有积液。**还要记住，急性胆囊炎有一个几乎不变的特征，就是胆囊肿大，因此影像学上无肿大的胆囊通常不是急性胆囊炎！**

2.CT

当你被叫来会诊时，许多患者已经做了腹部 CT 扫描，即使在超声检查不能诊断的情况下，CT 扫描显示的厚壁胆囊伴有周围脂肪层条索影将支持诊断。然而，超声在这种情况下更准确，并将显示被 CT 遗漏的结石。我们经常使用超声来确认 CT 诊断。这是防止漏诊的正确方法。

3. 放射性核素扫描

在可疑的情况下，你仍然可以使用可靠的老方法肝亚氨基二乙酸放射性核素扫描。虽然特异性受到肝胆汁分泌障碍伴高胆红素血症的影响，对胆囊管梗阻胆囊不显影的病例具有高度敏感性。一个阴性的扫描（即胆囊显影），可排除急性胆囊炎的诊断。但要注意胆囊管可能因为慢性阻塞，导致胆囊积水（黏液囊肿），而无任何急性表现。

再次记住，虽然可能缺乏一些发现，但也不能排除急性胆囊炎的诊断。我们见过急性胆囊炎患者胆囊因慢性变化无肿大，胆囊壁薄（即将破裂）或结石很小，很容易被影像学漏诊。不要急于给这种情况贴上"非结石性胆囊炎"的标签，因为这种罕见的非结石性急性胆囊炎患者通常仅限于重症患者，但偶尔也会在其他方面完全健康的患者中看到，这会让情况变得复杂。

你可能也会被一些异常的相关参数所迷惑。例如，即使没有胆总管结石和胆管炎，急性胆囊炎也可伴发轻度黄疸［胆红素水平达 5mg/dL（85μmol/L）］和肝酶轻度升高。这究竟是由于胆管的压力增加、胆囊周围的反应性炎症，还是由于通过受压、缺血的胆囊壁吸收了胆囊内的胆汁，其实都不重要。重要的是，你要知道如何将这种情况与上行性胆管炎（见下文）区分开来，因为后者的治疗方案不一样。

关键是不要急于下结论，坚持住，一天后重新测量肝功能：如果有所改善，就进行手术；如果情况恶化，则必须对胆管进行成像，最好做 MRCP，如下文所述。

（二）治疗

> 你有没有把土豆从烤箱里取出直接吃进嘴里过？如果你让它凉一凉，然后再吃感觉会怎么样？

—— Amjad Siraj Memon

文献中推荐的做法和全球许多地方的实际做法之间存在分歧。急性胆囊炎的简单、正确的治疗方法是手术，现在的主流方法是腹腔镜胆囊切除术。那么为什么不经常实践呢？

1. 非手术治疗

保守治疗在大多数情况下可成功地缓解急性发作。使用抗生素覆盖革兰氏阴性肠道细菌（在病情较重的患者中添加抗厌氧菌的抗生素），连同静脉输液、镇痛药和止吐药，将使 90% 以上的患者在几天内好转。这种方法的代价是住院时间延长，有明确的失败风险（在更糟糕的情况下可能需要有创的方法），以及在等待 6～8 周的"间隔期"行胆囊切除术（无论如何都是必要的）期间有反复发作的风险。

所以为什么不"把它拿出来"呢？原因各不相同，但在世界各地最常见的原因是缺乏可用的即时手术室或外科医生。如果你幸运地有行早期胆囊切除术（第二天也行，甚至后天也可以）的条件，那么就去做吧！你会发现手术更容易，胆囊壁水肿让你的解剖相对容易，而纤维化导致解剖结构不清晰，手术更困难和危险。延迟手术的其他原因包括：有证据表明急性期更有可能发生胆管损伤，众多研究结果表明，建议经等待"间隔期"后，延迟行胆囊切除术的患者约有一半实际上未做手术（见下文）。

在其他特定情况下，延迟胆囊切除术也可能是合理的。如果患者就诊较晚，发病数天后，手术可能会很困难，中转开腹率较高，发生并发症的风险较高。你可能对"黄金 72 小时"很熟悉，尽管你不应该把它看得太重——有些患者甚至更晚才出现"容易胆囊"，而另一些人则会在 24 小时后出现可怕的坏疽。医学上不适合手术的患者也可能从延迟手术、优化、适当的评估（逆转抗凝药物）和准备中获益。然而，这是一把双刃剑，因为这些虚弱的患者也更容易死于未经治疗的脓毒症。所以你要做好判断——好的判断来自经验，经验来自错误的判断。

2. 胆囊引流

胆囊引流术是通过减轻胆囊内压力和引流感染的胆汁，而达到缓解急性病情的方法。**对于高危患者（例如急性心肌梗死后几天内发生急性胆囊炎），以及在病情进展几天后"保守"治疗失败的患者，这是一种有效的治疗方案。**

由介入放射科医师在超声或 CT 影像引导下行**经皮经肝胆囊穿刺引流**，或在少数情况时，由外科医生在局部麻醉下行开放手术引流（当经皮经肝胆囊穿刺引流不可行时），通常会使病情得到控制，临床状况迅速改善。在许多情况下，它还会导致阻塞的结石移位，如果胆汁开始顺着穿刺引流管向外流，几天后经引流管胆囊造影显示胆总管和十二指肠显影，你可以安全地将引流管夹起来，直到观察 6～8 周后，延迟胆囊切除术。但别指望这是件容易的事！

作为一个"脚注"，在这里不得不提到，它没有写在"外科经典"里，所有保守治疗的患者，或成功的经皮穿刺引流后，必须接受延迟腹腔镜胆囊切除术。**要有选择性地让年老、体弱、高危和无症状的患者行保守治疗**。研究显示，由于各种原因，许多患者被允许"冷静下来"／永远不来做手术，复发并非不可避免。

3. 手术治疗

除非是罕见的胆囊穿孔合并胆汁性腹膜炎，或由梭状芽孢杆菌引起的气肿性胆囊炎，急诊胆囊切除术并不是真正的急诊，不需要外科医生迅速赶到手术室。**但需记住，即使在这种情况下，短暂的复苏也是必要的**。

如上所述，早期胆囊切除术是大多数急性胆囊炎病例的首选方法。"早期"的定义可能在不同的外科医生和系统之间有所不同，可以排在次日的手术列表中手术，或在当日手术列表后几个小时进行紧急手术，只要在一两天内完成，都是可以接受的。**不建议在 72 小时后进行手术**，但仍有可能存在这种情况。部分患者经初始非手术治疗后好转较快，这可能意味着他们患的是"长期胆绞痛"，而不是真正的炎症。但无论如何，如果你能去除病灶，让他们在没有胆囊的情况下回家，他们可能会受益。

下图总结了我们推荐的方法（图 18.1）。

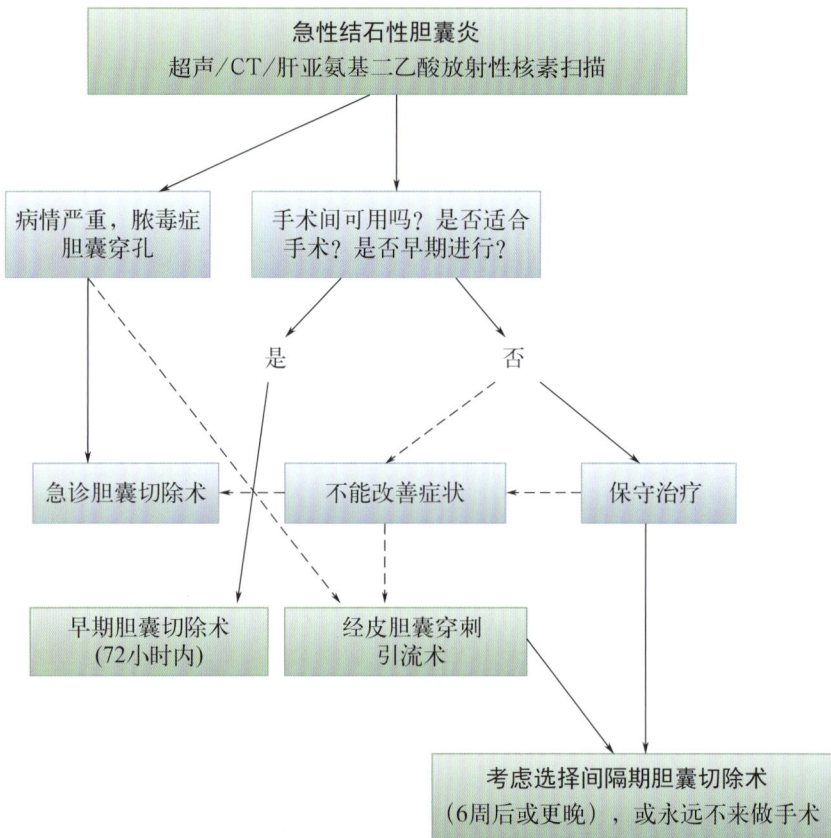

图 18.1　急性结石性胆囊炎的治疗流程

（三）手术实施

腹腔镜胆囊切除术（LC）是标准术式。现在很少行胆囊开腹手术，除非患者感到非常不舒服，或你认为给他的肚子里打气不是一个好主意。但你需要再想想，他现在是不是需要手术。腹腔镜手术中转为开腹手术与局部炎症相关，与你自己的专业技能呈负相关，但真正能指导你的是手术过程的进展。

> 腹腔镜手术术中努力而没有进展（45 ~ 60 分钟没有真正的进展是一个可以接受的经验法则）意味着你伤害患者的机会增加了。你应该改变策略——寻求帮助就是其中一种可能的改变。

随着能开腹行胆囊切除术的年轻外科医生越来越少，中转开腹并不总是一个安全的选择（我们称之为"遗忘曲线"）。找一个头发花白的外科医生来帮你是个不错的主意。是的，有时那些"老鬼"（译者注：指老医生，是原文诙谐的说法）之一可能被证明是有用的！

以下是一些"技巧"，可以帮助你安全地完成难度较大的腹腔镜胆囊切除：

- 给肿胀的胆囊减压：你可以使用 Veress 针通过腹壁插入胆囊或使用一个特殊的套管针连接抽吸。吸完之后，抓住"茄子"（译者注：指胆囊，是原文诙谐的说法）就变得更容易了……
- 增加第 5 个甚至第 6 个鞘卡，牵开相关组织，以改善视野，特别是对于肥胖患者。
- 使用重力：在手术前，确保患者被牢牢地固定在手术台上，让你的麻醉医生提供给你一个陡直的头高足低和左倾斜的体位。
- 熟练使用吸引器：吸引器是一种很好的解剖工具，特别是对于"有渗出的"、水肿的胆囊。
- 在难以抓持胆囊下部时，试着将结石从哈特曼囊中挤回胆囊底，或者直接用张开的器械将胆囊向上推。
- 急性情况下，解剖结构容易扭曲，坚持手术"安全性关键术野"更为重要。如果不容易的话，可以往高处走一点，找到肝脏和胆囊之间的平面，然后试着从那里向下。这相当于开放式的，不太适合腹腔镜操作的"眼底向下"技术。
- 虽然**无法控制的出血**会使你迅速中转开腹，但请记住，你不必恐慌，因为出血通常可以通过压力控制，至少可以部分控制。不要紧张忙乱而尝试危险的止血方法，先塞入纱布并施加压力，等待几分钟并重新评估。

> 我们希望在这没有必要解释"安全性关键术野"（CVS）。但如果你对这个术语不熟悉，请阅读 Schein《外科并发症预防的常识和处理》第 16 章，深入讨论如何在胆囊和胆道手术中避免这些问题（和处理这些问题）。

1. 胆囊窝下面藏着"鳄鱼"

当你已经镂空了胆囊三角，并切断了胆囊管和胆囊动脉时。慢慢地（不要太快）、放松地、熟练地将胆囊从肝脏上剥离下来。

不要忘记，在胆囊窝表面下的几毫米（有时是 1mm）可能会出现"鳄鱼"，它们会突然袭击你。如果你用电钩钩得太深，肝中静脉（或它的大的分支）很容易被损伤。出血为静脉性，但量大且伴随呼吸显示有搏动性。在你混乱而匆忙地试图控制出血时，很容易损伤或阻

塞附近的右肝管和 / 或右肝动脉的分支。

为了控制出血，可增加气腹压力（比如 25mmHg），并要求麻醉医生暂时停止通气。此时出血是最小的，你可以用细缝线缝合出血的破口。如果不行就立即中转开腹。

总之，从肝床上剥离胆囊时要轻柔，不要挖得太深。否则可能会损伤胆管、动脉或主要静脉。当胆囊与肝脏严重粘连时，可考虑行胆囊次全切除术（见下文）。

2. 中转开腹胆囊切除术

除了无进展（图 18.2）和解剖困难之外，你可能还需要因出血或胆管损伤（透明的胆汁突然积聚在你的手术区域？有点不对劲！），尽早中转开腹。

不要指望中转能轻易解决你的问题，要继续保持警惕、谨慎和小心。你需要最好的工作条件——显露和照明，所以要确保你有良好的助手，适当的放松，以及需要的配件如头灯等。

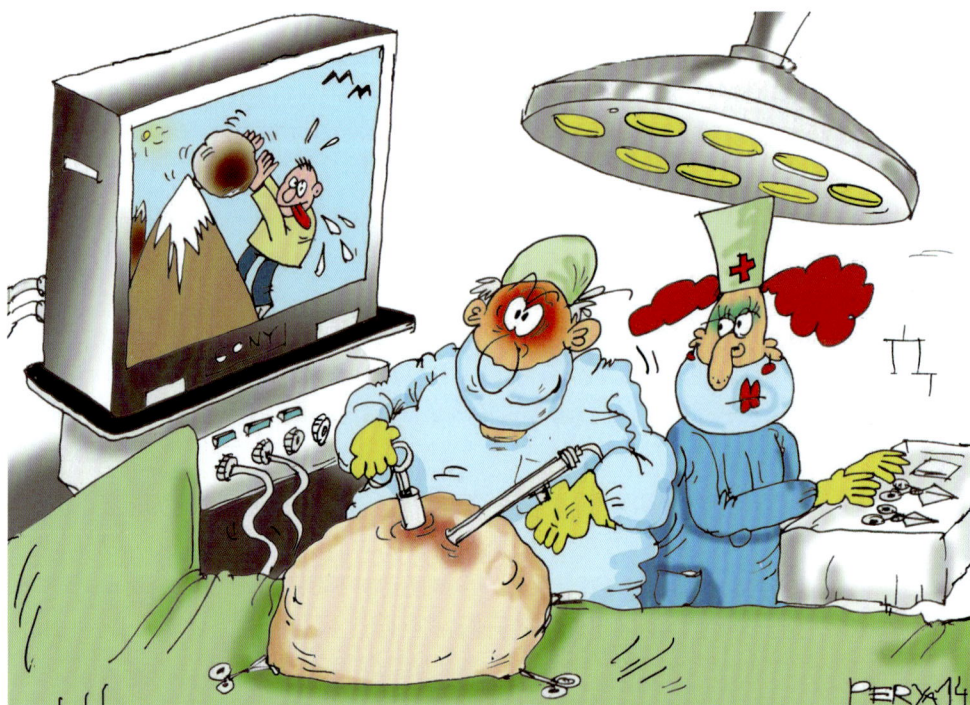

图 18.2 "我从来不中转开腹"

最重要的事情是改变你的思维：这不再是最小的入口，所以要有相应的行动。忘记不合适鞘卡之间的连线切口，这会导致一个奇怪和不方便的切口。做一个适当的肋下切口，将让你手术舒适。除非你有自己的手术经验，否则忘记"小切口胆囊切除术"——这不是节省几厘米的事情，而是确保你快速安全地完成手术。与腹腔镜手术不同的是，在你中转开腹后，我们推荐逆行胆囊切除术——从底部向下紧贴胆囊壁，向胆囊管和动脉前进，最后断开。放置引流管吗？如果你觉得胆囊管结扎是可靠的，可能会不放置引流，但放置一个也不是错。

> 这似乎与你的现代外科心理相矛盾，但事实是患者并不是因为中转开腹而死亡的。反而，因为不中转开腹，他们可能会死。

3. 避免麻烦（tzures❶）的替代方法

在某些情况下，你需要采取不同的行动，以从大麻烦中拯救你（和患者）。这是在"被忽视"的病例中常见的情况。在疾病过程的后期进行手术，会出现很多病理的解剖，而正常的解剖很少。有时，即使是在急性感染后几周"平静下来"的病例，手术也可能具有惊人的挑战性——慢性炎症的厚壁胆囊，有时被病理学家描述为"黄色肉芽肿性"。**你最初的惊讶应该很快转变为如何在并发症风险低的情况下安全手术。**

（1）胆囊次全切除

我们的老朋友 Asher Hirshberg 恰当地概括道："切除 95% 的胆囊（即胆囊次全切除）远比切除 101% 的胆囊（即加上一部分的胆管）要好。"

是的，没错——**任何一位有历练的外科医生都会告诉你，当术中出现骑虎难下的情况时，胆囊次全切除是合适的。比如当炎症导致 Calot 三角区致密瘢痕，掩盖了解剖结构，胆管损伤的风险显著增加时；** 或在肝硬化或凝血功能障碍等肝出血风险显著时，也很有用。

胆囊部分或次全切除术在美国由 Max Thorek（1880—1960）提出，有人称之为 Thorek 手术。顺便提一下，Thorek 是一位敏锐的格言警句作者，他说过："……不论我们掌握的最新知识是多么陈旧，我们为努力寻找发现感到辛劳和自豪，但这些发现不是新的真理，而是重温已经忘却的知识。"

如何进行胆囊部分或次全切除术？ 在我们看来，这项曾无数次拯救了我们的最有价值的技术并未被新一代的外科医生所熟知。下文会介绍一些细节……

① 开腹胆囊次全切除

打开胆囊底部，把里面所有的东西都清空。现在，我们用电刀开始切开胆囊（让胆囊后壁与肝脏相连）。残缘用电凝或扣夹或 3-0 Vicryl® 缝线缝合止血。当你到达 Hartmann's 袋的水平时，确保所有受影响的结石都已取尽，然后你可以插入你的食指，或器械尖端，一直到胆囊管的内部开口，通常可以从内部看到，在胆囊管开口周围准确地做荷包缝合，正如画家的画作所描绘的那样，但做到这点并不容易，因为缝线往往会撕裂发炎和脆弱的组织。

更好的选择是保留 1cm 的 Hartmann's 袋组织，用 2-0 Vicryl® 缝线将它缝合在胆囊管的开口的上方。 外露的胆囊后壁黏膜用电凝烧灼（有人说直到你闻到炸肝的味道……），将网膜填在这里。最后，在残余胆囊下留置引流管。通常情况下，你不会在引流管中看到一滴胆汁，因为在这种情况下，胆囊管由于炎症过程而阻塞。然而，在罕见的胆汁漏的情况下，引流会解决问题。

如果发现胆囊管 / 残余胆囊无法关闭怎么办？ 不要惊慌，只要放置引流管，引流出来就绝对安全。引流管将持续几天引出产生的胆汁，最多 2 周，最终它会干净的！

② 腹腔镜胆囊次全切除

在 Hartmann's 袋水平或以上的一个"安全舒适"的位置打开胆囊，并排出内容物。**准备好你的吸引器，在里面放置一个标本收集袋，如果有必要，可以增加一个端口，在结石散落之前将其收集到标本袋。** 此时，你可以很容易地看到胆囊出口，确保清除了所有阻塞胆囊管的结石。完成 Hartmann's 袋的横断，并关闭残端（你可以从内部缝合胆囊管，或从外部缝合残端，或简单地放置一个圈套器在其周围）。与开腹一样，**如果你不能关闭胆囊管或剩余残端，需放置一个引流管引流。** 切除胆囊体部和底部后——如果出血的风险很高，你可以把胆囊后壁留在肝床上，然后电灼黏膜，放置一个引流管。最终结果如图 18.3 所示。

---

❶ 依地语中"麻烦"的意思。

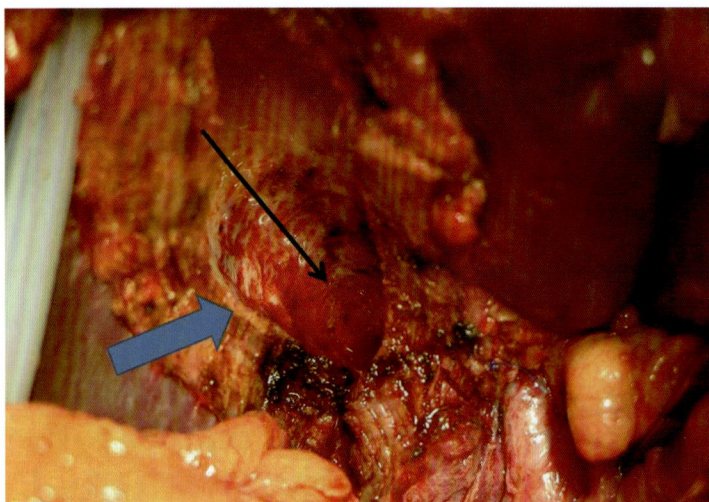

图 18.3 胆囊次全切除术

胆囊次全切除术的最终结果，无论是腹腔镜还是开腹。蓝色箭头指向残余胆囊的"边缘"。黑色箭头指向残体的内部和 Hartmann's 袋，这里的结石已经清除，并朝向胆囊管的内口。如果能用缝线关闭残端，那就缝合。但有时，就像这种情况，是不可能的……所以需要放置一个引流管。别担心，一切都会好起来的！（图片由挪威奥斯陆的 Kristoffer Lassen 博士提供）

（2）"开窗"与"重建"胆囊次全切除术

有些外科医生喜欢发明新的术语，然后要求你采用这些术语。他们将胆囊次全切除术分为两种，每种都与特定的潜在并发症相关：

- **开窗术**：当胆囊管和胆囊残端都开放时，正如预期的那样，这一操作会增加胆瘘的风险，需放置引流管。但如果你有足够的耐心，大多数这样的胆瘘将在几天到 2 周引流干净。如果你没有耐心，ERCP（加上括约肌切开术和支架）就可以了。
- **"重建"**：缝合胆囊残端，这一操作降低了胆瘘的风险，但增加了"有症状的残余胆囊"的风险。

（3）有症状的残余胆囊

这些患者在胆囊次全切除术后数月或数年可出现胆道症状（急性或慢性）。他们中的许多人会诉说有"困难的"胆囊切除术史，只有少数人会知道是次全切除术。当你回顾以前的手术记录时，你会意识到，在某些情况下，甚至外科医生也没有意识到他留下了一部分胆囊——很可能是由于 Hartmann's 袋代替了胆囊管，阻塞了 Hartmann's 袋而不是胆囊管。

这些患者的影像学检查将显示残余胆囊结石和 / 或胆囊沉积物。鉴别诊断包括新的残余胆囊管扩张和胆囊重复畸形（其中一个在初次手术中被漏诊），但在大多数患者中，问题在于残余胆囊。治疗是"再次胆囊切除术"（腹腔镜是可能的，但不容易），术前胆管成像为胆道解剖提供了路线图。

显然，排空胆囊残端会留下疤痕，不会出现症状。这就是为什么你应该尽你所能在"重建"它之前清理尽残迹（甚至我们都开始喜欢这个新词了）。

最后，在做胆囊次全切除术时，一定要写一份详细的手术报告，说明所做的情况和原因，并向患者解释，从而先发制人，避免未来的法律诉讼（"他没有告诉我胆囊的一部分还在里面……"）。

> 总之：该术式不解剖 Calot's 三角结构，避免了肝床出血。它具有胆囊切除和胆囊造瘘的优点，是一种快速、安全的手术方式。

（4）外科胆囊造口术

在困难的情况下，另一个解决办法是做胆囊造口术。 这种手术现在很少进行，因为经皮穿刺技术占优势，但偶尔在你可能独自面对处于极端情况下的一个患者时，最好对他在局部麻醉下进行短暂的手术。另一种看似合理的情况可能出现在计划的腹腔镜胆囊切除中，看起来"不可能"切除，比如一个病态肥胖患者，胆囊暴露不好，你又不想中转开腹，而你对腹腔镜次全胆囊切除术感到不舒服……

如果你的目的是引流，而不是完整的手术切除。那么无论何种情况，暴露胆囊底，放置荷包缝合，切开胆囊，吸出里面的东西，尽可能取尽结石，然后在胆囊内插入 Foley 导管，给气囊充气并系上荷包，这在开放手术中更容易完成。

你可能想知道在腹腔镜手术中如何将 Foley 导管插入胆囊。用一个 5mm 的抓钳抓住 Foley 导管通过上腹部外侧肋下鞘卡推进腹腔，同时退出通过皮肤切口鞘卡，润滑 Foley 导管（16F 就可以），用抓钳抓住它，把它拉进腹腔。

关于胆囊造瘘管的管理，一周后做造瘘管胆道造影，造影会告诉你患者胆囊管是否通畅，如果胆囊管通畅，胆道也没结石，可以安全地夹闭造瘘管，然后作为安全阀直到择期手术。再次发作只需打开造瘘管即可治疗，之后是否需要行间隔期胆囊切除术仍有争议，但通常会实施（见上文）。胆囊管梗阻通常要求行间期胆囊切除术。

（四）其他的考虑

1. 术中胆管造影

不要再开始无休止地讨论术中胆管造影了，它曾被认为是用来勾画清楚急性胆囊炎病例中的不明解剖结构。但**"笔者在临床经验中没有发现这种措施的必要性"**……我们发现，在急性疾病中，胆囊管阻塞、组织水肿和脆弱，让手术很难进行。经胆囊穿刺胆道造影已有报道，但应用较少。根据上述原则，最好先通过合适的解剖平面定义手术解剖，如果你做不到，那么就避开这个区域，采取胆囊次全切除术。**再次强调：在急诊手术中，简单就是美。为什么要把你的生活复杂化？**

> *术中胆道造影是一种迷信，而不是科学。*
>
> —— Nathaniel J. Soper

2. 抗生素治疗

抗生素在治疗急性胆囊炎方面的作用似乎微不足道，但事实并非如此。过度治疗似乎是一种习惯，无论按类型还是按剂量。梗阻的胆囊继发感染，常见的病原体是肠道革兰氏阴性菌。因此，如上所述，急性胆囊炎早期很可能是无菌的。并不是所有的右上腹疼痛 12 小时，同时伴有超声检查显示胆囊肿大和壁增厚的患者都需要使用抗生素。如果医生开了抗生素处方，不应该覆盖厌氧菌，因为厌氧菌不是常见的病原体。如果需要手术治疗，急性胆囊炎的围手术期抗生素使用应得到控制（第 7 章和第 40 章），仅适用于并发脓肿、坏疽或穿孔的复杂病例。

3. 非结石性胆囊炎

我们在上面简要地提到了非结石性胆囊炎，因为它相对罕见。当小结石被漏诊时，经常被误诊为非结石性胆囊炎。这种疾病是危重患者胆囊循环障碍的表现，通常是多种病因的结果，比如禁食引起的胆囊肿胀、使用胺类血管升压药引起的低流量血流状态和血管痉挛。**其结果是胆囊膨胀，伴有胆囊壁缺血和继发感染，甚至危及患者生命**（话虽如此，显然有越来越多的病例"突然"发生在其他方面健康的人身上，甚至是年轻患者，而没有任何已知的易感因素）。

诊断可能会被患者的一般情况和基础的危重疾病所掩盖，在镇静的患者，临床体征可能不明显（例如，在接受了一个与胆囊无关的手术后）。但如果你怀疑是非结石性胆囊炎，床旁超声检查（或 CT 检查）很快就会发现肿胀的胆囊，周围有液体，这就解释了脓毒症加重和肝酶升高的原因。有问题的病例和不明确的诊断可能需要 HIDA 扫描，但对于 ICU 患者，这项检查很难进行。因此，如果怀疑程度足够高，你可能需要凭经验行事。

虽然这种情况可能导致胆囊坏死和穿孔，但大多数病例，老方法经皮穿刺引流仍然有效。如果患者没有改善，可能需要行胆囊切除术。对于诊断为非结石性胆囊炎的非危重患者，我们将按照上面讨论的路线，进行腹腔镜胆囊切除。

关于胆囊切除术并发症的深入讨论，请阅读其他书中关于手术并发症的相关章节[1]。

> 谨防看起来容易的胆囊和过于自信的外科医生。这样想：在胆囊切除术中，切除胆囊并不是你的主要目标。你的主要目标是不损伤主要的胆管！

第 2 节　胆道急症

结石进入胆总管——你的做法将如何改变?

与胆囊炎一样，大多数问题都是由同一种机制引起的——梗阻和压力的积聚。梗阻在大多数情况下是由结石引起的，但狭窄或外部压迫也可导致类似的结果。有以下三种情况：

- 非感染性：阻塞性黄疸。
- 感染性：急性（上行性）胆管炎。
- 急性胰腺炎。

分开论述是出于教学的原因，而"混合"的状况在现实生活中确实经常发生。**然而，所有这些紧急情况的共同点是，它们很少需要紧急手术。**你的目标和责任是解决急性问题，在不同的医学影像和干预治疗之间指导，并安全引导患者最终择期行胆囊切除术。

一、阻塞性黄疸

如果胆囊结石足够小，胆囊管足够宽，结石可以进入到胆总管。Oddi 括约肌是小结石可

---

[1] Schien M, Rogers PN, Leppaniemi A, et al.Schein's Common Sense Prevention and Management of Surgical Complications.Shrewsbury, UK: tfm publishing, 2013: Chapter 16: 315.

能被卡住的原因，至少是暂时的。但令人惊讶的是在胆总管中可能发现更大的结石，这让我们想知道它们是如何通过胆囊管的……但事实是，有时是在被困在胆囊出口几天后，它们确实通过了胆囊管。当然，经过一段时间后，进入胆总管并停留的小结石也会不断增长，但这是一个缓慢的过程。

原发性胆总管结石的发生率要低得多，通常是胆汁长期淤滞的结果，这可能与狭窄有关，或难以捉摸的所谓的"Oddi 括约肌功能障碍"。我们无法很好地解释为什么这样一个缓慢而平静的过程会突然导致 CBD 的急性阻塞，但结果都是一样的，就像排出的结石一样，胆汁流出发生了机械堵塞。

但临床表现可能有所不同，因为小结石导致狭窄的胆管急性梗阻通常是疼痛的（"胆绞痛"），而梗阻结石位于慢性扩张和蠕动减退的胆总管时，症状往往是"逐渐的"或"轻微的"——几乎像恶性梗阻引起的"无声黄疸"。

患者诉说他的尿色深，他的妻子会告诉你他的眼睛发黄，但明显的黄疸需要胆红素达到 50μmol/L 或更高。肝功能检查既能提供信息又对此有帮助，包括直接胆红素升高、转氨酶中度升高，以及更特异的碱性磷酸酶和 γ- 谷氨酰转移酶升高。看到一些淀粉酶 / 脂肪酶升高也不要感到惊讶——"共同通道"带来了胆道和胰腺系统的许多共同的病理变化。

治疗

与胆管炎（见下页）不同，梗阻性黄疸不是危及生命的急症。但是，由于疼痛（如果有的话）和外貌的变化，及其令人恐惧的联系（"黄疸患者患癌"），患者会感到紧张。**虽然超声检查对胆总管结石的敏感性不超过 50%，但必要的超声检查将肯定你的诊断（胆结石？胆总管扩张？肝内胆管扩张？胰腺肿块？）**。如果胆囊内未见胆结石，则必须考虑是否有壶腹周围的恶性肿瘤，下一步需要做 CT 检查。

良性梗阻性黄疸是波动性的，自然消退很常见，这通常意味着结石已经排出，但也不一定，结石可能像一个球阀，引起间歇性阻塞。在这些情况下，你可能会看到肝酶未完全恢复正常。**但是，即使所有的实验室指标都恢复正常，在决定切除胆囊之前，你仍然应该考虑特定的胆总管影像学检查，以排除胆总管结石。**MRCP 的有效性近年来显著增加，是首选。超声内镜（EUS）虽然更具侵入性，但也很准确。在这些病例中，ERCP 作为诊断的方法已不再合理。

当黄疸不能消退，或者如果检查证实存在胆总管结石时，在大多数地方，术前 ERCP 联合 Oddi 括约肌切开术（ERCP+S）是首选的方法。

胆总管结石取尽后，在没有感染的情况下，手术（腹腔镜胆囊切除术）不应延迟太久。有一些观点认为，术前 ERCP 确实会引起一些炎性改变，从而使手术更加困难，但我们没有证据表明延迟手术比早期手术有真正的优势。

在此，我们不能不提到胆囊切除术联合术中胆道造影、胆管探查术和取石术（如果可能的话经胆囊管进行）。这种方法（当然是腹腔镜）的支持者声称这是最简单的一种解决方案，但事实是所需的设备和专业知识常常超出了通常可获得的。所以，这个完美的解决方案并不完美……因此没有被广泛应用。

开腹胆总管探查仍然是一个有效的选择，通常是在内镜尝试失败时的补救措施——我们希望您或您的导师记得如何进行探查，并熟悉 T 管的管理。

二、急性（"上行性"）胆管炎

胆总管结石患者的感染源是什么？ 它真的是从十二指肠"上行"（反正十二指肠并没有那么多细菌）的吗？是受感染的结石开始了这个过程吗？你或许该知道……完全的梗阻，如恶性梗阻，可能是一种"保护"，可以防止继发感染，直到疾病进程晚期。**在完全性梗阻中，侵入性胆道干预可能是胆管炎最常见的原因，一旦细菌进入胆道系统，反复感染的风险很高，直到全部问题得到解决。**

其最重要的潜在因素是胆汁淤滞，最重要的治疗要点是恢复胆汁流动。否则，胆管压力将升高，细菌从胆汁迁移到血液的风险增加，导致菌血症和脓毒症。

你可能熟悉 Charcots 三联征（Jean Martin Charcot，1825—1893，巴黎，图 18.4）：

- 右上腹疼痛。
- 发热（及寒战）。
- 黄疸。

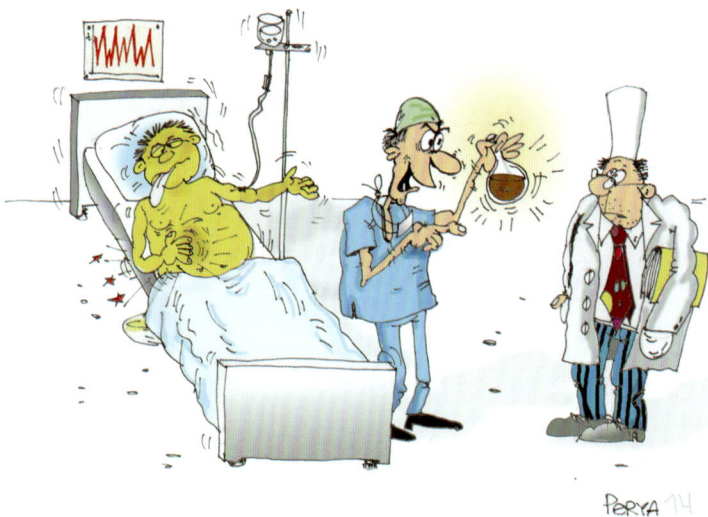

图 18.4 "哦，尿液是深色的……你把这个三联征叫什么？木炭三联征？"

再加上另外两个要素：意识模糊和感染性休克，你就会得到 Reynold's **五联征**，它与死亡率显著增加相关。你应该更快地采取措施。明显的白细胞增多（甚至更严重的白细胞减少）和器官衰竭（肺、肾、肝）意味着病情迅速恶化，需要积极治疗。

治疗

你已经知道如何根据实验室指标诊断黄疸，但请不要忘记做血培养。

治疗包括：

- 液体复苏和血流动力学监测（必要时提供支持）。
- 抗生素治疗。
- 引流胆管。

抗生素治疗从经验性开始，应覆盖肠道革兰氏阴性菌（尤其是大肠埃希菌和克雷伯菌），可能还包括厌氧菌，尤其是在老年患者中，有 20% 的培养物中生长厌氧菌。

在大多数急性胆管炎病例中，会有相对迅速的抗菌治疗反应，在 24 小时内退热。因此，介入治疗应选择性地用于有持续脓毒症体征、实验室检查结果恶化（胆红素升高）和诊断为胆道梗阻未缓解的患者。**只有在少数因化脓性胆汁导致感染性休克的患者中，急诊 ERCP+Oddi 括约肌切开术是合理的**。但要确定这种极端情况不是由其他疾病引起的，比如坏疽性胆囊炎。

ERCP+Oddi 括约肌切开术是首选的胆道引流方式。如果可能，梗阻性结石应在括约肌切开术后取出。但对于脓毒症患者，可通过置入塑料支架，缩短手术的时间。

ERCP 失败或不可能行 ERCP 的患者（例如胃旁路手术患者）将需要另一种操作，如经皮肝穿刺引流术。如果胆囊肿大，经皮胆囊造瘘术也可引流胆总管的胆汁。

外科治疗（如梗阻性黄疸）应在解决急症后择期进行，除非是需要紧急手术的罕见情况，如胆囊穿孔。目前，对脓毒症患者进行紧急胆总管探查已很少见，但如果认为有必要（例如 ERCP+Oddi 括约肌切开术未能清除胆总管大结石或"网篮"嵌顿），它应该尽可能地保持在最低限度，如胆总管切开和置 T 管。**不要对脓毒症的胆管炎患者行复杂的胆道吻合**。

第 3 节　胆源性胰腺炎 [1]

关于急性胰腺炎的内容请阅读第 17 章。**在这里，我们将重点讨论胆源性胰腺炎患者的处理**。

对于有急性胰腺炎临床表现，并在超声或 CT 上发现胆囊内有结石的患者，应怀疑胆石性胰腺炎。对不饮酒的患者，即使看不到结石，偶尔的"特发性急性胰腺炎"也应该怀疑胆源性胰腺炎。因"特发性急性胰腺炎"是由微小的胆囊结石或淤泥（微结石症）引起的。

通常情况下，除了胰酶升高外，还有一定程度的肝功能障碍（像上文所述的上行性胆管炎患者）。目前认为，胆源性胰腺炎是由小结石从胆囊掉进胆总管，向远端迁移并通过乳头排出过程中所致。30 多年前，John Acosta 医生通过对怀疑胆源性胰腺炎患者的粪便进行过筛，在入院后 10 天内，发现了患者粪便中的小结石，从而使他的名字进入外科名人堂（图 18.5）。

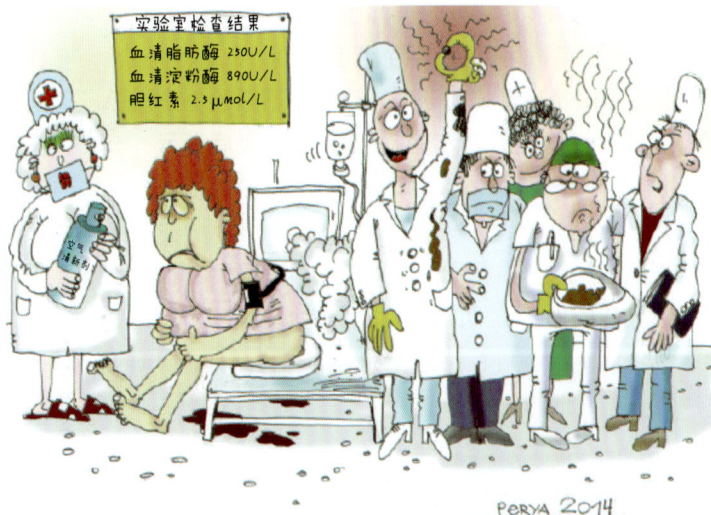

图 18.5　"哦，找到了，我们找到了？"

---

[1] B. Ramana，MS DNB FRCS 在本书之前的版本中对本节有贡献。

在 48 小时内接受开腹手术的患者中，超过 2/3 的患者发现乳头嵌顿结石（并发症发生率 / 死亡率高）；延期手术者未发现嵌顿结石，且并发症发生率 / 死亡率最小。从 John Acosta（以及其他几位重复了他的粪便筛结石并有新的信息的研究者）那里，我们了解到：

- 大多数引起胰腺炎的胆总管结石会自行排出。
- 如果你等待的时间足够长，大多数所谓的"嵌顿结石"会进入十二指肠。
- 大多数这类患者术前 ERCP 检查未发现胆管结石。
- 大多数这类患者腹腔镜胆囊切除，术中胆道造影正常。
- 筛患者的粪便可能会改变你的一生，使你出名！

这教会了我们如何处理这些患者……

先按第 17 章所述的进行保守治疗。在大多数患者中，胰腺炎的临床症状在几天内消退，其标志是白细胞计数以及胰酶和肝酶恢复正常。然后，在一周左右的时间内，你要着手行腹腔镜胆囊切除术，通过消除问题的根源来预防复发性胆源性胰腺炎。无需等待更长时间——一旦胰腺炎症消退，化学性胆汁淤积有所改善，你就可以安全地进行手术了。目标是在本次因胰腺炎住院期间，进行胆囊切除术。

那么"疑似"胆总管结石呢？你怎么能确定它们确实进入了十二指肠？

- 如果超声检查胆总管没有扩张，肝酶恢复正常，则不需要术前对胆总管进行任何影像学检查。在这种情况下，常规术中胆道造影是有争议的。胆道造影确实可以显示小结石，但大多数情况下结石会自行排出。
- 如果胆总管扩张和 / 或肝功能恶化，你必须怀疑胆总管结石嵌顿（患者通常伴有胆管炎）。可能需要紧急做治疗性 ERCP，如果成功，一天后再进行 LC。早期内镜下乳头括约肌切开清除嵌顿结石是否有益于终止急性胰腺炎发作仍存在争议。有些人认为，如果足够早（在几个小时内）就可以，但是要尽量找一个中心，让患者在疼痛开始后几个小时内进行 ERCP！
- 目前，在胆囊切除术前，那些选择有创 ERCP 检查的患者，MRCP 是一个很好的选择，如果 MRCP 正常，可以行腹腔镜胆囊切除。

伴有并发症的急性胰腺炎患者如何处理？你肯定不想给他们做手术。按第 17 章所述进行保守治疗。推迟胆囊切除术到胰腺炎及其并发症得到解决后进行。

不适合腹腔镜胆囊切除的患者如何处理？很明显，你不必急于对医学上不适合的患者行腹腔镜胆囊切除术。先让他们从急性病中恢复过来，并努力改善他们的全身情况，然后再进行胆囊切除术。但请注意，在等待期间一些患者可能会急性胰腺炎复发。另一种选择（如在高危胆管炎患者中）是 ERCP+ 括约肌切开，不切除胆囊，进入胆总管的结石迅速排入十二指肠而不会引起胰腺炎，这是一种可行的选择，对于年迈、体弱和医学上不适合的人，它已被证明可以降低急性胰腺炎复发的风险。

> **简而言之：** 对大多数胰腺炎患者，待症状消退，等待胆总管结石自行排出，然后移除胆囊。有些患者需行胆管造影，也可能需行 ERCP 及括约肌切开术。少数患者的急性胰腺炎需要更长时间才能消退。

　　长篇大论到此结束。你肯定明白有很多方法可以达到目的，你必须找到适合具体情况的最佳选择。现在你肯定知道这个选择是什么了……

> "手术最重要的目的，首先是不损伤胆总管，其次是缓解脓毒症，第三才是安全地摘除胆囊。"
>
> —— Kristoffer Lassen

（周家华 译　周家华 校）

第 19 章

小肠梗阻

众编者

> 相对于忍受急性肠梗阻的苦痛并拒绝手术，选择从克里夫顿吊桥上跃身跳下反而可能风险小一些。
>
> —— Fredrick Treves

就目前而言，小肠梗阻最常见的病因是肠粘连（通常源自先前的手术）和疝。其余还有很多相对少见的病因可能导致机械性肠梗阻，其中包括食物团块（例如粪石），恶性肿瘤（例如原发性小肠肿瘤或转移性肿瘤），炎症性疾病（例如克罗恩病），肠扭转（原发性或围绕于一个固定点继发扭转，如 Meckel 憩室）或肠套叠。继发于疝的急性小肠梗阻将在下一章节重点讨论（见第 20 章），而术后早期小肠梗阻和麻痹性肠梗阻则将在第 41 章内重点讨论。腹部减重手术后发生的小肠梗阻请参见我们有关外科手术并发症的书籍第 23 章 ❶。本书会扼要提一下既往无腹部手术史（处女腹）的肠梗阻，肠套叠、癌症、放射性肠炎的肠梗阻和胆石性肠梗阻。**而本章主体内容将着重于小肠梗阻最常见的一种类型——粘连性小肠梗阻**。

William Osler 医生曾经在谈及腹痛病因时说过"肠粘连是诊断技能贫乏者的避难所"。这的确是事实，但当粘连引发肠梗阻时，情况就不是这样了。超过三分之二的肠梗阻病因是外科手术所致的医源性肠粘连，但未发生梗阻时，粘连并**不会引起腹痛**。切记上腹部结肠上区的手术（例如胆囊切除术），相对于结肠下区的手术，不太会引发小肠粘连。最后，既然作为本书读者的你不是一位内科医生，我们似乎不用再提醒你粘连几乎从不（在外科绝不要单纯说从不）导致结肠梗阻。

请注意，在现今**腹腔镜外科时代**，部分患者可能不会主动提供既往手术史，尤其只是类似于输卵管结扎这样的简单手术时，腹部手术瘢痕也许几乎看不到。但这类手术可能就会产生单纯的一条粘连束带而导致完全性小肠梗阻。另一方面，腹腔镜术后粘连性肠梗阻的风险要小于开放手术。所以，默认病因是"粘连"（进而保守治疗），可能缺乏病理学诊断依据。据此，**我们倾向于将既往有腹腔镜手术史的小肠梗阻患者等同于既往无腹部手术和已知疾病史的肠梗阻患者而进行 CT 检查**，下文将详细阐述。

一、两难的选择

多数粘连性小肠梗阻患者（至少一半，可能更多）可通过保守治疗（而非手术）而得以缓解。但坚持保守治疗可能会延误肠管缺血（绞窄）的诊断，将导致严重后果。面对这个两难的窘境，你务必处理好以下事项：

---

❶ Schien M, Rogers PN, Leppaniemi A, et al.Schein's Common Sense Prevention and Management of Surgical Complications.Shrewsbury, UK: tfm publishing, 2013: Chapter 23.

- 哪些患者因为即将或已经发生的肠绞窄而需行急诊剖腹手术？初始什么时候适合于保守治疗？
- 一旦决定进行保守治疗，持续多长时间无效后需考虑手术？换而言之，**如何避免手术而又不必冒肠管缺血的风险？**

所有外科医生都认为当出现提示肠道缺血的症状和体征时需立即手术。 我们所知的征象包括持续剧烈的腹痛，腹膜炎体征（但需牢记任何扩张的小肠祥都会引起压痛——即使是由麻痹性肠梗阻或胃肠炎所导致的扩张），全身炎症反应的相关临床和实验室表现，血清乳酸浓度增高等。然而关于在宣告失败前非手术治疗应该持续多长时间，全世界的外科医生给出的时间范围相当宽泛。某些医生仍然宣扬过时的格言"不要拖延肠梗阻患者的手术时机，早上的患者不要等到日落后再手术，傍晚的患者不要等到天亮后再处理"，而另外一批则似乎要坚持直到下一个节日前仍不考虑手术。

在此我们旨在通过指南回答这些问题，帮助大家培养一种常识性的方法。但首先我们必须澄清一些相关术语。

二、定义

- **单纯性肠梗阻**：肠管被堵塞、受压或扭转，而无肠管血运障碍。
- **绞窄性肠梗阻**：梗阻的肠管血供受阻。
- **闭祥性肠梗阻**：受累的肠管两端同时被堵塞——典型例子包括肠扭转或疝内容物为一段肠祥的嵌顿疝。**受累肠管通常因血供受阻而发生绞窄。**

明白"不全性"和"完全性"肠梗阻的概念区别，对于制订治疗计划至关重要。某些外科医生基于症状（轻微或者严重）下结论，毫无疑问是错误的。另外一些外科医生因为患者有肛门排气而诊断其为不全性肠梗阻，但对我们而言，排气声是提示梗阻已经缓解或正在缓解的好兆头。我们认为区分不全性和完全性小肠梗阻的最佳方法是影像学检查，应首先采用较为普及的*腹部平片检查*（但 CT 相对更好）：

- **不全性肠梗阻**：小肠扩张伴液平，而结肠内可见气体。
- **完全性肠梗阻**：结肠内没有气体。

多数不全性肠梗阻无需手术而能自行缓解，但多数完全性肠梗阻需要手术治疗。

三、临床特点（见图 19.1）

小肠梗阻三个重要的临床表现为中腹部绞痛、呕吐和腹胀。 小肠梗阻发生较长时间后才会出现肛门停止

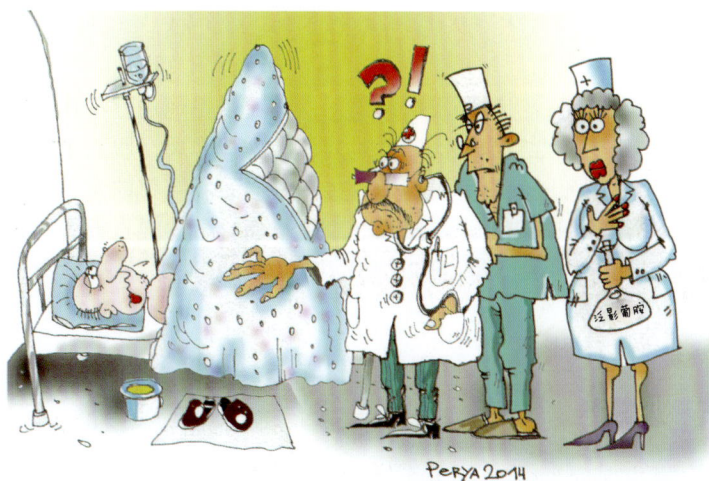

图 19.1 "我怀疑这是肠梗阻，我们应该试一下泛影葡胺造影？"

排便排气，但该症状对明确诊断至关重要。我们总是惊诧于非外科专业的医生经常不问患者"您最后一次排便或排气是什么时候？"——却只顾打电话要求会诊一个腹泻患者，以"评估肠梗阻"，只是因为该患者腹部 X 线可见部分小肠肠袢……切记：**有持续性肛门排气或排便的患者是不可能存在机械性小肠梗阻的！**

症状的表现形式取决于梗阻部位、病因和持续时间。例如，近端肠梗阻患者呕吐较为明显，而疼痛和腹胀症状轻微或不明显，随着梗阻位点的下移，绞痛变得越来越明显。远端肠梗阻患者腹胀明显，而呕吐出现较晚。**粪质呕吐物**意味着持续较长时间的远端完全性肠梗阻，并且是梗阻点近端肠腔内细菌大量增殖的特征性表现（切记粪便的主要成分是细菌）。**粪质肠内容物提示预后不良——鼻胃管引流物越是稠厚、难闻，肠梗阻自行缓解的可能性越小。**当我们看到粪便自鼻胃管内引出时，我们就该着手准备手术了！

四、是否存在绞窄？

这个问题很关键。如果"存在"，则不但必须进行手术，而且必须立刻进行手术。**肠绞窄的最重要的临床表现是持续性腹痛，**可能伴有腹膜刺激征（肌紧张、反跳痛），但需记住：

- 坏死肠管可能就藏在一个看似"无辜"的肚子里。
- 腹膜刺激征在区分单纯性和绞窄性肠梗阻时鲜有作用，因为当肠管扩张严重时，"单纯性"肠梗阻也能表现出腹膜刺激征。如上文所述，扩张的肠管一触即痛——想必你一定见过内科医生为了诊断腹膜炎而认真地戳着胃肠炎患者鼓胀的肚子时的情景吧。

那实验室检查又怎么样呢？显然，炎症反应指标（白细胞增多，CRP 增高）或组织灌注不足征象（乳酸堆积，碱剩余为负值或代谢性酸中毒）均指向存在肠管缺血。**但不要单独使用上述检验结果，需要有全局观**——低血容量患者经数升液体复苏后，白细胞增多和酸中毒可能就会改善。而如果缺血肠管较短，乳酸可能根本就不会增高。

> **闭袢性肠梗阻通常等同于肠绞窄！**假如一段肠管发生扭转而血供受阻，此时腹部 X 线平片通常容易误导诊断。扭转肠袢近端肠管可能充满液体而不易被 X 线穿透——所能看到的只有一段扩张的肠袢（而 CT 则更具诊断价值！）。**这种类型的肠梗阻患者通常会疼得大喊大叫——像个警报器！持续性难以忍受的腹痛可能是你仅有的，同时也是最重要的诊断线索。**

可喜可贺，明确肠绞窄诊断后，你可以迅速进行液体复苏并把患者推进手术室。然而第二天，却要努力掩饰自己的尴尬来解释为什么要在腹正中切个大口子去处理嵌顿性腹股沟疝的一小段坏死肠管！**不要忘记腹外疝是导致肠绞窄的常见病因。**怀疑肠绞窄迫使你进行体格检查，或者更确切地说是更加仔细地重新检查，检查五个腹外疝疝环口：两侧腹股沟，两侧股环口和一个脐孔（见第 20 章）。哦！是的，脱掉那些紧身的牛仔裤——检查前请确认患者已经脱了衣服。

> 切记：单一的临床表现或实验室结果不可能明确肠管是否绞窄或坏死。傻瓜才会干等着乳酸水平增高。不要等到出现发热、白细胞增多或酸中毒后再去诊断肠管缺血，因为当这些征象都出现时，肠管早就坏死了。

自此，你应该知道，没有什么能单独准确地区分"单纯性"和"绞窄性"小肠梗阻。必须进行全面评估。那么如何能确保安全？让我们返回上文内容，讨论一下影像学……

五、影像学

（一）腹部 X 线平片

完全性小肠梗阻平卧位和直立位腹部 X 线的主要**影像学特征**为梗阻近端肠管扩张积气，伴气液平（患者直立位摄片时可见），而梗阻远端肠管内则无气体。垂直于肠腔横向走行的平行条纹（肠黏膜环状皱襞）是扩张小肠的特有征象。结肠充气后的影像则没有该征象（详见第 5 章的图 5.1）。

（二）CT

我们不得不承认，一旦 CT 检查方便可行，便会替代腹部 X 线作为基础的腹部影像学检查手段。我们多数有这样的经历：疑似急性小肠梗阻的患者只做完了 CT，就打电话催我们外科去会诊。**但即使你不是那个开 CT 医嘱的人，也尽量告诉他们，口服（或经鼻胃管）的造影剂务必用水溶性的，水溶性造影剂具有"泛影葡胺®激发试验"的作用。**

然而，如果急诊做 CT，则可能没有时间去减压胃腔（这是急诊室里的常见情形，患者还未接受细致的体格检查前就已经做好 CT 了）。口服造影可以被省略。肠腔内的液体的作用是作为反衬，结合静脉造影剂（肾功能健全时方可使用）可突显肠壁。

肠梗阻 CT 征象详见表 19.1。

表 19.1　肠梗阻 CT 征象
✔　扩张肠管伴气液平（见于任何小肠梗阻）
✔　口服造影剂"淤积"在胃内——提示晚期、完全性小肠梗阻
✔　明确的梗阻点——梗阻点近端小肠扩张，而远端小肠塌陷（该征象并不意味着保守治疗无效）
✔　肠壁增厚
✔　提示闭袢性肠梗阻——单个孤立的一段扩张小肠（通常需要手术）
✔　小肠积粪征象——小气泡和粪便残渣积聚在扩张的小肠腔内（提示长时间的固定梗阻）
✔　肠壁积气症（肠壁内的气泡提示肠管缺血，但并非总是如此——我们曾遇到过肠壁积气的肠梗阻患者，术中却发现肠管活力良好而无需切除）
✔　系膜水肿定义为受累肠管系膜因液体积聚而导致密度增高，呈现脂肪间隙模糊和 / 或血管淤血扩张或出现"旋涡征"
✔　腹腔游离液体通常提示晚期肠梗阻，疑似肠管缺血性坏死
✔　腹腔游离气体或门静脉积气——你应该知道其意味着什么，无需解释了
✔　提示非粘连性肠梗阻的意外发现——相关清单很长。简短地举几个例子：梗阻性盲肠癌（导致低位小肠梗阻）、小肠憩室肿物、小肠肿瘤、肠套叠……

虽然 CT 能准确定位梗阻点并区分绞窄肠段，但**并不意味着每个急性小肠梗阻的患者都需要做 CT**。例如，作为急诊室常客，粘连性肠梗阻患者可能隔月就要就诊一次，胃肠减压一天后可能就又缓解了。针对这样的患者，反复 CT "放射治疗" 并未证实是一种有效的治疗手段！

然而，在下列情形下 CT 则是 "必须的"：

- **有既往腹部肿瘤史**。CT 发现腹腔弥漫性肿瘤种植预示着姑息性对症治疗是明智之举。
- **既往无腹部手术和已知疾病的患者**（详见下文）。
- **临床表现与常见的粘连性不全肠梗阻不符**。麻痹性肠梗阻容易与不全性肠梗阻相混淆（见第 41 章）：大肠内存在气体，造影剂能通过肠道，但患者症状依然不缓解，可能伴有发热和 / 或白细胞增多。CT 可以发现麻痹性肠梗阻的潜在病因，例如急性阑尾炎。
- **术后早期急性肠梗阻**（见第 41 章）。
- **腹腔镜术后急性肠梗阻**（见第 41 章）。

六、治疗

时间很重要：在家吐了三天的患者不同于一个出现腹痛后就跑来急诊室的患者！ 凭直觉可以推断，前者需要更加积极复苏，但非手术治疗时间不宜太长。

（一）液体和电解质

应该没有必要提醒大家，急性肠梗阻会导致大量细胞外液和电解质丢失或积聚在第三间隙（丢失于肠腔内、水肿的肠壁内和随着病情进展进入腹腔内），这些都需要通过静脉输液来补充。液体管理及血流动力学检测强度需根据患者病情进行个体化调整。首选的液体种类为**乳酸林格液。如果患者已留置导尿，至少需监测尿量**。哦！在 "内科病区" 我们经常见到此类患者没有留置导尿——没人知道患者尿量（有时患者甚至没有胃管）。目前，这种状况似乎仍看不到改变的迹象……

即使是计划急诊手术的肠绞窄患者，术前也应适当地液体复苏（见第 6 章）。急性肠梗阻患者有时存在腹腔内高压（我们曾遇到过远端肠梗阻患者因高度腹胀而出现腹腔间隔室综合征），而后者可导致心脏充盈压（中心静脉压、肺动脉楔压）假性增高。此类患者需快速大量输液以维持适当的心输出量。

（二）鼻胃管负压引流（胃肠减压）

"我的工作本质上是消化道管道工。我两头忙活，但大部分精力还是花在了中间部分。" 已故外科学传奇人物 Owen H. Wangensteen 曾如此写道。事实上，早在 20 世纪 30 年代，他将鼻胃管应用于急性肠梗阻，成为肠梗阻诊治过程中关键的、必不可少的治疗手段。因而，如今，看到急诊室转来的肠梗阻患者，腹部膨隆，睡衣上染满了胆汁，鼻子里却没有胃管，不禁令人感伤！

患者需要一根大号鼻胃管（直径至少 18F）。**鼻胃管兼具治疗和诊断作用。鼻胃管能缓解呕吐**（进而减少误吸风险），但其主要目的是减压梗阻点近端扩张的胃腔和肠管。如果是单纯性肠梗阻，胃肠减压后能迅速缓解疼痛和腹胀。本质上，梗阻点近端至胃食管结合部之间的胃肠道形成了 "闭袢"——通过鼻胃管减压胃腔能将其转换为单纯性肠梗阻。同时，疼痛、恶心和呕吐能得到缓解。**请注意在绞窄性或闭袢性肠梗阻时，即使行胃肠减压也无法缓解疼痛。**

插胃管极其不舒服。在很多患者的住院记忆中，插胃管是最可怕的经历（从而抵触再次插胃管的任何尝试）。然而，该操作本可以通过以下方式而变得更加"友好"——可将胃管置于滚烫的热水中一两分钟使其变软，鼻腔内喷涂局麻药物，充分润滑胃管。将鼻胃管连接于负压吸引装置并无更多优势，通过重力减压同样有效。更长的鼻肠管（Cantor，Linton，Moss，Andersen——你可能听说过上述几个名字）其实是骗人的把戏——操作复杂并可能延误手术时机。如今仍在科会上提及鼻肠管的人肯定是理论过时了。

当然，你有责任亲自确认胃管前端位于胃腔内。（为此，你应该知道如何利用一个大号注射器。而我们科护士倾向于更加专业的方法——在每次置胃管后都开立胸片医嘱以"确认胃管位置"。）但是，我们仍然经常在早上到达病区后发现在急诊室放的胃管尖端盘曲在食管远端。当护士告诉你胃管"没有任何引流"时，不要感到疑惑，但凡急诊室有人愿意受累去记录一下胃管引流量……

（三）手术时机

每个患者术前必须补液一至两个小时。在完成复苏和胃肠减压后重新评估患者病情。目前腹痛性质是否发生变化？腹部体征有没有改善？

少数高度怀疑肠管绞窄或缺血的患者需要即刻手术：症状无改善，腹痛为持续性，腹部压痛明显并伴有上文所述的征象（例如，粪样胃肠引流物，全身性症状，异常的实验室检查结果）。当然，还需要结合影像学分析。

初始的非手术治疗通常是合理的，多数患者的病情最初能通过"滴吸"疗法而得到改善。在此阶段实施非手术治疗相对安全，值得尝试。因为影像学证实，一部分肠梗阻患者通过非手术治疗最终能避免手术，而那些完全性肠梗阻患者最终还得去手术室走一遭。那么，保守治疗持续多长时间才是安全的呢？

即使是腹部情况良好的患者，也可能出现肠绞窄，部分外科医生对此有挥之不去的心理阴影，因此选择在 24 小时保守治疗无效后及时终止。而很多外科医生则将保守治疗的时限设为 48 小时。另外一部分则在密切监护下，锲而不舍地保守治疗长达 5 天，尤其是针对既往有反复粘连性肠梗阻病史的患者。

如果没有即刻手术指征，**一旦确诊急性肠梗阻，我们倾向于口服水溶性造影剂（例如泛影葡胺®）。**泛影葡胺®是一种高渗性制剂，能促使肠管"动起来"，我们认为其具有双重作用：诊断 - 预后和治疗作用。

（四）"泛影葡胺®（或其它水溶性造影剂）激发试验"

经初始的胃肠减压（一至两小时）后，经胃管注入 100mL 泛影葡胺®（需确信不是钡剂——见第 4 章）后将胃管夹闭。**4~6 小时后，行腹部 X 线平片检查。**这不同于常规 X 线透视。

上述检查能提供什么帮助？

- 大肠内出现造影剂说明梗阻为不全性的。多数情况下，泛影葡胺®很快能经直肠排出，很多患者甚至等不及去做 X 线检查就要去上厕所了。对于不全性肠梗阻，泛影葡胺®通常因能加速病情缓解而具有治疗作用。**另一方面，如果 6 小时后泛影葡胺®仍无法进入结肠（某些外科医生会等得更久些）提示完全性肠梗阻。**泛影葡胺®刺激失败后自发缓解的可能性很小；**这些患者中多数需要手术干预，那还等什么呢？**

- 泛影葡胺®激发失败的另外一种征象是造影剂储积在胃腔内而无法进入小肠——表明梗阻肠腔内压力较高，形成明显的逆向压力差。因此，如果看到胃内充满泛影葡胺®，你应该知道任何延误都是徒劳的，必须手术了！

近期开展的 CT 显像下泛影葡胺®激发的工作原理相同，但能提供更多信息。因此，如果傍晚时分收治了疑似粘连性肠梗阻的患者，又没有急诊手术指征，我们就会进行泛影葡胺®刺激。**如果第二天早上造影剂还没有到达结肠，那就手术。**而如果造影剂到达结肠，那就可以判断患者很快就会解大便了。如果患者只做了普通 CT（通常是急诊室转入的患者），我们将在第二天早上做泛影葡胺®激发试验，并计划在梗阻不缓解的情况下，在下午早些时候进行手术。

当然，泛影葡胺®刺激结果需与临床表现相符合。泛影葡胺®可能已经通过了小肠的慢性狭窄。但如果要判定梗阻"已经缓解了"，那么腹部症状和体征必须同时消失。

借此使我们得以修改那古老的格言，新版格言应该为："**绝不要让保守治疗了 24 小时的完全性肠梗阻的患者还在手术室外面待着。**"

泛影葡胺®激发试验安全无风险。最值得担忧的潜在风险是误吸导致肺水肿和肺炎。但如果患者能自我保护气道（患者没有明显迟钝表现，并且事先已胃肠减压），误吸并不会发生，起码我们的患者从未发生过。

> **切记：腹痛不缓解，不论是绞痛还是持续性腹痛，尤其是胃肠减压后仍持续数小时的，这是不好的征兆。意味着你必须手术了。**

（五）抗生素

急性肠梗阻动物模型试验显示，全身应用抗生素能延缓肠管缺血，并且能降低死亡率。然而在实际临床工作中，保守治疗的患者没有必要应用抗生素，一旦确认肠管缺血则进行手术。术前预防性应用抗生素。除此之外，即使是行肠管部分切除术，术后也不再应用抗生素。**唯一需要术后应用抗生素的指征是肠管坏疽伴腹腔内感染。**

（六）手术的实施

大多数外科医生仍然倾向于开放手术。腹腔镜手术后续将详细阐述。

如下是我们关于手术的一些建议：

- 针对既往有腹部手术史的患者，切口选择的问题已在相关章节内讨论（见第 10 章），但仍需提醒你尽量小心，以免切开肠管而招致术后并发症。**进腹可能花费很长时间，可能是整个手术过程中耗时最长的步骤，但仍需耐心。**其余步骤相对简单。这种情况下，"慢条斯理"的术者那温柔的手法显然要胜过于充满男子汉气概的牛仔作风，仓促是梦魇的开始。

- 找到塌陷的肠管并向近端探查。在紧邻扩张肠管的远端就能发现梗阻点。接下来就是根据病因处理，可能就是单纯的粘连束带或肠扭转。两侧施加适当的张力，钝锐性结合分离受累肠段。

- 只有在肠管没有活力或者无法游离梗阻肠管时才行手术切除。通常，缺血肠管经游离后外观灰暗无光泽。但不要急于切除，用温水浸湿的棉垫覆盖包裹后耐心等待，该肠管可能在 10 分钟内变得红润起来。如果血供仍没有恢复，那就需要切除了。

- 集中精力处理导致梗阻的那部分肠管，**没有必要游离所有小肠和分离无关紧要的粘连**。分离所有粘连看起来挺有吸引力的，但今天分离，明天可能就又粘起来了。恰如 Timothy Fabian 所述："无需分离所有粘连，反而这些长期存在的粘连可以让小肠固定排列并使其保持通畅"。

- 但是如果本次手术做了肠管部分切除，明智的做法是分离吻合口远端肠管所有粘连，以免粘连所致的局部狭窄增加吻合口区域肠腔内压力，从而可能导致吻合口漏。

- 偶尔，多点梗阻的情况下通常扩张和塌陷肠管间没有明确的界限，多见于有多次腹部手术史或术后早期出现的急性肠梗阻。在这种情况下，受累肠管必须全部游离。再次强调，必须非常仔细、非常耐心地操作，以免损伤肠管。然而，这种手术确实枯燥乏味！

- 现在，很多患者腹部植入过补片，有时你不得不和这些补片打交道。腹腔内脏器与补片之间会形成粘连，即使这些补片不是导致梗阻的直接原因，也会使得手术进腹极其困难。当要进入一个植入过补片的腹腔时，尽量在补片上方或者下方选择切口，并于切口下方开始拓展分离。有时可能不得不切开部分补片。**当从补片表面分离肠管时，切记宁可在肠壁表面保留一些补片，也不要在补片表面残留一部分肠壁**。去除导致梗阻的部分补片，而不必完全切除补片。任何梗阻区域以外未感染的补片都需保留，关腹时可用缝线将补片缝合于切口内。

- 处理腹壁疝合并急性肠梗阻的相关事项将在下一章节详细阐述。切记，你的目的是解决肠梗阻，而不要痴迷于花哨的疝修补手术。**只有幼稚的外科医生才会把急诊手术搞得像择期手术似的**。

1. 手术分离粘连时，如何处理医源性肠管损伤

肠壁全层切开后需横向缝合修补，用你最擅长的缝合方式，但需仔细操作——**术后肠漏将导致噩梦**！表浅的浆膜撕裂无需处理，而如果黏膜已自缺损处向腔外膨出，则需行浆肌层缝合修补。

2. 是否需要肠管减压？

嗯，是的，肠管减压是把双刃剑。一方面，高度扩张的肠管妨碍关腹，并可能导致术后腹腔内高压，从而引发一系列不利的生理效应。而另一方面，减压可能引发术后肠麻痹，甚至导致腹腔污染。

与多数外科医生一样，如果扩张肠管妨碍关腹，我们选择减压。轻柔地朝胃的方向挤压肠管，并由麻醉医生利用鼻胃管吸出肠内容物。梗阻的肠壁很薄，容易受损，应像挤奶一样，把肠管夹于指间，通过连续的挤压动作，非常轻柔地排空肠管。不要过度牵拉系膜，否则容易将其撕裂（任何腹膜损伤都可能促进粘连形成）。时不时地摸一下胃，如果鼓起来了，就轻柔地挤压或摇晃，以保持胃管通畅。如果是远端小肠梗阻，还可以向塌陷的盲肠方向挤压以排空肠管。

考虑到大量细菌污染的风险，切开肠管减压不是明智之举（不，简直是愚蠢）。小肠内容物相对黏稠，注射针穿刺减压无效。显然，肠管切开减压仅适用于行肠管切除术者——自肠管近端切口插入连接负压吸引装置的 Poole 吸引器套管（Eugene Poole 博士曾就职于纽约西奈山医院，其间于 1918 年发明并以其姓氏命名该吸引器套管）或其他带外套管的吸引器管，

将肠管轻柔地套到吸引器套管上。尽量避免污染周围区域！当心满意足地看着吸引瓶逐渐被粪便充满时，你的内心也充满了成就感吧！

关腹前，再捋一遍肠管以免遗漏破口。**（切记：多花五分钟在该步骤上，可能使你免于花费数周或数月时间，用于处理继发的腹腔严重并发症或是坐在法庭被告席上。）** 广泛的粘连分离导致巨大的渗出创面，需仔细止血；腹腔内积血会引发术后肠梗阻、感染和更多粘连形成。应安全稳妥地关闭腹部切口。**术后肠梗阻是术后切口裂开的导火索，也是死亡或疑难病例讨论会的邀请函。**

3. 关于耐心，需要再啰唆几句

自此，你应该明白，针对广泛粘连或放射性肠炎等所致肠梗阻的手术是漫长而又艰难的。如果一开始期盼是个简短的小手术，但却遭遇到一个一塌糊涂的腹腔，此时你首先要做的是调整好自己的心态。否则你势必试图加快手术进度，却不可避免地导致灾难发生，如肠管多处破裂，腹腔严重污染，而最终致使手术耗时更长，风险更大。当进腹后发现腹腔内情况超出了你的预期，此时你应该立即告知手术团队的其他人：为了解决问题，你需要游离所有肠管。因此，手术还要持续好几个小时。此后，你可以从容而又细致地处理问题了。

（七）腹腔镜手术（图 19.2）

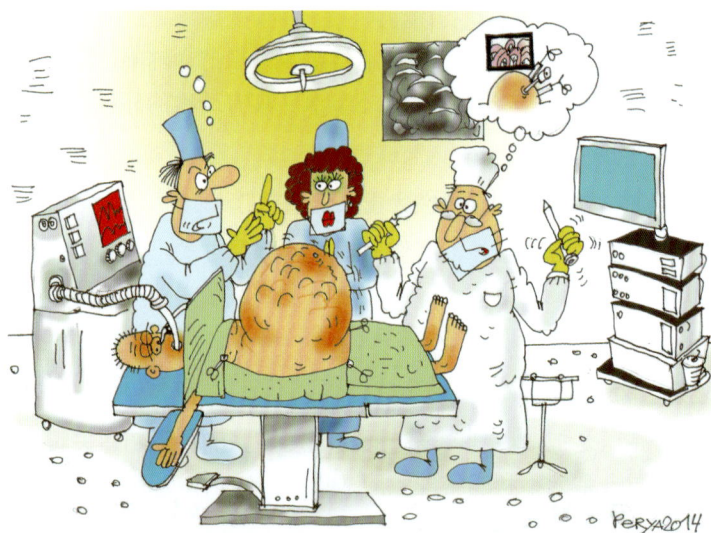

图 19.2　助手："主任，能试一下腹腔镜吗？第一个穿刺器切口该做在哪？"
主任："这患者明显适合机器人手术。把设备推进来！"

腹腔镜手术治疗小肠梗阻因为如下原因而具有吸引力：
- 对于很多病例，手术实际上只是一剪刀的事情，**为了松解一段粘连束带而给患者腹部开个大口子，实在有点不值当！**
- 手术中对已扩张肠管的过多操作可能引发术后肠麻痹，后者很大程度上影响了患者的术后康复进程。有经验的术者会通过避免上述操作而加速患者术后康复，患者看起来似乎是未经手术而自行缓解了一样。实际上，在你解除梗阻病因后，你可以通过腹腔镜屏幕看到肠内容物向远端逐渐排泄，肠蠕动自发恢复的景象。术后胃管引流量迅速减少，患者可以早期恢复活动和进食，并可尽早出院——某些条件适合的患者甚至术后第一天就能出院。

- 鉴于任何剖腹手术都可能引发新的粘连，增加将来梗阻的风险。因此，应尽量避免额外的组织损伤。腹腔镜手术较少引起粘连，虽然腹腔镜肠粘连松解术是否确实能减少术后肠梗阻发生率还需进一步研究加以证实。

需要仔细权衡腹腔镜手术的上述优势和潜在风险，**腹腔镜手术需要更高的手术技巧！** 肠管损伤和无法控制的肠内容物溢出，可能导致严重的，甚至是致命的脓毒血症。

如果你想尝试腹腔镜，则应该选择相对容易的病例：

- 首次发作的急性肠梗阻。
- 腹部不能过度膨隆（例如，高位肠梗阻）。
- 患者病情稳定，并能耐受较长时间气腹——业已膨隆腹腔需要承受的额外压力。

一些操作技巧：

- 第一个穿刺孔应该通过开放法建立，并尽量远离原切口。
- 尽量从塌陷的远端肠管开始逆向探查，直到明确梗阻位点。
- 尽量抓持系膜，而非肠管，小的系膜撕裂总要好过于不经意间导致的小肠穿孔。
- 缓慢操作，通过调整手术台的倾斜角度，利用肠管自身重力来帮助显露，尤其是充满大量肠液的梗阻肠袢。
- 小心处理<u>肠袢间的粘连</u>。

最重要的是不要偏执，知道什么时候该收手——在你搞出很多破口之前。

七、特殊情况

（一）"处女腹"

以急性肠梗阻就诊，而腹部无既往手术史和已知疾病史的患者需要特殊关注。此时你必须考虑除粘连以外可能引发肠梗阻的其他所有疾病，包括某些罕见病因，例如，该患者可能是你整个辉煌的外科职业生涯中所诊治过的唯一的嵌顿性闭孔疝。

那么如果患者有典型的肠梗阻临床和影像学表现，而腹部没有手术瘢痕，该怎么办？

> **首先，再次询问所有既往手术史，包括只有一个隐藏于脐孔的微小手术瘢痕的腹腔镜卵巢囊肿摘除术；另外，既然你已经这么做了，不妨再仔细检查一下腹股沟区，以免漏诊嵌顿性腹股沟疝。**

此外，还需要询问既往肿瘤病史（黑色素瘤通常会转移至小肠），既往保守治疗的腹部外伤史（会导致粘连），或近期是否进食容易形成粪石的食物（例如柿子），凡此种种的其他情况。

往常，腹部没有手术瘢痕的完全性肠梗阻需要手术探查。**但现如今，首先需要做的是腹部 CT（应用水溶性造影剂）——主要用于避免不必要的手术探查；** 例如，源于先前疑似，但未经确诊的克罗恩病（见第 24 章）或粪石性肠梗阻（详见下文）。

非粘连性机械性肠梗阻的潜在病因不胜枚举，其中包括腹壁疝（体检时易漏诊）、恶性肿瘤（例如盲肠肿瘤）、炎性包块（如术中遗漏于腹腔的胆囊结石）、内疝（例如十二指肠旁疝）、粪石性肠梗阻（胆石性肠梗阻）等。没必要苦思冥想，只需做个 CT。如果明确有手术指征，那就剖腹探查或做腹腔镜探查。**多数此类病例无需进行试探性的保守疗法**。

（二）肠套叠

肠套叠常见于儿童患者（见第 34 章），成人很少会因肠套叠而引发急性肠梗阻。成人肠套叠尖端部分通常有器质性病变（例如肿瘤、炎症性病变等），很少有像儿童肠套叠那样是特发性的。小肠或回盲部套叠所致的肠梗阻缺乏特异性临床表现。术前超声或 CT 可显示具有特征性的多重同心圆征象（部分肠管套叠于另一部分肠管内），但影像学诊断对治疗决策没什么影响，仍需要手术切除受累肠管。虽然具有争议，但在排除肠管缺血或肿瘤的情况下，可尝试手法复位，复位后，如果未发现套叠头端存在器质性病变（也就是特发性肠套叠），可不切除相应肠管。另外，如果套叠肠段很长，可以部分复位后切除套叠头部及其附近肠管，尽可能多地保留一部分健康肠管。

另外，需要区分导致肠梗阻的肠套叠和 CT 偶然发现的肠套叠。后者因其他疾病行 CT 检查而偶然被发现，可能由肠蠕动过度所致，**是一种没有危害的，可自行恢复的生理现象，无需治疗——此时医生需要承受一定的压力**。只需通过高分辨率 CT 或 MRI 肠道重建显像排除套叠头端病变即可。如果你屈服于压力（"腹腔镜探查没多大创伤，进去看看，明确一下吧……"）结果一无所获，接着转开放手术（"用手摸一下……"），最终甚至会以切除一段"无辜"的肠管而收场。

（三）有明确肿瘤病史的患者

如果接诊了一两年前有胃癌、肠癌或卵巢癌手术史的急性肠梗阻患者，你首先要做的应该是获取上次手术的相关信息。肿瘤分期越晚，当前梗阻越可能是肿瘤复发，而非粘连所致。恶病质、腹水或腹部肿块等临床表现，都是肿瘤扩散的征象。**这类病例使我们处于医学和伦理上的两难境地**。一方面，寄希望于解除梗阻，改善患者生活质量、延长生存时间；而另一方面，终末期肿瘤患者应尽量避免不必要的手术。每个病例都需酌情考虑。**对于完全性肠梗阻，如果没有肿瘤进展的征象，排除自行缓解的可能性后手术是合理的选择**。很多情况下，可能发现腹腔内存在粘连。而另外一部分局部肿瘤浸润或转移导致的肠梗阻，则需行部分肠管切除或行旁路手术。

当临床证据或 CT 检查怀疑腹腔内广泛肿瘤种植时，合理的选择是行经皮胃造瘘，能允许患者进食流质饮食，并能在护理院或家中平静地离世。即使肿瘤性梗阻得以缓解，预防性胃造瘘仍有意义，肠梗阻迟早会复发，也许就在几个月后。那时，胃造瘘就能发挥重要作用了。当你通过手术证实为肿瘤"冰冻"腹腔时，不要做过多操作，放一根胃造瘘管（如果胃壁还轻易可及的话），然后关腹。**应该让患者能够平静离世，而非身心俱裂**，尽量免受肠漏后腹腔内灌满大便的苦楚……

肿瘤科医师与患者及其家属持续坦诚地讨论，有助于在治愈、对症治疗和无谓的浪费医疗资源之间找到最佳的平衡点。**你可能并不了解现有某些先进生物医药技术能显著延长某些肿瘤患者的生存时间，使得原本徒劳无益的外科手术能有所作为**（恶性黑色素瘤就是个典型例子）。

> 对于某些疑难病例，应该行手术探查，即使最终手术证实为肿瘤终末期，总好过于遗漏一个原本能通过手术而轻易解决的肠梗阻病例。

（四）放射性肠炎

继发于腹盆腔恶性肿瘤放疗后的肠梗阻，通常发生于放疗后的数月至数年不等的时间段内。典型的病理过程是反复发作的不完全性肠梗阻，初始保守治疗有效，但残酷的是，最终此类病例都将发展为完全性肠梗阻。对于梗阻的病因是肿瘤，还是粘连，同样存在不确定性。谁都希望是粘连导致的，因为放疗导致的肠梗阻本身已经够"悲惨"的了。

出现完全性肠梗阻后，手术是迫不得已的选择，术中往往发现受辐射肠管相互黏着在一起或紧密地与周围组织粘连。菲薄如纸的肠壁很容易被意外撕裂，导致很难修复的肠破裂，往往导致术后肠漏。小段受累的肠管最好完整切除，大段受累的肠管通常粘连于盆腔，最安全的解决方法是做小肠 - 小肠或小肠 - 结肠旁路手术，吻合口应采用受累肠段以外的健康肠管。不论采用何种手术方式，术后通常会发生短肠综合征。**放射性肠炎长期预后较差——相较于放疗试图治疗的恶性肿瘤也好不到哪儿去。**

（五）多次反复发作的急性肠梗阻

典型的病例每隔一两个月就要住一次医院，既往因肠梗阻曾行多次手术治疗。这类病例该如何处理呢？

我们应按粘连性肠梗阻来处理此类病例。幸运的是，多数此类肠梗阻是不全性梗阻，保守治疗有效。当形成完全性肠梗阻时，必须行手术治疗。某些人建议行肠排列术或肠道内支撑术，以预防术后复发。但支持此类手术的证据最多只能算作传闻级别，我们不做此类手术。偶尔有患者在粘连松解术后早期出现梗阻复发，此类情况适合于持续较长时间的保守治疗，通过全肠外营养支持，直至粘连吸收、梗阻自行缓解（参考第 41 章）。

根据我们的经验，多数此类"肠梗阻老病号"甚至比普通住院医生更懂得如何治疗他们的肠梗阻。应该注意倾听他们的诉说，他们甚至知道不是每次梗阻都需要做 CT 检查！

肠梗阻患者或其内科医生有时可能要求外科医生为他们行择期肠粘连松解术，以防将来复发。当然，这听起来挺吸引人的。但任何人尝试过之后才知道，即使做了一个完美而彻底的粘连松解术，这些患者还是会重新回到医院来的。**我们的建议是：梗阻不缓解时才做手术——预防性手术没有效果。**

但是当然，不要说从来没有……

（六）胆石性肠梗阻

胆石性肠梗阻通常发生于长期胆石症的老年患者。它是由于一个巨大的胆囊结石侵蚀到邻近的肠段（通常是十二指肠），然后向远端迁移，直到卡在狭窄的回肠中。**患者主诉通常并不确切，因为初始时梗阻能自行缓解，导致形成间歇性发作的不全性肠梗阻。**

一旦你习惯于强迫性地在腹部平片（或 CT）上搜寻胆管内积气征象，那你肯定不会漏诊。空气通过胆石侵蚀所形成的胆肠瘘管而进入胆管（是否还记得胆管积气的鉴别诊断？如果不记得了，请复习本书第 5 章）。

治疗主要依赖于手术，需根据个体情况制订具体策略。对于一般情况较差的患者，手术应该单纯处理肠梗阻，不处理胆囊。在胆囊和十二指肠形成内瘘以后，胆囊再出问题的可能性很小。所以只需在梗阻位点近端切开肠管取出结石，另外需进一步探查近端肠管，以免遗漏其他结石，你应该不想为此做二次手术吧！对于相对年轻和一般状况较好的患者，你可能想一并处理疾病根源所在——胆囊。行胆囊切除和修补十二指肠缺损，横行缝合十二指肠，以免术后狭窄。**但是需再次提醒，解除梗阻，暂不处理胆囊是完全合理的选择。**

有人采取相对更好的办法：切开胆囊，取出胆囊内较大的结石后单纯缝合胆囊切口，这种手术相对于胆囊切除术要简单和安全多了。

（七）粪石性肠梗阻

粪石由胃内未消化或部分消化物质紧密聚合而成，或呈球状。进入肠腔后，随肠蠕动而被输送至远端肠管，最终可能嵌顿于末端回肠，导致肠梗阻。粪石分为以下几类。

- **植物粪石**：部分消化的植物纤维或水果成分在胃生理状况发生某些改变的患者（胃切除术、迷走神经切断术或减重手术患者，甚至是糖尿病胃轻瘫患者）、健康食品爱好者或者咀嚼不充分的老年人的胃腔内聚集成团。多种水果和蔬菜可能会导致粪石，尤其是在大量食用的情况下，但就引发肠梗阻而言，柿子更是恶名狼藉，导致患者反复发生肠梗阻。
- **毛发粪石**：常见于喜欢咀嚼和吞咽自己毛发的年轻精神疾病患者。毛发粪石形成于胃腔内，体积通常较大，当其裂解为多个碎块并进入小肠后可导致小肠出现多处梗阻。
- **寄生虫团块粪石**：由寄生虫聚集成团而形成，例如蛔虫，可堵塞远端回肠，常见于该寄生虫流行的疫区。

通常此类患者症状相对隐匿或表现为不全性肠梗阻，并且既往腹部无手术及已知疾病史。既往病史具有提示作用，而 CT 检查能显示肠腔内粪石，具有诊断价值。泛影葡胺能驱除寄生虫团块或其他粪石，使其进入盲肠。但如果是完全性肠梗阻，那就只能通过手术治疗了，具体措施同胆石性肠梗阻（详见上文）。**然而，有些粪石有时能被捏碎，从而能被挤到远端肠管内而被排出，而无需行肠切开。术中必须触诊全部小肠，包括十二指肠（以及胃），以防遗漏其它粪石。如果发现其它粪石，则应完全清除。实际工作中建议术中（或第二天早上，在新的碎块脱落进入肠腔之前）行胃镜检查，以取出"粪石团块"。术前 CT 有助于定位多发粪石。你肯定不想看到患者因为遗漏的粪石而出现术后早期肠梗阻，进而需要再次手术，不是吗？**

（八）胃切除术后肠梗阻

随着胃良性疾病不再需要行胃切除术，而胃癌发病率又呈现下降趋势，不再有那么多的胃切除术后患者出现肠梗阻。**但现在情况又有所不同，随着减重手术的兴起，此类患者又多了起来。**

此类肠梗阻的潜在机制包括：

- **单纯的粘连性肠梗阻**——首先考虑的常见病！（详见上文）。
- **胃癌复发**，多段肠管被腹腔种植病灶"冰封"而导致梗阻。
- **粪石堵塞**，手术导致胃酸分泌减弱，进而容易形成粪石。
- **内疝**，小肠疝入结肠系膜缺损处或毕 II 式（或 Roux-en-Y）胃肠吻合的小肠袢后方，无论是结肠后还是结肠前。
- 冗长的输入或输出袢**扭转**。
- 另一种特殊的病因是**胃空肠套叠**，不论是输入袢还是输出袢都可能套入残胃，但以输出袢逆向套入更为常见。可发生于胃切除术后的数天至数年不等的时间内。典型的病例除具有胃手术既往史外，还具备典型的三联征：突发上腹疼痛、呕血和上腹部肿块。

- 毕Ⅱ式吻合术后输入袢梗阻，由上述任意原因导致的输入袢梗阻，进而形成闭袢性肠梗阻（位于梗阻点与十二指肠残端之间），肠腔内压力增高通常导致血淀粉酶增高，如果梗阻不缓解，将导致受累肠段及十二指肠坏死。**上腹部疼痛和包块，伴血淀粉酶增高，将使你不禁疑惑患者是否得了急性胰腺炎。**

显然，原先胃切除术后吻合方式越复杂，其所致的腹腔缺损越多，同时肠袢越松弛，相应扭转、内疝和梗阻的概率就越高。（现在你明白为什么我们在胃大部切除术后偏爱毕Ⅰ式吻合了吧！）

频繁呕吐但腹胀不明显，并且腹部 X 线平片显示小肠无明显扩张，这些都是近端肠梗阻的征象。 CT 结合口服造影剂是明确梗阻位点的首选诊断方式。偶尔需要内镜来进一步明确诊断。急性输入袢梗阻是一类极其凶险的急症，必须赶在由闭袢性梗阻发展为十二指肠坏死前进行急诊手术！

术中必须辨明解剖结构，这有助于切除坏死肠管和重建上消化道，就像胃大部或全胃切除术后所做的那样。

（九）小肠扭转

小肠扭转又被称为"中肠扭转"，以区别于"**前肠扭转（胃扭转）**（见第 15 章）"和"**后肠扭转**"（见第 25 章）。

肠扭转常见于粘连性肠梗阻，一段肠管围绕粘连附着点或粘连束带发生旋转，而导致肠腔梗阻和血供受阻。一段被 Meckel 憩室悬吊的小肠，如果系膜附着缘狭小，则很容易发生扭转。但是"自发性"肠扭转呢？即整个或几乎整个小肠的扭转？

自发性小肠扭转， 虽然在发达国家非常罕见，但在印度次大陆、中亚和非洲地区则并不少见。常发生于健康农民晚上回家进食大量食物之后，或者发生于白天禁食晚上大量进食的情况下。其发病机制通常为大量高纤维、未消化食物突然到达空虚的小肠，导致其迅速扩张，引发扭转。

典型的术中所见为扭转肠管附着于异常冗长的系膜，肠腔内充满了体积达数升的泥浆水样未消化食物。 偶尔，小肠扭转会合并乙状结肠扭转，回肠和乙状结肠相互纠缠成结而发生梗阻坏死，形成所谓的"**回肠乙状结肠结**"。此时，首先要做的是将附着于狭长系膜上的回肠和乙状结肠尽快复位。

类似于其他导致肠管急性缺血的疾病，**肠扭转患者脐周腹痛剧烈，但腹部体征较轻；** 另外，低血容量和脓毒血症等全身症状较为明显。此时需行急诊手术并按上文所述处理缺血肠管。

（十）肠扭转不良

绝大多数中**肠扭转不良**病例在出生一周或数月内即出现相应症状。其余少数患者散发于整个儿童期，甚至可发生于成年以后。扭转不良的解剖示意图如图 19.3：注意十二指肠空肠曲（X 点）与盲肠（Y 点）的距离如此之近，并且系膜基底附着缘如此狭窄，易于导致扭转。

绞窄性中肠扭转起病急骤，但更多病例尤其是年龄稍大些的儿童和成人，扭转发生前会出现**反复发作的中上腹阵发性绞痛**，间歇性呕吐胆汁，并且往往在腹泻后出现症状缓解。同样，急性中肠扭转的患者腹痛症状剧烈，一般状况差，但体格检查时却少有阳性腹部体征。

消化道造影是传统的影像学检查方式：上消化道钡剂造影显示十二指肠失去 C 形结构

（螺旋十二指肠），十二指肠空肠曲位于中线右侧。钡剂灌肠显示紧邻肝脏下缘的高位盲肠。**CT 是目前最佳的诊断方式，可表现为全部小肠位于右侧腹，而结肠则位于左侧腹**。同时能显示系膜扭转和肠壁缺血的相应征象。中肠扭转也可经多普勒超声诊断，超声可显示特征性的"螺旋征"，即肠系膜上静脉及系膜组织包绕肠系膜上动脉。

中肠扭转必须行急诊剖腹探查术。切记！此类患者普遍存在脱水，需大量液体复苏。术中逆时针复位扭转小肠，缺血坏死的小肠需一期切除，通常是广泛切除。是否一期吻合，以及是否需行二期探查手术，需经讨论后慎重决定（详见第 22 章）。

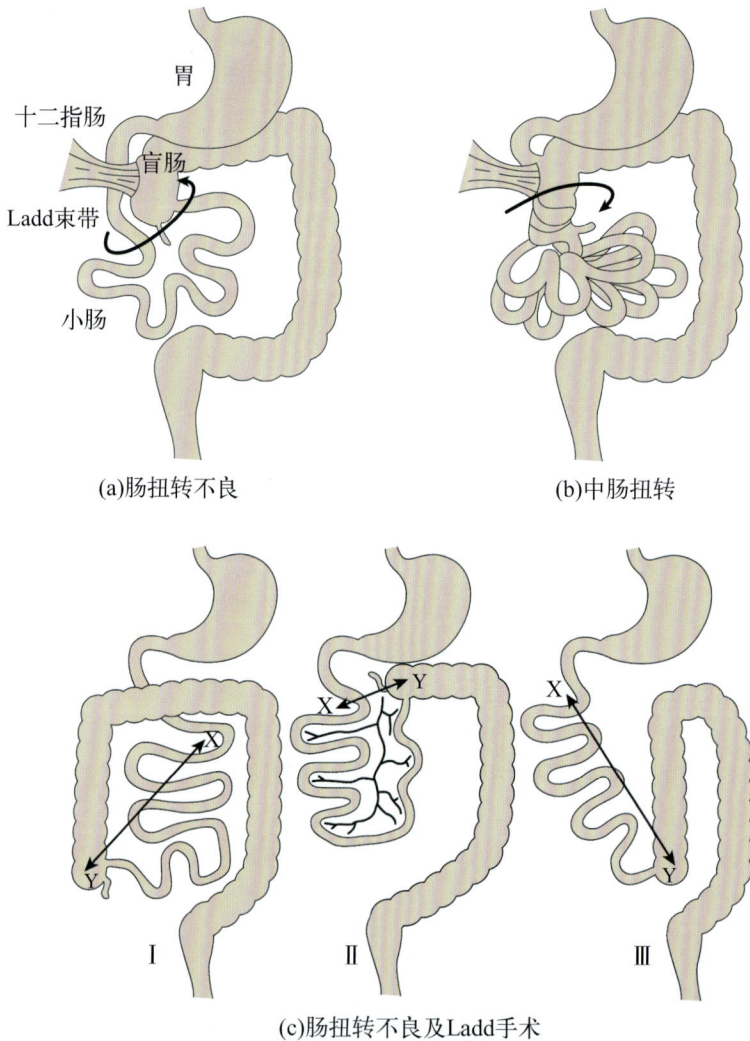

(a)肠扭转不良

(b)中肠扭转

(c)肠扭转不良及Ladd手术

图 19.3 （a）~（c）小肠扭转不良和扭转；Ⅰ.正常；Ⅱ.扭转不良；Ⅲ.Ladd 手术后；X，十二指肠和空肠交界；Y，盲肠

改编自：Youngson GG. Common Pediatric Disorders. Royal College of Surgeons of Edinburgh，1998.

　　在切除坏死肠管，或是证实保留肠管活力良好后，应设法通过 Willian.E.Ladd 所创立的手术方式来纠正扭转的病理解剖基础。

- ① 分离连接盲肠和肝脏的腹膜皱襞，并且松解卡压十二指肠的腹膜皱襞（Ladd 束带）。
- ② 游离右半结肠。
- ③ 游离十二指肠空肠曲，松解 Treitz 韧带，使十二指肠肠管变直。
- ④ 分离任何卡压肠系膜上动脉的腹膜皱襞。
- ⑤ 按图 19.3 Ⅲ 的方式重新排列肠管，注意排列后 X 点应远离 Y 点。
- ⑥ 切除阑尾，以避免后继出现"异位"阑尾炎。

显然，在不得以切除大部分小肠后，就不存在肠扭转复发的隐患了。因此，除了上述步骤①、④和⑥以外，无需纠正其它解剖异常。

八、预后

总体而言，大约一半的粘连性肠梗阻患者经非手术治疗而得以缓解。约三分之一经手术治疗的粘连性肠梗阻患者在术后 30 年内会复发。随着粘连性肠梗阻发作次数的增多，其后继复发的风险也随之增高。三分之二以上有大于等于 4 次肠梗阻发作病史的患者会再次发生梗阻。前期经手术治疗的肠梗阻患者复发的概率略低于保守治疗后缓解的患者，但这并不意味着后者复发后更迫切需要手术干预。**因此，目标非常明确，即非必要不手术，也绝不延误必要的手术。**

在我们看来，若有人能发明一种切实有效的预防粘连性肠梗阻的方法，那应该被授予诺贝尔奖。因此，这是你能扬名立万的好机会。但那些来自 Uppsala 的伙计们估计不会这么想。

"对于小肠梗阻，唯一可预测的就是其不可预测性。"

（陈　强　邢春根 译　邢春根 校）

第 20 章

急性腹壁疝

众编者

> 你可以从一个外科医生做疝手术的方式来判断他的水平。

—— Thomas Fairbank

一、急性腹股沟疝

现在世界上大部分地区，大多数腹股沟疝是择期手术修复。尽管如此，外科医生仍然经常遇到急性腹股沟疝，知道如何处理它们是很重要的。

专业术语：腹股沟区域疝包括腹股沟疝和股疝，可以分为易复性疝、难复性疝、嵌顿性疝、绞窄性疝或梗阻性疝。这些术语容易混淆，并且对不同的患者有不同的含义，远不如腹壁疝急诊的识别和处理重要。**需要掌握的重点是，任何疝只要出现疼痛、发炎或触痛且难以回纳均应视为外科急诊。**

（一）临床表现

患者临床表现分为以下两种：

- 与疝直接相关的症状和体征。
- 初看似乎与疝无关的腹部症状和体征。

第一种表现通常是指难以回纳、张力大的疝，有疼痛及触痛。以前的可复性疝突然变得难以回纳。这类患者通常症状和体征很典型（图 20.1）。

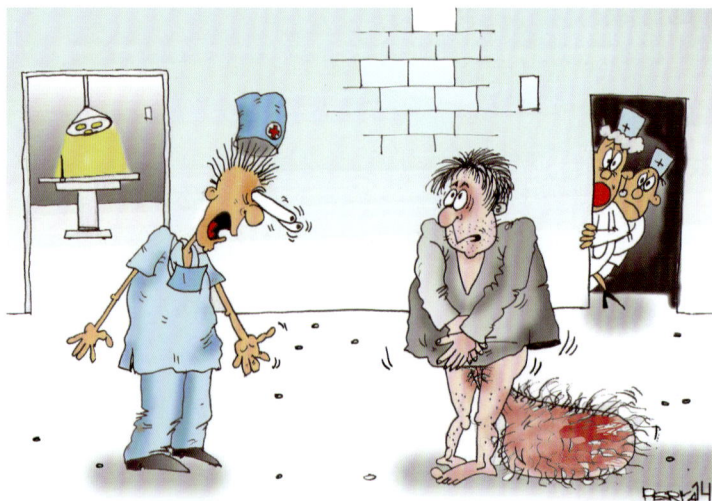

图 20.1 "这肯定绞窄了，嗯？"

第二种临床表现可能更加隐匿。**当心那个呕吐的老太太！**她被基层医生当作肠胃炎在家中治疗了数日，最终由于难治性呕吐而接受外科医生的治疗。到了这个时候，她已经脱水，需要大量液体复苏。**令人惊讶的是，**在这种情况下，我们很容易忽略罪魁祸首——腹股沟区域几乎摸不到的小股疝，卡在里面的小肠足以造成肠梗阻。没有疝相关腹部症状或体征，腹部平片可能无法帮助诊断。这些困难都无法避免第二天早上查房发现是疝时的尴尬。（幸运的是——或者不幸的是，鉴于临床诊断能力的下降——如今这种疝通常在无处不在的 CT 扫描中被发现。）

疝仍然是小肠梗阻最常见的原因之一（第 19 章）。你必须在所有确诊或疑似肠梗阻的患者中仔细检查有无疝的存在。这可能意味着你需要对久不见阳光且疏于清洗的腹股沟进行长时间的细致触诊。然而，大多数情况下急性腹壁疝的诊断显而易见，患者基本都有典型的肠梗阻和阴囊部或腹股沟区胀大的疝。

要注意 Richter 疝——典型的股疝，只有部分肠壁绞窄。因为肠腔没有完全堵塞，肠梗阻可能不会发生。因此与典型的疝引起肠梗阻相比，临床表现具有延迟性和非特异性。

（二）尝试手法复位

镇痛是治疗的重要组成部分。对嵌顿时间不长的疼痛性梗阻性疝，可以使用阿片类镇痛药或将床脚略微抬高后进行止痛。**一旦镇痛药起作用，**可以尝试用轻柔的手法还纳疝内容物。成功回纳疝内容物意味着可以把分身乏术时的急诊手术变成可以纳入翌日常规手术安排表的限期手术，这对患者和外科医生都是好事。**需要注意的是，只有在没有肠绞窄的情况下，才可以尝试手法还纳嵌顿的疝。**还纳疝的手法应尽量轻柔，以避免疝出的肠管和缩窄的疝环一并被还纳，造成疝内容物已经成功还纳的假象，从而延误本该做的手术。

（三）术前准备

急性腹股沟疝的手术应及时进行，但不能在没有仔细评估和准备的情况下匆忙进行手术。正如我们前面提到的，一些患者在入院时可能需要大量的液体复苏。**通常情况下，这些患者的疝是长期存在且未被修复的，因为他们之前被认为"不适合"进行择期手术修复，对于这类患者而言，其罹患的合并症将可能是一个棘手的问题。**

（四）手术

1. 腹股沟疝

腹股沟切口是一个很好的手术入路。即使需要进行肠切除，也可以通过有限的切口拖出足够长的肠管。

急诊腹股沟疝修补术与择期疝修补术的主要不同点在于打开疝囊的时机。在急诊手术时，切开缩窄的疝环后疝内容物可自行回纳。缩窄的部位可能是腹股沟浅环，在这种情况下，切开腹外斜肌腱膜后，疝就会回纳。**因此，我建议在松解缩窄环之前，打开疝囊，抓住疝内容物以便后续检查。**

当疝内容物在你打开疝囊前自行回纳，你该怎么办？主要有两种情况：

- **无需考虑肠绞窄：**术前无肠梗阻的临床表现或影像学特征；疝囊内含有透明或血性浆液。在这种情况下，我们仅做疝修补。
- **需要考虑肠绞窄：**术前有肠绞窄的征象；疝囊内液体颜色较深。现在要检查已经回纳到腹部的肠管。怎么做呢？

在这个腹腔镜时代，可以通过将镜头伸入疝囊或者腹腔来检查，只要你觉得简单就行。然而，如果不能进行腹腔镜检查，通过下腹部探查切口（横向，切开受累肠道上方腹壁肌层或者下腹中线肌层）将肠道拖出也没有什么问题。

如果疝囊内嵌顿的仅仅是大网膜，任何坏死的组织或活力可疑的大网膜均应切除，并仔细止血，即使切除的网膜残端只有微小的出血，也可能让你重返手术室。**另一方面，如果有肠管嵌顿**，那么任何怀疑坏死的肠管都应该用温暖潮湿的纱布包起来，让它静置几分钟以恢复其活力。发生不可逆缺血性坏死的肠管应该被切除。如果疝的疝环（看起来像肠浆膜上的暗环）造成的肠壁损伤面积有限，那么可以将其包埋而不是切除。在这种情况下，从受损肠壁两侧血供良好的肠壁进针，做浆肌层缝合，把受损肠壁包埋进去。当然，你可能更喜欢切除受损坏死的肠管，而不是将它们包埋……

偶尔，特别是当需要通过腹股沟切口进行肠切除时，疝出的肠管水肿使其难以回纳到腹腔。将患者置于 Trendelenburg 体位，用大的湿纱布覆盖水肿的肠管，并轻轻地挤压它们以缓解水肿，这样的操作总是可以让肠祥回纳到腹腔。在肠切除时需要谨慎，不要将过多的肠管拖出腹腔，这样就可以最小难度将肠祥回纳到腹腔。在极少数情况下，需要从腹腔内部拉动才能把疝出的脏器回纳到腹腔，**在这种情况下，La Rocque 手法很实用**，将皮肤切口向外上延伸，然后延伸腹外斜肌腱膜的切口，接着在内环上方分离腹内斜肌和腹横肌。在此处切开腹膜进入腹腔，并从腹腔里回纳疝出的脏器（如果你认为腹腔镜也可以帮助你——你可能是对的，只要耐心地再等几页）。当然，在符合指征的剖腹手术中也可以从腹腔拖出绞窄的肠祥。

疝修补的术式选择是一个见仁见智的问题，不过有一点需引起注意。在当下无张力疝修补的时代，如果坏死的肠管必须切除，在腹股沟放置大块的补片似乎是不谨慎的。在这种情况下，一些其他类型的非补片修复似乎是可取的，以避免补片感染给患者带来长期痛苦（但即使是这样也是有争议的，也是根据当地的习惯和医生准备承担的风险而定……）。

2. 股疝

急性股疝的手术入路可以在腹股沟管下方、上方或者经腹股沟管。

选择**下方入路**时，在腹股沟韧带下方疝突出的部位做手术切口。找到疝囊并打开它，确保抓住疝内容物以便进行适当的检查。绞窄的大网膜可以切除，有活力的肠管可通过股环复位至腹腔。股环通常很紧，可以用小指沿股静脉内侧插入股环将其扩张，有时需要切断腹股沟韧带下部的纤维组织以便手指进入股管。可以通过这种方法切除坏死的小肠，并将其末端吻合，但将缝合或吻合器吻合好的吻合口回纳至腹腔是十分困难的。**因此，当需要做肠切除时，建议通过右下腹（或左下腹）另做一个肌肉分离切口，或短中线腹部切口**。

一些权威人士倾向于**经腹股沟管入路**，但我们认为这种入路没有什么好处，因为它必须破坏腹股沟管的解剖结构，并且后续有发生腹股沟疝的风险。

另一种方法是 McEvedy 入路，是沿着腹直肌下部的外侧缘进入腹膜前间隙。皮肤切口可以是平行腹直肌缘的纵切口，也可以是斜行或者水平切口。纵切口的优点是可以延伸到腹股沟韧带下方，从而可以向上牵拉和向下挤压疝，有助于难复性疝气的复位。一旦进入腹直肌后间隙，就可以从腹股沟韧带后方游离疝。如果有需要的话，腹膜可以尽可能大地切开，以便检查疝囊内容物，必要时进行肠切除。

为了对疝囊内容物进行检查和适当处理，以上方法都是合理的。与腹股沟疝一样，对于术野被肠内容物污染的患者，应避免植入大块补片。只要牢记了这个准则，急性疝修补与择期疝修补就没有什么区别。**我们的选择是：在没有明显污染的情况下，用网状塞封堵股管**。

当出现严重污染时，我们会通过缝合上方的腹股沟韧带和下方的耻骨梳筋膜来"闭合"股管。如果你想知道腹腔镜的作用，请等到本章的最后。我们只能说对于经腹手术而言，腹腔镜在这些情况下更有优势——如果手术细致，肠切除通常更容易，同时，经腹腔镜腹膜外放置补片安全且不易感染。

二、切口疝

切口疝很常见，除了产生不美观的包块和偶有不适感外，通常无症状。**但小的切口疝可以因为疝囊颈部狭小而卡住大网膜或者小肠造成嵌顿，引起急性症状。**

大家对其临床表现都很熟悉：**长期无症状疝或腹部瘢痕，现在突然变得疼痛**。如果肠管嵌顿时，可能有小肠梗阻的相关症状（或结肠梗阻，少见）。疝本身张力增大、有触痛、无法还纳。

判断肠梗阻是由切口疝引起的还是仅仅与切口疝有关是很重要的（图 20.2）。后一种情况并不少见，这意味着患者发生了小肠梗阻，病因如肠粘连，而梗阻、扩张的肠袢进入早已存在的切口疝，这是一种**继发现象**。在检查中，充盈的肠管使疝的部位出现触痛，这一征象酷似嵌顿疝。**正是由于这个原因，不管哪种疝，只要伴有肠梗阻，手术时就必须仔细检查疝内容物，以明确疝确实是梗阻的原因。**

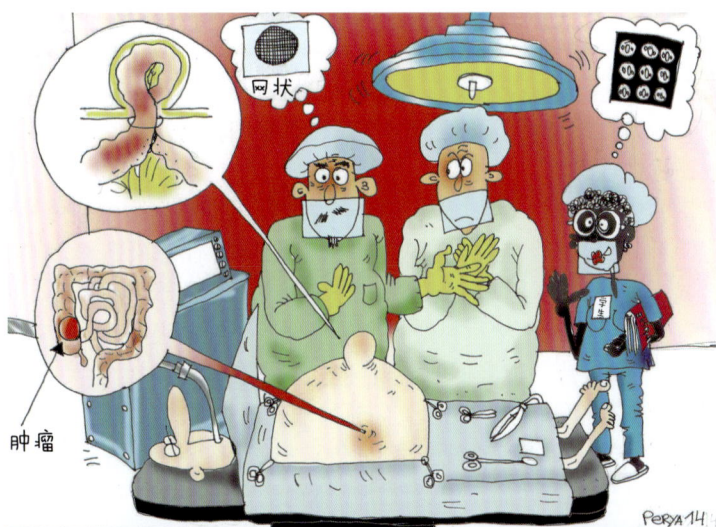

图 20.2　外科教授对助手说："把疝内容物还纳，用轻质补片修补就可以了……"一个医学生说："对不起，教授，您看术前 CT 了吗？"

　　显然，术前 CT 的广泛应用，可以准确地定位梗阻部位并明确疝内容物的性质，为手术提供了路线图。

任何"急性"切口疝都属于外科急诊。这也适用于其他类型的腹壁疝，如脐疝或上腹疝。然而，需要注意的是，上腹疝很少见，就算有，也极少引起急性症状。上腹疝的疝内容物是镰状韧带的腹膜外脂肪，因此，如果没有症状，上腹疝无需常规修补。此外，急性嵌顿性脐疝往往只是累及脂肪组织。

在手术中，必须进入疝囊探查嵌顿的内容物，根据探查结果进行回纳或切除疝内容物。**手术探查的结果要能解释临床表现**。例如，如果在临床表现为嵌顿疝的手术中，没有在疝囊中发现绞窄的大网膜或肠管，就必须探查全部肠管。如果在疝囊内发现脓液就必须找到脓液的来源。我们曾见过绞窄性切口疝被误诊为穿孔性阑尾炎的患者。我们对绞窄性股疝进行手术，发现疝囊里充满了来自输卵管-卵巢脓肿引起的脓液（这再次提示了术前 CT 的作用！）。

在疝内容物被处理后，再处理缺损的筋膜缘。使用自己熟悉的"最佳"修复方案，但不要忘记，将补片放置在受污染的术野是有隐患的。然而，并不是每个人都恪守这个原则，有些人确实报道了在急性切口疝的病例中，甚至在肠切除后严重污染的术野放置不可吸收补片并取得"良好"的效果。然而，需要注意的是，腹壁疝修补术中放置补片的感染风险要比腹股沟疝修补术后感染风险高得多。

如果你打算使用合成补片，有几点注意事项：

- 在受污染的术野内，选择相对抗感染的聚丙烯补片，而不是选择不抗感染的聚四氟乙烯（PTFE）补片。聚丙烯补片在感染后还有挽救的机会，而聚四氟乙烯补片在被感染后是必须移除的。**补片越轻，孔就越多，就越不容易被感染！**

- 还要牢记，不可吸收的补片与肠管直接接触可能会导致后续棘手的并发症，甚至是灾难性的并发症。用补片修补切口疝时应始终致力于将其置于腹膜外，理想情况下是放置在腹膜前与肌肉后的间隙里。如果腹腔放置补片不可避免，也需要将大网膜置于补片和脏器之间。再次剖腹手术的经验表明：腹腔内放置补片的患者腹腔内粘连比腹膜外放置补片的致密得多，因此往往需要切除小肠以便进入腹腔。另外，虽然不常见，但我们都见过肠管与补片的接触点发生自发性肠瘘。"双层网片"（内部光滑或有涂层，外部多孔）的制造商声称他们的产品在腹腔内使用是安全的，然而，这类补片对肠道的损伤也被观察到。

- 那种超昂贵的**生物材料补片**如何？这种补片被业内推举为腹壁疝修补术中术野受污染后的理想"补片"。那么这种材料怎样呢？虽然对急性感染有一定的抵抗力，但在远期它们容易形成腹壁的"薄弱点"并发"膨出"，最终导致疝复发。随着更多长期研究成果的发表，人们对生物材料最初的热情似乎已经消退。现在有几家公司正在推广"缓慢可吸收"的补片，但我们要等到更多的研究结果公布才会使用这种新补片。

造口旁疝是一种特殊类型的切口疝，有额外的问题。它的处理原则与其他腹疝相同。如果术野未被污染，肠未绞窄坏死就无需切除，那么可以尝试进行一期疝修补。目前，Sugarbaker 术式似乎是最受欢迎的，但这取决于你问的是谁……

关于急性疝修补术的指征的详细评估，请参见世界急诊外科协会的指南。值得注意的是，这些建议大多是"C 级"，即基于薄弱（或没有）证据！

（一）计划性疝

对于危重患者，如果疝修复很复杂，或者预估患者腹内压会显著升高时，我们会简单地缝合皮下层，然后缝合皮肤，让患者留下一个巨大的切口疝。我们曾见过患者因疝内容物回纳腹腔后，因腹腔间隔室综合征导致呼吸衰竭而死亡！**记住——患者不是死于疝，而是死于它的肠道并发症或腹腔闭合得太紧。**

（二）腹腔镜手术如何？

腹腔镜在急性疝手术中的地位随其在外科领域中实践经验的积累而不断提高。与开放手术治疗急性疝的原则相同——处理疝内容物，然后修复腹壁缺损。腹腔镜有一些优势——有时把肠子从内拉回腹腔（小心！）比从外面推更容易。此外，将补片放置在腹膜外的位置，而不是新切口下方，可能会降低感染风险。有两个很重要的因素，医生的腹腔镜操作水平和经验以及患者的实际情况。这不是腹腔镜初学者可以尝试的手术。它也不适合有多种合并症的患者，这类患者无法承受漫长的手术过程或气腹的附加损害。因此要从严把握腔镜手术适应证。即使是对于那些做了很多择期腹腔镜疝修补手术的外科医生来说，腹腔镜手术也并不广泛适用于急诊疝手术。

"对于持续性呕吐的患者，如果在腹环处发现一个包块，且性质不明，无论其有多小，一定要细致检查。"

—— Augustus Charles Bernays

（周家华 译　周家华 校）

第 21 章

急性阑尾炎

Roland E. Andersson[1]

本章分为以下两节：
第 1 节　急性阑尾炎
第 2 节　腹腔镜阑尾切除术

第 1 节　急性阑尾炎
Roland E. Andersson

Roland E. Andersson

如果切除了阑尾，我看不出会有什么伤害。完美的男人是没有阑尾的男人。

—— R.H.Harte

众所周知："无论临床表现如何，无论在腹部发现什么，一定要把急性阑尾炎印在脑海深处。"

急性阑尾炎（acute appendicitis，AA）是外科医生必须掌握的首批诊断之一。你可能很快就会在患者的病史、临床和实验室评估以及诊断成像的复杂迷宫中找到自己的方法，以获得你自己处理这些患者的方法。大多数外科医生很快就会成为治疗急性阑尾炎的"专家"，或者至少他们自己是这么认为的——他们强有力的观点往往以个人经验为基础。**因此，不仅在世界各地，而且在不同的外科医生之间，如何治疗这类患者有很大差异——不同的文化和经济状况也起着一定的作用**。所有这些都阻碍了建立关于如何处理疑似急性阑尾炎患者的可被普遍接受的指南。

为什么对被称为蚓状阑尾的梗阻、绞窄或穿孔的治疗会引起这样一场信念的混乱。这种由断言、怀疑和争论组成的混乱局面并不完全容易理解。

—— Charles A.Balance

那么我们能告诉你哪些你还不知道的呢？也许你无所不知，但让我们强调几点——试图从你的头脑中清除一些教条：

- **阑尾炎不治疗未必会发展成穿孔**。许多轻微、单纯性 AA 无需治疗就能痊愈。对于我们如何看待和应该治疗 AA，阑尾炎的自然史有着重要的影响，这一点经常被遗忘。
- **不能通过任何单一的症状、体征或实验室检查来确诊或排除阑尾炎**。正好相反，当综

---

[1] 腹腔镜阑尾切除术部分由 Danny Rosin（医学博士，FACS）撰写。

合考虑整个临床表现和炎症反应的各种实验室检查结果时，在大多数情况下可以达到较高的诊断准确性。

- **在诊断评分的帮助下，会更容易和更客观地综合判定临床和实验室结果**。Alvarado 评分是最著名的，但是已经被阑尾炎炎症反应（AIR）评分超越—— AIR 是我们使用的评分（见表 21.1）。（但请记住：评分应该作为一个指导，每个病例仍然需要临床判断。）
- **疑似阑尾炎的患者分为多种类别**。尽管对所有患者我们不能使用一种单一的方法，但是我们需要根据临床表现和感知的穿孔可能性来区别治疗。
- **如果就诊时诊断不明确，观察几个小时后重新评估患者是值得的**。这种重新评估应该包括病史回顾、临床检查和实验室检查。
- **在某些病例中，影像学检查很重要，**以鉴别 AA 与其他疾病，比如输尿管结石、急性乙状结肠或盲肠憩室炎、腹腔癌症、卵巢扭转、大网膜扭转、肠脂垂炎、克罗恩病或盆腔炎。

表 21.1 阑尾炎炎症反应评分[①]

变量	标准	评分
右下腹疼痛 / 压痛		+1
呕吐		+1
肌紧张或反跳痛	轻度	+1
	中度	+2
	重度	+3
白细胞计数	$(10 \sim 14.9) \times 10^9/L$	+1
	$\geqslant 15.0 \times 10^9/L$	+2
中性粒细胞比例	70%～84%	+1
	$\geqslant 85\%$	+2
C 反应蛋白	10～49mg/L	+1
	$\geqslant 50mg/L$	+2
体温	$\geqslant 38.5℃$	+1

总分：

0～4 阑尾炎的可能性小

5～8 不确定

9～12 阑尾炎的可能性大

[①] Anderson M，Anderson RE. The Appendicitis inflammatory Response score: a tool for the diagnosis of acute appendicitis that outperforms the Alvarado score. World J Surg 2008; 32(8): 1843-1849.

这种阑尾炎会消退还是发展成穿孔？

穿孔会增加并发症发生率和死亡率，我们都害怕穿孔。我们被告知延误治疗是危险的，穿孔可以通过早期诊断和手术来预防，即使以高比例的不必要的手术为代价，这也是值得的（有高达 30% 的"白色"阑尾切除术）。**这也是家属和律师们倾向于相信的。**

但当我们比较每 10 万居民的穿孔数量时，我们发现，在对阑尾切除术采取"宽松"或"限制"态度的医疗中心，这几乎是相同的 ❶。采用"宽松"态度的中心当然会有更多的阴性探查，但穿孔的数量并不会更少。我们还发现，与那些对阑尾炎手术持"限制性"态度的中心相比，他们在确诊的阑尾炎病例中对更多的病例实施了手术。**这告诉我们，一种"限制"手术的态度可以让轻度阑尾炎患者自行痊愈，无需治疗，也不会导致更多穿孔的病例。**但是，由于轻度阑尾炎手术的病例更少，分母会较小，导致穿孔的比例会更高。

因此，高比例的穿孔可能反映了较好的治疗，因为这是允许轻度阑尾炎病例不经治疗而消失的结果。你明白吗？

Charles Mc Burney 在 100 多年前就认识到了这一点：

> *"但是，为了避免给人以错误的印象，我必须在这里清楚地说明，有许多轻微的阑尾炎，除了刚才被提及的治疗方法外，没有其他的治疗方法，他们很快就痊愈了，而也有不少严重的病例，在没有其他积极治疗的情况下，最终也痊愈了。"*

我们知道，希望你们也会知道，穿孔在本质上是不可预防的，是一种不同的疾病。大多数穿孔处于早期发展阶段，即在患者到达医院之前，而在我们进行检查或观察时，穿孔不会发生。当然，有时"隐蔽"穿孔是在延迟后才被诊断出来的，而在很早就被送到医院的梗阻性阑尾炎患者中，穿孔可能很少发生，但这是另一个不常见的故事。

一、诊断

（一）分类

AA 一开始是炎症，就像大多数炎症一样，在很多情况下，它不需要治疗就会消失。有时炎症可能由阑尾出口阻塞引起（如阑尾石），并**可迅速发展为坏死、穿孔和危及生命的弥漫性腹膜炎**。然而，轻微发作的**蜂窝织炎性阑尾炎**是常见的，会自发缓解，不需要任何治疗。如果你急于通过 CT 进行诊断，然后对这样早期和轻微的病例进行手术，你将永远不会意识到这种自限性发作是多么常见。**你会继续相信你在防止穿孔！**（手术后你不应该这样告诉家属吗："我们很幸运，及时发现了阑尾炎。"）

让我们在此对 AA 进行简单的分类，以便于讨论诊断和治疗。**AA 在本质上要么单纯，要么复杂。**

- **"单纯" AA** 意味着阑尾炎没有并发阑尾坏疽、穿孔或阑尾周围脓肿形成。
- **"复杂" AA** 意味着存在上述这些特征中任何一个。

一些病理学家可能报告小的炎症性改变，像"阑尾黏膜炎""早期阑尾炎""卡他性阑尾炎"或"慢性阑尾炎"。这种炎症性变化常见于附带地进行阑尾切除术的无症状患者。**这些炎**

---

❶ Andersson RE. The natural history and traditional management of appendicitis revisited: spontaneous resolution and predominance of prehospital perforations imply that a correct diagnosis is more important than an early diagnosis. World J Surg，2007，31: 86-92.

症没有临床意义。以这种炎症改变开始的疾病不是以穿孔结束的渐进性疾病，不应该称为阑尾炎。

另一类你应该熟悉的，**在 AA 的自然病程中发展较晚的阑尾炎性肿块，**治疗方法也不同。"肿块"是炎症性蜂窝织炎，由网膜和 / 或邻近脏器组成，形成复杂阑尾炎的外壁。含有不同数量脓液的"肿块"是**阑尾脓肿**。下面将讨论这些问题。

"什么是**慢性阑尾炎**？"你们中有些人会问。虽然典型的急性阑尾炎可能会**反复发作，**需要采取与"单纯性"阑尾炎相同的治疗方法，但我不相信所谓的"慢性阑尾炎"。**一些外科医生把慢性疼痛和非特异性症状称为"慢性"阑尾炎，然后用阑尾切除术来解决这些问题。然而，在大多数情况下，所产生的（短期）"治愈"表现为手术的安慰剂效应。**

（二）临床特征

AA 的典型体征和症状是众所周知的，甚至你的牙医也能诊断出典型的 AA（见图 21.1）："胃不适"伴呕吐或恶心的病史，伴中腹部弥漫性"内脏"不适，逐渐迁移至右下象限（RLQ）并变为"躯体"不适。此外，还有局部腹膜刺激的阳性体征，**以及最重要的全身炎症的实验室证据**。但正如你所知道的，其他几种疾病也会有类似的表现，并不是所有的 AA 病例都遵循这一经典路径。

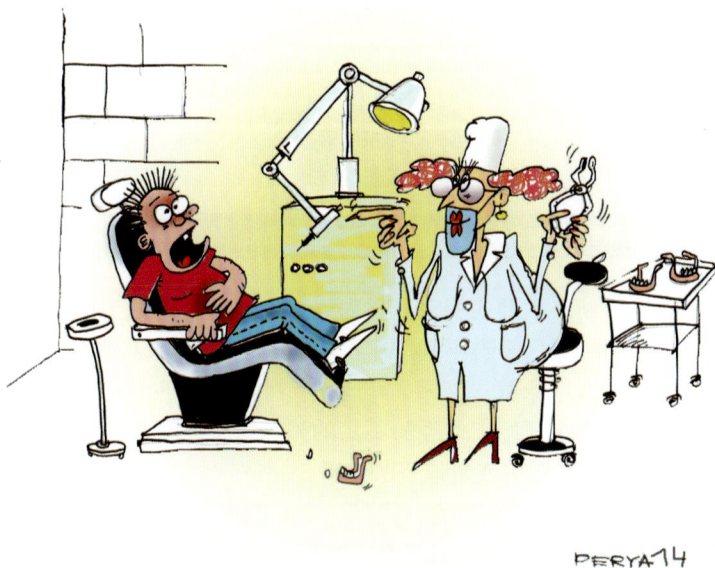

图 21.1　"就连牙医都能诊断出来！"

事实上，AA 的临床表现因症状持续时间、炎症阶段、阑尾的解剖位置（如盲肠后、盆腔）而有很大差异。对有些患者而言诊断很明显，对其他患者而言诊断很模糊。因此，并不是所有疑似 AA 的患者都可以用同样的方法治疗。**我们需要一种基于疑似程度的结构化治疗。**

（三）一种结构化治疗方法的算法

图 21.2 描述了我们如何管理这些患者的算法。它基于 AIR 评分（参见表 21.1），这是一个简单的工具，可以帮助确定阑尾炎的概率。**它没有什么神奇的，**但它可以帮助你把患者放在基于客观发现的视角来观察。

```
┌─────────────────────────────────────────────────┐
│                    阑尾炎?                         │
│          临床实验室检查后评估AIR评分                 │
│   非典型表现的患者（病程长，老年人）——低阈值成像      │
└─────────────────────────────────────────────────┘
        │                    │                   │
┌──────────────┐   ┌──────────────┐   ┌──────────────────┐
│   高度疑似     │   │    疑似       │   │    低度疑似        │
│  AIR评分＞8    │   │ AIR评分5～8   │   │  AIR评分＜5，      │
│              │   │              │   │  一般情况无变化     │
└──────────────┘   └──────────────┘   └──────────────────┘
        │                  │                   │
┌──────────────┐   ┌──────────────┐   ┌──────────────┐
│   阑尾切除术   │   │   积极观察     │   │   居家观察     │
│              │   │              │   │  次日重新评估   │
└──────────────┘   └──────────────┘   └──────────────┘
                           │
┌─────────────────────────────────────────────────┐
│                     复查                          │
│              4～8小时后重新评分                     │
└─────────────────────────────────────────────────┘
        │                    │                   │
┌──────────────┐   ┌──────────────┐   ┌──────────────┐
│   高度疑似     │   │   仍然疑似     │   │   低度疑似     │
│  AIR评分＞8    │   │ 或者有痊愈的迹象 │   │  AIR评分＜5    │
└──────────────┘   └──────────────┘   └──────────────┘
        │                  │                   │
┌──────────────┐   ┌──────────────┐   ┌──────────────┐
│   阑尾切除术   │   │  持续积极观察   │   │    排除       │
│              │   │ 成像或腹腔镜检查 │   │              │
└──────────────┘   └──────────────┘   └──────────────┘
```

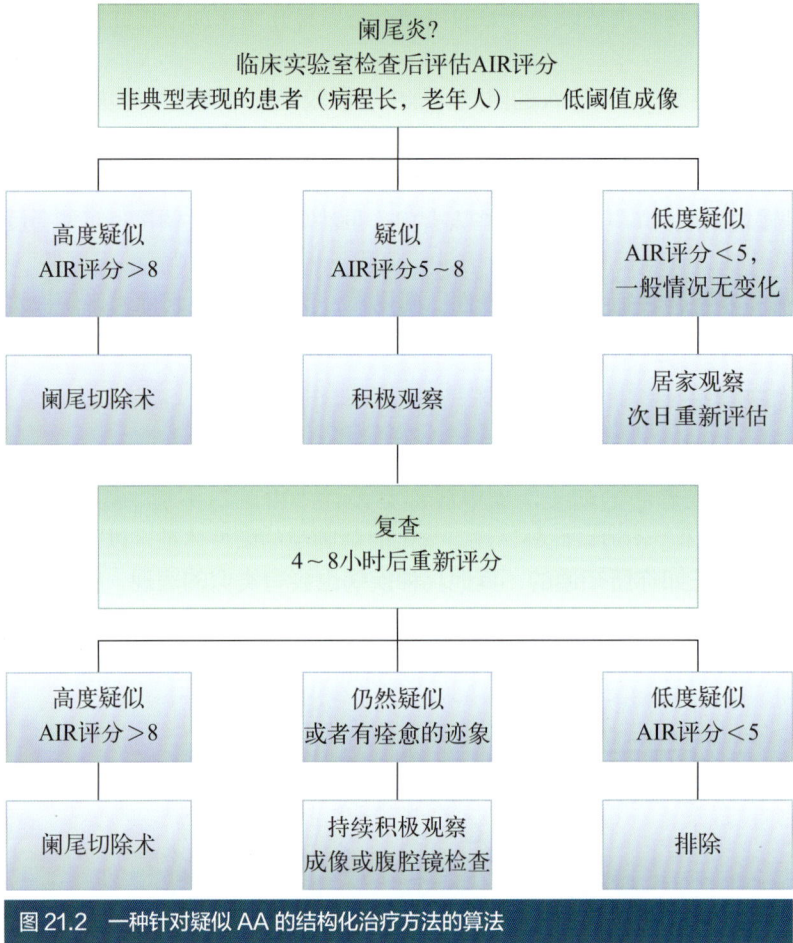

图 21.2　一种针对疑似 AA 的结构化治疗方法的算法

　　这种算法基于做出诊断最重要的变量，并为每一个变量分配适当的权重。临界点的选择是基于数百例相似患者的结局。来自不同国家不同医院的数千名患者的验证研究表明，结果是有效的，并可以重复。这意味着，该评分有比任何外科医生在其职业生涯中所见过的患者都要多的经验。因此，对于刚开始工作经验不足的外科医生来说，它尤其有用，更不用说那些开始为这些患者看病的全科医生或急诊室医生了。

　　该评分根据患者患 AA 的概率将患者分为高、中和低三组：

- **AIR 评分 >8——患者患 AA 的概率高**。我相信这样的患者不需要任何进一步的检查，<u>除非你想排除其他原因</u>。对有典型临床表现，压痛、反跳痛和强烈炎症反应的年轻的男性患者，影像学检查阴性不能排除 AA。在送这样的患者去做影像检查之前，你可以问问自己，如果结果是阴性，你会怎么做。不管怎样，你可能需要至少做一个诊断性腹腔镜检查，这样成像不会改变你的治疗处理。

　　这种情况在老年患者或非典型表现患者中可能有所不同，憩室炎或肿瘤可能导致与阑尾炎相同的临床表现。在这种情况下，诊断性影像学可能有助于鉴别诊断。症状持续超过 3 天的患者，影像学也提示可以检测到阑尾蜂窝织炎或脓肿。请参阅下面关于非典型患者的部分。

- **AIR 评分 <5——患者患 AA 的概率低**。以一个年轻的患者为例，该患者患有腹痛，但没有腹膜炎的迹象，没有炎症反应，也没有其他令人担心的症状——**需要及时切除阑尾的复杂 AA 的概率是极低的！** 影像学检查可能只会导致假阳性检查，或者你可能

会发现轻微的阑尾炎，不治疗的话几个小时内就会消失——我从我的美国朋友那里听说了所谓的"CT 阑尾炎"（见下文），他们几乎例行公事地去做 CT 检查。**大多数患者可以在家中安全观察，但如果腹痛没有改善，应计划在几小时后再次检查。**

- **AIR 评分 5 ~ 8——患者患 AA 的概率适中。** 对于疑似病例，定期复查是一种历史悠久的且被证实有效的诊断方法。不幸的是，积极观察的艺术和耐心的美德在现代实践场景中消失了。相反，现在的重点是强迫行为，为了证明自己，一个人必须总是"做一些事情"。然而，**在没有明显的腹膜炎和强烈的炎症反应的情况下，AA 的发作很少是真正需要立即手术的紧急情况。** 因此，如果临床表现不确定，应入院积极观察，即有计划地进行复查，包括实验室检查和 6~8 小时后的重新打分。在大多数情况下，AA 会自行发作，而在非特异性腹痛时，"发作"会减弱。再次评估时炎症反应的显著降低（特别是白细胞计数和中性粒细胞比例，而如下所述 C 反应蛋白可增加）可能表明阑尾炎正在消退。如果你几个小时后对这样的患者进行第二轮观察，可能会发现他已经准备好出院回家了。**记住：这样的患者在外科观察下是不会穿孔的！**

（四）炎症指标

编辑们让我解释一下我对这个话题的看法——AA 最重要的诊断信息来自炎症变量——体温、白细胞、中性粒细胞比例和 C 反应蛋白。**事实上，这些变量中的一些预测因子比腹膜刺激的征象更强。这就是为什么你应该利用它们！** 但请记住炎症反应是动态的，它需要一些时间来发动（请不要使用"启动"这个词），炎症反应也会随着反应延迟而减速。这对于温度和 C 反应蛋白尤其如此，它们的反应至少延迟 12 小时，而白细胞和中性粒细胞比例可以在数小时内迅速变化。一个 AA 患者只有几个小时的症状，你可能因此得到（几乎）正常的实验室结果。这就是为什么如果几小时观察后重复检查，会得到炎症变量增加的诊断信息。

正如炎症反应的增强提示 AA 的存在一样，炎症反应的显著减弱提示 AA 的自发消退。在这里，炎症反应减弱的顺序是相反的。你首先会注意到白细胞计数和中性粒细胞比例的下降，而反应缓慢的 C 反应蛋白仍可能上升。**C 反应蛋白可能还需要 24 小时才能开始下降。**

（五）观察期间使用抗生素的情况如何？

如果你决定观察患者，**不要使用抗生素**，因为它们可能会掩盖诊断发现或"部分治疗"，这可能会延迟诊断和手术前时间。关于阑尾炎可以用抗生素治愈的报道和经验并不能证明抗生素是有效的。炎症可能已经自行消退了。在一项随机研究中，安慰剂和抗生素的疗效相同。当然，如果你诊断了 AA，并决定用抗生素治疗它，那么这就另当别论（见下文）。

（六）非典型患者

> 非典型患者是指需要影像学检查的患者。

有非典型表现的患者（症状持续时间超过 3 天，反复发作的腹痛，明显的肿块，老年人或疼痛强度与临床或实验室结果不成比例的患者；或当临床和实验室发现有差异时）需要特别考虑。影像学检查可提示 / 排除阑尾蜂窝织炎或脓肿、克罗恩病、憩室炎、肿瘤、绞窄性肠梗阻、卵巢扭转、肠脂垂炎、大网膜扭转、输尿管结石或其他鉴别诊断。

（七）急性阑尾炎的腹部成像

影像学检查具有一定的作用，尤其是在高龄患者或上述非典型表现的患者中，但是其作为检测或排除阑尾炎的通用工具的效率被过度强调了，CT 扫描仪也不是随处可用的。CT 和超声是两项很棒的技术，但"拿着工具的傻瓜还是傻瓜"。不分青红皂白、非选择性地使用现代诊断技术是无济于事的。我们需要的是常识和对现有可用的检查的合理部署。据报道，操作良好的超声诊断 AA 是准确的，并有助于排除其他诊断，这些诊断可能需要不同的治疗（如肾盂积水），或手术切除（如急性胆囊炎），或实际上根本不治疗（如卵巢囊肿——**女性阴道超声是排除 / 诊断盆腔病理改变的一个很好的工具！**）。然而，我们大多数人并没有在这样的机构工作，在这样的机构中我们可以如此自信地相信超声医生，他们能根据超声诊断出阑尾炎。**在大多数情况下，CT 检查比超声检查更可靠。**在第 5 章中强调了 AA 在 CT 上的诊断特征和 CT 在诊断类似 AA 但可能不需要手术治疗的疾病（如盲肠憩室炎）的价值。

我要求选择性成像检查。**不幸的是，在许多地方，诊断流程越来越多地由武断的急诊室人员驱动，他们进行 CT 扫描，而不是临床评估**。滥用 CT 扫描导致了一种新的"CT 阑尾炎"综合征：你收治了一名腹部右下象限疼痛且临床表现不明确的患者入院观察。与此同时，急诊室医生安排了一次 CT 扫描，第二天早上放射科医生报告了这一情况。在这个阶段，患者感觉好多了，他的腹部表现是良性的，他想回家，但放射科医生说阑尾发炎了（"不能排除 AA"或"暗示 AA"）。但是我们应该治疗 CT 影像还是患者呢？

（八）诊断性腹腔镜检查

诊断性腹腔镜是一种很好的工具，但它是有创的，不应该取代常规的临床诊断和影像学检查。有人建议将肉眼看起来未发炎的阑尾留在原位，这样可以降低阴性阑尾切除术率，但这只是一种粉饰。（不管怎么说，我认识的大多数外科医生都不愿意在这种情况下不切除阑尾，你呢？）阴性诊断腹腔镜是一种非治疗性的操作，会带来不必要的疼痛，增加并发症的风险和增加费用。如果你的阴性腹腔镜探查率高于 15%，就属于滥用了这种操作。

然而，对阑尾炎诊断不明确且经观察无改善的患者而言，影像学没有明确查明情况，并且患者的表现使他无法出院，诊断性腹腔镜是有用的。

下面是我在瑞典的做法：

首先，我收集了计算 AIR 分数所需的所有数据。收集数据帮助我从更广阔的角度看待患者。在我掌握所有此类信息之前，我从不做任何决定。对于育龄妇女，也要进行妇科检查，包括经阴道超声检查，因为这可以检测卵巢病理改变（见第 33 章）。指导我的是计算出的评分：

- **患 AA 概率低的患者**无腹膜刺激症状，所有炎症指标正常（评分 <5）。这组代表了大多数疑似 AA 的患者。这类患者在家里就可以安全观察。计划在 6～12 小时后（即第二天早上）重新评估。除非你认为患者可能患有其他疾病，否则不建议影像学检查。
- **具有典型表现的患者**表现为腹膜刺激症状和强烈的炎症反应（评分 >8）。这些患者需要手术！可以接受延迟几个小时的手术，但在这类患者中有许多人会有穿孔，特别是如果患者出现败血症的情况（心动过速、呼吸急促或白细胞减少），所以我会开始使用抗生素治疗，并安排手术，而不是不当地延迟。影像学检查不提示为阴性，这一决定可能不会改变。如果我对诊断有疑问，我就会开始进行腹腔镜手术——对你们中的许多人来说，这可能是一种常规手术。

- 对于症状不确定的患者（评分 **5~8**）收治入院，6~8 小时后复查。患 AA 的患者届时将出现临床症状和炎症明显加重。如果症状仍然不典型，可以进行 CT 检查或腹腔镜检查。如果复查时炎症明显减轻（尤其是发热、白细胞计数、中性粒细胞比例），但仍疑似 AA，我们计划 6~8 小时后再复查。因为这段时间我不做手术，所以我允许患者吃饭，然后再禁食。在第二次观察期后，我经常发现病情会有进一步的改善，有时患者可以出院回家。经 CT 证实的阑尾炎患者中，我也看到过很多次这种情况。
- **幼儿、虚弱的老年人和非典型表现的患者**（如上所述）需要特别考虑。在这种情况下，我建议做腹部成像。

二、治疗

（一）抗生素

正确使用抗生素，抗菌谱覆盖**革兰氏阴性菌和厌氧菌**，将减少术后切口感染并发症（常见）和腹腔内感染并发症（罕见）的发生率（见第 13 章）。在单纯性 AA 中，使用抗生素被视为预防性的，而在复杂性 AA 中，使用抗生素是治疗性的（见第 7 章）。**当你确诊时，我们鼓励你使用第一剂抗生素**。

如果在手术中 AA 被证明是单纯的，没有可见的脓液，就没有术后给药的必要。**另一方面，如果你发现了复杂性 AA，则提示需要额外的术后剂量。我们建议你根据术中的发现调整给药时间**。无脓液形成的坏疽性 AA，不需要延长术后用药时间。当发现脓液或阑尾穿孔时，应给予 3~5 天的治疗（第 7 章、13 章和 40 章）。

（二）急性阑尾炎的非手术治疗

如前所述，单纯性 AA 通常不经治疗就会痊愈。难怪有报告显示，静脉注射广谱抗生素的非手术治疗对"假定"或影像学证实的单纯性 AA 有效。**然而，我相信大多数患者的症状会自发消退，而不是因为使用了抗生素**。这与最近的研究结果相似，即患有无并发症的急性憩室炎的患者无论是否接受抗生素治疗，其愈合率均相同。安慰剂和抗生素在阑尾炎治疗中也显示出相同的疗效。

我发现给假定患 AA 的患者使用抗生素有两个问题。第一，如果患者好转了，你不知道他是否起初患有 AA，而且你也不知道病情改善是自发的还是由于抗生素的作用。所以你被迫完成治疗，这实际上可能会延长住院时间。第二，如果患者患有复杂性 AA，你可能只看到部分反应，这同样会延长痛苦。因此，我不支持对假定的单纯性阑尾炎使用抗生素进行非手术治疗。

然而，对以下几类患 AA 的患者使用抗生素进行非手术治疗可能是有益且合理的：
- 有手术麻醉禁忌风险的患者（如心肌梗死后）。
- 拒绝手术的患者。
- 在太平洋中部，在火星之旅的宇宙飞船上，或在核潜艇上，或在没有外科医生的农村地区的患者。
- 有**"阑尾包块"或蜂窝织炎的应非手术治疗的患者**。这已被大多数外科医生接受，不再有争议！

（三）手术治疗

对一般成年人来说，最大的压痛点大约在髂前上棘与脐连线上，距离髂前上棘 2 英寸处。

—— Charles McBurney

阑尾通常附着在盲肠上。

—— Mark M.Ravitch

1. 什么时候做手术？

你不必为了每个被诊断为 AA 的患者而匆忙赶往手术室！ 显然，如果你的患者处于脓毒症状态，伴有呼吸急促、心动过速或有显著的腹部体征（提示可能有穿孔），在你开始抗生素治疗的同时，应该对患者进行最佳的复苏，但你不应该进一步推迟手术。**您可以安全地将手术推迟到白天。** 但考虑到工作量和手术室可用性等本地因素，你可能会被迫在午夜之后进行手术……

2. 对比开腹手术和腹腔镜手术

如上所述，对疑似 AA 的诊断性腹腔镜的大量使用，导致了不必要的侵入性、非治疗性手术的高发生率，这些手术并非没有并发症。有些病例阑尾是正常的，通常也会以阑尾切除术结束。但如果诊断明确，腹腔镜阑尾切除术（LA）又如何呢？关于这一争议的大量文献（大多数外科医生不再认为这是有争议的）可以总结如下：**与开放手术相比，LA 具有更好的美容效果、一定程度上减轻术后疼痛、住院时间短和较低的伤口感染发生率**。然而，LA 与较高的术后腹腔内积液 / 脓肿风险相关，这是罕见但严重的并发症。关于费用，LA 过后提前出院所节省的钱花在了更昂贵和更长的治疗术式上。因此，我们不能断言这些方法中哪一种最好，因此治疗方法的选择取决于外科医生偏好、患者和当地的情况。**然而，对非常肥胖的患者，LA 可能有明显的优势**（避免大切口）。关于 LA 详细信息和其他观点，请参阅本章的下一节。

3. 开腹阑尾切除术的技术要点

有人曾教你怎么做开腹阑尾切除术吗？ 即使你是阑尾手术的狂热爱好者，也不要剥夺自己通过右下象限小切口切除病变阑尾的技能（和乐趣）。当 LA 困难中转开腹时，这些技巧可能会有用——不过，在这种情况下，中线切口通常是不必要的！

你可能已经在实习期间做过一些开腹阑尾切除术了。然而，看到许多外科医生将常规的阑尾切除术转变为类似 Whipple 手术的复杂手术，我们提醒你 KISS 原则（保持简单，傻瓜化！）。这里有一些建议：

- **切口：** 你不需要长而难看的斜切口——除了肌肉发达的年轻人，通过横孔可能无法触及盲肠后阑尾。**使用横向的切口！** 一个常见的错误是把切口放在直肌鞘的内侧，跨越了腹直肌鞘，如果你把切口的中心稍微移到麦氏点的外侧，大多数情况下你就能做对。切开筋膜，切开肌肉，打开腹膜。**从一个 4 ~ 5cm 长的小切口开始，通过切断腹直肌筋膜和 / 或肌肉的外侧边缘，切口总是可以延伸到两侧。**

- **阑尾切除术：** 你可以顺行或逆行切除阑尾，但没有必要将残端内翻包埋。只需要在阑尾底部结扎或缝合，然后切除其余部分。为了控制分离的阑尾系膜，你可以使用夹、电凝或结扎术；当组织脆弱时，用缝线连续缝合将其覆盖。通常情况下，用必妥碘®涂抹在阑尾残端断面或者用电灼是荒谬的。如果阑尾刚好在底部穿孔，为了确保残端安全，必须利用一些健康的盲肠壁缝合，可以在穿孔的近端放置一个线性吻合器，然后击发吻合器。如果你没有吻合器，那么就用手做，用你最好的吻合技术来缝合残端和周围的盲肠壁！

- **清理腹腔**：只需要抽吸并擦掉液体（不要忘了盆腔！）腹腔灌洗是无用的，甚至是有害的——这是你在术后成像中看到那些积液的原因。
- **止血**：注意细节！盲肠部分切除时使血液供应处于紧张状态，可能中断血流，从而掩盖出血的情况。当盲肠复位时，其循环恢复，从分离的动脉或阑尾系膜可自行出血。因此，在将盲肠恢复到其自然位置后，要经常检查阑尾系膜残端。在伤口深处放一些纱布：如果伤口是粉红色的，你必须重新检查止血情况。
- **微生物培养**：除非手术是在抗生素治疗失败后进行的，否则在这些情况下使用它是不必要的和浪费的（见第 13 章）。
- **引流**：阑尾切除术后很少需要引流（不，我不是在开玩笑），而且也被证明是有害的（见第 36 章）。
- **关腹**：理论上，关闭腹膜是不必要的，因为它不会增加修复的强度，而且我们知道腹膜在 48 小时内会自行修复。然而，这一步骤覆盖了隆起的内脏，使仔细关闭腹壁层更容易，并可能预防腹壁间层疝。接下来，用缝线松散地缝合肌肉以消除死腔。筋膜用连续缝线闭合。如果皮下层厚，可以用一些精细的缝合使皮下层相互接近。对于复杂的病例，也应采用连续缝合的皮下闭合方式。使用可吸收缝线，避免缝合过多的组织，因为这可能会导致坏死和感染。一些学者仍提倡对复杂性阑尾炎进行**二次伤口闭合**。这可能会防止一些伤口感染，但代价是所有患者都要长期忍受更换敷料、进一步操作和难看的疤痕。正如在第 37 和 46 章中解释的那样，这是不值得的。

能够描述阑尾腹膜炎程度的外科医生实际上已经承认自己进行了不适当的手术。

—— MarkM. Ravitch

（四）特殊考虑

1. 白色的阑尾

当阑尾被证明是正常的，你应该做什么？ 嗯，你可以摩擦阑尾，让病理学家诊断出轻度急性炎症（开玩笑的）。经典的格言是，只要腹部阑尾切除术的切口存在，就应该切除阑尾，以免日后混淆视听。**腹腔镜检查显示阑尾正常怎么办？它也应该被切除吗？**现在的共识是不去管它，告知患者或其父母阑尾已被留在原位。正如我们上面提到的，问题是大多数外科医生不愿意遵循这样的（所谓的）共识。你呢？

显然，当阑尾看起来正常时（**如果你遵循了我们的诊断方法或做了 CT 扫描，这是非常不可能的**），你应该寻找其他诊断，如梅克尔憩室炎、附件病变、盲肠憩室炎穿孔或肠系膜淋巴结炎（不管是什么）。在极少数的情况下，你会遇到类似脓液的原发性腹膜炎（见第 13 章）。然而，在大多数情况下，你什么也找不到。

如果腹水有恶臭、浑浊或胆汁污染，提示其他部位有严重病变，你应如何处理？如果病变来源不明显，可以通过部分闭合切口形成的网格状切口进行诊断性腹腔镜检查。如果病变来源明显，则关闭阑尾切口，并在拟手术部位重做切口。"胆汁"会引导你进入上腹部，"粪便或其气味"将你引向乙状结肠。不要试图通过扩大的横向切口进行结肠切除术，想想十二指肠溃疡穿孔和肠穿孔。无论如何，如果你遵循以上概述的诊断步骤，你将不太可能发现自己处于这样一个尴尬的境地……

2. 术后阑尾残端蜂窝织炎／脓肿和阑尾残端炎

你的患者因急性阑尾炎顺利完成了阑尾切除术，之后他高兴地回家了。7 天后，患者再次出现右下腹疼痛、体温升高和白细胞计数升高。伤口看起来没问题。这可能是术后腹腔脓肿或阑尾残端蜂窝织炎。现在诊断很简单，CT 可显示累及盲肠的脓肿或蜂窝织炎。**经过几天的抗生素治疗，两者都可以治愈，但脓肿（特别是大于 5cm 的脓肿），可能需要引流。**

阑尾残端炎：请注意，患者在阑尾切除术后，任何时间都可能出现典型的急性阑尾炎。从病史上看，这种情况多发生在复杂性阑尾炎的阑尾切除术后，通常是相对缺乏经验的家庭医生／外科医生做的手术。在腹腔镜阑尾切除术时代，这种情况越来越常见，因为在手术过程中，外科医生可能会错误地判断阑尾根部的盲肠位置，从而留下很长的阑尾残端，容易发生阑尾残株炎，需要再次做阑尾切除术。**很少有急诊医生或家庭全科医生意识到，阑尾切除术后的患者（极少）会患急性阑尾炎，一定要向他们解释这一点！**

3. 阑尾包块（蜂窝织炎）

通常，阑尾包块出现在患者病程的后期，当症状持续超过 3 日时，应怀疑这一点。偶尔有报告称，他们的症状会自发地改善，提示炎症的局限。在临床检查中，你会发现右髂窝肿块。包块表面的腹部触痛或肥胖可掩盖肿块的存在。因此，对于后期出现症状的患者，或那些症状迁延的不典型患者，应怀疑有阑尾肿块。当触诊不满意时，**进行 CT 扫描，这是诊断阑尾包块的最佳方法。**CT 的另一个适应证是有脓液积聚的征象，如高热和中毒症状，这意味着阑尾脓肿。

你为什么应该区别 AA 和阑尾包块或脓肿？**因为阑尾包块（和脓肿）可以（也应该）采用非手术治疗。**就像手术治疗 AA 一样，你可以手术治疗肿块和脓肿，但是切除炎性包块包含的阑尾可能比平时更危险，有时需要右半结肠切除术。**另一方面，使用抗生素进行保守治疗，几乎可使所有病例中的包块消退。**抗生素对肿块无效，意味着脓肿（罕见！）在 CT 或超声引导下穿刺引流是最合理的方法（见第 42 章）。

4. 间期阑尾切除术？

因为在保守治疗阑尾包块的患者中，只有不到 1/10 的患者会出现 AA 复发（通常在 1 年内，且不是复杂性阑尾炎），**所以常规的间期阑尾切除术的教条已经开始被淘汰了。**

对于年龄 40 岁以上的患者，我们建议在 1 个月后有选择地进行结肠镜检查／结肠成像，以排除罕见的情况——阑尾或盲肠癌引起的包块。患者患癌症或炎性肠病的检出率仅为 2/100。**那就试试"如果是我"的话，不建议给你的患者进行间期阑尾切除术！**

5. 肠脂垂炎（附件炎）

我们在这里提到这种情况是因为它的名字。你可能没有听说过它，但它并不罕见，症状很像 AA。肠脂垂炎（有些人称之为"附件炎"）发生在肠脂垂的自发扭转之后——肠脂垂沿结肠带分布并附着的表面被腹膜覆盖的脂肪垂。肠脂垂炎在肥胖者中更常见，多位于盲肠和乙状结肠。由于乙状结肠常跨过中线，最常见的表现是右髂窝的局部压痛和腹膜刺激征。尽管有这些发现，患者通常不会失去食欲，也不会感到不适或表现出症状。因此，**对于无发热且看起来健康的患者，"检查提示 AA"应引起你的怀疑**。肠脂垂炎的自然病史是因为脂肪垂的脱落而自然缓解，脱落脂肪垂转化成松散的钙化腹膜体，你偶尔会在不相关的腹部手术中发现。CT 扫描通常可以明确局限性结肠周围炎症，排除 AA，从而帮助你避免不必要的手术或诊断性腹腔镜检查（见第 5 章）。**如果你被误导而去做手术，只需切除坏死的脂肪**。然后对着镜子说："我去做手术，是多么愚蠢啊！"

6. 网膜扭转

为了内容完整，我们还提到了这种相对罕见的疾病，它与 AA 的临床特征非常相似。这是由大网膜蒂的扭转引起的局部缺血和逐渐坏死。如果你在计划的阑尾切除术中遇到它，部分大网膜切除术可以治疗它。然而，因为 CT 成像会显示发炎的大网膜和正常的阑尾，所以 CT 检查可以避免手术。**与患有肠脂垂炎的患者一样，保守治疗（NSAIDs，不需要抗生素）可使患者在一周内自然恢复。**

瑞典的 Andersson 医生（我们认为他是国际上关于 AA 的最高权威）提供了合理的诊断方法，该方法基于 AIR 评分和选择性影像学检查。我们没有理由去怀疑他，毕竟在瑞典他使用这种方法把患者服务得很好。但我们希望呈现一些"国际视角"反映我们自己的环境。

在一些国家，如在我（MS）执业的美国，我们的外科医师不再有权决定谁做 CT 和什么时候做 CT。事实上，在叫我们这些外科医生来会诊之前，大多数患者已经接受了 CT 扫描。通常情况下，这些扫描是由急诊室医生或家庭医生开出的。在美国的大多数医院，即使是很小的农村医院，相比一顿美食甚至一杯好咖啡，更容易获得高科技 CT 成像。而且放射科医生总是可以随时在线解读这些图像。难怪医生在面对潜在的急腹症时，感觉会被迫去做 CT，因为它就像垃圾食品一样容易获得。

这种几乎常规 CT 扫描的做法，是否优于 Roland 提倡的联合应用 AIR 评分的"限制性"成像策略？要科学地证明增加使用 CT 扫描总体上是有益的，是非常困难的。但是患者个体如何呢？

"自由扫描"的优点显而易见（见第 5 章），包括：

- 做了一次正常的 CT 扫描以后，许多患有"非特异性腹痛"的患者可以安全地出院了。因此，没有必要住院进行临床观察（AIR 评分为中等）。

- 其他病变很容易诊断和正确治疗。Andersson 医生告诉我们，有"典型表现"（评分 >8 分）的患者不需要影像学检查。然而，患有急性盲肠或乙状结肠憩室炎、妇科急症和 Andersson 医生提到的其他疾病的患者，可能表现出 AA 的典型特征。影像学检查可以避免不必要的阑尾切除术和 / 或诊断性腹腔镜检查。

- 许多小医院，特别是在大国的农村地区的小医院，没有现成的普通外科医生像 Andersson 医生那样评估每一个患者。有些医院根本没有外科医生。阴性 CT 可以让评估医生在晚上睡个好觉，避免不必要的转诊（将患者转移到另一个医院）。

- 法律方面的考虑。美国的陪审团，已经付出了近 100 万美元的赔偿，因为患者"未能获得成像"。据称，这导致了 AA 诊断的延迟，并导致了并发症。在不提倡"防御性医疗"的同时，也不可能忽视这样残酷的现实。

不，我们不支持常规 CT 扫描。但我们认为，它的自由使用使临床治疗更加快速和"准确"。是的，我们理解"CT 阑尾炎"的问题，也理解切除早期发炎的阑尾的困境，因为这种早期阑尾炎可能自行痊愈。无论如何，火车已经离开了车站——我们有一个有用的诊断工具，它将变得更好（变得更快，辐射剂量更小）——没有退路。顺便提一下：对孕妇应考虑核磁共振成像。

稍微讨论一下 AIR 评分。我们想要强调一下，Andersson 医生说 AA 评分仅应作为临床判断的辅助手段。虽然统计上可靠，在个体患者的案例中 AIR 评分可能"失效"。例如，一名老年患者表现为下腹疼痛、白细胞计数和C反应蛋白水平轻度升高。他的 AIR 评分是5分，他被收入医院观察。第二天的开腹手术中医生发现肠 AA 穿孔，他死于严重的脓毒症。入院时的 CT 检查也能救他！这样一个患者被归入 Andersson 医生描述的"不确定类别"。（哦，是的，Andersson 医生说老年和虚弱的患者应该做 CT 扫描——但应该强调这一点！）

AA 不是需要一种治疗方法的单一疾病，而有着一系列的表现和症状，可以通过不同的方式治疗，包括不做手术。我们希望我们知道如何调整现有的教育、文化、经济和法律的因素，这些因素仍然影响着大多数外科医生，使他们相信任何病变的阑尾都应该放在福尔马林罐子里。

——众编者

第2节　腹腔镜阑尾切除术 [1]
Danny Rosin

在决定做手术之前，喜欢腹腔镜阑尾切除术的外科医生和热衷开腹的外科医生在决策过程中应该没有区别。如上面所解释的，他们的目的都是诊断正确，接着加以治疗。但是，正如在第4章中简要提到的，有些人认为腹腔镜检查是诊断工作的延伸："我们不确定阑尾是否发炎，让我们避免 CT 辐射，让我们避免恼人的观察，让我们坚持彻底检查并确切诊断！"虽然这种方法可能有意义，但我们往往会忘记它的缺点——有创及其风险；麻醉及其风险（诚然是极小的，但确实存在）；以及总想"做点什么"的倾向，甚至切除一个正常的阑尾，这只是在腹部美好旅程留下的"纪念品"。

因此，虽然我们不能声称诊断腹腔镜检查对疑似阑尾炎是一个严重的错误，但我们尽量减少它的使用！

一、为什么做腹腔镜检查？

我的第一反应是，这是一个很好的手术，我做得很好，我感到舒服，患者很高兴。多年来我几乎都在做腹腔镜阑尾切除术，这使我感觉这是一个好而且诚实的回答，许多接受过常规腹腔镜阑尾切除术培训的年轻外科医生也有同样的感觉，而且主要觉得腹腔镜阑尾切除术相比通过一个小切口的艰难手术更容易、更"干净"。但我意识到一些年长的外科医生读到上面真诚的文字，会说"胡说！"，我承认这是一个事实，一本严谨的书，值得拥有更科学的文

---

[1] Ahmad Assalia 教授，医学博士，在本书第三版中对本部分有贡献。

本。这并不是说我们没有好的论点：

- **鉴别诊断**。尽管有所有的现代诊断方法，但我们仍然没有消除手术的意外，一个正常的阑尾，以及一些其他意想不到的病变，可能仍然在腹腔里在等着我们。在这些病例中，比起有限的右下腹切口，腹腔镜是更好的诊断和治疗工具。而且当"年轻的有生育能力的女性"几乎都同意接受阑尾切除术的时候，就连 Valentino 也出现了意想不到的病变❶。

- **伤口感染**。在处理感染的过程中，发现腹腔镜检查会导致更少的切口问题。即使有伤口感染发生（肯定不那么频繁）通常也会是一个令人恼怒的小伤口感染，而不是一个开放的大伤口感染，后者注定要经过长时间的二次愈合且会留下一个丑陋的瘢痕。虽然麦氏切口瘢痕处疝是罕见的，但我们还是能在伤口感染和伤口愈合受损后看到它。

- **疼痛与康复**。像阑尾切除术这样的"小"手术的问题在于，腹腔镜的优点更不易觉察，更难证明。这并不意味着优点不存在，我们（和患者）每天都能见证这一点。McBurney 的追随者们每天挥舞着一些论文，想通过一些评分量表（我们并不真正理解）证明生存质量得分显示二者"没有统计学差异"。但我们知道我们的患者表现良好，如果我们没有搞砸，患者很快就会康复。

- **美容**。是的，这是个小问题，然而（确实受许多患者关注）……

二、为什么不做腹腔镜检查？

- **你不知道怎么做腹腔镜检查**。这可能是腹腔镜阑尾切除术最重要的禁忌证。不要尝试你没有掌握的外科手术，仅仅因为它是流行的。这里没有人声称开腹阑尾切除术是**不好的**，只是在最佳条件下，腹腔镜阑尾切除术可能有一些优点。当你缺乏经验和适当的设备，更应该坚持做安全的和被证明的开腹手术。有时候，宁愿开腹让患者多忍受一些疼痛，也不要被误导去试图做这种简单的"微创"手术，最终导致一些可怕的并发症（你可以阅读《Schine 外科并发症的预防和处理》第 17 章）。

- **腹腔积液**。目前为止，我不确定这个议题已经解决了。有人声称，经过腹腔镜阑尾切除术，术后盆腔积液发生率较高。虽然我们偶尔的确会看到这一点，但许多研究表明，与开腹手术相比，术后积液发生率没有什么不同。这可能是由于过度的腹腔镜冲洗，导致局部感染的扩散。我们不确定这是真的，**但我们不冲洗，我们只是吸走脓液，这样操作看上去效果还好**。其他编者同意我的观点——把垃圾吸出来！

- **相对的禁忌**。在怀孕或穿孔性阑尾炎伴弥漫性腹膜炎的情况下，有人可能会提出腹腔镜检查不太可取或风险更大。就这个问题，外科手术的经验水平和大量的常识可以发挥一定的作用。**请记住，肥胖患者实际上可能从腹腔镜手术中获益，尽管腹腔镜手术可能更困难**。

- **成本**。不，我们不讨论成本。成本是一个复杂的话题！如果你有一个基本的腹腔镜设备，可重复使用的仪器，一个便宜的电源，几个链接和一个自制的袋子，你可以很便宜地切除阑尾。把超声刀和吻合器留给别人，用你精湛的手艺，并感谢你的肥胖患者比美国那些可怜的外科医生的少。

---

❶ 记得那个美国著名电影演员、大众情人 Rudolph Valentino 的案例，他在纽约因为疑似急性阑尾炎接受了阑尾切除术（1926 年）。他在术后病情严重并死去，尸检显示他患有肠穿孔的消化性溃疡。

三、怎样去做?

你也许从你的住院总医师那里学到了技术，并且相信这是"正确"的方法。请记住，外科手术的可变性很高。条条大路通罗马，我只是想告诉你，在腹腔镜阑尾切除术存在大约 20 年后，我仍然不时地改进技术，即使只是为了好玩。如图 21.3 可见不同外科医生偏好的一些**鞘卡置入位置**。请注意，我跳过了单孔手术和机器人手术。我建议你也跳过它们⋯⋯但是，尽管有所有这些变化，为了使手术顺利和安全，你应该记住以下几个要点。

- **尿**。让患者在手术前排空膀胱。我知道很多外科医生喜欢在每次做下腹部腹腔镜时，给患者插尿管，但为什么要给那些反对腹腔镜检查的人另一个很好的理由呢？为什么让你的患者增加尿路感染的风险？排空的膀胱将为你保留盆腔空间，并且让你安全地置入下部的鞘卡。腹腔镜这么短的手术不需要尿监测，除非手术时间超过两个小时，那么你就不应该这么做⋯⋯

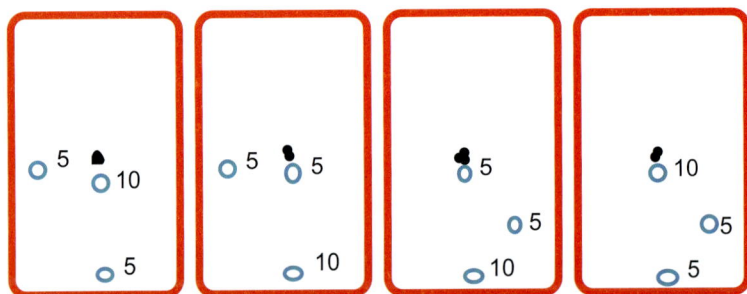

图 21.3　腹腔镜阑尾切除术中的鞘卡置入位置的选择

- **位置**。使你操作方便。把患者手臂沿着身体内收起来，这样你就能舒服地站着，助手就站在你旁边。这个姿势在手术台上可以保护患者，麻醉医生就不会反对陡峭的 Trendelenburg 体位和左侧倾斜，小肠也不会阻挡你的手术区域。
- **设备**。使用最好的设备，使你的腹腔镜条件达到最佳。你困扰越少你的手术越好做：
  - **光学和光源**可以防止你在黑暗中工作。你最好使用一个 5mm 镜头（这可以让你按照需要在鞘卡间移动），如果没有，就用 10mm 的。
  - **能量器械**，取决于可用性，它可以使手术更容易。超声刀、结扎束和其他来自不同公司的不同产品，都可以节省你的时间和减少出血。但请记住，**一个好的腹腔镜外科医生可以通过简单的单极或双极能量，以及圈套器，甚至简单的手术结来达到同样的效果**。即使你生活在乌托邦，而且吻合器是免费的，我们也建议你掌握这些技能。
- **解剖游离**。不是每一根阑尾都直立起来等你去发现。高的、低的、盲肠后的、肝下的或者"随便什么地方"，阑尾可能会和你的神经和自信玩捉迷藏游戏。但这是腹腔镜检查的真正优势：你不局限于腹部角落的一个奇怪的切口所在的区域。你可以环顾四周探查，沿着结肠带，沿着回肠末端，解剖游离盲肠和右半结肠——不惜一切代价找到这个混蛋，你可以做到，你有技术！（我想大多数读者都太年轻了，这是我童年时最喜欢的电视剧 *The Six Million Dollar Man* 中的一句话⋯⋯）
- **阑尾系膜横断**。一旦你已经确定阑尾的位置，你必须开始切除。你也许需要分离多一些阑尾周围的粘连，剥离已经附着在阑尾上的大网膜，或者甚至是周围的肠道。你必须这样做才能提起阑尾并且暴露系膜。"我能抓到吗？"你羞怯地问，并出人意料地像总统一样自信地回答道，"是的，你能！"但那只是因为你是一个有常识的外科医生，**你知道怎样去轻轻地操作，或者只是抓住在下面的系膜，并且避免挤压、刺穿、撕破和感染扩散。**系膜横断可以通过任何你喜欢（和负担得起）的方法来完成——打结、上夹子、双极和任何现代能量器械，或者甚至是血管吻合器，但是请记住，**这不是癌症手术**：如果阑尾系膜增厚和发炎，你不必得太靠近近端。靠近或者在阑尾本身之上横切是完全安全的，可以减少出血的风险和减小标本的体积。

- **阑尾横断**。然而，有时，你需要从切断底部开始横断阑尾（逆行阑尾切除术，当尖端被埋在某处时），通常在这个阶段就可以宣布手术成功，你可以唤醒麻醉医生，向护士保证马上就可以休息并喝一杯咖啡了。你知道如何在体内或体外打结，并且给实习生留下深刻印象吗？你想使用友好的*圈套器*吗？你期待一个由吻合器公司赞助的会议吗？只要基底是安全的，所有方法都是合理的。如果基底部都有肿胀和坏死，那么就要使用吻合器切除一段盲肠，就像你在开腹手术病例中要做的那样。

- **取标本**。请不要因为不优雅地取出标本而破坏你完美的手术，这不仅会让你在护士眼中看起来很糟糕，还会增加感染并发症的机会。使用一个取出袋（除非你要切除一个细长的白色阑尾）如果阑尾太大，就把切口扩大一点，让它取出更加轻松，**不用担心切口长度会再增加 4mm**。这样总比一个受感染的小切口好。

总之，腹腔镜阑尾切除术是一个很好的选择。按上述所说安全地完成手术是你的责任，而且事实会证明我是对的！

天哪，我差点忘了，**要注意切除整个阑尾**，而不是一部分，这在腹腔镜技术不如你的人中并不罕见（见图 21.4）。

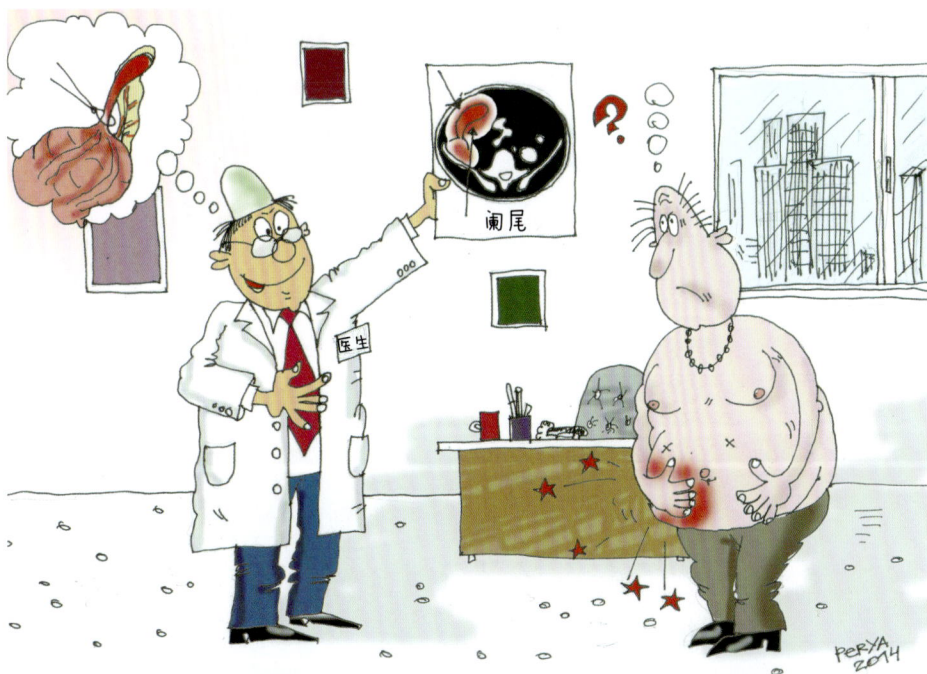

图21.4　患者："但是医生，这怎么可能？我去年在 Mayonnaise 诊所用腹腔镜切除了我的阑尾！我难道有两个阑尾吗？"

就像其他外科疾病一样，急性阑尾炎有一个范围。要做出诊断，需要综合考虑病史、体格检查和实验室检查结果。没有孤立变量可以确认或排除 AA。出现的典型变量越多，你遇到 AA 的概率就越高。根据患者个体化原则，你选择是否立即手术或明天进行手术，还有是观察还是接受额外的检查。

有人说："医疗标准的好处是有太多的选择。"当然在选择开腹阑尾切除术和腹腔镜阑尾切除术时也是如此。如果你是一个训练有素的腹腔镜外科医生，那么腹腔镜方法几乎总是最好的。所以要努力追求腹腔镜技术的卓越，但要小心。除了已发表的文献，在我们周围，我们看到了我们以前（几乎）从未见过的腹腔镜阑尾切除术术后并发症：腹腔脓肿、肠梗阻、盲肠瘘、复发性阑尾炎、肠道损伤、膀胱损伤[1]。是的，疝也可以在鞘卡处出现。所以你自己决定吧，谨慎行事！

永远不要变得对 AA 习以为常，即使今天它也可以导致死亡，甚至可能使最有经验的外科医生感到卑微。

——编者

你也许问你自己：为什么要写一个特别长的章节，专门写一个像蠕虫一样的小器官？

"患急性阑尾炎的患者有三种类型：无论我们做什么都很好的患者；那些不管我们做什么都不好的患者；还有我们的治疗实际上对他们有影响的患者。大多数患者属于第一类……每一个外科医生都相信他/她做的事是正确的。"

—— Magnus Bergenfeldt

（唐星明　唐刘蕴泉 译　唐星明 校）

---

[1] 有关阑尾切除术并发症及如何预防的更详细讨论，请参阅：Schien M, Rogers PN, Leppaniemi A, et al.Schein's Common Sense Prevention and Management of Surgical Complications.Shrewsbury, UK: tfm publishing, 2013: Chapter 17.

第 22 章

急性肠系膜缺血

Paul N. Rogers and Wesley P. Stuart

> 血管外科之所以特别，是因为首先这类手术基本都是灾难性的。
>
> —— Cid dos Santos

> 肠系膜血管闭塞被认为是难以诊断、预后不好、治疗基本无效的疾病之一。
>
> —— A. Cokkins

你们谁没有被内科医生或急诊室医生叫去为一些老年患者"排除肠系膜缺血"的情况？通常，在这样的场合，你会发现一个呻吟的患者，有非特异性的腹部不适，而且医院的病历比你都重。**"排除肠系膜缺血"——说起来容易，做起来难！**

急性肠系膜缺血通常涉及由肠系膜上动脉（SMA）供应的区域。因此，主要是小肠受累，但同样由 SMA 供血的右结肠也可能受累。单独的结肠缺血，这种情况并不常见，将在第 24 章的缺血性结肠炎中单独讨论。

一、问题

小肠的动脉灌注突然减少会迅速导致中腹部的疼痛。如果不加以治疗，该过程会逐渐累及肠道的肌层，并且仅在几个小时后，当浆膜层受到影响时，腹膜炎体征就出现了。为了简单起见，我们将急性动脉性肠系膜缺血（AMI）分为三种类型：

- **血栓形成性肠系膜缺血：**急性动脉血栓形成（**动脉慢性病变**）通常会堵塞 SMA 的开口，导致整个小肠和右半结肠（由 SMA 供血的区域）大量缺血。这可能是最常见的疾病形式，并且是慢性急性发作。

- **栓塞性肠系膜缺血：**来自心脏（心房颤动、心肌梗死后、瓣膜病变）或动脉瘤或动脉粥样硬化的主动脉的栓塞物质大量涌现。栓子通常停留在近端 SMA，但超出结肠中动脉的出口。因此，通常情况下，小肠的最近段以及横结肠和（可能）右半结肠都可以幸免。虽然栓子可能会破裂并在远端重新栓塞，造成小肠斑片状缺血，但有时看到的斑片状缺血更常见于不完整的血管弓，类似于在其他情况下看到的"斑片状"缺血。**请注意，虽然栓塞可能发生在慢性肠系膜动脉疾病的背景下，但原位血栓形成的可能性更大。**

- **非闭塞性肠系膜缺血（NOMI）：**"低流量状态"，没有明确的动脉血栓形成或栓塞。**但是，请注意，潜在的肠系膜动脉粥样硬化可能是诱发/促成因素。**低流量状态常由于心输出量低（例如心源性休克）、肠系膜血流减少（例如腹内压增高）或肠系膜血管收缩（例如使用收缩血管药）。然而，它是在危重状态下形成的，通常是这些因素综合作用的结果。

肠系膜静脉血栓也可引起小肠缺血。其实临床特征和处理与上述三个动脉病变截然不同。下面将单独讨论。

问题是，在教科书之外的临床实践中，肠系膜缺血通常在已经发生肠坏疽时才被识别出来。在那个阶段，"脓毒症"的潘多拉盒子已经打开，以致切除整段坏疽的肠管也并不总能阻止器官衰竭和死亡的进展。即使可以克服这种病理生理后果，患者通常也会出现"肠道残疾"，患有短肠综合征。

我们已经让你感到足够沮丧了吗？

二、诊断

通常，早期临床表现是非特异性的：患者主诉严重的腹痛（如果他还能诉说的话）——但医生在体格检查中几乎发现不了任何体征。

教科书会告诉你，早期的腹痛与体征不相符——患者大喊大叫，但他的腹部没有任何体征！然而，我们也见到过几乎是无痛的患者——（完全清醒的）患者表现出类似"肠梗阻"的症状，并没有主诉疼痛，但在剖腹手术时，他的一段小肠已经坏死了。

所以关键是要时刻保持对 AMI 的警惕！请记住：急诊科医生或内科医生诊断的"肠胃炎""部分小肠梗阻"或"肠梗阻"都可能被证实（通常为时已晚）是 AMI。因此，你千万不能将患者的非特异性症状归咎于某些其他良性疾病，除非完全存在替代解释的临床特征（包括影像学）。顺便说一下，在老年人中，急性胃肠炎的诊断很少是最终诊断，它常被误诊！

AMI 进餐时可能有类似疼痛的症状，并伴有体重减轻，这表明先前存在*肠系膜绞痛*。也可能会没有腹痛的病史。肠系膜血栓形成的患者几乎都有**系统性动脉粥样硬化性血管疾病**的病史或证据，而出现肠系膜栓塞的患者**栓子**通常**来源**于心房颤动。后者通常也有动脉疾病。低血流状态的患者通常因潜在的危重疾病而死亡，这在心脏外科的 ICU 并不少见。

恶心、呕吐、腹泻（由"肠反射排空"引起）和便血可能出现较晚，如果有的话，也是非特异性的。该病早期阶段的**体格检查**是没有意义的，腹膜刺激征出现时，又显得太晚了，此时肠道已经坏死。

实验室检查在这方面也没有多大帮助。许多生物标志物被推荐用于诊断 AMI（例如降钙素原、D- 二聚体、CRP），测定血清乳酸已经成为我们年轻同事的最爱。如果是阳性结果，具有提示意义，但不是特异性的；如果是阴性结果，就没有意义了。然而，**即使在肠坏死之前，严重的白细胞增多症也并不少见。**

腹部 X 线平片检查在疾病的早期是正常的。之后，可能出现麻痹性肠梗阻，可见小肠襻和液平，正常的结肠和直肠内可见气体和粪便。

> **重要的问题是，在急性肠系膜缺血初期，体检和所有常规的 X 线及血液检查可能都是*正常的*。**

此时，是否能考虑到肠系膜缺血的诊断，你有两个选择：

- 首先是在病历中写上"腹部检查正常；不能排除肠系膜缺血；稍后重新评估"。只有当你是一个懒惰的白痴时，你才会这么做，而我们相信，你不是。
- 第二种选择，也是正确的选择，就是预约一个增强 CT 扫描，它已经取代肠系膜血管造影作为 AMI 的首选筛查方式。尽管肠系膜血管造影更加具体和准确，但是外科医生一直不愿意对临床表现非特异性的患者进行这种侵入性手术。

不幸的是，第一种选择在一些地方仍然很常见，导致延误诊断和治疗，造成非常高的死亡率。

（一）CT

为了诊断，检查应包括（在适当的时间）增强"CT 扫描"，重点关注两个区域：肠壁和肠系膜血管。 口服造影剂虽然在放射科医生眼里使检查更完美，但可能会导致更多不必要的、有风险的延迟。只需做个*动脉 CT* 就行了。

CT 最常见的发现是肠壁增厚，然而，这是非特异性的。肠壁可能因水肿而出现低密度，也可能在黏膜下出血时出现高密度。受影响肠袢的造影强化可提高诊断率：没有强化可能意味着无血流（肠管坏死），而延迟强化或持续强化可能意味着低血流状态（潜在的可逆性缺血）。由于腔内气体进入快坏死肠壁夹层，然后进入门静脉分支，导致肠壁积气征和门静脉积气，这是不常见的，出现也很晚，但具有特异性。CT 增强扫描还可以显示出*急性*病变，如 SMA 内的栓子，并提供同一血管内任何血栓性疾病的分布图；它也可以显示*慢性*病变，如肠系膜血液供应的主要侧支来源——腹腔干或肠系膜下动脉的狭窄或闭塞。CT 异常通常是明显的，但你（和你的放射科医生）必须对可能的诊断保持警惕，仔细观察影像。

（二）磁共振血管造影

磁共振血管造影（MRA）在肠系膜血管成像方面是极好的，同时降低了造影剂肾毒性的风险，但与 CT 增强一样，在显像远端分支方面远不如传统的血管造影。此外，又有多少医院会在半夜使用 MRA？

（三）肠系膜血管造影

这以前是怀疑缺血的患者的标准检查，但大多数情况下已经被 CT 血管造影所取代。现在，经导管血管造影通常只用于适合治疗的病变，而且该病变得到 CT 增强扫描的证实。**为了获益，血管造影应该在肠坏疽之前进行。**时间在流逝，每过一分钟，肠道和患者存活的机会就会减少。（注意有腹膜炎体征的急腹症是血管造影术的禁忌证。）

放射科医生应首先进行双平面扫描（即包括侧位图，以显示 SMA 和腹腔干的起始部）。SMA 的开口闭塞意味着*血栓形成*，需要立即行血管重建手术（介入或手术），除非有证据表明有良好的侧支流入——血管造影为血管重建提供路线图。当血管 SMA 开口通畅时，放射科医生将导管插入到 SMA 中。注意，这些患者的开口处疾病通常非常严重，经皮血管成形术不容易成功。不要把宝贵的时间浪费在徒劳的血管内血运重建尝试上，因为手术才是真正需要的。如有必要，术中逆行血管造影是可能的。栓子位于结肠中动脉开口的远端 SMA，造影影像显示在正常 SMA 内有一个光滑充盈缺损，并且可以是多个。

三、非手术治疗

在没有腹膜炎体征的情况下，尝试非手术治疗似乎是合理的。不幸的是，即使在血管外科医生和熟练的介入放射科医生密切合作的最好的治疗中心，利用支架、溶栓剂甚至罂粟碱来尝试克服血管痉挛，这就等于有进一步延误开腹手术时机的危险。

所以你看，我们并不热衷于在这种疾病中使用非手术治疗，但如果你坚持尝试，那么在去血管造影室之前，确保患者水分充足，以对抗造影剂的肾毒性作用。在不太可能经导管成功处理栓塞的情况下，考虑术后全身抗凝。

在非闭塞性肠系膜缺血的情况下，尝试使用该方法恢复受损的血流动力学。在这种情况下，有人再次建议注射罂粟碱可能是有用的。我们不同意，也从未见过这种疗法的成功应用。

四、转院还是不转院？

除了影响任何急症外科患者"是否转院"决定的常规考虑外（例如当地是否有先进的支持性治疗），在面对 AMI 患者时，一个常见的困境出现了：我是应该在这里处理他，还是应该将他转移到更高级别的中心，那里可以提供非侵入性和侵入性的血管治疗？

好吧，这个决定应该因人而异，应考虑以下几个问题：

- 患者是否需要动脉造影加 / 减经导管治疗，而不是急匆匆地去手术室？
- 即使需要进行紧急剖腹手术，是否需要进行血管重建？
- 如果怀疑栓塞是 AMI 的原因，您是否有信心进行 SMA 取栓术？
- 当然，你可以在你的小医院进行肠切除术，但你是否有支持设施，允许"二次探查"和重症监护？

因此，正如你所看到的，一般来说，疑似 AMI 的患者可以从转运至更高级别的中心中获益。但是你做什么取决于你在哪里执业。永远记住，金标准治疗是指：在同时有血管外科医生和介入放射科医生的杂交手术室中进行手术。

五、手术治疗

正如我们已经告诉你的那样——腹膜炎体征加上相应的临床表现和 CT 图像，构成了手术的指征，而不是做动脉造影。上文讨论的非手术治疗无效的患者也是同样适用的。

通过上腹正中切口评估肠道的活力。**一般来说，主要有两种可能的情况：第一种是肠道明显坏疽（坏死）；第二种是肠道出现缺血（深暗色）和活力可疑时：**

- **整个小肠坏疽**通常合并右半结肠坏疽，表明病因是 SMA 血栓形成。从理论上讲，个别患者可以在切除整个小肠和右半结肠后存活。他甚至可以忍受十二指肠 - 结肠吻合术之苦，同时在家里接受全肠外营养（total parenteral nutrition，TPN）的支持。但在大多数有血管病变的老年人中，这种手术后的最终死亡率接近 100%，且成本巨大。**我们的建议是，当你遇到类似的情况时，走出去和家属沟通，向他们解释，你所做的一切只会增加他们亲人的痛苦。如果家属不希望增加痛苦，那么返回手术室，放回坏死的肠管然后关腹。术后大量吗啡镇痛，使他舒适平和地度过余生。就像生活中的所有事一样，也有例外：**对于一个相对年轻和态度又很积极的患者，当地条件也可以（我们怀疑在阿富汗农村甚至乌克兰东部是否有家庭 TPN 设施），你和患者家属可能希望争取长期生存。
- **短段或多段小肠的坏疽通常表示有栓塞**。切除所有坏死节段后，仔细检查剩余肠管的活力。测量有活力肠管长度，**在小肠长度不足 1m（3 英尺）的患者中，只有大约一半的患者可以在没有 TPN 的情况下存活（保留回盲瓣可以改善预后）**。现在，观察剩下的肠管。它真的没有受到损害吗？肠系膜血管弓搏动好吗？触摸 SMA 的根部，搏动有力吗？

- **颜色深暗的肠管**。当你对剩下的肠管不满意时，或者当肠管没有坏死，但从一开始就出现缺血且存活能力可疑时，该怎么办？已经提出了许多评估肠管活力的方法：用温盐水纱布包裹肠管并等待（等待时可以喝杯咖啡）；术中多普勒评估血流；或荧光素血管造影；或脉搏血氧测定等。但事实上，这些都不是完全可靠的，所以实用的解决方案总是"明天"进行第二次剖腹探查手术。唯一不进行第二次剖腹探查手术的原因是患者已经死亡或濒临死亡。这种策略可以最大限度地保留最终存活的肠管长度，而我们知道，对于那些做了大范围肠管切除的患者来说，每一厘米肠管都很重要（见图 22.1）。

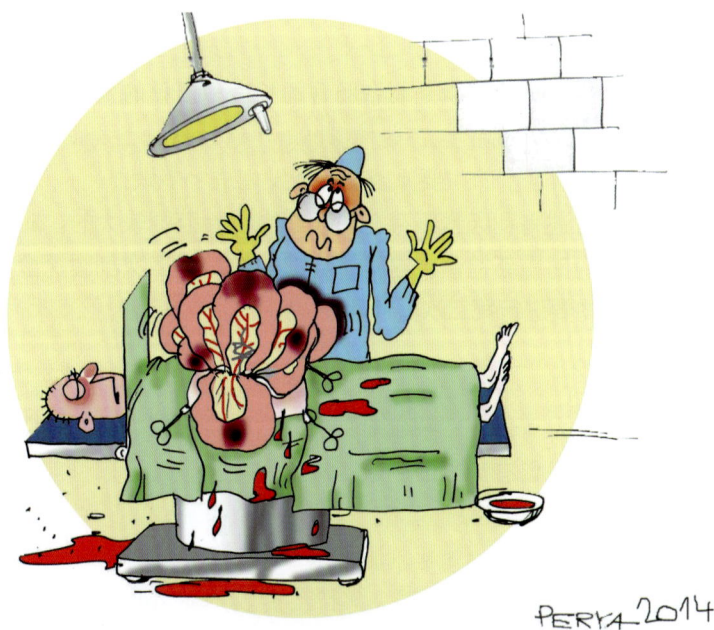

图 22.1　"我应该切除多少？"

（一）辅助血管手术

　　外科手术改善缺血性小肠灌注的理想条件是：术前进行了紧急动脉造影，且介入血管治疗失败，肠管存活或可疑。显然，当肠道坏死时，它就不能再恢复了！动脉造影结果就像一张路线图，当 SMA 在其起始部形成血栓时，就需要用一段静脉或移植血管行顺行或逆行搭桥进行再灌注。这里的两种主要选择是自体静脉旁路或外部支撑的惰性聚四氟乙烯人工血管。这些旁路移植物的来源通常受其它腹腔血管疾病的影响。通常情况下，髂血管是搏动血管的最佳来源，但使用静脉时必须小心，以确保当肠道回到正常位置时静脉不会扭转。

　　比较少见的是，你会遇到 SMA 的栓塞。在结肠系膜的根部触摸 SMA，如果没有搏动，就在此处切开系膜，其右侧是大的蓝色肠系膜上静脉（当你从下面看时），你会发现血栓的位置。在动脉阻断后，横向切开动脉，通过一个小的 Fogarty 球囊导管上下取栓。在修复动脉切开术前，先将血管肝素化。

如果你在"象牙塔"❶工作，也可以选择血管内疗法。早期溶栓和支架植入"慢性急性发作"的 SMA 闭塞可能完全避免开腹手术。**即使需要进行肠切除，患者也可以直接从手术室转移到放射科，对 SMA（和 / 或腹腔动脉）进行支架置入术，以改善剩余灌注量较少的小肠的血供**。（这就是为什么我们之前告诉你，有些患者在"象牙塔"里可能比在你的小医院里更好。）

（二）吻合与否?

在切除失去生命力的肠管后，你应该有选择性地行肠吻合术。患者必须血流动力学稳定，营养状况至少还算可以。要想成功吻合，必须确保剩下的肠管是有活力的，腹腔无感染。最关键的是，必须确定并解除肠道缺血的根本原因。做出吻合决定的最佳时机是在再次剖腹探查时。

另一个与你的决定密切相关的因素是剩余肠管的长度和预计的术后功能。当超过一半的小肠被切除时，被称为是"广泛切除"。在这种情况下，恢复肠道连续性会导致难以忍受和难治性的腹泻。最后，不做肠吻合术的主要原因是可能发生进一步缺血。

因此，我们建议，当上述有利因素不存在时，或当切除范围较大时，应将剩余肠管的末端缝合，留待再次剖腹探查时重新检查。这样做会迫使你做第二次剖腹探查手术。我们认为除了最特殊的情况外，都需要进行第二次开腹手术。

（三）二次探查手术?

常规的"二次探查"手术可以在"败血症"的其它介质释放之前，早期阶段应直接重新评估肠道活力，尽可能长地保留有活力的肠道。这一理念指导着我们目前的实践，激励着许多外科医生在 24～48 小时后，再次探查患者。

肠系膜缺血是在初始手术中行"简化剖腹手术"的理想情况。对明确坏死的肠管，用切割缝合器离断切除，将缝闭端直接放回腹腔。等待观察 24～48 小时，可以在第二次查看之前让患者的生理紊乱得到纠正。在二次剖腹手术中，能明确原本有问题的肠段是否存活，手术可以进行吻合，或切除加吻合，或在广泛肠切除的情况下行双筒造口以避免发生难治腹泻的风险。当患者完全康复，短肠最大限度地适应后，最后行肠吻合，以恢复肠道的连续性，而不需要进行大的剖腹手术。

显然，如果你计划进行二次探查手术，就没有必要在第一次手术结束时关闭腹部；相反，按腹腔开放术处理腹部切口，直到再次腹部探查手术，缓解腹腔内高压以进一步改善肠系膜血供。（另一种方法是关腹，再次手术行腹腔镜探查，但我们不认为这是一个好主意。）

总之，大多数患者似乎都需要进行二次探查。对于因栓塞引起缺血的患者，术后应谨慎地寻找栓塞的来源。

六、肠系膜静脉血栓形成

所谓的"腹部深静脉血栓形成"，即肠道的静脉流出道被堵塞，这种情况比较少见。临床表现不明显且不具特异性。腹痛和各种胃肠症状可能持续数天，直到肠道最终受损，并出

❶ 译者注：指某些先进的医疗中心。

现腹膜炎体征。

肠系膜静脉血栓形成可能是特发性的（即医生未能发现病因），但患者通常存在潜在的高凝状态（如真性红细胞增多症）或肝硬化引起的门静脉血流缓慢。在上腹部手术的术后阶段（如脾切除术）也有报道。血栓也可能是医源性的，比如由于手术损伤和结扎 SMV。最后，请注意，这可能是源自乳腺、肺、前列腺或其他部位的隐匿性癌症的表现，请留意看胸部 CT！

通常，这些患者中的许多患者在很久以后才请外科医生会诊，随后才收治入院，为没活力的肠管进行手术。然而，**早期行增强 CT 扫描可以实现早期诊断**，有助于避免手术和提高生存率。

> CT 特征性表现包括三联征：
> - 肠系膜上静脉主干低密度影。
> - 相关的腹腔内积液。
> - 小肠壁增厚。

每当我们再次阅读患者的 CT 影像时，发现有非特异性的腹部影像（如肠梗阻），我们都会专门检查 SMV，并要求放射科医生也这样做。记住：放射科医生每天要阅读大量的图像，如果你不问他们具体的问题，他们可能会错过重要的发现……

根据上述发现，在没有腹膜炎体征的情况下，使用肝素进行全身性抗凝治疗可使病灶自发消退。全身性或选择性血管造影置管溶栓的作用尚不清楚。**抗凝、溶栓治疗失败，或者出现腹膜炎体征则必须进行手术**。

在手术中，你会发现一些游离的浆液性血性渗液，小肠壁厚、水肿、呈深蓝色，但没有坏死，病变肠段界限不清。**动脉搏动存在**，并可见静脉血栓形成。你可能需要切除受累及的肠管，但做出这个决定很困难。虽然病变的肠管看起来很糟糕，你也想做手术，但是，除非肠管已经明显坏死，否则不需切除。至于是否需要直接行吻合和再次检查，原则与上面讨论的动脉缺血相同。术后抗凝是必须的，以防止血栓进一步形成。有人主张附加静脉取栓或术中溶栓，这些方法有争议，真正的疗效也不确定。

七、结语

> 在大多数地方，急性肠系膜缺血的死亡率仍然高得令人难以接受。为什么？因为外科医生没有做到以下几点：
> - 在肠坏疽发生前要考虑是否有缺血性病变。
> - 行诊断性 / 治疗性血管造影。
> - 剖腹手术中，改善肠灌注。
> - 肠外置或行再次剖腹探查术。

所以这是"第22条军规" ❶：如果你想看到患者在这种可怕的情况下幸存，你就必须主动出击。关于 AMI 存在三种误解——它很少见；无法诊断；治疗是徒劳的。我们希望通过这里给出的建议，你能够更清楚地看到事情真相。

另一方面，这些患者很少有简单的病情，他们通常患有多系统疾病，即使在接受最佳的治疗、护理下，他们的死亡率也会很高。遗憾的是，对大多数患者来讲，这种情况，似乎仍然是濒死的主诉。正如我们的导师所言："你不可能拯救所有人！"

> 人的寿命取决于他动脉能维持多久。
>
> —— Thomas Sydenham

（周家华 译　周家华 校）

---

❶ 译者注：第 22 条军规（catch 22），指悖论式困境，形容让人左右为难。

第 23 章

肝脏急症

Erik Schadde

> 肝脏让外科医生对解剖的依赖感到困惑。
>
> —— J·Foster

我在实习的时候，如果听到一位中级住院医师对住院总医师说急诊室有个"肝病患者"，那么住院总医师就会显得沮丧和担心。我不明白在这种情况下"肝病患者"指的是什么。肝外伤吗？肝肿瘤？很快我了解到，"肝病患者"指的是慢性肝病、肝硬化、门静脉高压症或肝移植术后患者。简而言之，就是任何属于肝病学或肝移植的患者。

在本章中，我将先阐述慢性肝病患者出现的急症问题，接下来是肝外伤，最后，是一些各式各样的可能出现紧急情况的肝脏疾病。

一、慢性肝实质疾病

（一）在急诊室

来急诊室就诊的慢性肝病患者通常分为两类：要么是有内科医生无法再处理的肝脏问题，要么是他们在某种程度上需要做肝移植—— 20 世纪 80 年代后终末期肝病的外科治疗方法。重要的是，后者已经就诊过他们的移植医生了。肝脏移植名单上的失代偿患者可能会被"取消"接受肝移植候选人的资格（即名字从该神圣的名单上删除），并将其 MELD 评分❶ 提高。慢性肝病的失代偿期患者通常由内科医生或更好的肝病专科医师管理。

（二）静脉曲张出血

约 90% 的肝硬化合并门静脉高压症患者，上消化道出血的原因是食管静脉曲张破裂。急诊室通常会请介入胃肠病学医生会诊，为患者进行内镜下曲张静脉套扎术和注射硬化剂治疗（很少）。如果术中他们无法看到出血点并控制它，可能会打电话问你（外科医生）是否可以提供一个手术解决方案，例如紧急分流手术。**然而，在 2020 年，你的答案几乎总是"不"！**

在传统外科教科书中，外科分流术仍然占据较多的篇幅，与其在真实世界的使用情况成反比。它们有时适用于经颈静脉肝内门体分流术（TIPS）无法实现的情况。但是，在这种情况下，急诊手术是不可能的，因为你几乎肯定会把患者带到死亡的边缘。

但是你的手术建议仍然是需要的。**请记住，仍有少数慢性肝病患者的上消化道出血是由消化性溃疡、食管裂伤（Mallory-Weiss 综合征）或 Dieulafoy 病引起的，而不是由食管静脉曲张破裂引起的，尽管他们有肝硬化和门静脉高压症。**

---

❶ MELD——终末期肝病模型：基于患者年龄、总胆红素、肌酐和 INR 水平。

你的建议应该是再进行一次胃灌洗术和一次内镜检查。 在第二次内镜检查前，可以通过两种简单的干预措施来改善情况：静脉给予生长抑素（或等效的特利加压素）和使用红霉素强制胃排空，然后等待 30 分钟。如果再次失败，**建议转到介入放射手术室行紧急 TIPS 手术。** TIPS 是在肝静脉和门静脉之间建立一个通道，减轻门静脉的压力。它可能会加重已有的肝性脑病或导致新发肝性脑病。因此，必须慎重考虑适应证。肝功能 Child-Pugh C 级（见表 23.1）且血清总胆红素 >10mg/dL（171μmol/L）的肝硬化患者接受 TIPS，有肝脏失代偿的风险。但是，当硬化剂疗法和曲张静脉套扎失败两次时，尽管有风险，但紧急情况下这么做也是合情合理的。

但是，如果你的介入放射科医生不经常做 TIPS 或他周围的人都没有听说过。你的出血患者将不得不转到另一个医疗中心（如果你的国家没有这样的中心，那么他只能听天由命了）。**在转运途中，需要放置三腔二囊管来止血。** 现在很少能找到几个外科医生，在他职业生涯中放置超过几个三腔二囊管（Sengstaken-Blakemore 或 Linton-Nachlas）的，以下是关于这项技术的内容。

三腔二囊管放置技术的建议：

- 确保仅在患者气管插管或气管保护后才插入三腔二囊管。（顺便说一句，大量上消化道出血的患者应该已经行气管插管以方便进行内镜检查。）
- 弄清楚你有什么类型的球囊，花时间了解不同的接口通道和不同的球囊的区别，并测试球囊的完整性。**将球囊保存在冰箱中很有用，因为这样可以使它们变硬并更容易插入。**
- 在喉镜和 Magill's 镊的帮助下插管，或者内镜辅助插管。听诊器测试胃管的位置，就像鼻胃管一样。如果对该位置有疑问，可行 X 线检查。
- 逐步将胃气囊充气 200～250mL，如果有阻力，请停止并重新调整（我曾从外院收治过一个不稳定肝硬化患者，他就是胃食管连接处撕裂并在抢救后死亡）。通过将管子固定在患者身上（而不是床上）来调节胃食管连接处的张力，使用"咬块"来提供抵抗。
- 如果患者病情稳定，且使用的是 Sengstaken-Blakemore 管（Linton-Nachlas 没有食管球囊，这就是我更喜欢它的原因，见图 23.1），请不要给食管球囊充气。在大多数情况下，不需要给食管球囊充气。但是，如果您觉得食管出血没有停止，请将食管球囊（带有三通旋塞阀）连接到压力计上，**充气时压力不要超过 35mmHg。**
- 如果患者情况不稳定，将球囊放气，取出并进行内镜检查。如果视野仍然很差，则行 CT 动脉造影或常规动脉造影，因为你可能正在处理出血性消化性溃疡或 Dieulafoy 胃病变。

食管止血支架

患者并不总是能熬过这一关。在这次紧急处理后的治疗中，还会有一些困

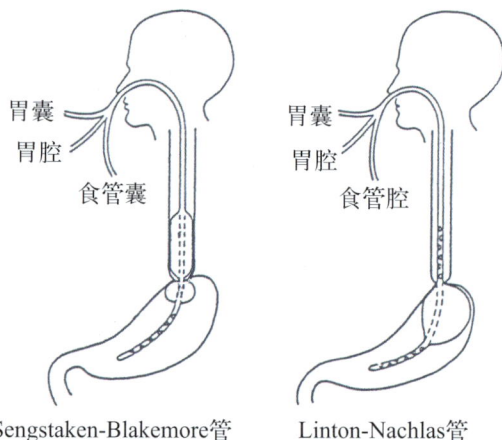

图 23.1　Sengstaken-Blakemore 管和 Linton-Nachlas 管

难的决定。例如，**曲张静脉套扎部位溃疡引起的大出血**。在这种情况下，我们建议使用一种新的**曲张静脉支架**。它最初是为在救护车上盲插而设计的，但从未在那种情况下使用过。但在急诊室插管后，对于严重的反流性食管炎患者，用圈套法无法阻止溃疡或静脉曲张破裂导致的食管出血，这可能是一个有希望的选择。该装置配有一个临时的 Linton 球囊用于固定食管胃交界处，通过内镜放置的导丝引导。胃球囊充气膨胀后，在轻柔的牵引下，较大的（30mm×135mm）自膨胀的覆膜金属支架被释放（图 23.2）。支架可以留在原位 1 周。通常这个时间间隔足以制订出一个更好的治疗方案……

(a) 输送系统通过导丝引导，此步骤是在先前通过内镜的工作通道插入导丝之后进行的

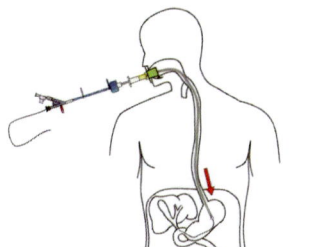

保护板接触到咬嘴上

(b) 输送系统固定在胃

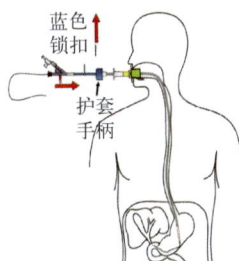

蓝色锁扣

护套手柄

取下蓝色锁扣，将球囊推出护套，直到白锁接触到护套柄

(c) 输送系统固定在胃

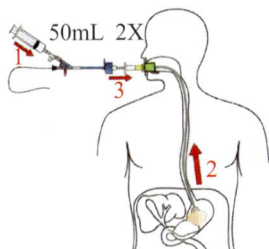

50mL 2X

第 1 步，给球囊充气。第 2 步，将球囊回拉，将其固定在贲门处。第 3 步，将护板移到咬嘴上并锁紧

(d) 支架释放

白色锁扣

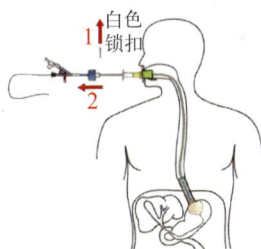

第 1 步，取下白色锁扣。第 2 步，拉动护套手柄，直到到达 Y 型连接器

(e) 输送系统移除

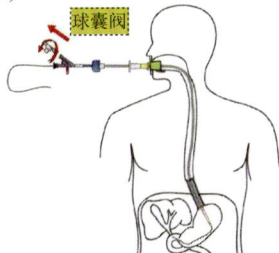

球囊阀

拧下球囊阀并将其取下球囊排空（约30s）

(f) 输送系统移除

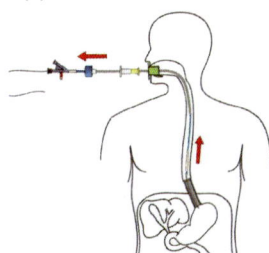

移除输送系统，最后取出导丝

图 23.2　食管止血支架

苏黎世大学医院的医学博士 Christoph Gubler 向我进行了推广和介绍

（三）肝硬化门静脉高压症需急诊行普外科手术患者

肝病患者，除**移植**之外，不适合接受任何手术。因此，应尽可能避免择期手术。由于凝血功能障碍，即使是牙科手术也可能会导致输血。然而，肝病患者的普外科急症并不少见，普外科医生需要知道如何处理这些情况。

Child-Pugh 评分是一种历史悠久且经过充分验证的评估肝病患者风险的工具（见表 23.1）。虽然最初开发在门静脉高压症手术的背景下，但该评分可用于评估慢性肝病患者从疝修补术到 Whipple 手术等各种手术的死亡风险。

表 23.1　Child-Pugh 分级[①]			
	评分[②]		
	1	2	3
总胆红素 /（mg/dL）	<2	2～3	>3
白蛋白 /（g/L）	>3.5	2.8～3.5	<2.8
国际标准化比值（INR）	<1.7	1.7～2.3	>2.3
肝性脑病	无	轻度	中度
腹水	无	轻度	中度

① Charles Gardner Child Ⅲ（1908—1991）是密歇根大学的外科教授。RNH Pugh 于 1973 年发表了他的评分（Pugh et al. Transection of the esophagus for bleeding esophageal varices. Br J Surg, 1973, 60: 649-690.）
② 将各个分数相加，然后分组为：
<7=Child A
7～9=Child B
>9=Child C
（Child C 级分类预测存活时间少于 12 个月）

该评分将患者分类如下：
Child A 级：任何普外科手术均具有可接受的死亡风险。
Child B 级：由于失代偿风险增加，必须非常有选择性地实施手术。
Child C 级：由于死亡率很高，不应接受任何手术。

该评分很有用，尽管某些参数取决于临床医生的主观判断。一些作者更喜欢 MELD 评分——由三个实验室指标（国际标准化比值、总胆红素和肌酐）组成。MELD 评分可预测等候肝移植名单上患者的 3 个月死亡率。MELD 评分（参考 187 页脚注和图 23.3）的引入是为了使供体器官利用更加合理，防止病情较轻的移植患者"作弊"。这一评分仅取决于实验室指标的测量值，而需要主观判断是最少的。然而，判断肝脏疾病严重程度和哪些患者适合普外科手术，Child 评分是完美的，不需要任何改进。**有一些工具是很难改进的，例如锤子——Child 评分就是这样一种工具。**

通常，你被叫来急诊室会诊，是因为 Child B 级患者发生嵌顿性腹股沟疝，内科医生希望将其治好。**一定要和患者解释疝修补术容易有生命危险，让有经验的麻醉医生参与进来，如果可以的话，在局部麻醉下进行修补手术。**通过新鲜冰冻血浆（FFP）纠正此类患者的凝血功能障碍很困难，并且常常无济于事。输注维生素 K 虽然应该是强制性的，但通常也无助于改善肝硬化患者的凝血功能障碍。

顺便说一下，当你做肝脏移植的时候，你会知道一个 INR 为 2.5 的肝脏患者并不一定像一个服用了华法林后 INR 为 2.5 的患者那样有凝血功能障碍。虽然在抗凝患者中输注新鲜冰冻血浆纠正 INR 有时可能是有效的，也有指征，但大多数外科医生在处理肝硬化患者时不会在术前尝试这样做。预先给患者 6 个单位的新鲜冰冻血浆会使他们容量过载，导致腹水和更多的静脉淤血，引起的更多出血。我总是避免术前给予 FFP。你或许会问我这样说有什么证据（**"现代外科医生的定义：一个缺乏经验，但有理论证据支持的无知的人"**），但这是一个很难进行临床试验的领域。

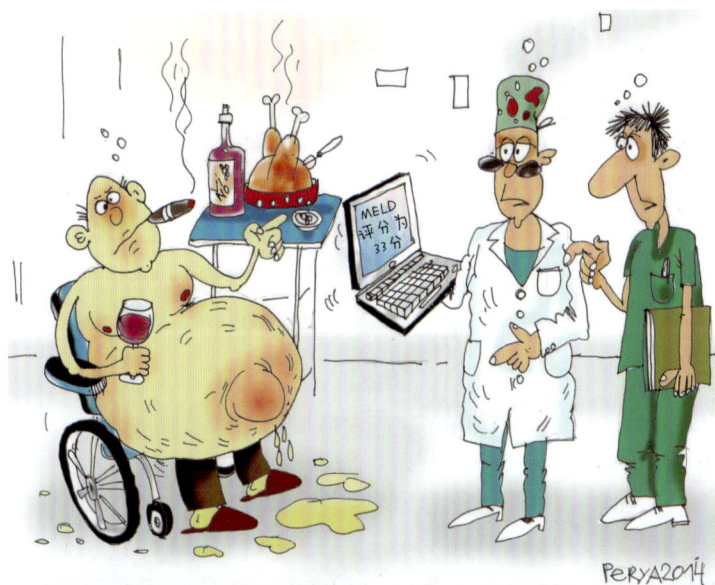

图23.3 "先生，你的MELD得分为33。我们需要……为您找到新的肝脏。"
患者："其实，我还想再吃一块鸡肉。给我拿些更好的酒，这个烂透了！"

严格的止血和认真重视腹膜完整性，以避免术后腹水渗漏（导致感染）是成功手术治疗的关键。这些患者往往会出现术后血肿、感染性并发症、腹水和肾功能衰竭。液体管理应该是限制性的。围手术期适当应用小剂量利尿药有助于纠正慢性肝病患者的液体潴留。确保住院医师不会在夜间被护士打电话告知患者少尿，容量超负荷。**与常规术后患者不同，少尿通常意味着要用呋塞米而不是补充乳酸钠林格……**

肝功能 Child C 级患者的预期寿命很短（除非肝移植）。只有在没有其他选择的情况下，才对他们进行手术，并且应该清楚地告知他们围手术期高死亡率风险。

通常，由于大量腹水，Child C 级患者有**脐疝急症**，需要急诊手术。我会花很多时间在优先候选做肝移植的患者床边，通过慢慢地回纳一些嵌顿但不是绞窄的肠袢，避免他们接受脐疝修复手术，脐疝修复手术患者很容易被送进重症监护病房，在 24 时内 MELD 评分将增加 20 分。与此同时，我看到勇敢的（鲁莽的？没有经验的？）年轻的移植外科医生将 Child C

级患者转到手术室，他们认为一旦发生失代偿，就可以进行肝移植，因为"他们已经被列入肝移植名单"。但在这里，重要的是要考虑在失代偿后接受肝移植的患者，其结局会差很多。

另一种典型急症是伴有大量腹水和黄疸的 Child C 级患者在脐疝底部变薄的皮肤破溃处，腹水像喷泉一样喷出。我强烈建议你不要在这样的情况下进行常规的脐疝修补术，只需在局部麻醉下缝合破溃处折叠的皮肤，并给患者服用抗生素以防止细菌性腹膜炎。真皮具有很强的机械稳定性，最终这些损伤可以愈合。

然而，有时你别无选择，只能硬着头皮去做。就像最近在为肝移植的患者做择期结肠镜检查时，发生结肠穿孔。当你把这些患者带到手术室时，解剖要非常仔细，要注意腹壁和腹膜后的静脉侧支。在现代医院为你提供的众多能量设备中，基于双极的 LigaSure® 在这种情况下真的很有帮助。

伴有腹水的肝病患者接受结肠手术时，可能会出现一期肠吻合或造口的问题。虽然我会在有腹水的情况下，择期进行结肠吻合术，但在紧急情况下（即穿孔性憩室炎）需要转流或造口，特别是如果患者有低白蛋白血症。但是，当你给伴有腹水患者造口时，一定要小心地用引流管控制腹水，以便造口愈合，并避免细菌性腹膜炎。**保留引流管在原位直到造口痊愈。**

对于腹水患者，长期引流导致的蛋白丢失**是不可避免的**，否则我不会对标准的结肠吻合口进行引流，而是间歇性地定期（每天或每 2 天一次）抽取腹水，以防止通过切口渗漏，并通过观察感染性腹水早期发现吻合口瘘。对于有腹水的肝脏患者，包括肝部分切除术在内的许多其他手术也是如此。

无论如何，如果你的 Child C 级患者在术后的前几周存活下来，那么你和患者都非常幸运。你应该将这些病例在每周的 M&M 会议中作为 S&S（"存活和成功"）案例讨论。

（四）病房肝病急救

对于非常特殊的紧急情况，比如肝硬化患者回肠造口或结肠造口术后消化道出血，也可能需要外科医生。因为我有几个患者差点死于此，所以我觉得还是值得一提的。请看下面的案例：

> 一位慢性肝病、门静脉高压症和无出血史的静脉曲张患者的结肠造口出血。上消化道内镜检查未发现出血来源。接下来你听说患者又失了几升血，病情变得不稳定，但原因仍然不明。正在进行"扫描出血点"，计划进行经造口结肠镜检查和计划进行胶囊内镜检查——这正是你决定去看患者的时间点。
>
> 为了做出诊断，你要做的是认真地检查患者，并取下造口袋——这是一项艰巨的任务，可能会弄脏你的手！你会发现造口周围曲张静脉破裂出血，并引流到造口袋。现在你向护士要一把持针器和 Vicryl 缝线，深深缝合出血区域。这种静脉曲张可能是造口护士所熟悉的，但他们在患者出血时通常不在身边。而且正如我们都知道的——普通病房的护士一般不会更换造口袋。外科住院医生早已没有了彻底检查造口的习惯，而接替下一班的住院医生从未真正见过患者，只能安排第二天进行胶囊内镜检查。

（五）手术室肝病急救

我们有时会在手术室偶然发现门静脉高压症患者，要么是因为我们不知道他们有肝病和门静脉高压，要么是因为我们被错误诊断误导了，或者因为下级医生让我们毫无准备，还让我们去咨询所谓的"肝脏专家"。

在术前检查中，你不应该忽略患者患有肝硬化和门静脉高压这一事实，因为能发现很多预警信号。如果你的患者没有蜘蛛痣、腹水、肝性脑病、水肿、恶病质和扑翼样震颤（最后一次引起扑翼样震颤是什么时候？）等肝脏疾病的症状，他肯定接受了一些常规实验室检查，如血小板计数、国际标准化比值（INR）、总胆红素或肌酐水平，这些通常都是异常的。**请记住：当肝硬化的诊断被漏诊时，实验室异常通常不会被忽视，但会被错误归因**。比如在这些病例中，血小板减少症是由免疫性血小板减少性紫癜（ITP）引起的；由于心房颤动口服抗凝药，INR 延长（哦，患者提到他每周只需要服一次 2mg 的华法林）；高胆红素血症是由 Gilbert 综合征引起的；肾功能不全的原因可能有很多。

然而有趣的是，我遇到的大多数情况是，当知道患者有肝硬化时，风险常被低估了（看看下面的案例）。

> 你有一名肝功能 Child A 级患者，需要行肝楔形切除单个肝细胞癌病灶。根据巴塞罗那分期标准，你会认真检查门静脉压力梯度和中心静脉压。在 8mmHg 时，患者的门静脉压力梯度绝对正常（高达 12mmHg）。此外，手术是由在大的市中心医院刚接受过培训的介入放射科主治医生完成的。进入腹腔后，你会看到一些略微扩张的静脉，这些静脉的出血量较正常情况下略多。惊讶的是，当你回顾电脑屏幕上的 CT 扫描图像时，你看到脾脏有 12cm 左右。由于 CT 扫描的静脉期时间不准确，静脉曲张看起来并不像现实中那样令人印象深刻。
>
> 你对术前门静脉压力梯度的"正常"值感到欣慰，你决定继续剖腹探查。网膜静脉也充盈，当你把大网膜从胆囊床上分离时（几年前患者做了胆囊切除术）会有一些出血。在你开始做肝脏超声检查以找到你想要切除的病灶之前，已经失血 1L 了。尽管有这些警示信号，你还是勇敢地继续手术。在手术结束时，本可以进行射频消融或经动脉化疗栓塞的患者失血 2L，并出现腹水和暂时性肾功能衰竭，尽管围手术期进行了最佳管理，患者仍住院了一个月，幸运的是，他活下来了！

请记住：单个检查可能是错误的。在剖腹探查后终止计划好的手术还为时不晚。

二、肝外伤（另见第 30 章）

令人高兴的是，大多数肝外伤的患者肝实质都是正常的。除非你在市中心的一些老的创伤中心，那里经常接收一些被汽车碾过的无家可归的酗酒者，而隔壁的一家豪华创伤中心接收患有脑震荡的肇事者——开着玛莎拉蒂的平面模特。

（一）钝性肝外伤

在钝性肝损伤中，有三种不同的可能机制：

- 前 / 后撞击伤，如典型的方向盘"熊爪伤"。
- T 型撞击伤（是指一辆车撞上另一辆车的侧面，呈 T 形）通常会导致侧面连续肋骨骨折和沿上、下段分界线的肝脏横向裂伤，并可能导致肝右叶严重损伤。
- **对肝脏最严重的伤害来自突然极度减速**所致腔静脉撕脱，这通常会导致突然大量出血。

CT 出现之前，许多诊断性腹腔灌洗液中有血液的患者接受了剖腹探查术。通常，只发现肝脏或脾脏撕裂，并没有发现更多的伤口，出血本来可以自发停止，但他们接受了填塞和止血治疗。我们现在知道，就肝脏而言，这些剖腹探查术中的绝大多数都是非治疗性的。

如今，肝脏裂伤通过 CT 扫描进行分级。Ⅰ级或Ⅱ级损伤可以保守治疗（除非有额外的非肝脏相关损伤），Ⅲ级以上的损伤可能需要对略多于一半的患者进行手术干预。**因此，你必须知道如何区分Ⅲ级或以上的损伤和较轻的损伤。**

肝损伤的 CT 分级：

- 包膜下血肿 >50% 或正在扩大。
- 实质内血肿 >10cm。
- 裂伤深度 >3cm。

如果你遇到一个Ⅲ级或以上患者，他一般状况良好，也没有其他理由送他去手术室，你可以放心地观察。但是，如果从患者血流动力学稳定性角度看，有"一发不可收拾"的情况，将其送入手术室比较安全。当然，如果腹部膨隆，CT 显示腹腔有很多血，这时不要管肝损伤分级，果断对患者进行剖腹探查。归根结底，CT 损伤分级仅供参考，最重要的是患者的临床状况。

现在，在肝损伤手术时需要考虑哪些步骤?

- 填塞止血。
- 游离肝脏，打开小网膜囊。
- 控制出血：
  - 必要时切除部分肝脏。
  - 必要时控制动脉和门静脉血流并选择性阻断。
- 如果肝组织的活力有问题，则重新探查。

听起来很简单，但对于缺乏经验的肝脏外科医生来说，这样的建议可能会导致灾难性的后果。是什么让人们低估了肝脏外科在处理创伤方面进行适当培训的价值，**误认为任何肝脏外伤都可以通过填塞止血，请看下面的案例。**

> 作为一名刚毕业的移植外科医生，我曾在印度与一位资深的美国外科医生一起工作，他曾到过许多战场，获得过好几项奖学金并顺利毕业，很可能是我所接触过的最有经验的外科医生之一。我确信他永远不必呼唤我寻求帮助……但有一天晚上他打电话给我：一名 16 岁的女孩在公共汽车上受伤，在血流动力学不稳定的情况下被带到我们的"创伤中心"。在剖腹探查中，由于直接撞击损伤，她的肝包膜下血肿达 30cm。我的搭档通过在肝脏周围填塞纱布，将肝脏包裹得很好；亲属捐献了全血以维持她的生命，但尽管输了四个单位的全血，可她的病情在凌晨时变得不稳定。我们再次剖腹探查，对于刚刚学会如何移植和切除大量肝脏的我来说，肝包膜缺损引起大范围动脉出血是显而易见的，我们取出填塞纱布，并且沿着动脉出血点，用长 36mm、曲率分数为 1/2 圆的肝针连续缝合，几乎立即解决了持续出血的问题，女孩痊愈了。

这里的教训是，肝损伤引起的动脉出血不能简单地通过纱布填塞来修复。

顺便说一句，这就是为什么许多中心会根据需要对所有接受肝周围纱布填塞的患者常规进行肝动脉造影和栓塞术。当然，肝周填塞通常可以阻止低压静脉损伤引起的出血，是首选方法，尤其是对于没有肝脏手术经验的外科医生来说。关键是尽早填塞！

在复杂的肝损伤中，出血点的缝扎是患者获得良好疗效的关键。同样，切除清创术可最大限度地减少可能成为胆汁渗漏和感染来源的坏死肝组织的数量。**对于低体温和凝血障碍的**

患者，纱布填塞经常作为损伤控制手段。然后让最有肝脏手术经验的外科医生参与重新探查手术，或者转诊！

在肝外伤中，不能通过填塞和缝合结扎止血的出血是罕见的。然而，它确实会发生。有一种常见的误解，认为出血不停止时可结扎肝动脉。以前人们认为结扎肝总动脉，由于可以通过胃十二指肠动脉形成侧支循环，出血可以减慢，但不会完全终止。这在理论上听起来不错，但每次我看到肝总动脉受伤而不重建此动脉的病例，结果都是令人沮丧的。

以下是一些关于肝创伤中血管处理的一般规则：

- 外伤时不应一劳永逸地结扎流入肝脏的血管，无论是静脉还是动脉。
- 肝总动脉的完全阻断很可能导致术后肝功能衰竭、肝内胆管病、胆管炎和脓肿。
- 门静脉血流的完全和突然阻断将导致大量肝坏死，伴有血流动力学不稳定和败血症。

（二）肝脏穿透伤

当涉及高速子弹时，由于大量的能量沉积和随之而来的组织坏死形成的空腔，使肝实质的穿透性伤害问题更大。

通常用纱布填塞作为即时损伤控制，进行血流动力学复苏。在特定的患者中，切除性清创是可行的方法。低速枪伤很少会导致问题，除了血肿，但合并的胸部创伤也不容低估，虽然这已经通过胸部 X 线检查发现的气胸得到了证实（并进行了治疗），但请记住，子弹穿过肝脏时，通常也会穿过横膈膜。

有三个主要的挑战，即使是具有一定肝脏手术能力且经验丰富的创伤外科医生也无法避免：

- **肝动脉和胆管损伤**可能会导致大量出血，使未预先解剖的肝门显示极其困难。
- **门静脉损伤**可能难以观察和修复，尤其是当它们位于胰头后方时。（"我确实知道，控制门静脉后方出血比让 737 飞机着陆更难。" —— Richard C. Karl）
- **肝后腔静脉损伤**，如果它们不在后腹膜腔内，可能会导致大量出血。

为了处理这些情况，你可能需要进行临时血流阻断。你必须有相当多的经验来实施三种血流阻断手法。如果你做不了，尽早寻求帮助。

- **Pringle 手法**：在肝十二指肠韧带快速放置阻断带，从而阻断入肝血流。如果可以的话，将每次阻断时间限制在 15 分钟内，并尽快分离受伤的组织，以避免整体缺血。
- **Cattell-Braasch 手法**：你必须能够迅速地在右侧腹部进行完全的内脏旋转，以暴露门静脉和胰头的损伤。游离右结肠，行扩大的 Kocher 手法，游离十二指肠、小肠系膜的根部到肠系膜上动脉和胰腺下缘。现在你可以用手指按压来控制门静脉，同时显露经常受伤的下腔静脉。
- **Heaney 手法**：游离第一肝门、肝右叶、肝下下腔静脉和肝上下腔静脉，进行全肝血流阻断，处理肝脏和腔静脉血管损伤。

需要任何这些手法的穿透性创伤患者很少……幸存者也是如此！

三、肝脏病变引起的急症

> 训练有素的外科医生知道如何做；受过教育的外科医生知道你为什么要这样做。
>
> —— Rodney Peyton

这些情况非常罕见，但了解它们是件好事。

（一）"破裂"的肝囊肿

这是被诊断为偶发性肝囊肿的患者最常见的问题之一：它会破裂吗？或者更确切地说，当它破裂时会发生什么？事实上，肝囊肿几乎从不破裂。

所以你会听到偶然发现无症状肝囊肿患者的问题——他 / 她是否可以继续参加跆拳道或跆拳道课程？虽然一些外科医生遇到过这样的场景，也是为了吓唬他们对简单的囊肿进行手术，我还没有看到练习武术导致肝囊肿破裂的情况。我会避免沿着这些思路散布恐慌，并告诉患者即使在被诊断出患有肝囊肿后，他们也可以继续做他们过去所做的一切。

尽管如此，但每隔 5 年左右，我就会看到一名因急性腹痛入院的患者，CT 扫描显示肝囊肿破裂、一些游离的腹水和悬挂在肝脏上的一层薄膜。**我的建议是**：做棘球蚴的血清学检查，腹腔镜探查，清洗腹腔，对液体进行培养并切除囊肿壁。因为这是一个极其罕见的事件，所以这与其他方法相比没有可靠的数据来说明，但它为你省去很多麻烦。棘球蚴囊肿破裂后可能出现过敏性休克。我在瑞士见过一次，那里是多棘球蚴的流行地。

（二）肝脓肿

肝脓肿的诊断通常是发热和腹痛的患者进行超声或 CT 检查时发现的。与往常一样，**仔细查看图像是值得的，因为你的住院医生可能误认为肝脓肿，而实际上是膈下或肝下脓肿。**先前胆囊切除术留下的结石、胆囊炎、任何腹部感染源（如阑尾炎）、深部手术间隙感染、穿孔性憩室炎和炎性肠病可能会在肝上和肝下的腹膜间隙中引起膈下和肝下脓肿，这些脓肿被肝实质的隆起紧紧封住。对患者的病史以及实验室检查和影像学数据进行全面分析可以指导你做出诊断。

在西方世界，大多数真正的肝脓肿是化脓性的，而阿米巴性肝脓肿主要发生在第三世界国家。虽然阿米巴肝脓肿几乎总是对抗生素治疗（甲硝唑）有反应，但化脓性肝脓肿更棘手。虽然有些脓肿可在超声引导下用针吸出脓液，并通过抗生素治疗解决，但非常大的，尤其是局限性的脓肿，通常需要经介入穿刺引流。

肝脓肿很少需要手术：不能解决的肝周脓肿最好是通过有限的开腹手术或腹腔镜手术来解决，并使用足量广谱抗生素，并仔细清创和放置引流管。腹膜外手术方法（加 / 减肋骨切除）属于另一代普通外科医生的技能，现在已经不再使用了。

当肝脓肿通过手术引流时，我建议用手指直直地戳入脓肿内，小心地将分隔打破，避免用手指撕开脓肿内壁，并避免用弯曲的手指撕开脓肿内的坚硬组织，因为这将不可避免地破坏穿过脓肿的 Glissonian（格利森）结构，并导致胆瘘。

（三）胆道出血

胆道出血是介入手术最常见的并发症，也由介入放射科医师进行治疗。作为一名外科医生，你只需要知道它是如何被诊断出来的，并将它交给治疗它的专家。**最常见的是患者会出现胃肠道出血的症状，如便血、贫血，有时还会出现血流动力学不稳定，并且近期有肝脏手术史——无论是通过经皮穿刺活检、内镜逆行胆管造影术，还是腹腔镜胆囊切除术。**请看下面的案例。

你还记得几周前对一名糖尿病患者进行腹腔镜胆囊切除手术吗？那个患者胆囊有长期慢性炎症改变，你走错了层次，胆囊床有些出血，最后你通过氩氦刀喷凝止血，最终它停止出血了。患者恢复得很好。他因血便就诊，结肠镜检查和上消化道内镜检查均为阴性。胃肠医生没有看到十二指肠乳头，但他们可能也没有看到任何东西，因为胆道出血通常是间歇性的。然而，因为你很聪明，做了 CT 动脉造影，证实那是**肝右动脉的肝内动脉瘤**！

病理生理学机制是动脉胆道分流导致胆道系统出血，从而引起胃肠道出血。**假性动脉瘤的栓塞是首选治疗方法**。只有在肿瘤引起动脉胆管瘘，而介入放射科医师不可治疗的情况下，才需要对单个肝叶进行手术切除或对肝动脉进行分支结扎。这是罕见的。

（四）肝脏肿瘤

肝脏肿瘤可能因腹腔内出血表现为急症。急诊室医生说的"出血性肝脏肿瘤"经常被经皮肝穿刺活检，尽管三期增强 CT 或 MRI 成像可以确定诊断。**公平地说，腺瘤和肝细胞癌存在自发性出血的风险，但不常见。**

肝腺瘤出血在孕妇中更为常见。**如今，出血性肝肿瘤可通过经导管栓塞术来治疗**。说服您的介入放射科医生尽可能有选择性地栓塞出血动脉，避免栓塞整个半肝，因为可能会发生肝坏死和肝内胆管病变，后者最终将需要切除比最初切除原定肿瘤所需的更大范围的肝脏。经导管造影栓塞无法控制的肿瘤出血很少。

栓塞后，经过深思熟虑的影像检查和分期，再制订手术治疗计划。有时需要几周的间隔，直到肝血肿消退才能通过 MRI 诊断。**在血肿完全消退之前不要计划择期切除手术。**大的中央型血肿会压迫肝静脉，导致流出道梗阻（布加综合征！）——在这种情况下手术可能会造成灾难性后果！

如果没有介入放射科医师，可能需要剖腹探查手术来快速控制入肝血流。对于伴有合并症、肝脏储备功能有限和出血性外生性肝细胞癌的年老体弱患者，可以使用手辅助腹腔镜和切割闭合器的方法快速切除出血的肿块。

如果你在没有血管造影设备、没有肝脏外科专业知识并且没有快速转运条件的情况下，遇到血流动力学不稳定的出血性肝肿瘤——做你对肝外伤会做的事情：开、腹、手、术！

另一种紧急情况是在剖腹探查术或择期腹腔镜检查术中偶然发现肝肿瘤。**你可能会问，我应该切除病灶还是活检？**如果病灶很小且靠近肝脏表面，切除它没有错，但我不会冒任何风险，因为如果没有 CT 或 MRI 横断面成像，很难排除肝脏其余部分的病灶，除非你是一位非常优秀的超声医师。

我强烈建议不要对肝脏表面可见的肿瘤进行直接活检。但如果你非要这样做，那么只能通过将针芯穿过健康的肝组织，事后小心地消融针道。只是不要使用穿过腹腔的针头进行活组织检查，这会将肿瘤组织种植到整个腹部。如今，无论是健康肝脏还是患病肝脏，MRI 诊断肝脏肿瘤的准确性很高，一般不需要组织活检并指导下一步治疗。不要让任何人说服你进行组织活检。活检应在手术结束后进行。

四、总结

肝脏是一个安静的器官，除非有慢性病，否则不会引起很多问题。慢性肝病患者可能会出现严重的紧急情况，外科医生为这些情况做好充分准备非常重要。钝性肝外伤通常可以通过保守治疗治愈；肝脏刺伤和低速枪伤也是如此——除伴有严重出血或其他伤害。**在因肝脏病变引起的紧急情况下，最好知道什么时候不该手术。但这不也适用于其他任何情况吗？**

> "Yossarian 因肝脏疼痛住进了医院，这种疼痛几乎不伴黄疸。医生对没有黄疸的事实感到困惑。如果变成黄疸，他们可以治疗。如果它没有变成黄疸并且疼痛消失了，他们就可以让他出院。"
>
> —— Joseph Heller 第 22 条军规

（雷正清 译　周家华 校）

第 24 章

炎性肠病与其他几种结肠炎

Mark Cheetham，Simon Shaw

> "目的是挽救患者生命，而不是拘泥于结肠局部病变的治疗。"
>
> —— John C. Goligher

一、介绍

每天顺滑、畅快地规律排便，总会令人倍感轻松、愉悦。整个过程的舒畅感包括：排便前略微有点胀胀的便意，即将顺畅解手的期待，还有愉快排泄时如释重负的无比快感。然而，你可知道，世上有一群可怜的人，每天遭受着 20 多次的腹泻，他们无比疲乏，常常合并不同程度的贫血。便意来临时他们腹痛难忍，连滚带爬挣扎着去寻找洗手间，往往没来得及脱下裤子便一泻千里，然而倾泻而出的却是血液和黏液，永远排不尽的里急后重感令他们在马桶上坐了半天仍然没有体会到排便的释放感。这些可怜的人就是急性结肠炎的患者。

急性结肠炎的患者往往长期在消化内科接受着药物治疗，比如糖皮质激素、免疫抑制剂、各种生物制剂等，苦不堪言。急性结肠炎的治疗对外科医生来说也是一个挑战。**虽然病情恶化，但这些患者往往没有表现出亟需急诊手术的腹膜刺激征**。教条主义者或者经验不足的外科医生很容易低估病情导致处理不及时（见第 1 章中"感染中的患者"的描述）。**在本章中，我们将讨论急性结肠炎的病情评估、手术时机及手术方式**。

二、急性结肠炎

急性重度结肠炎的患者往往在消化内科接受治疗，病情的恶化让内科医生想到邀请普外科医生前往会诊。坦率地说，有些消化内科医生自认为无所不能，他们认为请外科医生会诊似乎意味着内科治疗的失败，甚至产生了医术不精的自我挫败感（如图 24.1）。作为外科医生，我们应该感谢那些开明的内科同行，能放下脸面邀请我们会诊。他们知道，手术是急性重度结肠炎患者重获新生的重要治疗手段！

围绕这些患者的治疗决策可能很复杂，需要胃肠外科和消化内科医生组成的多学科团队讨论决定。所以我们推荐各医院应创建合并消化内科与胃肠外科的消化病综合病房，**这样可以将"外科治疗关口前移"**。在病情恶化的危机来临前，外科医生就可以参与治疗方案的全面讨论。

本章重点讨论急性重度溃疡性结肠炎（acute severe ulcerative colitis，ASUC），同时也会涉及其他类型结肠炎的治疗，比如克罗恩病结肠炎、艰难梭菌结肠炎和缺血性结肠炎等。尽管急性结肠炎的手术治疗方法大同小异，但是**溃疡性结肠炎**（ulcerative colitis，UC）和**克罗恩病结肠炎**的外科处理上还是有所不同。

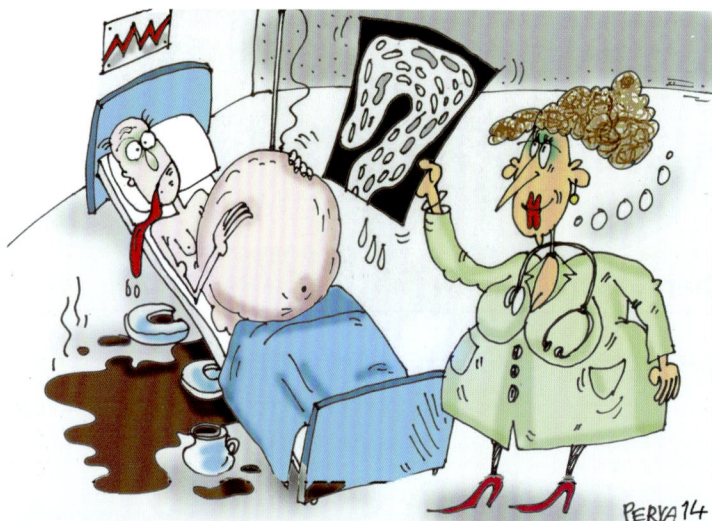

图 24.1 "全结肠炎，嗯？我们该不该增加激素剂量，加用硫唑嘌呤？"

（一）手术时机选择

严重结肠炎的患者表面看来并不严重，他们通常比较年轻，合并症少。正因如此，他们才需要被密切关注，因为病情会很快恶化。**严重结肠炎的手术时机和手术适应证，取决于对病情的精准评估。**

Truelove 和 Witts（Br Med J, 1955, 2：1041-1048）制定了溃疡性结肠炎严重程度分型标准，将溃疡性结肠炎病情分为轻度、中度或重度（见表 24.1）。尽管这个评价量表已有几十年历史，但仍然很有价值。有些人往往会将 Truelove 医生的名字谐称为"真爱"……多么机智的翻译！ Truelove 医生在 UC 治疗的历史上留下了永不磨灭的足迹。

表 24.1　Truelove 和 Witts 溃疡性结肠炎严重程度指数

	轻度	中度	重度
粪便/（次数/天）	<4	4～6	>6
便血	间歇性	中等	频繁
发热（>37℃）	无	无	是
脉搏（>90 次/分）	无	无	是
贫血	无	无	是
ESR/（mm/h）	<30	<30	>30

作为外科医生，我们对轻度、中度结肠炎无需过多关注，我们更关注的是重度结肠炎以上的，即急性重度溃疡性结肠炎，包括以下三种类型：

- **重度结肠炎：** 每日血便 >6 次、频发肠痉挛、发热、心率 >90 次/分、贫血、ESR 升高（≥33mm/h）。
- **暴发性结肠炎：** 每日血便 >9 次、持续出血、腹痛、中毒体征（厌食、发热、心动过速）。

- **中毒性巨结肠**：结肠扩张的影像学表现：横结肠直径 >6cm 或盲肠直径 >9cm。约 1%~5% 的炎症性肠病（IBD）患者会出现中毒性巨结肠。约 3% 的艰难梭菌结肠炎可导致中毒性结肠炎，与 IBD 鉴别的是，其 CT 表现为广泛结肠水肿而非巨结肠。中毒性巨结肠的其他罕见原因有巨细胞病毒性结肠炎（CMV）、沙门菌结肠炎、志贺菌结肠炎、弯曲杆菌结肠炎和缺血性结肠炎。

所以假如你收治了一个 ASUC 患者，下一步该如何处理？

术前诊断措施：

推荐简单灌肠后行乙状结肠镜检查，以协助进一步诊断 ASUC。做粪便培养，以排除艰难梭菌结肠炎、CMV 等其他类型的结肠炎。ASUC 的患者应连续监测腹部平片，以排查中毒性巨结肠和隐匿性穿孔。肠穿孔应该永远不会发生在住院的 ASUC 患者身上，否则意味着治疗失败：监测不到位、手术不及时。

如果疑似中毒性巨结肠，应立刻行腹部平片或 CT 平扫检查。建议密切关注横结肠的影像学表现。**横结肠直径 >6cm 伴有发热和心动过速的 ASUC 患者发生肠穿孔的风险极大，应立即剖腹手术。**千万不要被腹部体征所迷惑，ASUC 患者出现腹膜刺激征通常为时已晚，意味着已经发生结肠穿孔，死亡率极高。盲肠当然也会扩张，当盲肠直径 >9cm 时也必须关注，考虑手术探查，但我们更应关注横结肠。

ASUC 首选静脉使用糖皮质激素治疗。在静脉使用足量激素治疗 3 天仍无效时，可考虑手术治疗。并非所有 ASUC 患者都需要使用抗生素，然而，对于重症患者（例如暴发性和中毒性结肠炎），推荐静脉使用广谱抗生素。推荐行腹部 CT 检查，来判断亚临床肠穿孔。当然，近年来**英夫利西单抗**（Remicade®，类克）的加入，使这一领域有些混乱。

我们注意到，消化内科医生对 ASUC 的治疗通常会采取循序渐进的方法，他们初始静脉使用糖皮质激素 5 天后发现明显无效，开始使用类克。而此时也许已经是周五，可以留给患者 48 小时周末窗口期来观察类克是否有效。他们高高兴兴去享受美好的周末假期，因为他们知道周一将行结肠切除术！

我们推荐，对于**暴发性结肠炎**或者 Truelove 评级为"重度"的结肠炎，需密切关注病情，只允许进行 24~48 小时的药物转换治疗，并密切观察。如果患者出现病情恶化，建议立即手术。

> 总的原则：足量药物治疗无效的重度结肠炎是手术指征，手术时机最晚选择在判断药物治疗无效的次日。对于中毒性巨结肠，应该立即手术，手术时机必须是数小时之内。

（二）手术

急性结肠炎的手术方式首选结肠切除术加末端回肠造口术。其他手术方式，只做回肠袢造口术（末端回肠双腔造口术）显得不够，而全直肠结肠切除术显得过多。

急性结肠炎行急诊手术时做一期肠吻合简直就是犯罪。少数外科医师非要挑战这条规则，结局不好，教训深刻。有一位 ASUC 患者因为不想肠造口而接受了急诊结肠切除术和回肠直肠一期吻合术，结果术后发生了吻合口漏和严重的腹腔感染。另有一位年轻女士在 17 岁时因 ASUC 接受了急诊全直肠结肠切除术加末端回肠造口术，因为她告诉外科医生她"只想做一次手术"，拒绝分期。多年后的今天，她仍在四处求医，寻找愿意给她做造口还纳的医生……

所以我们再次推荐：ASUC 的首选手术方式是结肠切除术加末端回肠造口术。（在美国的文献中，外科医生写的是全结肠切除术，而在大西洋的这一边，我们通常指的是次全结肠切除术。在本章的其余部分，我们会简单地提及结肠切除术和末端回肠造口术，希望能让各方满意。）在一些教科书中，你会看到在中段直肠处离断肠管，但我们觉得急诊手术时完全没有必要，这样只会增加后续还纳手术的难度和风险。除非患者存在危及生命的直肠出血，需要做全直肠结肠切除。克罗恩病结肠炎往往首选药物治疗，很少需要急诊手术。如果重度克罗恩病结肠炎有急诊手术指征，手术方式还是首选结肠切除加末端回肠造口术。这种手术方法保留了远端足够的直肠，为后期做回肠直肠吻合术创造了机会，减少了手术难度和风险。

（三）急性结肠炎做结肠切除术的小技巧

最重要的手术小技巧就在于"结肠切除术"这个名字上。我们仅需切除**大部分的结肠**，保留一段足够长的直肠残端。**事实上，我们只要在远端乙状结肠处离断肠管即可，无需在直肠上段离断**，这样就能留下足够多的直肠。此外，我们还想分享一些小技巧：

- 患者取仰卧位，全麻后插尿管，无需插胃管。对于开放手术，最好选择左侧绕脐正中切口，绕脐左侧是为了给末端回肠造口留有足够的右下腹壁空间。切口的长度取决于患者的体型、结肠脾曲和肝曲的高度，并根据术中情况随时调整。
- 我们经常使用超声刀 Harmonic® 或能量平台 LigaSure™，因为可以减少手术出血，缩短手术时间。
- 无需做全系膜切除、淋巴清扫或血管根部高位结扎的根治术，除非患者合并结直肠癌。
- 通常将大网膜与横结肠一并切除，在胃结肠之间的相对无血管区游离，离断大网膜，在分离过程中有时还可发现既往隐匿性结肠穿孔引起的网膜包裹。
- 使用线型切割缝合器在乙状结肠远端离断。

（四）急诊腹腔镜手术

现代外科医生受过微创手术的训练，都喜欢通过腹腔镜来完成手术。但在这里我们提出几句忠告：恶性肿瘤的腹腔镜结肠切除术与急诊腹腔镜全结肠切除术之间存在很大差异。ASUC 患者病情重，存在脓毒血症、低白蛋白血症等，他们需要快速且安全合理的手术，没有必要花上几个小时慢慢分离，这不是外科医生秀微创技巧的时候。

临床实际工作中，我们确实在使用腹腔镜进行全结肠切除术，但一定选择病情相对稳定且没有结肠穿孔迹象的患者。

（五）直肠残端漏的预防

过去有段时间，为了减少术后直肠残端漏，会把远端直肠残端拖出来造口。在现代外科实践中，关闭直肠残端是常见的，而且有大量证据表明这样做是安全的。然而，直肠残端漏的风险仍然存在。**为降低这种风险，我们用 3/0 PDS® 线加强直肠残端关闭处，并经肛留置一根 30F 肛管行直肠减压 48 小时。**

另一种预防直肠残端漏的土方法是将直肠残端留在手术切口下端的皮下，并将其固定在腹肌腱膜上。该理论认为，如果发生直肠残端漏，可以简单地打开伤口的下端，让漏口外露，相当于一个肠造口。它似乎是有效的（当然，如果你做了腹腔镜结肠切除术，这是不可能的），但因切口感染率过高，我们早已放弃了这种方法。

有时候术中会发现肠壁非常水肿且质脆，以至于无法安全地用线型切割闭合器关闭直肠残端。我们会把直肠残端简单关闭后从左髂窝位置拖出皮肤外，使用脐带夹将直肠残端固定在皮肤上。脐带夹会在一周左右自行脱落，如果漏了就相当于一个造口，如果不漏皮肤也会自行闭合。

（六）术后处理

急诊结肠切除加末端回肠造口术后与其它急诊剖腹探查术后的处理大同小异。患者的肠功能恢复通常非常迅速，手术当天就可喝水，第二天可以进一些清淡流质饮食。**对于术前口服糖皮质激素的患者，在恢复饮食前需静脉使用糖皮质激素替代。**术后恢复流质饮食后，我们将会根据糖皮质激素术前剂量逐渐减量，每 7 天减少 5mg，直到停用。而其它药物比如5-ASA、生物制剂等可以在手术后立即停用，无需任何减量过程。低分子肝素皮下注射，一天一次，手术 24 小时后连续使用 28 天（实际上没有特殊情况，我们推荐所有大手术患者都应接受术后预防性抗凝）。

三、克罗恩病（Crohn's disease，CD）急诊处理

根据你工作地方的不同，你会发现不同数量的 CD 需要急诊处理。克罗恩病结肠炎的手术治疗与溃疡性结肠炎相似。在本节中，我们将重点讨论小肠 CD 和肛门直肠 CD 的手术治疗。

以下五种情况需要考虑手术治疗：

- CD 并发小肠梗阻。
- CD 并发小肠穿孔。
- CD 并发急性阑尾炎。
- 回盲部 CD 并发右髂窝处剧痛。
- CD 并发肛肠病变。

（一）CD 并发小肠梗阻或穿孔的处理

本书在其他章节（见第 19 章和第 26 章）详细介绍了如何处理小肠梗阻和穿孔。但 CD并发小肠梗阻和穿孔的处理有所不同，我们需要多提一些建议。

在这种情况下，人们往往在做治疗决定时举棋不定，或者完全听从消化内科医师的意见。**但请记住，CD 并发完全性小肠梗阻或急性穿孔具有外科治疗指征，外科医生应该立即接手并取得治疗的决定权。**CD 有两种同时存在的肠道表型：穿透型克罗恩病和狭窄型克罗恩病。穿透型 CD 往往有脓毒症表现：腹腔脓肿、肠内瘘、肠空气瘘或急性游离穿孔，而狭窄型 CD 通常表现出肠梗阻症状。大多数克罗恩病引起的完全性小肠梗阻的肠壁往往是纤维缩窄表现，但奇怪的是这些缩窄的肠壁并没有炎症性改变，意味着糖皮质激素不太可能治愈纤维缩窄。通过腹部 CT，最好是腹部 MRI，结合 ESR 水平可以帮助我们判断病变肠壁究竟存在多少炎症性改变。如果小肠是不完全梗阻或者病变肠壁存在炎症改变的充分证据，可进行一个疗程的糖皮质激素治疗。尽管现代胃肠外科医生更热衷于为 CD 患者保留小肠，倾向内科保守治疗，但完全性小肠梗阻还是手术适应证。外科医生最怕的情况也许就是：糖皮质激素静脉注射治疗完全无效，数天后患者带着小肠完全梗阻、营养不良和一系列激素治疗后引发的并发症等返回到外科以接受手术治疗。

> 我们推荐，**如果 CD 并发小肠梗阻经保守治疗 48 小时后仍无效，或者 CD 一旦并发小肠急性穿孔，应积极手术处理**。手术不仅可以明确诊断，还可在没有额外治疗的情况下，让 CD 患者数年处于缓解状态。

对于 CD 并发的小肠慢性穿孔局部包裹，首选给予静脉抗生素治疗，并行 B 超或 CT 引导的经皮穿刺引流，无需剖腹手术。给患者以药物保守治疗的机会，实在无效可考虑择期手术。当然，如果患者表现有弥漫性腹膜炎，须急诊剖腹手术，切除穿孔的小肠。

（二）手术技巧

CD 患者的小肠系膜增厚、脆硬且非常容易出血。如果简单结扎血管易导致术后出血或者形成肠系膜血肿，推荐使用 2/0 聚乳糖素缝线缝扎大的肠系膜血管。跟 UC 不同的是，能量平台在 CD 手术中止血效果不佳。需要强调的是，这不是肿瘤手术，必须尽可能保留患者的小肠，因为 CD 患者在未来可能再次接受手术。

需要急诊手术的 CD 患者往往合并营养不良，且接受足量糖皮质激素或者免疫抑制药物治疗。如果术后吻合口漏的风险显著增加，我们建议进行肠**切除而不进行吻合**（见表 24.2）。在这种情况下，应切除梗阻或穿孔的肠管加近远端小肠双筒造口（见第 14 章）。

表 24.2　克罗恩病急诊手术发生吻合口漏的风险因素

风险因素
■ 大剂量类固醇使用（每天大于 10mg 泼尼松）
■ 白蛋白 <30g/dL
■ 腹腔局部脓肿
■ 营养不良
■ 严重脓毒症

（三）克罗恩病并发右髂窝疼痛

CD 并发右髂窝疼痛，需关注以下两种情况：
- CD 并发急性阑尾炎。
- 回盲部 CD。

第一种情况比较少见，也相对好处理。如果术前判断阑尾根部与盲肠正常，简单切除阑尾即可。如果判断阑尾根部和盲肠有 CD 典型病变，则考虑用抗生素保守治疗，除非阑尾穿孔须手术。手术方式推荐回盲部切除术。

第二种情况比较常见。症状、体征均没有急性阑尾炎重，腹部 CT 扫描可以鉴别。**如果 CT 诊断出回盲部克罗恩病你应该怎么做？** 这是有争议的。通常这些患者都在消化内科治疗，静脉使用糖皮质激素诱导缓解，后续加用免疫制剂等。如今作为外科医生，我们通常会让仅限于回盲部的 CD 患者在药物治疗和回盲部切除术之间进行选择，因为在随后的 12 个月内他们中大约有 90% 需要手术治疗。而早期的回盲部切除术安全可靠，同时可让患者免受糖皮质激素等药物治疗带来的痛苦。

（四）CD 并发肛肠疾病

我们将在第 28 章专门讨论肛肠 CD 的急诊处理。

四、其他几种类型的结肠炎

（一）伪膜性结肠炎（艰难梭菌结肠炎）

伪膜性结肠炎是由肠道内革兰氏阳性细菌艰难梭菌（*Clostridium difficile*，*C. diff*）过度生长引起的。伪膜性结肠炎几乎完全可以归咎于广谱抗生素的滥用（即使是首次首剂使用），也是医源性并发症之一，故又被称为抗生素相关性肠炎、艰难梭菌结肠炎或者难辨梭菌结肠炎。伪膜性结肠炎具有高度传染性，须立即启动感染控制措施，快速隔离目标患者，预防可能的传染流行。

伪膜性结肠炎可以通过检测患者粪便中细菌表达的特定外毒素来诊断。也可以通过结肠镜检查，发现特征性的黄白色假膜帮助诊断，假膜脱落后会露出下方出血的黏膜，黏膜活检的组织学病理检查具有诊断意义。

伪膜性结肠炎的药物治疗方案：

- 停止使用广谱抗生素。
- 甲硝唑 400mg，口服，每日 3 次。
- 病情严重时，万古霉素 100mg，口服，每日 2 次。
- 若伴有肠梗阻，可静脉使用甲硝唑注射液。

还有一些治疗方法也在被临床尝试使用，比如静脉注射免疫球蛋白和使用益生菌等，但缺乏强有力的证据支持。**粪便移植应用于难治性或复发性伪膜性结肠炎**越来越受欢迎。一些制药公司也趁机制作出各种用于移植的粪便，赚得盆满钵满。然而，急性情况下，粪便移植显然没有作用，只会存在于胃肠病医生的办公室里。但无论如何，我们外科医生也欢迎愿意捐助粪便的健康志愿者，请随时发邮件给我们（见图 24.2）。

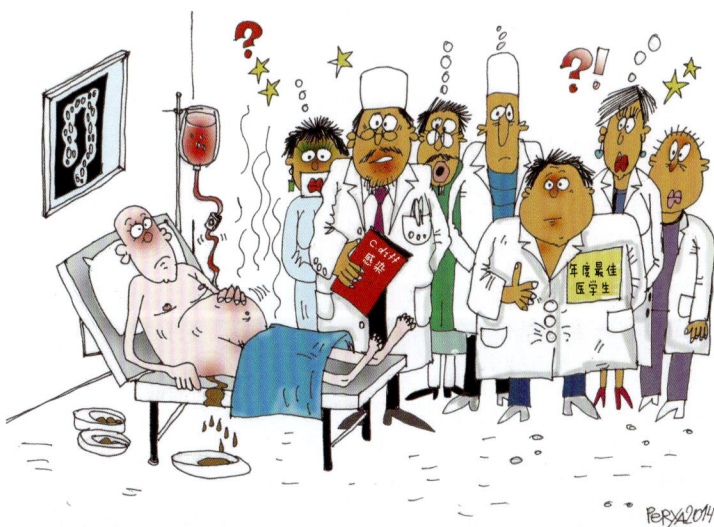

图 24.2　外科医生问医学生："恩请哪位，为这个可怜的患者捐助一点粪便吧！"年度最佳医学生："他不能自体移植粪便吗？"

幸运的是，伪膜性结肠炎极少需要手术治疗。这些患者虚弱不堪，住院时间长，常伴各种合并症，围手术期并发症发生率和死亡率非常高。传统的急诊手术方法是结肠次全切除术。然而，越来越多的证据支持，推荐行末端回肠双腔造口，并经远端肠造口行抗生素（推荐使用万古霉素）结肠灌洗治疗。

（二）缺血性结肠炎

缺血性结肠炎没有明确的定义，它包含了一系列症状。有趣的是，缺血性结肠炎与相应的结肠动脉闭塞完全无关，而与局部结肠壁的微循环血管变化息息相关。**因此，腹主动脉瘤修复和肠系膜下动脉结扎术后乙状结肠坏疽的患者**患的是**结肠缺血，而不是缺血性结肠炎**，注意鉴别。

缺血性结肠炎有两种不同类型：

- 自发性：在有基础心力衰竭、慢性肺疾病、肾衰竭、糖尿病和胶原性疾病的患者中，可能与相关结肠壁内血管病变有关，事实上，我们在其他方面健康的老年女性中也见过此类病例。CT 血管造影（CTA、CTV）显示患者的肠系膜血管完全正常，甚至没有动脉粥样硬化的证据。
- 休克相关性：见于各种原因所致的休克患者。

缺血性结肠炎的临床进程取决于肠壁病变的深度。在大多数情况下，**肠黏膜一过性的缺血大多会自行愈合**。在少数患者中，结肠较深层受累，并可能进展为全层坏疽，其中部分患者可能导致部分层次的肠壁坏死，恢复后会导致肠腔狭窄。缺血性结肠炎可累及结肠与直肠的任何部分，最常见于结肠脾曲的分水岭区域，即肠系膜上动脉和肠系膜下动脉分布的交汇区，也常见于左半结肠，但很少会累及整个结肠。缺血性结肠炎病变通常是局灶性的，但也可能是斑片状或弥漫性的。

自发性缺血性结肠炎通常表现为左侧腹痛、痛性痉挛与便血，查体有腹部压痛。**休克相关缺血性结肠炎**表现为继发于原发危重症的相关腹部体征与症状。

与肠系膜缺血（见第 22 章）一样，临床表现与实验室检查都没有特异性。腹部平片和CT 检查可能提示结肠麻痹，缺血区域结肠壁增厚、水肿、扩张，近端结肠扩张。在罕见的晚期透壁性病变的患者中，CT 检查可显示结肠壁积气或者腹腔游离气体。

简单灌肠处理后行纤维乙状结肠镜检查是缺血性结肠炎的最佳诊断工具。内镜下可观察到肠腔内出血或缺血性病变的范围，尽管这些镜下改变不具有特异性，容易与 CD 结肠炎（见上文）相混淆，但结合患者的临床表现和病史特征，具有高度的诊断提示价值。

缺血性结肠炎的治疗

在大多数情况下，缺血性结肠炎大多会自行痊愈。非手术治疗包括禁食、肠道休息、支持治疗、使用广谱抗生素。此外，我们的经验是口服甲硝唑和清淡饮食，一般都会在数天内自行恢复。**少数患者发展为结肠全层缺血坏死，则需要手术治疗**。手术方案一般选择Hartmann 手术，即切除缺血坏死的结肠，近端结肠造口，远端关闭。少数患者缺血性肠炎自行恢复后会导致慢性结肠狭窄，不过这超出了此书的讨论范畴。

（三）中性粒细胞减少性小肠结肠炎

该疾病的特点是严重骨髓抑制和免疫抑制所致小肠和结肠透壁性炎症，常见于骨髓增殖异常并接受化疗的患者。**严重的中性粒细胞减少症是共同特点**，常导致肠黏膜损伤、肠道菌群紊乱、肠壁穿透性炎症。**最常累及盲肠，但会波及升结肠、回肠。**典型症状类似急性阑尾炎。一半的患者会出现水样或血样稀便。腹部查体见右下腹压痛，可触及扩张的盲肠，有局部腹膜刺激征。患者常有类似肠梗阻症状，实验室检查可显示特异性的中性粒细胞减少。腹部平片常常无特异性表现，可显示肠麻痹征象，可见右半结肠的"拇指印"和肠壁内气体（肠壁积气），表明盲肠壁严重受累。**腹部 CT 扫描是首选的诊断工具，CT 可显示盲肠壁增厚、盲肠积液、盲肠周围炎，如果存在隐匿性穿孔，可见腹腔游离气体。**

初始治疗为系统支持治疗，包括覆盖对肠源性革兰氏阴性菌和厌氧菌有效的广谱抗生素，并使用粒细胞集落刺激因子（G-CSF）。病情恶化、有肠穿孔证据及罕见的下消化道出血则需要手术。手术中，浆膜看似正常的肠管可能隐藏着腔内损伤甚至坏死的肠黏膜，因此，应切除整个受累结肠段。这些患者往往病情危重，手术死亡率很高，手术方案应尽量避免肠吻合，而行肠切除、肠造口即可。**关键是要识别病情，积极采取有效治疗措施，尽可能避免手术。**

结语

无论何种类型的急性结肠炎都需要仔细鉴别和监测，并需要多学科团队合作。结肠炎患者通常在消化内科医生手上，必须确保内科医生会邀请外科医生早期介入，并参与观察、分析病情，制订合理的治疗方案。**对于内科治疗无效的结肠炎，可选择结肠切除和末端回肠造口术。**开放式和腹腔镜手术均适用，具体取决于结肠炎的严重程度和患者的整体状况。**急诊手术时千万要留够足够长的直肠，**为后期处理创造条件、减少风险。

人们因排泄系统的生理缺陷而遭受痛苦和死亡。

—— William A. Lane

（陶庆松 译　周家华 校）

第 25 章

结肠梗阻

Adam Farquharson，Simon Shaw，Mark Cheetham

当人们不能放屁和排便的时候，他们特别希望自己能放屁和排便。

尽管在肠癌筛查的人群中越来越少见，结肠梗阻仍是急诊普外科医生遇到的常见病之一。腹胀和完全便秘的突出表现很难被忽视。

本章我们将讨论如何诊治疗结肠梗阻。迄今为止，在西方国家，结肠梗阻最常见的原因是**结直肠癌**，其次是**憩室病**（通常为亚急性梗阻，因为憩室病引起的急性梗阻相当罕见）。而结肠**扭转**的发生率低，并且处理方式不同。还有一个疾病是非常罕见的，但确实会发生，即**结肠会卡在腹壁疝或切口疝内梗阻**，引起绞窄。最后，我们将介绍诊断和治疗**急性假性结肠梗阻**（一种类似于机械性梗阻的疾病）患者的策略。表 25.1 中列出了结肠梗阻的全部鉴别诊断。

表 25.1 结肠梗阻的鉴别诊断（该列表并不一定详尽，仅供参考）

肠外因素：

- 疝——腹内疝及腹外疝，腹股沟疝及切口疝（少见）
- 粘连（少见）
- 脓肿——造成外部压迫或扭结
- 肠扭转
- 子宫内膜异位症（部分累及肠壁）

肠壁因素：

- 先天性（短节段 Hirschsprung's 病）
- 创伤（血肿）
- 肿瘤
- 炎症（憩室狭窄；炎症性肠病狭窄）
- 感染（结核性狭窄）

肠内因素：

- 异物
- 粪便堵塞

一、诊断

（一）病史

通常，患者主诉主要为腹胀伴中腹或下腹痛以及完全便秘。然而，如果梗阻不完全，患者仍能少量排气及解稀便。呕吐通常发生较晚或不发生，如果回盲瓣功能不全且梗阻长期存在，往往会发生呕吐。在这种情况下，小肠会充盈膨胀，犹如小肠梗阻。

你还应该会问：

- 患者之前是否有任何肠道症状，如直肠出血、排便习惯改变或里急后重？
- **患者是否有结肠镜检查史？** 过去 5 年内结肠镜检查正常（一个或少数几个息肉无影响），大部分情况下（"永远不要那么绝对"）排除了恶性结肠梗阻的可能性。
- 显然，你还应该了解患者的其他合并症和用药史（比如，最好能了解阿哌沙班的使用情况，对吗？）。

（二）体格检查

检查腹部是否有膨隆、有无压痛和任何腹部肿块。

腹部膨隆伴压痛尤其是**严重的局部压痛以及腹膜刺激征提示肠道血运受损**，即将或已经穿孔。右髂窝肿块提示可能存在**梗阻性盲肠癌**。其他部位的肿块则预示着存在结肠或卵巢恶性肿瘤，或憩室肿块。

请注意，腹胀会导致腹内压增加，进而导致腹股沟疝或腹壁疝在术前即发生嵌顿。这种情况可能会使新手感到困惑。但幸运的是，现在即使是新手也会阅读腹部 CT 了……

现在，做一个直肠指检。通常在"真性"大肠梗阻中，检查手指周围的直肠是塌陷的，而在假性梗阻中，直肠是扩张且空虚的。极少数情况下，梗阻是由狭窄的直肠癌引起的——最好在开腹前感受一下。更常见的情况是患者同时存在梗阻性乙状结肠癌及直肠肿瘤，当你手术切除乙状结肠几天后，患者出现直肠出血是一件非常尴尬的事情。

（三）结肠梗阻的影像学检查

对疑似结肠梗阻进行影像学检查的目的是确定或排除梗阻的诊断，排除假性梗阻，评估梗阻部位和病因。

腹部平片通常作为急诊室的初步检查。医生现在更倾向于 CT 检查而忽略腹部平片，但它们仍可提供重要信息，特别是当你的 CT 正在维修或你所在贫困地区的唯一一台 CT 在 800 公里以外：

- 如果你看到明显的结肠扩张，而小肠或胃中没有任何其他扩张或气液平，则根据病史和体格检查，你可以放心地假设该患者存在结肠梗阻（或假性梗阻）。**这些观察结果同时意味着回盲瓣功能正常，形成"闭袢"型结肠梗阻。这意味着你必须在结肠发生坏死及穿孔前快速采取措施。**
- 如果结肠和小肠袢同时扩张，表明回盲瓣已失去功能，梗阻的结肠正在向近端自我减压。

在我们"现在"的实践中（犹如我们不能确定脱欧后会发生什么一样），腹部及盆腔的增强 CT 扫描将是大多数患者的下一步检查。除了评估梗阻的程度和性质外，它还可以用来评估任何恶性肿瘤（如果存在）的扩散程度。我们发现这种情况下无需使用直肠或口服造影剂，通常扩张结肠中的气体起到充分的对比作用，来分辨发生梗阻的交界点。**然而，灌肠或**

泛影葡胺灌肠基础上的 CT 检查（或纤维乙状结肠镜检查）是补充普通 CT 扫描的替代方案。有时，了解造影剂能否通过非常重要，这意味着置入支架成为可能，使我们有时间等待。髋关节置换术可能会造成明显的伪影，从而掩盖 CT 图像中梗阻性病变的细节，这时直肠造影剂就能派上用场。

如果像在前文小肠梗阻（见第 19 章）中推荐的那样在 CT 扫描中加入口服造影剂，那会怎么样？好吧，给这些患者口服造影剂会造成结肠内液体和气体积聚明显增加，有发生缺血和穿孔的风险，增加急诊手术的概率。

（四）结肠梗阻的决策

完善临床评估、实验室和影像学检查后，现在你可以回答下列问题了：

- **是真性梗阻还是假性梗阻？** 这一点至关重要。幸运的是，CT 将是判断的依据。我们将在下面的章节中专门讨论这个问题。

- 梗阻的部位及原因？ CT 可显示梗阻的部位，但<u>并不总能</u>鉴别癌性梗阻（较常见）和憩室肿块性梗阻（不太常见）。

- 如果是恶性梗阻，扩散程度如何？

接下来需要**判断患者是否需要手术？** 何时进行手术——立即还是次日早晨？**对于大多数大肠梗阻的患者，手术可以限期在几小时内或明日进行**。请记住：这些患者梗阻已存在数日，在此期间他们没有进食甚至喝水，部分患者会因为慢性失血而贫血，在等待黎明到来的同时，需投入精力改善他们的总体状况。现在你知道该怎么做了（参见第 6 章）。在回到值班室前不要忘记鼻胃管和 Foley 导尿管。

当然，晚期梗阻和即将发生结肠破裂的患者例外，即腹部压痛明显，盲肠直径大于等于 10cm 的患者。少数这样的患者甚至会发展为腹腔间隔室综合征（参见第 31 章）。这时需要我们在充分抢救的同时立即进行手术。

接下来的问题是，"是否要切除梗阻病灶，是否行吻合术？"——只有等到进腹后才能决定。但在考虑这些问题之前，让我们来看看你可能遇到最常见的情况：**大肠癌导致的大肠梗阻**。

1. 梗阻性右半结肠与横结肠癌

梗阻性盲肠癌和右半结肠癌显然需要行**右半结肠切除术**（切记结肠癌患者可能会出现小肠梗阻）。**对于近端和包括脾曲在内的梗阻性病变需行扩大的右半结肠切除术**。由于梗阻的、充满粪块的结肠已移除，将小肠与远端正常结肠进行吻合比较容易，通常可以行一期回结肠吻合术。但是在某些情况下应避免吻合——你知道是什么时候（见第 14 章第 1 节）。

2. 左半结肠梗阻

对于比较常见的情况，主要有三种选择：

- 切除肿瘤：
  - Hartmann 手术。
  - 一期吻合。
  - 一期吻合及预防性造瘘。

- 通过袢式造口旷置肿瘤：适用于原发肿瘤不能切除、有广泛转移或合并严重并发症而不能手术的患者。这对梗阻性直肠癌也有意义，如下文所述。对于造口的选择，是横结肠造口还是盲肠造口，请查阅第 14 章第 2 节。

- 置入结肠支架（见下文）。

　　如果可能的话，手术切除是最好的治疗方法；它既能解决梗阻问题也是癌症的潜在根治手段。除非存在广泛的转移，只要患者身体适合，多数情况下要行根治性手术。即使有少量的远处转移，切除原发肿瘤仍是最好的缓解措施，结合现代化疗，可以适当延长患者的生存期。

　　对于大多数可切除病灶的患者，我们可能会考虑行一期吻合，除非他们有严重的合并症（漏后无法存活），或者身体状况差（漏的风险高）。但你知道事情会如何发展吗？当你做了吻合术后发生了吻合口漏，他们会问，*你为什么要做吻合术？*（见图 25.1a）。如果你做了造瘘，某些聪明的人会问：*你为什么不做吻合术？*（见图 25.1b）。生活是艰难的，事实上，我们知道，许多外科医生对这种情况下是否行吻合术仍犹豫不决，例如某些共同编者。

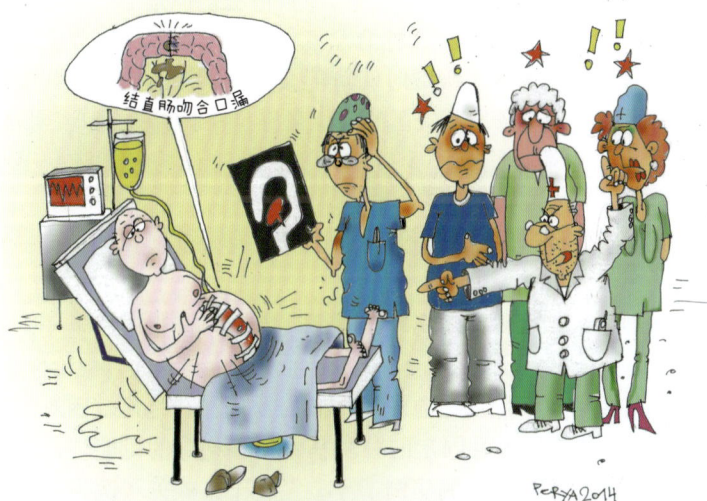

图 25.1a　"你为什么要吻合？"

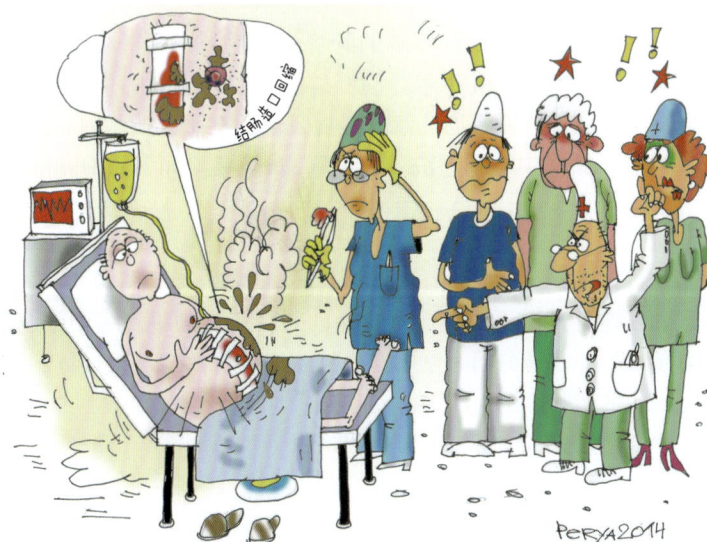

图 25.1b　"你为什么不做吻合？"

二、结肠梗阻的手术治疗

我们并非想通过告诉你该如何做右半结肠切除术或扩大的右半结肠切除术来冒犯你。对于扩张的充满粪块的结肠来说，确实需要更高的手术技巧。但是左半结肠梗阻的手术难度更大。

完全性结肠梗阻应避免使用腹腔镜手术，在结肠扩张的情况下，很难建立有效的操作空间，此外，腹腔镜抓钳容易损伤脆弱的肠管。无论如何，提高你的开腹技巧也不是什么坏事。

首先做一个宽大的正中切口，你需要良好的入路。打开腹部的同时，扩张的肠袢会立即从切口冒出，完全遮住手术视野。**扩张的肠袢必须立即减压，**不减压就如同与一条巨蟒在搏斗！为了给结肠减压，取一个宽口径（14G）的针头，连接 10mL 注射器，取下柱塞。注射器筒的尺寸非常适合连接吸引管。将针头通过结肠带<u>斜着</u>插入扩张的结肠。避免针尖被粪便堵塞，尽可能多地吸出气体。这种方法适用于大多数情况，但是当长期梗阻导致粪便堆积整个结肠，继发小肠梗阻时则不管用了。**这种情况下，你需要通过结肠切开术插入一个大的普尔氏吸引器行荷包缝合，吸出粪便。**吸取时间可能会很长，因为吸管往往会阻塞。但要有耐心，尽量避免污染周围组织。结肠切开减压的部位最好是在肠道的预切线处或造口处。显然，凌晨 2 点站在手术台前，看着一个又一个装满浓稠棕色液体的吸引瓶，让我们感到极大的满足！

再次强调，避免溢出任何流动的粪便。常言道："粪便在腹腔里每停留一小时意味着将在 ICU 多待一天。"

现在抽出针头并继续进行手术，游离左半结肠。有时可能很难确定梗阻是由癌症还是憩室狭窄引起的，明智的做法是假设是恶性肿瘤并做血管高位结扎的"根治性"手术。

评估梗阻的肿块是否可以切除。在急性期，做出评估往往是比较困难的。有时探查手术比术前 CT 检查更准确。盆腔巨大且固定的肿块基本排除切除的可能性，即使有疑问，也不应做一个一意孤行的英雄。有这样一例病例，一位经验丰富的外科医生在决定该肿块无法切除之前，将梗阻的肿块与输尿管和髂动脉一起游离，随后修复输尿管并固定动脉，2 天后血栓形成导致截肢，最终诊断为憩室病。**我们不是告诉过你，有时候结肠造口术是你最好的朋友吗？**

一旦病灶被游离，你需要切断病灶近端的肠管，使用肠钳或直线切割吻合器均可。**接着你需要决定是做吻合还是 Hartmann 手术。**向麻醉医生了解患者的生理状况，如果他们有低血压、酸中毒或需要使用血管活性药物，请放弃吻合术的梦想，改做 Hartmann 手术。如果你准备做一期吻合，你需要做**术中结肠灌洗术**（见下文）。关于如何做 Hartmann 手术，请查阅第 26 章。

（一）术中结肠灌洗

并非所有人认为在这种情况下构建一个安全的吻合口必须进行术中结肠灌洗。不同于我们，有些人认为吻合术需要在肠道相对空虚，患者状态良好的情况下进行。

那么，如何进行术中结肠灌洗：

- 首先，外科团队需集齐以下工具，你将需要：
  - 一根 16F 的 Foley 导尿管。
  - 2 袋 3L 的温生理盐水（可以借用泌尿外科的）。
  - 一套静脉输液装置。

- 2 条尼龙带。
- 一段已灭菌或消毒的麻醉机螺纹管（见图 25.2）。

- 游离结肠使肝曲和脾曲都暴露在术野当中。
- 现在小心地在梗阻上游约 10cm 处切开结肠。
- 将麻醉螺纹管一端插入结肠切口，用两条尼龙带绑住，将螺纹管的另一端放入患者两腿之间的水桶中（最好在水桶内管子的末端绑上大的聚乙烯袋以形成一个"封闭"的系统）。
- 接下来切开阑尾系膜并切除阑尾尖端。
- 将 Foley 导尿管插入阑尾。
- 给 Foley 导尿管气囊充气，并用两根厚实的丝线固定在阑尾尖端。
- 现在将静脉输液装置与 Foley 管连接，将 4~6L 的温生理盐水注入结肠，直到清澈的盐水流入桶中（图25.3）。
- 现在移除 Foley 导尿管，完成阑尾切除术。
- 我们已经培训了我们最好的住院医生来进行灌洗。大概需要喝一杯什鲁斯伯里茶的时间。
- 灌洗完成后，我们继续完成乙状结肠切除术和预定的吻合术。

（顺带一提，在实践中我们经常使用一种称为 Retrowash™ 专有系统，该系统包含了你需要的所有套件以及一套用于固定管道的扎带，装在一个无菌包装中。这套工具更安全，整个灌洗过程在一个密封系统中完成而不需要切除阑尾。）

当完成吻合后，**你是否应该增加一个近端造口来确保"高风险"吻合口的安全？**答案与第 26 章相同。

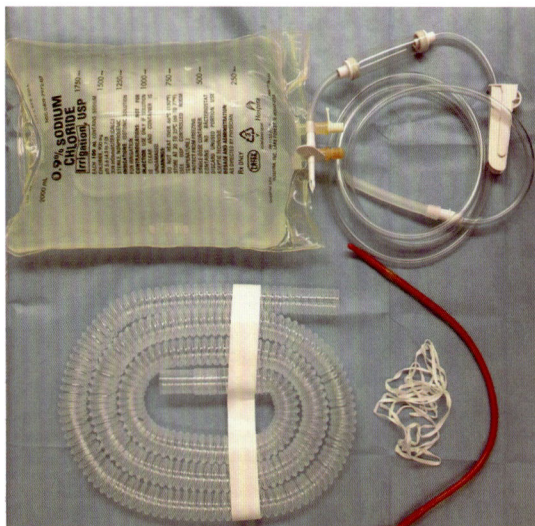

图 25.2 术中结肠灌洗需要的装置（详见正文）

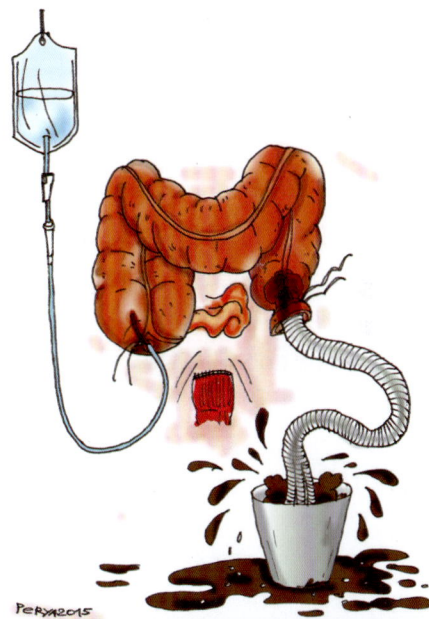

图 25.3 术中结肠灌洗

（二）支架的作用

是否为大肠梗阻的患者放支架，取决于梗阻的程度以及收治医院的水平。如果你在顶尖医院里工作，随时可以找到"支架专家"，那就太好了。但仍有许多医院不容易掌握这种技能（也许你应该将患者转去具有这种技能的医院？）。

支架治疗在下述两种情况下可能有用：

- 作为对有广泛转移或不能耐受手术的梗阻患者的病因性治疗。
- 作为"手术的桥梁"——解决急性梗阻后限期进行切除手术。

支架植入术可以在内镜室或手术室进行，通常在静脉麻醉下完成。**请注意：**

- 事先进行水溶性造影剂灌肠以勾勒出狭窄的部位和长度。有些内镜医生会在做支架手术的同时做这个检查。**如果造影剂都不能通过狭窄段，那么就不可能通过导丝来为梗阻处安装支架。**
- 支架能成功应用于原发性肠癌引起的梗阻。对于憩室病或其他癌症浸润造成的梗阻，成功率较低。
- 支架最适用于脾曲和直肠与乙状结肠交界处之间的左半结肠梗阻。
- 依据团队的技能和经验，可以在脾曲肿瘤的近端放置支架。如果在直肠与乙状结肠交界远端放置支架往往会引起难以忍受的里急后重感，并且支架移位的风险很高。

支架最明显的优势包括避免麻醉风险以及急诊大手术。另一方面，支架有导致穿孔的风险，可能使肿瘤变得无法治疗。选择有适应证的患者，在支架植入术后 5~10 天内进行手术会取得最大的收益。

三、梗阻性直肠癌

直肠癌很少引起梗阻。直肠直径宽，症状更明显，因此直肠癌往往在引起梗阻前就被诊断出来。

然而，偶尔你会遇到梗阻性直肠癌，我们认为需要不同的治疗方案。直肠癌的现代治疗在很大程度上依赖于原发灶的 MRI 成像来选择合适的多模式新辅助治疗方案。梗阻的直肠癌通常都是晚期，可能需要进行术前化疗。

因此，我们最初会进行预防性造口（通常是横结肠袢式造口）来治疗梗阻性直肠癌——记得对直肠肿瘤进行行术中活检。一旦梗阻得到解决，我们将安排盆腔 MRI 扫描对癌症进行分期，然后在预定的切除术之前进行新辅助治疗。

四、结肠扭转

> 有时肠管会离开原有的位置
> 围绕狭窄的根部旋转
> 随着血供逐渐消失
> 受影响的肠管有坏死的危险
> 此即肠扭转
> 来源于拉丁语——volvere——旋转
>
> —— Zachary Cope，《急腹症诗集》

乙状结肠是结肠扭转最常见的部位（见下文），而盲肠和其他结肠发生扭转并不常见。

（一）乙状结肠扭转

这种情况最常发生在体弱者和高龄人群，他们往往需要接受护理机构的护理，许多人有智力障碍或学习障碍并且很虚弱。扭转与慢性便秘和乙状结肠冗长有关。

典型表现是明显的腹胀和完全的便秘。这一群体中许多人都是有肠扭转发作史的"常客"。

检查时，腹部常膨隆且腹肌紧张，左髂窝压痛或肌紧张意味着发紧张坏疽性扭转可能。**腹部平片通常具有诊断意义。乙状结肠扭转如同一个大号的"咖啡豆"状充满气体的肠袢，占据整个腹部**。典型的咖啡豆的凹面通常指向乙状结肠系膜的根部。大多数情况不需要进一步的影像学检查；如果对诊断存疑，我们会安排 CT 检查（显示巨大的乙状结肠肠袢和"漩涡征"，这是肠扭转伴随肠系膜扭转的典型表现）。另一种方法是泛影葡胺灌肠，显示直乙交界处的梗阻——梗阻处的造影剂呈*"鸟嘴征"*。

治疗

大多数乙状结肠扭转可通过内镜下放气治疗。急诊手术的适应证为无法复位或发生坏疽性扭转的患者。对于一些身体健康、初次发生肠扭转的患者，可安排计划性手术。

（1）乙状结肠扭转内镜下减压复位术

经典的做法是，在病房里通过硬质乙状结肠镜插入肠管实现放气。要做到这一点，你需要一个光源、一个乙状结肠镜和一根肠胃管（美国人称之为直肠管）。戴上围裙！让患者处于左侧卧位，将润滑的乙状结肠镜推进到直肠与乙状结肠交界处。这时应该可以看到肠扭转处，再将肠胃管穿过扭转处。尽量让资历比你浅的医生来进行操作（但要待在他身边），因为成功的标志是如海啸般的稀便和臭气喷涌而出！如果肠胃管不能轻易通过，请停下。无法减轻扭转意味着坏疽可能。如果硬质乙状结肠镜放气不成功，可以尝试**软式乙状结肠镜**——视野更好还能使用吸引器，成功率更高。尽管如此，但老式硬质乙状结肠镜已逐渐从人们的视线中消失，取而代之的是无用的一次性塑料管。而你最后一次在医院里找到一根尺寸合适的直肠管是什么时候？

尽早安排内镜下减压术。我们已经发现由于未及时进行内镜下减压术导致坏疽和穿孔而死亡的病例。

（2）乙状结肠扭转的手术治疗

一般乙状结肠扭转很少需要急诊手术，因为内镜下减压术通常能成功复位。**然而，如果肠扭转不能复位，出现坏疽或穿孔则需要进行手术。我们通常会通过腹部正中切口进行乙状结肠切除，并做 Hartmann 手术或双腔造瘘术**。当然，依据你的判断，某些病例也可以行一期吻合术。**更常见的情况是，我们按计划进行手术，以防止肠扭转的进一步发作**。注意，这是一群合并症发生率非常高的患者，许多人不适合做大手术。这种情况下腹腔镜检查毫无意义，纯粹是*自我安慰*。尽管有些人喜欢较低的正中切口（这种情况下没有必要），但我们倾向于采用左髂窝的肌肉分离小切口，不需要游离乙状结肠，它已经被"预先游离"了。鉴于其良性属性，血管不需要"高位"结扎，而且吻合可以在直肠顶部安全进行。这里的结肠通常有一定程度的大小差异，我们通常采用侧侧吻合。

虽然"固定"而不是切除的概念以往不被认可，但最近这种方法又有了新进展，甚至可通过腹腔镜对游离的结肠进行"后腹膜化"来进行固定。早期的结果令人满意，但仍缺乏可靠的数据，乙状结肠切除术仍是金标准。

（二）盲肠扭转

盲肠扭转很罕见，在你的整个职业生涯中可能遇到的病例屈指可数。其根本病因是肠系膜冗长和盲肠缺乏固定。通常发生顺时针翻转和扭曲，导致梗阻和血供受损。有一种罕见的盲肠扭转叫**盲肠翼**，涉及升结肠向上和向前折叠。**这些患者拥有小肠梗阻的临床症状和影像学表现。此外，典型的情况是右下象限没有盲肠"影"，取而代之的是附着不良和冗长的盲肠向左向上翻转至左上象限。**腹部平片表现为上腹部或左季肋部的咖啡豆征，其凹陷指向右下腹。它包含一个单一的液面，代表脱位的盲肠，常与胃阴影混淆。如果存疑（总会有一些"疑问"），在没有腹膜刺激征的情况下，可以使用泛影葡胺灌肠，你会看到右侧结肠中特有的鸟嘴征。**如今 CT 是最简单和最准确的诊断方法。**

因为存在很大的盲肠坏死风险，**我们首选右半结肠切除术**，并会紧急进行。如果发生坏疽且患者状况欠佳，我们会做双腔造口而不是一期吻合术。是的，本书以前的版本提到了选择盲肠固定术甚至管式盲肠造瘘术——这些选项已不是主流。然而，腹腔镜下腹膜后固定术已经作为一种成功的替代方案，但仍有争议。

五、急性假性结肠梗阻

这也被称为 Oglivie 综合征。William Heneage Ogilvie（1887—1971）不仅是一位伟大的英国外科医生，还是一位敏锐的外科格言家。例如他说过："个性化的统计是所有不良教育的基础，它们要么太好而不真实，要么太真实而不美好。"

坦率地说，这是一个令人沮丧的局面。患者身体虚弱并伴有严重的合并症，通常被转诊进行外科会诊，以从内科或骨科的其他亚专科中"排除肠梗阻"。在床旁，你会看到一个虚弱的患者，腹部严重膨胀。外科团队的到来会引起患者及家属的关注，他们担心需要进行（另一次）大手术。幸运的是，这可能不是必要的。

没人知道这种综合征的确切病因（我们怀疑存在交感神经过度活跃使结肠麻痹），但我们知道将如何处理这类患者：

- 询问病史并检查患者（是的，我们知道这很老套）。
- 亲自进行直肠指检（"真性"梗阻直肠是塌陷的，而假性梗阻直肠是宽敞的，无法"触摸到两侧"）。
- 关注患者最近的实验室检查结果及液体平衡图表（脱水和电解质紊乱在这类患者中很常见，存在因果关系）。
- 做一些影像学检查来排除机械性梗阻。普遍是 CT 扫描，如果没有 CT 扫描，水溶性造影剂灌肠是一个不错的选择。
- 排除艰难梭菌结肠炎（可能很少引起腹胀且没有腹泻）。
- 寻找可能导致或延续急性假性结肠梗阻的病因（见表 25.2）。

表 25.2　急性假性结肠梗阻的致病因素
■ 脱水
■ 急性肾损伤（AKI）
■ 低钾血症
■ 低镁血症
■ 感染（通常是胸部或尿路）
■ 最近做过髋关节或脊柱手术
■ 腹膜后的恶性浸润
■ 药物

因此，你会发现患者已经在遥远的非胃肠外科病房住院一段时间了。**他们经常会存在另一个主要问题，如肺炎、尿路感染、重大关节重建或脊柱手术。**可能存在相关的轻度败血症、电解质紊乱和体液管理欠佳，可能伴有急性肾损伤。患者可能会有一段周期不定的排便不畅病史，但呕吐可能不是主要症状。

体格检查提示腹部膨隆但柔软无压痛，无肌紧张。直肠指检发现直肠扩张，通常有大量粪便，但未触及直肠肿瘤。腹盆腔增强 CT 扫描可明确诊断，需注意肾功能情况，是否允许注射静脉造影剂。**扫描通常会发现结肠全面扩张直至直肠，伴或不伴大量粪便。**如果怀疑存在真性梗阻，需要补充检查，如泛影葡胺灌肠或软式乙状结肠镜检查。有些同行认为泛影葡胺灌肠兼具治疗作用。我们怀疑他们是对的……

治疗

排除机械性梗阻后，做以下治疗：

- 纠正电解质紊乱，必要时静脉注射 Hartmann 溶液或含钾 / 镁的生理盐水。
- 停止使用任何可能影响肠道蠕动或有肾毒性的药物。
- 发现并治疗任何感染病灶。
- 给结肠放气。如同心脏，一旦结肠被拉伸到一定程度会失去正常的功能（结肠的 Cheetham 定律），导致液体和气体积聚。置入**肠管最初可能有帮助，但使用结肠镜放气更有效**（你可能需要重复这样做）。
- 刺激直肠排空。试试刺激性栓剂，如比沙可啶或磷酸盐灌肠。

大多数情况下，上述治疗将使假性肠梗阻在几天内得到解决。在难治性病例中，有两个额外的选项可以考虑：

- 静脉注射新斯的明。
- 气孔式盲肠造口术。

（一）静脉注射新斯的明

随机试验表明静脉注射新斯的明解决假性结肠梗阻的概率很高。尽管疗效惊人，但我们还没有如此成功的案例。我们发现许多假性梗阻患者存在新斯的明禁忌证（新斯的明有很多副作用）。如果你要给患者静脉注射新斯的明，我们建议进行持续的心电监护，因为往往会有严重的心动过缓发生。**给予 2mg 新斯的明缓慢静脉注射**，患者通常会感觉难受，流口水，心电监护轨迹可能会在可怕的时间内变得平坦。然后，如果你幸运的话，患者会放出一个巨响的屁，症状缓解。但如果你漏诊了机械性梗阻，患者可能会"爆炸"……

（二）气孔式盲肠造口术

在罕见的情况下，上述所有方法都失败了（包括反复的内镜下减压），说明你遇到了一个难治性假性梗阻患者。如果不解决这个问题，患者将因营养不良和呼吸窘迫而病情恶化。**此时，你应该考虑手术。**

微创入路是在右侧髂窝经肌裂小切口建立一个**气孔式盲肠造口**，你可以在局部麻醉下这样做（见第 14 章第 2 节）。扩张的盲肠会从切口冒出，你可以在盲肠上做一个切口并将肠壁与皮肤缝合（见图 14.5）。你不需要游离肠管或做一个正式的结肠造口——记住你所需要做的只是在结肠上开一个口让胀气排出。管式盲肠造口经常堵塞，效果不佳。

六、回顾

大肠梗阻通常会引起腹胀和完全便秘的症状。大多数患者的梗阻是由结直肠癌引起的。**你必须在术前排除直肠癌或假性梗阻**。通常手术可以推迟到第二天进行，但要注意闭袢性梗阻的患者（记住谁会出现闭袢性梗阻❶，为什么？），他们需要在几小时内进行手术以避免盲肠坏死和穿孔。

> "如果你不吃，你就不排便。
>
> 如果你不排便，你就会死！"
>
> —— Barry（Baz）Alexander

（周家华 译　周家华 校）

---

❶ 答案：回盲瓣功能正常的患者……

第 26 章

急性憩室炎

Simon Shaw，Mark Cheetham

> 英国人的憩室有着相当大的麻烦，因为没有人允许放屁！

—— Harold Ellis

憩室病（如同高血压病和肥胖症）在西方国家很流行，在那里，一些人的饮食似乎完全由汉堡、薯条和高糖饮料组成。憩室病以及胆结石和疝，对普通外科医生来说是面包和黄油，外科医生靠它养家糊口，赖以谋生。**在这一章中，我们将讨论憩室病的常见急性表现，并提供一些处理每种情况的小贴士。**

"憩室"这个词来自希腊语，意思是"一个臭名昭著的路边小屋"。结肠憩室是在血管进入结肠肠壁的地方，结肠黏膜通过结肠肌层形成的突起。**它们可以发生在结肠的任何地方，但最常见于乙状结肠，从不发生在直肠。**

憩室病在中年以上的患者中非常常见。嗯，很难找到一个"健康"的老年英国人或美国人，他的结肠里没有憩室（见图 26.1）。随着垃圾食品的流行，我们看到越来越多的 30 多岁的患者患有复杂的憩室病。它们在某些患者群体中甚至更常见，例如肥胖者、不爱运动者、老年人以及可能是在结肠镜检查名单上的任何一人！

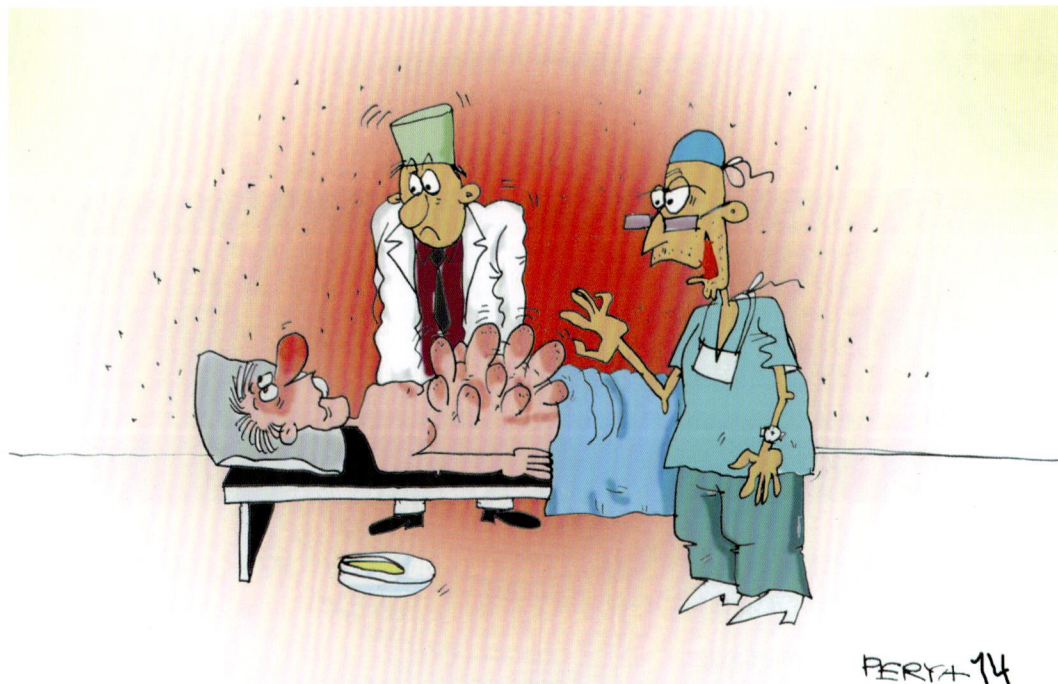

图 26.1 "我们应该切除哪一个？"

绝大多数憩室不会引起任何症状。在那些确实引起症状的患者中，有三种常见的急诊表现：

- 急性憩室炎或穿孔。
- 出血（见第 27 章）。
- 梗阻（见第 25 章）。

一、急性憩室炎

与急性阑尾炎一样，我们按照严重程度将急性憩室炎分为：

- **急性单纯憩室炎。**
- **急性复杂憩室炎。**
  - **局部穿孔伴结肠旁脓肿或盆腔脓肿。**
  - **非局限性穿孔。**

（一）急性单纯憩室炎

急性憩室炎在西方很常见，我们不相信一个外科医生不会立即识别出左髂窝疼痛、压痛和肌紧张、食欲不振、轻度发热和一定程度的便秘。再加上血中炎症标志物升高，应该很快就有了明确的临床诊断。

1. 是否进行影像学检查？

我们认为，对于没有不适的典型患者，不需要进行影像学检查。当然，也没有理由对复发性憩室炎又一次轻度发作的患者进行重新摄片。然而，我们的美国朋友告诉我们，他们的所有患者都会接受 CT 扫描，对病程进行记录和分期，并排除其他诊断。无论如何，在美国，这些患者在不通过影像扫描的情况下不能从急诊室转移到病房。他们称之为"防御性医学"。

然而，我们不要忘记，**有时乙状结肠会向右翻转并出现右侧髂窝疼痛和压痛，类似于急性阑尾炎**——您也不想对这些患者进行手术，是吗？类似的表现，伴有血性腹泻，可能预示着缺血性结肠炎的发作。当然，左髂窝疼痛还有其他原因（其中一些需要急诊处理，见表26.1）。

表 26.1　一些类似于急性憩室炎的疾病
■ 缺血性结肠炎
■ 炎性肠病
■ 结直肠癌穿孔
■ 腹主动脉瘤渗漏
■ 肾绞痛
■ 主动脉夹层

所以，每当临床表现不是典型的急性憩室炎，并且我们有一些怀疑时，我们可能会变得有点像美国人，并承认：**CT 扫描在这种情况下很有用，可以让疾病诊断变得准确**。

2. 如何处理急性单纯憩室炎？

许多急性单纯憩室炎患者可以在门诊接受口服抗生素治疗。然而，病情较重或不能耐受口服抗生素的患者最好入院并进行静脉注射抗生素（不需要告诉你使用哪种抗生素，对吧？）治疗。我们不限制这些患者的饮食，但许多人会觉得食欲减退，无论如何也不想吃太多。有人会告诉患者吃高纤维饮食并避免食用种子类食物。虽然有充分的证据支持高纤维饮食可以预防憩室病的发展，但我们不认为在急性发作后添加纤维饮食会降低再次发作的风险。还有种子？好吧，我们还没有遇到任何足够聪明的种子能主动寻找并寄宿在憩室中……

通过保守治疗，单纯性憩室炎通常会消退。**我们的惯例是在痊愈后约 6～8 周进行结肠镜检查**，因为癌症的发生率虽然很小（约 2%），但并非不可能。（我们确信，如果你在按服务收费的系统中工作，你的患者无疑将进行结肠镜检查。）

3. 单纯性憩室炎需要抗生素治疗吗?

长期以来，抗生素一直是憩室炎治疗的明确组成部分，似乎很难想象它们不会发挥作用。然而，越来越多的证据表明了相反的观点。那么，对实践有什么影响呢？我们建议，临床诊断为单纯性憩室炎且免疫功能正常的患者可以在不使用抗生素的情况下也能安全地进行治疗，前提是他们能够获得良好的医疗护理。对于其他患者（糖尿病患者或免疫抑制患者），我们将继续用抗生素治疗他们。但是请记住，这个话题也受到"跨大西洋分歧"的影响，这种分歧基于对诉讼和"未能"遵循大西洋另一侧所谓的"治疗标准"的恐惧——你知道是哪一方。

为预防复发而进行的择期、间隔期乙状结肠切除术怎么样？要有耐心，我们将在下文中讨论。

（二）急性复杂憩室炎

好的，现在我们进入问题的关键，你一直在等待的部分，**这些情况可能需要急诊手术处理**。

穿孔性憩室炎

如果你的患者比上述情况更严重，或者不仅仅是"局部压痛"，那么你将需要进行"强制性"CT 以确认诊断和分期。

我们认为，与阑尾炎一样，穿孔性憩室炎与单纯憩室炎相比是一个独特的情况。尽管如此，急性憩室炎的病症范围很广，这也反映在如何治疗不同临床情况的意见多样性上。Ambrosetti 分类（见表 26.2）基于 CT 表现，是关于如何治疗的指南。它在某种程度上类似于旧的 Hinchey 分类（见表 26.3），后者基于手术结果，并侧重于"复杂"病例。

表 26.2　憩室炎的 Ambrosetti CT 分类[①]	
中度憩室炎	局部乙状结肠壁增厚 结肠周围脂肪组织炎症
重度憩室炎	脓肿 肠管外游离气体 造影剂外漏

① Ambrosetti P, Becker C, Terrier F. Colonic diverticulitis: impact of imaging on surgical Management-a prospective study of 542 patients. Eur Radiol，2002，12: 1145-1149.

结合临床和 CT 结果，患者可分为：

- 单纯——"阴燃性"憩室炎。
- 结肠旁脓肿或盆腔脓肿。
- 弥漫性腹膜炎。

表 26.3　憩室炎的 Hinchey 分类法[①]	
分类	描述
Hinchey 1	结肠旁脓肿或蜂窝织炎
Hinchey 2	盆腔、腹腔或腹膜后脓肿
Hinchey 3	弥漫性化脓性腹膜炎
Hinchey 4	弥漫性粪水性腹膜炎

① Hinchey EJ, Schaal PG, Richards GK. Treatment of perforated diverticular disease of the colon. Adv Surg,1978，12: 85-109.

（1）单纯——"阴燃性"憩室炎

这意味着诊断为单纯性急性憩室炎的患者在保守治疗 3 ~ 5 天后没有改善。

考虑影像复查，以查看是否已经进展为复杂疾病，在这种情况下，通常可以通过放射引导穿刺引流来治疗（比如，如果存在局部积聚）。如果病情没有影像学进展，**请耐心等待，并尝试继续使用几天抗生素**。如果患者迄今为止一直在口服抗生素，那么他肯定必须静脉注射（尽管有些人对此表示怀疑，但对于肠道吸收功能正常的患者来说，静脉注射抗生素才是"更强"的药物）。此外，也要考虑根据血培养或当地微生物检测结果建议更换抗生素。**同时，警告患者如果在 48 ~ 72 小时内没有改善，则须考虑手术切除**。在这种情况下，我们会考虑在几天内择期进行乙状结肠切除术以获得源头控制；是否切除及是否一期吻合，我们将在下文讨论。

也有一些患者在服用抗生素后似乎痊愈了，但停药后又复发了。**我们认为这是阴燃性憩室炎，正确的做法是进行手术切除**。

（2）结肠旁 / 盆腔脓肿

当急性憩室炎表现为局部、包裹性穿孔时，临床表现往往与非穿孔性憩室炎难以区分。我们记得，在 CT 检查前的美好时光里，许多此类患者仅用抗生素就能成功治疗。现在呢？

- 当 CT 显示一个小的结肠旁脓肿时，不要高兴得太早。**直径小于 4 ~ 5cm 的脓肿仅应用抗生素即可消退，但可能需要长达 2 周的长疗程。**
- 较大的脓肿需要引流。如果可能，这应该由放射科医师行经皮穿刺引流。

（3）弥漫性腹膜炎

如果有弥漫性腹膜炎的临床和 / 或影像学特征提示腹腔播散性污染，应考虑手术治疗。即使在这种情况下，也存在疾病严重不同程度的患者，从"病情轻微"到危重的粪水性腹膜炎。

请牢记：CT 上仅存在游离气体并不是手术的绝对指征。在"情况较好的患者"中，乙状结肠周围有少量气泡，甚至横膈膜下有少量游离气体，你可以尝试保守治疗，只要它们不是明显的"脓毒血症"并且它们的腹部症状是局部的。我们经常用抗生素和 MICLO 治疗这组患者（MICLO，随机应变）。

二、急性憩室炎的急诊手术

　　手术方法应个体化，并取决于当前疾病的不同阶段、患者的一般状况、外科医生在结肠手术中的经验以及提供重症监护的设施和人员的可用性。

—— E·John Hinchey

让我们回顾一下急性憩室炎手术的适应证：

- 难治性"单纯性"憩室炎（"阴燃性"憩室炎）。
- 局部穿孔伴结肠旁或盆腔积液（不可经皮穿刺引流治疗）。
- 弥漫性化脓性腹膜炎。
- 弥漫性粪水性腹膜炎。

所以，当你决定对急性憩室炎进行急诊手术时你有哪些选择？（见图 26.2）。

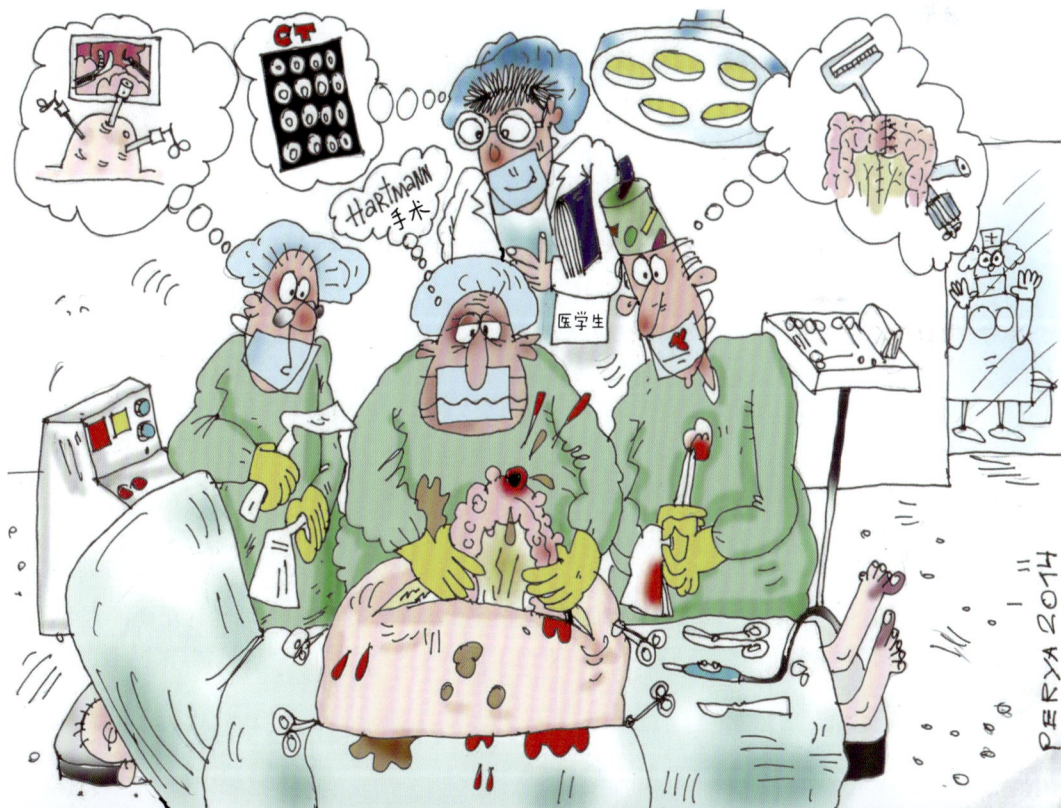

图26.2　主任医师认为："做 Hartmann 手术。"第一助理认为："做切除吻合。"第二助理认为："应该做腹腔镜腹腔灌洗。"医学生（戴大眼镜的）："为什么你没做 CT？这对抗生素有反应。"

　　我们在表 26.4 中总结了各种情况和急性憩室炎等级的手术选择方案。你可以看到有各种各样的情况，从单纯的蜂窝织炎到粪水性腹膜炎，对于如何处理每种情况，意见同样广泛。

　　在这里，我们将提出我们的意见，如何为你的患者定制"最佳"手术方案，如下：

- 乙状结肠切除而不做吻合。

- 乙状结肠切除术，吻合 +/– 一个分流造口。
- 腹腔镜灌洗（不切除）。

临床情况	Hinche 分级	Ambrosetti 分级	手术方案
表 26.4　急性憩室炎急诊手术治疗的建议方案			
阴燃性憩室炎	1	中度	<ul><li>不建议</li><li>择期憩室切除伴一期吻合</li></ul>
局部穿孔憩室炎伴结肠旁、盆腔或腹膜后积液	2	重度	<ul><li>放射引流</li><li>腹腔镜引流</li><li>切除吻合（+/ – 失能造口）</li><li>Hartmann 术式</li></ul>
化脓性腹膜炎	3	重度	<ul><li>腹腔镜冲洗</li><li>乙状结肠切除伴一期吻合 +/ – 预防性造口</li><li>Hartmann 术式</li></ul>
粪水性腹膜炎	4	重度	<ul><li>Hartmann 术式</li></ul>

（一）无吻合的乙状结肠切除术（Hartmann 手术）

该术式的优点是避免了吻合口漏的风险。

Hartmann 手术的典型适应证是游离穿孔导致粪水性腹膜炎的急性患者。

Hartmann 手术被一些人认为是"容易的手术"，因此可能会让没有经验的外科医生做。这可能导致 **Hartmann 三联征**的厄运：直肠残端破裂、深部感染和结肠造口缩回。确保手术由有足够的手术经验的医生来做以避免这种情况的发生。我们希望我们能提供一些技巧和窍门，让这个手术更容易，让你灵巧地用一只手解剖游离乙状结肠，同时还能露出胜利的微笑并与麻醉医生 / 手术护士聊天。实际上，这是一种困难的、出汗的、经常让你忍不住脏话连篇的手术，其伴随着严重炎症、粘连的结肠似乎粘在任何东西上，以及有增厚、缩短的结肠系膜。由于肥胖是急性憩室炎的已知风险因素，手术就更难做了……

施行 Hartmann 手术的一些技巧：

- 做一个长的正中切口——你需要良好地暴露手术视野，并且你可能（虽然不是经常）需要解剖脾曲。
- 首先开始游离降结肠。
- 继续游离乙状结肠到直肠上部，并看到健康的组织（你希望！）。
- 结合使用钝性分离（像"**指捏法**"一样）和锐性分离来完成这些解剖。
- 你不需要彻底切除每一个憩室——切除穿孔的部分和任何"发硬"的肠段，并确保你在切除的两端都有柔软的肠道。
- 用切割缝合器关闭直肠残端，以降低残端瘘的风险（顺便说一句，如果你愿意，你可以缝合封闭直肠残端）。
- 极少情况下，如果直肠残端非常脆弱，则使用荷包缝合将 30F Foley 导尿管系在直肠残端末端。将导管从下腹壁引出。我们还将在盆腔放置一个大口径引流管（是的，我们知道一些编者会认为这是不必要的）。

- 顺便说一句，Henri Albert Hartmann（1860—1952）是法国巴黎的外科医生。

当我们与患者及其家属讨论计划中的 Hartmann 手术时，我们通常会宣称这是"临时结肠造口术"。但在现实生活中，这些患者中只有不到一半被评估认为可以恢复肠道连续性，后者是与并发症发生率显著相关的重要手术。**请记住：Hartmann 手术可以挽救生命。但它迫使患者接受结肠造口术或再次进行有潜在并发症发生率的重大手术。所以不要轻易选择。**

（二）乙状结肠切除伴吻合术，有或无分流造口

该术式的优点是避免了造口并发症的发生，并避免了 Hartmann 手术后再次手术的困难。**在以下情况下，我们会考虑一期吻合术：**

- 患者的总体状况相对较好。（他很可能活下来，但愿不会发生吻合口漏……）
- 局部条件允许：Hinchey 1 或 Hinchey 2 和有选择性的部分 Hinchey 3 腹膜炎患者。不包括粪水性腹膜炎。
- 全身情况允许（例如，患者凝血功能完好且没有营养不良）。

由于大多数需要急诊的患者都患有弥漫性腹膜炎，因此我们很少有机会进行一期吻合，这一点不应感到惊讶。那些处理过很多这样病例的医生肯定是在给本来应该保守治疗的患者做手术……

显然，你会知道所有关于做一个好的结直肠吻合的技术规则：无张力，良好的肠管灌注和良好的吻合技术（见第 14 章）。

你是否应该增加一个近端造口来降低吻合的"高风险"？我们有时也会这样选择。如果"切除加吻合术"进展顺利，你也不用太担心，那么我们就不会再加造口了。

请记住，当患者口服肠道准备剂时，这和选择性前切除术是截然不同的情况；相反，在这里结肠会被粪便填满，你的分流改道将不太有效。所以，如果你要进行造口，或许值得考虑术中行结肠灌洗（我们在前一章大肠梗阻中已经详细讨论过了，见第 25 章）。

（三）腹腔镜灌洗（不切除）

十多年前首次报道了急性憩室炎的腹腔镜灌洗，最初它显示出巨大的前景。它具有明显的优势，可以避免造口和吻合口瘘的风险。缺点是脓毒症的源头没有完全清除，部分患者需要后期进行手术切除。如果在最坏的情况下能将患者的手术切除推迟到以后的择期手术中，这也是一件幸事！

我们会考虑对 Hinchey 2 或 Hinchey 3 急性憩室炎患者进行腹腔镜灌洗。**我们认为这对 Hinchey 1 型病患者没有意义，对粪水性腹膜炎患者无效（后者需要 Hartmann 手术）。**

在腹腔镜探查中，你首先探查有炎症的结肠。通常你会看到一个穿孔的脓腔并且没有通向结肠的开口。有时你看不到腔，只有发炎的肠道。**如果你没有在结肠上看到一个明显的洞，拜托，千万别四处去找！** 换句话说，除非你打算切除结肠，否则不要轻易地移动结肠。大多数情况下，你只会看到发炎的结肠和部分脓腔，在这些情况下，你将冲洗腹部所有四个象限和盆腔直到清洁干净，然后在脓腔或结肠附近放置一个圆形的 19F Jackson-Pratt 引流管，通过耻骨上鞘卡将其引出。引流的目的不是引流整个腹腔，这是一个"不可能完成的任务"，而是引流任何你可能遗漏的结肠穿孔。然而，事实是，我们几乎从未见过，因化脓性腹膜炎而行腹腔镜灌洗后从这些引流管排出的粪便，原因是这种情况下的穿孔很小，而且会迅速自封，这就解释了为什么灌洗是成功的……**在极少数情况下，当你看到结肠穿孔时，应考虑进行切除。**

在灌洗后请仔细观察这些患者。他们的病情应该在 24～48 小时内得到改善。仍然有"脓毒症"的患者不要拖延——他们必须做手术切除。

到目前为止，你可能已经意识到，与其他许多人一样，我们仍然不能完全确定腹腔灌洗在穿孔性憩室炎中的作用。似乎主要作用是在弥漫性腹膜炎患者中，这些患者因腹腔内脓肿破裂而产生广泛的脓液，他们都需要手术，但许多人可以避免行肠造口。另一方面，在我们看来，灌洗的非选择性使用主要在本可以接受保守治疗的患者中取得成功。然而，当患者在保守治疗中好转得不够快时，灌洗肯定会有一些作用，能促进，甚至可能加速康复。同时，它避免了一些结肠造口术，但如果"灌洗"失败，可能仍然需要这样做。抱歉，这里没有太多科学判断……你可以根据当地情况考虑此选项。

三、腹腔镜结肠切除术怎么样？

腹腔镜结肠切除术治疗急性憩室炎存在争议。由于粘连和组织解剖平面的丧失，即使是选择性憩室切除术也可能非常具有挑战性。如果你是一个技术神童，我们确信急诊腹腔镜乙状结肠切除术对你来说是可行的。**让患有复杂性憩室炎的脓毒症患者取头低脚高位数小时是否合适则是另一回事了**。对于这些患者来说，决定结果的是脓毒症的程度，而不是手术入路的创伤。然而，当手术成功时，你应该感到自豪，因为你已经显著降低了手术部位感染和切口疝的风险。

对我们这些进行了大量择期腹腔镜结直肠手术的医生来说，在这种情况下，开腹手术似乎也是最安全的。

四、关于憩室瘘的几句话……

最常见的瘘是膀胱瘘（结肠膀胱瘘）或阴道瘘（结肠阴道瘘）。在某些情况下，结肠可能会瘘至皮肤、子宫、输卵管、小肠甚至结肠的另一段。通常对此类瘘进行评估和择期治疗，切除乙状结肠憩室瘘的起源部位。

但是，偶尔你可能不得不对结肠阴道瘘或结肠膀胱瘘的患者进行急诊手术。如果在急性穿孔后立即形成结肠阴道瘘，患者的阴道会突然排出脓液、血液和粪便，在大多数情况下，这种情况会很快停止。然而，如果瘘较大且持续存在，则粪便会继续从阴道排出。如果发生这种情况，我们会进行（腹腔镜）回肠造口术以引流粪便，在急性期趋于平稳的几个月后，切除有问题的肠段。

结肠瘘很少需要急诊手术，除非发生在持续性尿毒症的移植患者（尤其是肾移植患者）中。早期分流或切除可阻止粪便流入膀胱。对于最初使用抗生素有效的患者，我们会让他们维持 6～8 周的抗生素治疗，直到进行"择期"手术。

五、解决急性发作后：选择性间期切除

大多数急性憩室炎患者对保守治疗有反应。据估计，其中约有四分之一会复发。这被喜欢开刀的外科医生解读为需要进行择期手术的指征，**而对于更保守的外科医生来说，这表明大多数患者不需要手术**。你属于哪一类？

根据传统，第二次（或第三次）发作被认为是择期乙状结肠切除术的指征，尤其是针对年轻患者。然而，这种方法也受到不少研究的质疑，这些研究表明，**与未接受手术的患者相**

比，接受这种选择性间期乙状结肠切除术的患者在症状上并没有好转。

一般而言，初次发作往往会使情况复杂化——出现游离穿孔、脓肿形成或瘘管。**反复发作往往是相对良性的并且对治疗有反应。**

合理的治疗方法应根据以下要点进行个体化治疗和择期切除：

- 多次反复发作和频繁发作，严重影响生活质量。
- 长时间的"阴燃性"发作，患者从未真正完全康复。
- 复杂性憩室炎发作后，例如经皮穿刺结肠旁脓肿。
- 免疫功能低下的患者（例如肝移植后）极易发生游离穿孔。
- 发生结肠纤维化狭窄并伴有结肠梗阻症状/体征的患者。
- 发生瘘的患者。

我们所说的"个体化治疗" ❶**，是指你不应该固执己见。**因此，即便是一个30岁的青年男性在去年遭受了5次发作后也应该接受手术，而一个80岁的老年女性有几次轻微的发作却没有必要手术。一位90岁的男性接受了憩室脓肿的经皮穿刺引流，可以在不切除乙状结肠的情况下继续生活。

当然，有些人的意见可能与我们的意见大相径庭。在他们的"现代"观点中，他们可以进行腹腔镜乙状结肠切除术，而不是机器人乙状结肠切除术，这一事实证明乙状结肠切除术就像"在公园里散步"那样轻松，适应证应该放宽。属于哪个阵营……取决于你自己。

六、其他形式的急性憩室炎

虽然乙状结肠憩室炎在我们的日常实践中很常见，但应牢记其他形式的憩室炎：

- 随着"西方社会"大量消费垃圾食品，我们看到越来越多的年轻的结肠**泛憩室病**患者，病变从直肠乙状结肠交界处延伸至回盲瓣。其中一些在**右侧或横结肠出现急性憩室炎，**症状可能类似于急性胆囊炎或急性阑尾炎。
  诊断的关键是腹部 CT 扫描发现局限性结肠蜂窝织炎。这避免了不必要的手术和进行结肠切除术的可能，因为他们几乎都对抗生素的保守治疗有反应。
- **"孤立性"盲肠憩室炎。**这是一种不同的疾病：主要发生于男性的年轻患者，盲肠内有1个或2个憩室，但远端没有憩室。一年发作一次或两次，你会看到患者出现你认为的"典型"急性阑尾炎症状，但在手术中你会发现一个大小不一的盲肠炎性肿块或蜂窝织炎。游离穿孔和弥漫性腹膜炎并不常见。不过**只有当你不做 CT 检查时，这种不幸才会发生在你身上。在 CT 上，一位好的放射科医生应该能够区分盲肠憩室炎和急性阑尾炎。**如果是这种情况，你可以保守治疗，因为这些患者对抗生素的反应与乙状结肠憩室炎患者完全一样。当然，在保守治疗的患者中也有复发性盲肠憩室炎的报道。然而，许多来做手术的患者，要么是因为没有做 CT，要么是因为 CT 检查结果被误认为是急性阑尾炎。**手术时如何做，取决于术中的情况（即看起来有多糟糕），**从憩室切除（将线性吻合器放在憩室底部，包括健康的盲肠壁，并击发）到盲肠部分切除（同样，使用吻合器对准，注意不要缩回到回盲部交界处）。有时，当憩室位于回盲瓣附近时，用手工切除并缝合盲肠孔更安全。没有意识到这种情况或不能识别这种情况的外科医生通常会轻易地进行右半结肠切除术。

---

❶ 当难以抉择时，Hartmann 术式是您的朋友！

　　为了完整起见，让我们在这里提一下，**空肠憩室病**患者很少发生急性憩室炎。这些患者常出现全身炎症体征以及腹部中央的局部腹膜炎体征。**诊断以及随后的非手术治疗和抗生素治疗（通常有效）的关键是 CT 扫描**，CT 可以显示炎症肿块累及空肠一段及其肠系膜。如果被迫手术，你需要做的只是节段性小肠切除和吻合术。

七、结语

　　从整体来看，我们对急性憩室炎的手术做得太早了，做了太多的 CT，进行了太多的经皮穿刺引流，切除了太多的结肠，做了过多的结肠造口，对太多的患者进行了择期再手术，用了太多的抗生素治疗，进行了的随机对照试验太少。我们需要了解什么是对的，什么是错的。

　　"在非洲的中心，你很难会看到急性憩室炎病例：因为那里的人们还没有像我们一样吃垃圾食品。"

（周家华 译　周家华 校）

第 27 章
下消化道大出血

Ghaleb Goussous，Mark Cheetham

> 腹腔出血就如同草船着火，你需要立刻飞奔过去处理。
>
> —— Jeffery Young

> 最终，要阻止所有出血。
>
> —— Anon

在本章节中，我们不再讨论那些出现少量直肠出血的病例，因为我们知道你能够轻而易举地处理这样的患者（见第 28 章）。这里，我们将会讨论那些肛门大量出血的罕见病例。

我们都知道当我们接到急诊室的会诊电话，要我们去诊治一个"直肠大出血"的患者时，那是多么令人沮丧的时刻。然而，幸运的是，我们前去会诊时发现患者并没有出现大出血。刮过胡子的人都知道，一滴血会把整个水槽染成红色，血滴在马桶里也一样，它"看起来"好像是大出血性的。

一、症状和定义

下消化道出血（LGIB）表现为新鲜的或褐色的血液从肛门流出（又名便血）。解剖学上，下消化道出血属于屈氏韧带以下的出血。临床上，出血症状只有经过外科医生检查明确后，才交由消化内科医生做进一步的处理治疗——正如我们所知，这并不是一个坏主意（除非这发生在午夜）。

然而，下消化道大出血并没有统一的定义。有人认为，下消化道大出血是一种需要输注 4 个单位以上的红细胞或患者的血红蛋白（Hb）浓度降低到 60g/L 或更低的出血。

其实，我们认为血红蛋白浓度并不是很有用，因为其会被稀释且大多数时候我们并不知道患者平时的初始血红蛋白浓度。从一开始就准确"估计"出患者所需的输血量是相当困难的，而实际的输血量应该根据患者输血后的反应做出判断。年轻患者可能比服用降压药的老年患者需要更少的输血来弥补同样的失血。**简而言之，如果失血造成一定程度的血流动力学不稳定，那这种出血很有可能就达到了大出血的程度，这需要引起你足够的重视。**

现在，更详细地说，患者的个人体征也很重要。因此，在以下特殊情况时，你也应该认真对待出血：

- 有合并症的老年患者（>60 岁）。
- 持续严重出血。
- 服用"抗凝药"的患者。

这类患者应住院观察，以及明确病因，如下文所述。

二、病因

肠憩室和动静脉畸形（AVMs）是下消化道大出血最常见的两个原因，且难分上下。你可能还记得在医学院课本上，憩室导致出血往往比 AVMs 更常见。**憩室出血多见于左侧消化道，而动静脉畸形多见于右侧消化道。**AVMs 被认为与心脏瓣膜疾病有关，因此要提高警惕，检查这些患者是否服用抗血小板药物或抗凝血药物。

我们就不详细介绍引起便血的原因了（见表 27.1）。相反，我们将重点讨论如何处理下消化道大出血的常见病因。

表 27.1　下消化道出血的病因

下消化道大出血的病因

■ 憩室病

■ 动静脉畸形

其他病因

■ 炎症

- 炎性肠病（溃疡性结肠炎和克罗恩病）
- 感染
- 缺血
- 放射性肠炎

■ 肛肠疾病

- 痔
- 肛裂
- 肛瘘

■ 赘生物

- 结肠癌或直肠癌
- 息肉

■ 医源性的

- 异物
- 息肉切除术后［特别是经过内镜下黏膜切除（EMR）或内镜下黏膜下剥离（ESD）等微创手术后］
- 吻合口出血

■ 小肠疾病

- Meckel 憩室
- 小肠肿瘤

三、处理：复苏—定位—止血

（一）初步评估和早期处理

当你前去会诊大出血患者时，首先要确保采取了充分的复苏治疗。你不会想让我们再唠叨复苏的基础知识吧。只是，**根据经验，一般要用血制品补充失血量，而避免使用盐水过度复苏**。我们通常给有严重消化道出血的患者静脉注射一剂氨甲环酸。记住凝血因子和红细胞一样需要补充。

在早期阶段，最重要的是确定患者是否正在接受抗凝治疗。如果是，那首先要使患者的凝血功能恢复正常。服用新型口服抗凝剂（NOACs）的患者与使用老式华法林的患者相比，恢复正常的凝血功能非常棘手。目前，大多数新型的抗凝药物都没有解毒剂（除了达比加群酯），因此很难逆转。在对任何使用抗凝药物的患者（特别是使用新型口服抗凝剂的患者）的处理过程中，让血液科医生参与进来是十分明智的。

当你完成了紧急的复苏以后，你需要仔细询问病史，彻底检查患者，进行直肠指诊和直肠镜检查，以排除肛门直肠原因（图 27.1 和表 27.1）。（不要笑，我们曾经见过因为痔出血而误做了结肠切除术的病例。）

如果检查呈阴性或结果不确定，那这时候确定出血是源自下消化道大出血还是从直肠流出的上消化道大出血是至关重要的（见第 16 章第 2 节）。**所有消化道大出血的患者都必须放置鼻胃管，这有助于诊断**。没有人会指责你过于谨慎，但如果你切除了患者的结肠，出血并没有停止，从回肠造口处继续流出血液，那你就要承担责任了。插入鼻胃管并冲洗胃部，如果你吸回的液体里没有新鲜或褐色的血液，那么大出血的源头就极不可能在上消化道。然而，如果不能可靠地排除上消化道出血，则必须进行上消化道内镜检查。

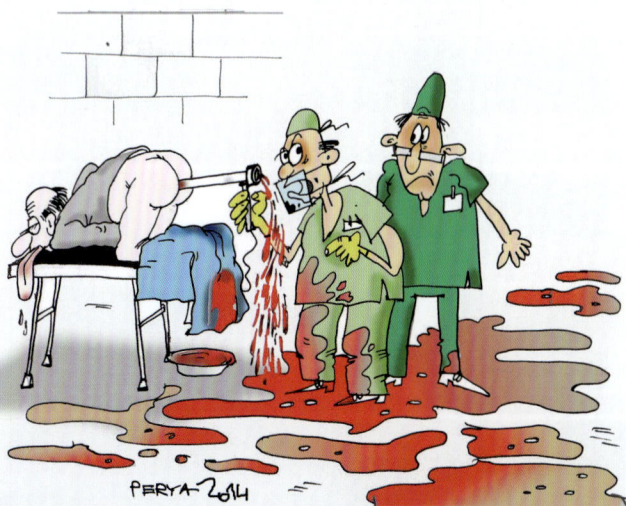

图 27.1 "嗨，你确定这些都来自直肠吗？"

在复苏初期之后，你应该判断患者是否有反应——大多数人都会这样做。然而，如果患者的循环正在崩溃，则需要把他们转移到手术室或（最好）血管造影室，在那里有足够的麻醉支持。

（二）出血部位

有点像买房，在这种情况下有三个优先事项：位置，位置，位置。

定位出血的来源对于后续最佳的治疗至关重要。如果可以避免的话，你不会想要切除整个结肠，对吧？

你可以通过患者的临床病情（患者最近做过手术吗？还是新发的出血？）以及依靠医院的诊疗能力（主要是熟练的内镜医生和介入放射科医生）从而找出出血点。在顶尖医院里行之有效、全天候可用的诊疗方案，可能并不适用于其他医疗资源较差的医疗机构。接下来，我们总结了现有诊断方法的优缺点。然而，执业外科医生需要一个简明的方案进行诊断，如图 27.2 所示。

简要说明如下：

- 如果患者出现直肠出血，而事先没有任何干预，我们会先做 CT 血管造影检查。
- 在结肠镜检查或结直肠切除术后出现大量直肠出血的患者应直接进行结肠镜检查。

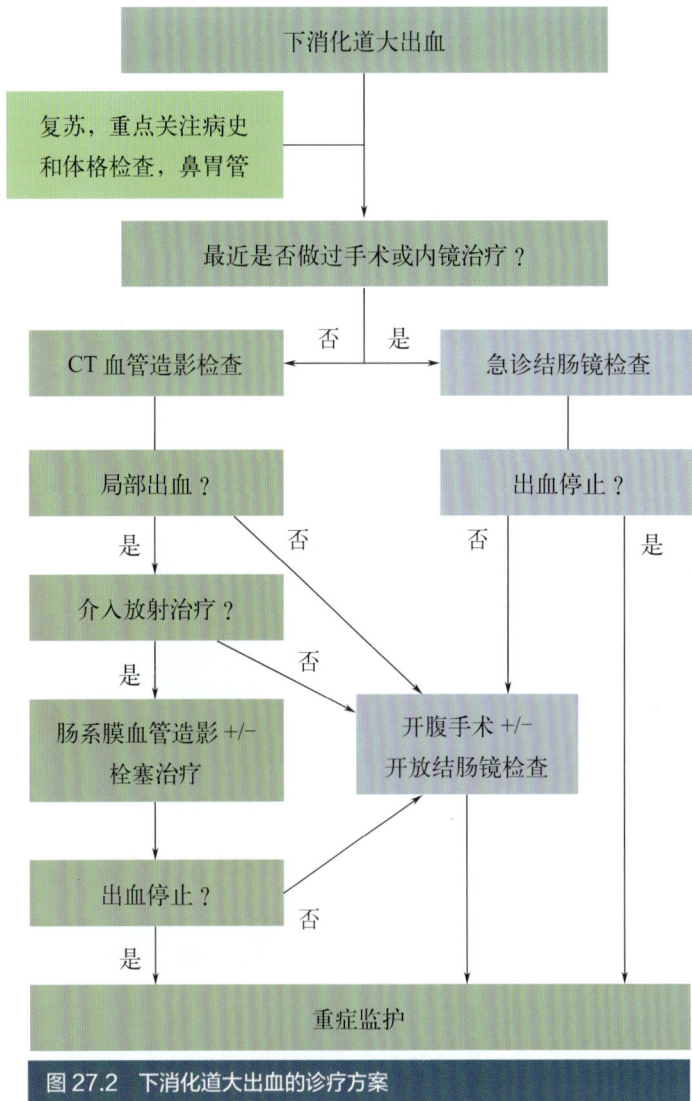

图 27.2 下消化道大出血的诊疗方案

（三）CT 血管造影（CTA）

如果患者病情相对稳定，即使是低血压的状态，我们也会选择做 CTA（腹主动脉瘤破裂都有时间做 CT 扫描，对于消化道出血没有理由不做 CT 检查）。CTA 既快又准确。**如果出血够快的话，CT 扫描就有可能确定出血的位置（对比剂填充出现龛影，肠壁高度强化或增厚），进而指导后续的治疗，包括手术、内镜或放射学治疗**。即使 CT 扫描没有定位到出血位置，该 CT 扫描图像也能够提供可能的病理及范围等相关重要信息。我们相信你会同意进行 CT 检查，特别是当 CT 图像显示广泛的门静脉曲张或转移性恶性肿瘤时，这时你会很想知道 CT 检查的结果。

（四）放射性核素扫描

在大出血的情况下，标记红细胞的放射性核素扫描收效甚微，因为这种检查既耗时，又不能定位出血血管。因此，这时我们不建议选择行放射性核素扫描检查。并且，在这种紧急情况下，安排相关工作人员以及放射性核素的后勤工作是大多数医院无法做到的。**然而，放射性核素扫描检查对于病情稳定的缓慢出血患者是有效的，因为它能显示出血速度慢的出血**（低至 0.1mL/min），而 CTA 能显示出血速度更快的出血（约 2mL/min）。当然，对于 Meckel 憩室的诊断，放射性核素扫描是一项有用的检查，它可以在表型为典型的砖红色直肠出血的病情平稳患者中识别出异位胃黏膜的憩室。

（五）紧急结肠镜检查

紧急结肠镜检查是诊断和治疗出血患者的一个高效的辅助手段。我们建议对任何下消化道大出血患者进行结肠镜检查。在我们看来，结肠镜检查尤其有用，应该成为最近接受过结肠镜检查或手术干预的出血患者的首选治疗方案。

下消化道大出血行结肠镜检查的建议：
- 我们强烈建议请医院最有经验的结肠镜医生进行结肠镜检查。
- 如果患者病情平稳，可在专门的内镜室进行，那里设备药物齐全［如夹子、肾上腺素、氩等离子凝血（APC）等］。如果患者病情不稳定或暂时不稳定，我们会在手术室或血管造影室进行结肠镜检查，这时只要提供麻醉保证即可。
- 我们建议使用压力泵（一种机械喷水装置）来冲洗血块，并帮助识别出血点（使用注射器加压通过结肠镜上的通道喷出的水几乎没有用）。
- 使用磁性内镜成像系统（如奥林巴斯的 ScopeGuide），可以帮助显示内镜镜身在结肠中所处的位置，因为我们都知道，很难对镜身在腔内所处位置做出准确判断，特别是在视野不好的时候。
- **对于急性出血患者，检查前显然不可能进行肠道准备**。这时，我们更愿意在未进行肠道清洁的肠子中进行结肠镜检查。其实，血液本身就是一种极好的清洁剂，在进行结肠镜检查时，通常发现结肠中并没有固体杂质（粪便）。
- 然而，如果时间允许且患者病情稳定（即缓慢出血），可以通过鼻胃管给予大量的泻药（如聚乙二醇），进行肠道准备，这可能会改善视野。但要注意这可能会导致液体丢失以及引起低血压。但目前没有证据表明，与非出血患者相比，出血患者进行肠道准备会导致更多的不良事件发生。

下消化道大出血行结肠镜治疗的建议：
- 如果患者在之前的结肠镜检查后出血，实施该检查的内镜医生应该在场。

- 以前的息肉切除部位的出血通常可以用夹子（如果无蒂息肉已经被切除了），或在有蒂病变的残余蒂周围应用圈套器来控制止血。
- 结肠吻合口新发的出血最好的止血方法是使用内镜金属夹或注射肾上腺素。一定要小心，因为这是新吻合口！
- 在出血点上金属夹或套圈之前，慎用电凝暂时控制出血点（对于吻合口处的出血一定要谨慎）。
- **如果出血是由憩室引起的（最可能的原因）**，那么我们将尝试从底部夹住出血血管，如果看不到出血血管，我们将会注射肾上腺素。
- **肠道血管发育不良引起的出血更难控制**，我们选择氩气刀电凝技术进行治疗。如果没有氩气刀电凝技术，则在出血点注射肾上腺素也可以有效止血。
- 如果发现并处理了出血点（或未处理），**最好在出血点的远端注墨标记肠段，以便在手术时可以确定相关的病变肠段**（这需要清楚地记录在报告中，特别是当外科手术医生不是进行结肠镜检查的人时）。我们也会放置一个金属夹进行标记，以防后续需要进一步诊疗（内镜或血管造影）或最终需要手术治疗。

（六）介入放射治疗

现代的介入放射室如同手术室一样。如果患者大出血，我们希望患者能到这里来进行诊疗。在这治疗患者就如同进行外科手术一样，这意味着在治疗过程中，麻醉医生和外科医生也都在场。介入放射医生将专注于手术技术方面（识别并栓塞出血点），而麻醉医生则确保患者得到充分的复苏。你（外科医生）的职责是协调工作，并为诊疗方案做出决策。**当患者出现活动性出血时是识别出血点和止血的最佳时机**，所以当出血发生时要让患者和放射科医生立即（也就是今晚，而不是明天早上）前往介入手术室进行相关诊疗。

一旦患者进入介入手术室治疗，并确定了出血部位，那么就应该尝试栓塞供血血管。最常用的栓塞材料包括金属圈、微线圈、聚乙烯醇和凝胶泡沫。通过介入引导下微导管对出血的血管进行精确的定位并进行栓塞。这种方法治疗憩室出血的成功率约为 85%，且复发率较低。而栓塞治疗 AVMs 的成功率较低，并且术后再出血的风险高，达到 50% 左右。

如果血管造影定位了出血点，但进行血管栓塞未能成功止血，则需将患者送至手术室，进行相应的肠段切除，并根据患者的生理状态以及合并症情况，进行一期肠吻合或造口术。

栓塞成功后，可考虑原位留置导管 24~48 小时，以便需要再次介入时更容易进入该部位。如果再出血，便可通过留置的导管输注血管升压素或进行栓塞。

栓塞的主要并发症为：插入导管鞘进行血管造影时造成的股动脉损伤（最常见的是假性动脉瘤）；使用造影剂造成急性肾损伤（发生率为 10% 或更低）；或者栓塞造成肠缺血坏死。行选择性血管造影后发生肠管缺血是十分少见的，这时可给予静脉注射抗生素以及观察病情变化。如果患者病情发生恶化或持续出现缺血症状，这时应进行积极的干预。**在栓塞治疗后我们会密切观察患者 3 天，以确保他们没有发生缺血的症状**。穿孔的发生率极低，并且它是不应该发生的。

（七）外科手术

当患者已经输注了第五或第六个单位的血后，并且患者也进行了介入或内镜下止血治疗，但出血仍没有停止，那是时候把他带到手术室了。

幸运的是，大多数的下消化道大出血都不需要外科手术治疗，但如果其他治疗方法（内镜、介入）都失败了，并且患者的生命体征一直都不稳定，那准备好要赶快进行剖腹手术了。要清楚，这个时候，你将会面对一个病情很糟糕的患者，他已经输注了大量血液，介入治疗时，身上已被穿刺戳满了孔，并且还使用了大量的升压药。现在，这种患者需要的则是一个快速救命的外科手术。

出血患者最好的手术治疗方案是在内镜或血管造影准确定位出血点后进行肠段切除。如果未找到出血点（不确定出血是从哪里来的……），那么全结肠切除加回肠末端造口术是首选手术方案。

> **如果你不能 100% 确定结肠出血的准确具体位置，那么就不要冒险盲目地进行结肠段切除。任何没有明确定位出血的盲目结肠节段切除都是在拿患者的生命和健康做赌注。**

将患者置于截石位，**进行刚性或柔性肛门镜、直肠镜和乙状结肠镜检查**。只需花几分钟检查直肠和肛门，这将避免你犯可怕的错误（如上所述）。**记住，从肛管上部和直肠下端流出的血会反流到直肠乙状结肠连接处，所以不要被在该部位发现的新鲜血液所迷惑。**

如果仍然不知道出血的来源，你别无选择，只能做正中切口进行剖腹探查（抱歉，腹腔镜没有作用）。系统全面地检查腹腔，并顺着小肠和大肠寻找出血点。在小肠中发现的血液是不可能来自结肠的。**专门寻找那些常见的病因，如 Meckel 憩室或肿瘤。**

如果你怀疑出血来自小肠（例如，非新鲜血便或者剖腹手术时见到小肠腔内充满血），看不到或感觉不到出血源，此时可以考虑在**术中行肠镜检查**。要做到这一点，需要在手术室里准备一个上消化道内镜，并将内镜放入腹腔镜相机套筒中（那么你至少需要两个人来操作——一个绝对无菌的外科医生控制放置上消化道镜头端，而另一个未进行消毒，相对污染的医生操控上消化道镜进行检查）。如果你在肠镜下发现出血点，那就切除出血的这段小肠。

如果你认为结肠是罪魁祸首（它通常是），你便可以开始处理它。但不要试图做序贯钳夹肠管来寻找准确的出血点，这样做既费时又不准确。着手游离出所有的供血血管，这使你能够完成全结肠切除。**如果患者需要较大量的输血，那就不要尝试加做回肠直肠吻合术，因为术后会发生肠漏！**

现在简单讲一下节段性结肠切除术，如果你确定出血点的位置，应该切除多少：

- 如果出血点是在左侧肠道，并且出血是憩室病引起的，我们会像对待憩室病患者一样进行切除。切除出血部位及远端至直肠上段的部位。是否进行吻合术或 Hartmann 手术，请自行判断。
- **右半结肠切除术**对于盲肠或升结肠部位出血是足够的。对于那些横结肠出血的患者，我们会做扩大的右半结肠切除术。那么做回结肠吻合术还是回肠造口术？请自行判断。

四、下消化道大出血的其他特殊病因

（一）恶性肿瘤

结肠癌或直肠癌常见症状是出血，但很少引起大出血。直肠癌可能伴有其他症状，可通过直肠镜检查发现。对于出现大出血症状的结肠癌，最佳的治疗方法就是手术切除。

直肠癌的情况则不同。急诊直肠切除术是一项艰巨的任务。此外，在现代直肠癌手术中，往往是为了明确肿瘤分期以制定合适的新辅助治疗方案。由于这些原因，在采取直肠癌切除手术之前，我们会极力尝试止血。

内镜下电灼术不能控制的直肠癌出血，通常必须在手术室处理。如果肿瘤位于直肠远端，则应经肛门入路，对出血点进行烧灼或缝合。如果不能通过这种方式止血，那么用浸泡肾上腺素的纱布压迫直肠出血点，这几乎总能控制出血。我们为此使用了阴道填塞物，并发现这通常能止血，从而允许进行选择性切除。最终，直肠肿瘤出血的最佳治疗方法是切除肿瘤，如果通过上述方法不能阻止出血，则需要紧急切除。**如果急性出血可以停止或减缓，那么新辅助放射治疗将能防止慢性出血发生，防止再次大出血，并避免急诊行肿瘤切除。**

（二）炎性肠病

克罗恩病或溃疡性结肠炎的最初表现为出血是非常少见的，同样这些疾病也很少导致下消化道大出血。大多数患者都有炎性肠病病史，如果他们确实因炎性肠病出现大出血，则首选的治疗方法是全结肠切除加回肠造口术（见第 24 章）。**由炎性肠病导致的大出血，则表明治疗失败，应由病理学家来搞清楚原因**。确保出血不是由感染性疾病导致的，尤其是间歇性的出血。

（三）缺血性肠炎

缺血性肠炎（见第 24 章）可以表现为急性大量出血，但它通常都是慢性出血。诊断步骤如上所述。但如果这些患者病情相对稳定，也可行 CT 血管造影帮助诊断。结肠缺血可能与肠系膜血管功能不全有关，血管造影可能有助于明确这一点。手术时只需要切除结肠缺血部分！当然，要造口！

（四）肛门直肠疾病（也可见第 28 章）

肛门直肠疾病会造成大量出血，可能难以控制。**如果你的患者因直肠远端或肛门出血而出现了低血压症状，这时你需要暂时控制出血，可将 30mL 的球囊 Foley 导管置入直肠，将球囊充气从而压迫肛门**。这样可以暂时压迫止血，从而保障患者进入手术室进一步治疗。当你把患者送到手术室时，可以让一位医学生或住院医生保持球囊压力。**我们使患者保持俯卧折刀体位**，这能使你更容易地吸走血液，视野更清晰，从而能更好结扎出血点。

（五）放射性直肠炎

前列腺癌或宫颈癌放射治疗史有助于你诊断出这些患者。有时出血很快，可能需要采取烧灼或缝合进行止血。通常，简单地按压就能止血，但对于大出血则需要缝合。如果出血来自高位直肠，可能需要采取内镜治疗。**局部甲醛**治疗放射性直肠炎导致的不太严重的出血效果良好，但对大量出血则不起作用。对于使用福尔马林治疗的轻微出血患者，可能需要多次涂抹，我们在办公室使用肛门镜和大型棉签敷贴器和 4% 福尔马林进行涂抹。凝血技术也可用于放射性直肠炎出血治疗。**氩气刀**在结肠镜检查中的应用已取得了一定的效果。

最后……

- 大多数下消化道出血可自行停止。
- 下消化道大出血被定义为屈氏韧带以下出血，并且需要输血 4 个单位以上。（哦，好吧，还有其他"定义"。）
- CT 血管造影快速简单，可准确定位出血点。

- 至少要做过上消化道内镜检查和乙状结肠镜检查后，再考虑进行开腹手术。
- 如果你能确定出血的位置，就做肠节段切除术（在这种情况下要仔细考虑是否做肠吻合）。
- 如果不能确定出血部位，就做结肠全切除加回肠末端造口术。

> 注意：在下消化道出血中，切错一侧结肠是很难堪的。当出血点在肛门直肠或小肠时，切除任何一段结肠都是可耻的。

> "陷入昏迷的患者能直接报复无能的外科医生的唯一武器就是出血。"
>
> —— William Stewart Halste

（周家华 译　周家华 校）

第 28 章

肛门直肠急症

Mark Cheetham and Simon Shaw

如果城市排水系统有缺陷，我们将深受其苦。

—— William A. Lane

我们知道，严格来说肛门并不属于腹部器官，但急腹症也常伴随肛门疼痛。所以，我们在此阐述肛肠急症的相关内容。

大多数人不会太在意肛门，但当它出现问题时，会出现不同程度的疼痛等不适。对大多数患者和医生来说，任何肛肠问题都归因于痔疮。而似乎只有普外科医生对肛肠疾病有所了解。在本章节中，我们将帮助你成为一名优秀的肛肠专家。

一、评估患者

听取患者诉求可节省很多时间。肛门疾病的症状通常较少，但都具有一些共性，这意味着在对患者查体之前通常仅通过病史就可初步诊断。大多患者会出现肛门疼痛（如图 28.1）、便血、肛旁肿痛或流脓血水等症状。疼痛的特征及是否周期性疼痛是诊断肛门疼痛病因的重要依据（如图 28.2）：

- 逐渐加重的搏动性疼痛，并伴有肛旁包块，很可能是**肛周脓肿**。

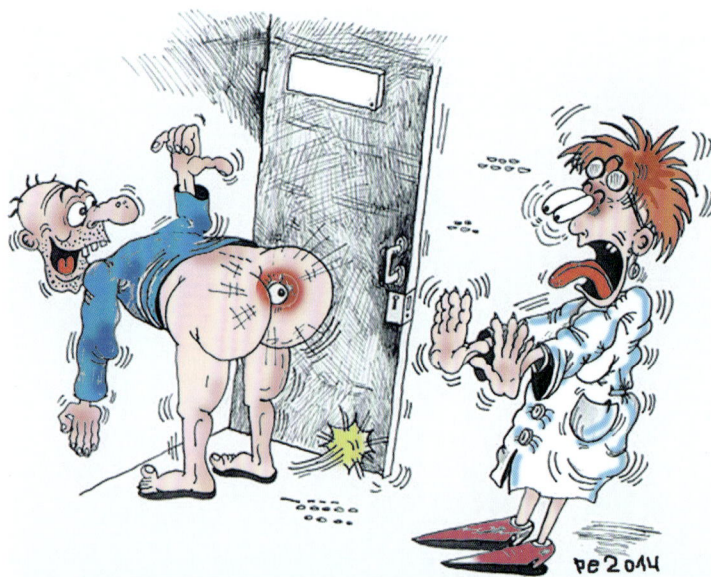

图 28.1 "我知道我肛门疼痛，请帮帮我！"

- 排便时剧烈疼痛，常伴有便血，是典型的**肛裂**。
- 疼痛在几天内好转，并伴有肛门肿物隆起，这是**肛周血肿**（大洋彼岸称"血栓性外痔"）。
- 肛门肿物脱出，疼痛难耐，是**内痔嵌顿**所致。

二、查体

检查体位通常采取左侧卧位。**除非想让患者踢你的头，否则不要马上戴着手套做肛门指检！**首先充分暴露肛周，进行肛周视诊，然后用双手轻轻打开肛门，查看是否有肛裂。肛门疼痛明显时，常无法进行指诊和肛门镜检查来辅助诊断。尽管可以在手术室采用全身麻醉或椎管内麻醉以避免疼痛，但局部大剂量使用利多卡因凝胶并等待几分钟，可减轻疼痛。

在某些情况下可以选择局部麻醉。如急性肛裂下注射几毫升利多卡因可完全消除疼痛。局部麻醉的操作方法，请参见（如图 28.3）。同时阴部神经阻滞可以减轻痔切除术后的疼痛。

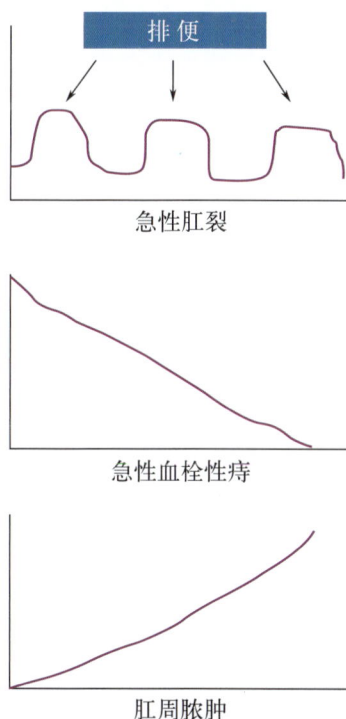

图 28.2　急性肛门疼痛的类型

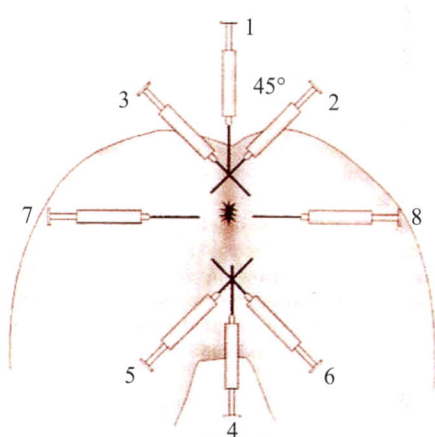

图 28.3　肛周局部麻醉。患者选择合适体位，选择合适麻醉剂（我们喜欢将短效麻醉剂和长效麻醉剂联合使用），将 5mL 的麻醉剂注入肛门括约肌间沟，即外括约肌周围。然后在不拔除针头的情况下，45° 倾斜在肛门两侧重复注射（步骤 1、2、3）。第二次注射在前侧同样采用扇形注射（步骤 4、5、6）。最后，在 3 点钟和 9 点钟位置按照类似模式再注射两次（步骤 7、8）（由 Luis A. Carriquiry 教授提供）

三、肛裂

肛门疼痛最常见的病因是肛裂。肛裂的疼痛常使患者终生难忘，大多患者认为这是他们经历过最大的疼痛。这种疼痛通常是排便时疼痛明显，有时疼痛会持续数小时，且疼痛有时不仅在排便时出现，坐着或走路时也会出现。所以当患者的主诉是疼痛时，我们首先应考虑是否是肛裂。**然而，肛裂时直肠出血很常见。通常有一个极具特征性的病史（可作为"诊断"），即排便时肛门疼痛明显且伴有手纸染血**（"医生，我排便时就像拉碎玻璃一样"）。

如果你怀疑患者有肛裂，不要急于做肛门指诊，先视诊。患者采取俯卧折刀位（或侧卧位），充分暴露肛门，在大多数情况下，这时你可以看到肛裂。常见的肛裂（约 90%）位于肛门后侧，即位于肛门 6 点钟方向，但也可能位于前侧（约 9%），前侧肛裂在女性中更为常见，可能与分娩有关。如果患者有无痛性肛门溃疡、侧裂或多裂，需要警惕这可能不是普通肛裂（可能是性传播疾病、克罗恩病或皮肤病）。如果你看到侧裂，请小心其他原因引起的肛裂！（请参阅表 28.1 了解"继发性"肛裂的病因。）

表 28.1　肛裂的其他原因
■ 炎性肠病
■ 感染
■ 艾滋病
■ 癌症
■ 外伤

我们将肛裂分为急性肛裂和慢性肛裂。二者在临床表现上有所不同：

- **急性肛裂**患者会出现短暂（几天左右）的剧烈疼痛。通常肛门会有剧烈的压痛，可能无法完成查体。如果患者可以承受，在肛门检查中会看到从肛门皮肤延伸到齿状线附近黏膜的线性撕裂，没有前哨痔或肛门内括约肌肌纤维暴露。

- **慢性肛裂**表现为较长时间（至少 6 周）的疼痛和便血。疼痛和肛门压痛没有那么严重，这也使查体更容易，也就是说，如果动作小心且轻柔检查就可进行。慢性肛裂通常伴有前哨痔和肛乳头肥大。甚至当慢性肛裂较深时，裂口底部可见肛门内括约肌肌纤维。

在诊断出"良性"肛裂时，除非你想折磨患者，否则不需要进行肛门指检。当然，如果你不确定是否有肛裂时，肛门简单的暴露引起的肛门痉挛和疼痛也会使视诊难以进行，尤其是对于肥胖患者。当觉得需要进行肛门指诊或肛门镜检查时，可以涂抹一些 2% 利多卡因凝胶在肛门边缘压痛明显的部位，静置几分钟。这常常可以为肛门指诊或肛门镜检查提供足够的麻醉。

肛裂的治疗

原发性肛裂是由肛门括约肌痉挛引起的，俗称"紧屁股"。因此，所有疗法都旨在降低肛门括约肌张力并解除痉挛和疼痛的循环。

1. 急性肛裂

大多数肛裂都是急性肛裂，尽管这些肛裂非常疼痛，但绝大多数会在几天内自愈。

肛裂初期治疗可口服纤维补充剂和大便软化剂使大便质软通畅，同时温水坐浴和外用乳膏（例如 2% 地尔硫䓬或 0.2% 硝苯地平乳膏）来降低肛门括约肌张力。三硝酸甘油酯（GTN）软膏也可有效治愈肛裂，但因其经常引起头痛而使用受限。

> 偶尔，你会遇到因为肛门疼痛而尖叫的患者。你的任务就是打断疼痛 - 痉挛循环；肛裂引起疼痛，疼痛导致括约肌痉挛，反过来又增加疼痛。可使用细针在肛裂下方局部注射几毫升麻醉剂（例如 Marcaine®/ 布比卡因），疼痛会立即消失，肛门痉挛也会随之消失，而此时患者就能忍受肛门指诊。使用大剂量的局部麻醉凝胶作为润滑剂，可以轻轻扩肛，但不要试图进一步扩肛。继续上面的……（Moshe）

2. 慢性肛裂

如上所述，大约一半的慢性肛裂可以通过保守治疗治愈，疗效取决于患者的依从性及其肛门括约肌的痉挛程度。

（1）保妥适®注射

在某些情况下，我们担心永久性大便失禁的风险，特别是在女性（肛门括约肌较短）和之前接受过肛门手术的人群更易发生。这类患者可以考虑暂时使用保妥适®注射来降低肛门括约肌张力。

将保妥适® 在 3 点钟和 9 点钟位置注入肛门括约肌。使用的剂量在各个文献中有所不同。我们使用 50U 的肉毒梭菌素，混合在 2mL 的生理盐水中。保妥适®注射在临床上常使用 25 号针头注射，无需局部麻醉。在英国，我们经常在麻醉下注射保妥适®，并将其与前哨痔或肛乳头肥大的切除以及肛裂基底部的切除术相结合。这些患者中的一小部分可能会出现注射后大便失禁。但是，这将在大约 6～8 周内随着保妥适® 逐渐代谢而消失。这种方法可以治愈大约四分之三的肛裂，但是当括约肌张力恢复到基线时，大约四分之一的患者可能会复发。

（2）肛门内括约肌侧切术

肛门内括约肌侧切术可治愈约 90% 的肛裂并立即缓解疼痛。肛门括约肌高张力患者大便失禁的风险很小；然而，多达 20% 的患者可能难以控制排气（有些患者不会注意到这一点！）。侧切切口多位于 3 点钟或 9 点钟方向，可以通过开放或闭合切除来完成。根据肛裂的长度调整括约肌侧切的长度是很重要的。**不要将内括约肌侧切长度达到齿状线，因为这会显著增加大便失禁的风险**。如上所述，对于女性患者进行肛门内括约肌侧切术要十分谨慎，我们将在其他治疗方法无效时才会考虑此手术方式。

需要注意的是**慢性括约肌间脓肿**，通常其会有一些脓性分泌物，而且有些与慢性肛裂症状非常相似。关键是在指诊时，肛管后方可触及一豌豆大小的肿块，常被误认为是肛裂所在的位置。脓肿均需切开治疗，软膏等药物治疗都无济于事！

四、痔疮急症

（一）肛周血肿

肛周血肿经常被美国的同行们称为"血栓性外痔"。肛门边缘有一特征性的小包块，质地稍硬、淡蓝色、圆形、压痛明显。如果在症状出现后不久（比如最多 3 天左右）看到这种情况，注射少量利多卡因然后切开肿块，血肿（实际上是血凝块）就很容易被排出。而在几天后就诊的患者中，血凝块可能变得粘附并且不容易脱落；此时我们常建议保守治疗。无论血凝块是否排出，症状在几天后都可以得到缓解。

（二）急性内痔嵌顿

家庭医生普遍认为，内痔不会引起急性肛门疼痛。在大多数情况下，当患者告诉你他痔疮疼痛时，您通常会认为他患有急性肛裂，但也有例外，**如急性内痔嵌顿。**

内痔嵌顿通常发生在Ⅲ期或Ⅳ期内痔的患者中。由于肿胀和血栓形成，脱垂的内痔无法回纳而引起剧烈疼痛，并且坐卧难安。检查时，你会看到脱垂的内痔（这就是前面所说的疼痛痔疮）——色蓝，有黏膜坏死，像烂葡萄一样。

包括我们在内，大多数外科医生都会先采取保守治疗，因为他们意识到切除过多组织会带来肛门狭窄等风险。如果手术，患者会有疼痛，需要时间恢复；如果不手术，患者同样会有疼痛，并且需要时间来恢复。**无论如何他们都有疼痛，为什么要手术呢？**

保守治疗可以在一周左右使肿胀减轻；如果需要，我们可以考虑选择手术。保守治疗包括：卧床休息（臀部抬高）、强效镇痛、通便药、局部应用地尔硫草乳膏以缓解肛门痉挛及温水坐浴。**在早期阶段，用纯白糖覆盖脱垂的组织非常有效。**具有吸湿性的白糖可以迅速减少组织水肿，收缩脱垂组织，可配合手法复位。让患者俯卧，在绞窄的部位倒上大量白糖，直到饱受疼痛折磨的肛门看起来像一个覆盖着糖霜的蛋糕。必要时重复坐浴，肿胀消退的速度会快到使你难以想象。

如果你比较莽撞，可能会想把这些患者直接带到手术室，但很可能会造成严重后果……

（三）痔切除术后出血（以及其他肛门手术）

我们已经在下消化道出血的章节（第 27 章）中对此进行了阐述。这里只需提醒，出血在直肠内积存会导致外科医生严重低估出血的程度！

五、肛周脓肿（以及相关肛瘘）

"一个未经训练的外科医生使用瘘管探针比大猩猩用机枪更危险。"

—— Robin Phillips

肛周脓肿患者主诉特征性的、进行性的肛门搏动性疼痛，而且肛缘肿胀；如果脓肿破裂，会有脓性或血性分泌物。**重要的是要注意患者是否做过肛肠手术或是否患有克罗恩病，这可能会改变治疗方法。**警惕疼痛和脓毒血症征象，**有些患者如果脓液积聚于括约肌间、肛管后或肛提肌上，包块不能被肉眼所见或触及，如果不做影像学检查或手术，很难显示出来**。对于这类患者，我们提倡在术前进行影像学检查，如下所述。

如果想成功地治疗肛周脓肿，必须了解其病因、病理和解剖。**大多数患者患有"特发性"肛周脓肿，它是由 12～20 个肛腺之一感染引起的，位于齿状线水平的括约肌间平面。**阻塞的导管使脓液在括约肌间平面积聚，如果这种情况没有得到改善，脓液的聚集可能会扩散，最初是在括约肌间平面向尾侧扩散，可能导致在肛缘出现明显的（"浅表"）脓肿，而向头侧扩散则会导致盆底以上的积聚（肛提肌上脓肿）。如果最初在括约肌间的脓液穿透肛门外括约肌，则会导致**坐骨直肠窝脓肿**。另一种需要注意的感染传播模式是"马蹄形"，也就是指脓液在坐骨直肠窝、**括约肌间平面或肛提肌上间隙内**的圆周内蔓延。

检查时患者一般取左侧卧位，首先检查是否有肿胀、破溃的窦道或既往手术瘢痕。坐骨直肠脓肿通常表现为臀部一侧的肿胀。接下来是触诊，用戴手套并润滑的食指轻轻触摸肛缘，但要谨慎，肛周脓肿会出现压痛和波动感，最后做直肠检查。但**在这种情况下，事实上直肠**

检查可能不会给你带来更多信息。如果已经决定做手术，可以跳过这一步，在麻醉状态下进行。例如，有些括约肌间脓肿的患者会因为剧烈的疼痛和括约肌痉挛而拒绝直肠检查。

在大多数情况下，不需要任何影像学检查。将体格检查与手术探查相结合，就足以确定解剖结构，并使你能够设计手术入路。**如果你不能看到、感觉到或定位脓肿，那么就需要进行横断面成像**。最好的检查是磁共振，尽管紧急情况下可能在大多数医院中不容易安排。CT 的准确性较低，但在紧急情况下，它会帮助你找到问题所在。

（一）治疗

我们认为，最好在全身或局部麻醉下进行肛门直肠脓肿引流，这样可以更好地检查，对患者来说也更舒适。当然，在门诊或急诊室里，局部麻醉下可以引流表浅的肛周脓肿，但这非常痛苦！应一如既往地为患者提供各种选择，这些选择主要受个人或医院的限制。

患者采取的体位似乎是一个地理问题。在英国，大多数肛门手术是取截石位，这可以提供较大的手术空间并允许外科医生坐着。在美国通常使用俯卧折刀位，这可以很好地暴露肛门直肠前侧；但如果是全身麻醉，会导致患者偶尔的呻吟！（英国人喜欢坐在两腿之间；美国人更喜欢站在臀部近侧。）

首先，在治疗之前，评估一下情况：

- 脓肿与括约肌是什么关系？
- 有明显的肛瘘吗？
- 有马蹄形脓液积聚的证据吗？（直肠指诊马蹄形脓肿会感到坚硬，就像骨头太多一样，坐骨直肠窝的马蹄形脓肿经常见到。）
- 是否有既往肛肠手术瘢痕？
- 是否有克罗恩病的证据？

评估后才开始引流：

- 在波动最明显处**做一切口**并排空脓液。一般情况下，如果可能的话，我们在外括约肌外选用弧形切口（但是在治疗括约肌间脓肿时，需要向肛管方向做一放射状切口）。确保皮肤切口足够大（与脓腔一样长或一样宽），以充分引流脓液，并破坏腔内的任何小房。我们认为没有必要做十字交叉切口或切除部分皮肤，除非它是坏死组织和需要清创处理。
- **马蹄形脓肿**需要特别注意，确保充分引流（"就像一条小鲨鱼咬了屁股"）。其起源于肛门后间隙感染，并向一侧或两侧坐骨直肠窝扩散，**始终存在后位肛瘘**。治疗包括通过肛管后的一个长弯曲切口，广泛打开受累的坐骨直肠窝和肛门后间隙。原发性肛瘘需要以后择期处理。
- 为了充分**引流括约肌间脓液**，需要切开肛门内括约肌（即做内括约肌切开术，就像治疗肛裂一样）。
- **肛提肌上脓腔**应通过经肛缘入路进入直肠。一般来说，**不要切开任何骨骼肌**（肛门外括约肌或肛提肌），但如果需要，可以切开平滑肌（肛门内括约肌或直肠肌）。止血后结束。
- 在手术结束时，**用布比卡因对伤口进行浸润**。通常不对这些伤口进行包扎，除非需要止血。如果皮肤切口足够，就不需要引流管。

（二）手术结束后

术后，大多数患者可以在当日或次日出院。定期包扎肛周脓肿伤口是没有必要的，而且会延迟愈合。另一种方法是指导患者在淋浴或洗澡时用肥皂水清洗伤口。**多达半数的肛周脓肿患者后期会发展为肛瘘**，要么对这些患者进行随访，要么确保他们如果有瘘管发生，可以很容易地联系到医生。

如果发现了肛瘘该怎么办？在急性期，我们不会对肛瘘进行太多的探查，因为解剖结构是扭曲的，而且组织脆弱，即使对经验丰富的瘘管外科医生来说，这也是一个高风险的情况。然而，如果有明显的经括约肌瘘管，如果你有能力，插入一个松弛的引流管，而不是在此时切开瘘管。

（三）看不到或触不到的脓肿

这些患者表现为进行性、钝性肛门直肠疼痛。在检查肛门时，视诊无异常情况。在直肠触诊中，会有压痛，但没有明显的"肿块"可以定位。造成这种情况的原因有两个：

- **肛管后间隙脓肿**。这些病例很难诊断和识别，但如果怀疑，需要在麻醉状态下进行检查，以确定和引流这些脓肿。**术前 CT 扫描（MRI 扫描更好）有助于提供诊断和引流路径**。手术时取截石位，进行肛门镜检查，然后通过一根宽口径探针进入齿状线水平的肛管后间隙。一旦吸出一些脓液，通过切开内括约肌进入脓腔，然后将手指探入腔内。对于孤立的肛管后间隙脓肿，不要在肛门和尾骨尖之间的皮肤上做反切口。**这是因为经直肠引流可以避免以后形成"高位"肛瘘，而这种情况总是在经皮肤引流后发生**。

- **括约肌外瘘**。这种瘘管通常不是由隐匿性腺体感染引起的。相反，通常继发于腹腔内病变，在肛管直肠环（例如来自阑尾炎或憩室炎）水平形成盆腔深部脓肿。**确诊需行 CT 检查。如果不符合 CT 引导的引流路径，可以经直肠进行引流**。有时还需要通过剖腹手术来清除这些脓液的感染源。

六、肛周克罗恩病

肛周克罗恩病的感染并发症可表现为多种疾病谱：从孤立的肛周脓肿到有多个脓腔和瘘管损坏肛门。**在急性期只是排出脓液**。在麻醉条件下进行检查，并充分引流脓液。如果在手术时发现肛瘘，将一个松弛的引流管插入瘘道。这些患者需要与消化科专家保持密切联系，许多患者需要尽早使用英夫利西单抗（Remicade®）以保留肛门。

七、会阴坏死性筋膜炎（Fournier's 坏疽）

坏死性会阴感染可能是被忽视的肛管直肠感染所致，但也可来自创伤、皮肤感染和尿道器械操作。尿道来源意味着 Fournier's 坏疽——这个命名已经被错误地扩展到整个范围。**但是比病因更重要的是及时诊断和治疗**。

这些患者通常患有糖尿病、过度肥胖或免疫系统疾病。革兰氏阴性菌、厌氧菌和链球菌的协同作用导致感染沿浅筋膜和皮下平面迅速播散，并继发皮肤缺血。疼痛可能是首发症状，但也不一定。**会阴肿胀、捻发音、局部压痛和皮肤红斑，随后是坏死，是其典型症状**。

不需要进行 X 线或 CT 检查，除非怀疑扩展到腹膜或腹膜后组织。**只有及时治疗才能防**

止致命的演变；应该包括支持性护理，大剂量静脉注射抗生素以对抗需氧菌和厌氧菌，并及时进行手术清创，这是治疗的主要方法。

坏死的皮肤必须切除，但随着筋膜和脂肪坏死的进展，通常需要大的皮肤切口，以便彻底切除浅表筋膜和脂肪组织，直到发现有灌注良好和可存活的脂肪。如果感染延伸到会阴部肌肉，就必须按照相同的标准切除它们。在第一次手术时尽可能多地进行清创，要计划随时将患者带回手术室，直到你确信感染得到控制。不要担忧未来皮肤及组织的重建，这应该留给整形外科医生。但如果有必要切除阴囊皮肤，可以将睾丸包裹在腹壁或大腿的健康组织中，这样对睾丸损害较小。

> 所以，把所有发臭的、黑的、灰色的或坏死的组织清除掉，不管伤口有多大、有多可怕。并且反复做，必要时多次做。最终它将全部发红，形成颗粒状肉芽，直至收缩和愈合。

仍然存在两个有争议性的问题：结肠造口术的必要性和高压氧的使用。大多数医生认为，即使肛门不在正常状态，转移性造口通常也是不必要的。然而，当持续的粪便污染不容易管理时（如大小便失禁、护理设施差等），应考虑近端粪便转移。基于氧自由基对厌氧菌的作用，有些医生强烈建议使用高压氧，但仍然存在争议、烦琐和昂贵等问题，因此不能被认为是"标准"的必要组成部分。最终，手术刀应该是向伤口提供氧气的工具。

八、直肠全层脱垂

大家知道，直肠全层脱垂有两种主要急性表现：

- 最常见的急性表现见于老年患者（通常来自疗养院），其脱垂的时间很短，只有一天左右。在这种情况下，最好使用糖疗法，在渗透辅助下减少脱垂：在脱垂处撒上一磅糖，在你结束查房前让患者坐在上面。当你回来时，糖会吸收脱垂处的水肿，症状很容易减轻。（需要注意的是，你确实需要具体说明所需的糖的剂量，上次我们尝试这个方法时，让护士去取一袋糖，她只带着一小袋 5g 糖回来了！）一旦脱垂已经减轻，可择期行手术治疗，无论选择什么手术方式。我们通常对以下的情况进行手术。
- 幸运的是，第二种情况比较罕见，即脱垂呈坏疽性或无法还纳。在这种情况下，必须直接对脱垂的直肠进行紧急切除。在我们医院，这意味着要做 Altemeier 手术（经会阴直肠乙状结肠切除术），而这需要一定程度的结直肠手术的经验。如果你没有这样的经验，建议你要么寻求帮助，要么将患者转院。

九、肛门直肠创伤

肛门直肠创伤最有可能发生在被袭击（刺伤或射击）、刺伤或骑自行车摔倒之后。

显然，在重大创伤的情况下，最初并不关注肛肠损伤（你可能知道，"创伤 ABC"的 A 并不代表臀部！）。

多年来，治疗直肠损伤的原则包括结肠转移性造口、直肠冲洗术和置入骶前引流管。然而，如今更加灵活。如何处理这些损伤取决于损伤的部位、类型及患者的一般状况：

- 腹膜反折以上的直肠损伤可通过剖腹手术处理，正如对"早期"非破坏性结肠损伤所做的一样，缺损被清创和缝合。如果缺损较大，可能需要考虑进行直肠切除术，然后再仔细考虑是行吻合术或行 Hartmann 手术。

- 直肠 / 肛管下段损伤可以经肛门进入，通常可以缝合修复。如果不能充分关闭直肠下段的缺损，则增加结肠造口术。
- 对低位直肠损伤的肛门括约肌应进行清创和修复，并用精细的 PDS® 缝线缝合。对于严重的破坏性肛门损伤，只需清洁、引流和转移即可。将括约肌重建工作留给专家来做。保持皮肤开放。
- **袢式结肠造口不是强制性的，**但对于严重破坏性损伤、延迟出现或无法修补的直肠穿孔，应考虑袢式结肠造口术。

十、肛门直肠异物

所有的普通外科医生（应该）都有从直肠里取出异物的经历。以下是一些我们常见的异物：

- 一个双端阴茎模具（很难抓住）。
- 振动器（甚至仍在运行，我们让心脏科住院医生去会诊这位有新机器样杂音的患者……）。
- 水管泡沫保温材料。
- 破碎的玻璃。
- 浴缸塞。
- 各种水果和蔬菜，我们命名为"料理鼠王"。
- 手机。

虽然这些听起来有些好笑，但直肠异物的一个严重方面是，如果放置时间过长，可能会导致直肠出血、穿孔或梗阻。**以下是成功取出异物的建议：**

- 在取出前，结合临床检查和 X 线平片来定位并确定异物特征。
- 在做直肠指检时要谨慎小心（你不希望为肛门里有碎玻璃的人做直肠检查吧）。
- 如果可行，可以在急诊科尝试取出该物体，这样可以免去麻醉药和入院的所有麻烦。
- **如果在直肠内感觉不到异物，在不进行结肠镜检查或开腹手术的情况下就不太可能将其取出。**
- 考虑做一次未经准备的结肠镜检查以取出异物（如果你不做结肠镜检查，可能需要说服消化科医生进行）。准备好鼠齿钳和各种捕抓器，以便抓取物体。
- 振动器通常在底座上有一个开关，这可以成为夹子或内镜钳的握持点。

十一、总结

肛门直肠急症并不致命（除了坏死性筋膜炎和严重创伤），但它们对患者来说是一种真正的痛苦。知道如何及时简单地解决问题，对患者来说，你将是一个比做胰腺癌机器人手术还伟大的英雄。

必须意识到，以上你读到的大部分内容都和医学史一样古老。对你来说，那些看似新奇的东西已经被循环使用了几千年了。例如：

"肛周脓肿不应任其自行破溃，而应大胆地用非常锋利的手术刀切开，以便使脓液和腐败的血液流出。否则，一种叫作直肠的肠道就会破裂。因为那时它可能……形成瘘管。我还见过有些人的臀部一侧有 7~9 个溃口，其中一个贯通直肠。"

—— John of Arderne，1306—1390

痔疮的治疗："用手指尽可能用力将其挤出肛门，把烙铁烫红，烧灼痔核，直到它萎缩，这样不会遗留任何部分。"

—— Hippocrates，460？—377？ BC

（张波 译　周家华 校）

第 29 章

内镜的外科并发症

Ahmad Assalia，Anat Ilivitzki

> *如果太迷信新的治疗方法，首先你不会治愈你的患者；其次，你将没有患者可治。*
>
> —— Astley Paston Cooper

内镜检查术的并发症可以定义为在手术过程中或患者离开内镜检查室之前发生的即时并发症，或在手术后 30 天内发生的迟发性并发症。近年来，随着用于切除胃肠道病变的内镜技术［例如，内镜黏膜切除术（endoscopic mucosal resection，EMR）和内镜黏膜下剥离术（endoscopic submucosal dissection，ESD）］和其他内镜介入治疗（包括新一代支架、内镜超声介入治疗等）的出现，消化内科医生变得更加大胆。因此，我们应该会看到更多的内镜检查术后并发症患者出现在胃肠道门诊。

一、基本要点

- 在临床实践中，出现复杂情况的频率比书中引用的"美图"要频繁得多！
- 并发症发生率因医师的专业知识和经历的病例数量不同而不同。经那些仍在学习的，或那些永远在不断攀登的但是经验较少的内镜医生诊治的患者预计会出现更多的并发症。
- 当病理更复杂，并且使用内镜进行治疗性操作而不是诊断性操作时，内镜检查术并发症相关风险更高。
- 针对内镜检查术的并发症，**懂得什么时候不手术比什么时候手术更重要，**内镜检查术后出现出血和穿孔最好进行保守治疗。因为对于内镜检查术后并发症来说，如果无法确定穿孔或出血的来源，进行开腹手术也无济于事。

当被叫去会诊一位在内镜检查术后感到不适的患者时：

- **做好最坏的打算！** 在证明并非如此之前，假设患者有最严重的手术并发症。
- **优先考虑最常见的可能性！** 内镜检查术后立即发生的不良事件很可能是由内镜检查本身引起的。
- **无论是否需要手术干预**，都应将这些"感到不适"的患者转到外科病房。为了每个人的利益，特别是患者的利益，最好的环境是手术室，在那里可以对患者进行适当的监测和治疗。
- **对并发症的认识和早期处理是取得成功的关键。** 但是如果您不认识这种并发症，您就无法诊断它。
- **无论病因如何，应立即处理休克**，并为有明显腹膜炎表现的患者做好紧急剖腹手术或腹腔镜探查的准备。

- 一定要仔细阅读入院记录、病程记录和内镜报告。与患者及其管床医生沟通交流，并直接联系擅长内镜检查术的胃肠科专家（那里有许多关于并发症性质的线索），并亲自查看内镜检查时及之后拍摄的所有图像。

二、上消化道内镜检查的并发症

食管 - 胃 - 十二指肠镜检查（esophagogastroduodenoscopy，EGD）是一个相对安全、并发症较少的操作。几乎一半的严重并发症是心肺相关并发症，与误吸、低氧血症、血管迷走神经反射和心内膜炎有关。外科并发症概述如下。

（一）食管穿孔

颈段食管是穿孔风险最高的区域。危险因素包括颈椎前方骨赘、Zenker 憩室、食管狭窄和颈肋综合征。**大多数颈段食管穿孔发生在硬质内镜检查或软性内镜盲视野通过时**。胃过度充气引起的干呕以及内镜阻塞胃食管连接处，会导致食管贲门黏膜撕裂综合征（又称Mallory-Weiss 综合征）。

颈部疼痛、捻发音和蜂窝织炎都是高位食管穿孔的表现。由于厌氧菌的过度生长而迅速发展出现口臭。食管远端穿孔则会导致胸痛。颈部软组织 X 线和胸部 X 线摄片有助于早期发现颈部皮下游离空气、纵隔气肿和气胸或胸腔积液。

诊断可通过食管造影术或 CT 来确诊。首选使用口服水溶性造影剂后进行 CT 扫描，它将检测出微小的穿孔，并提供有关炎症的位置和穿孔进展程度等更多有价值的信息。食管镜检查能准确显示有临床意义的穿孔。然而，它可能会遗漏隐藏在黏膜褶皱下的微小穿孔，并可能将微小的穿孔转化为更大的穿孔。因此，内镜检查不被认为是主要的诊断工具，但在治疗中可以发挥作用。

食管穿孔的处理超出了本章的范围。如果可以的话，试着读一下这本书之前第四版中关于"食管急症"的第 15 章内容（给 Moshe 发邮件，邮箱地址为 mosheschein@gmail，他会给你一份那一章的副本）。

（二）食管 - 胃 - 十二指肠镜术后上消化道出血

这一点是按照第 16 章第 2 节中提出的原则来处理的。

（三）其他并发症

在硬化剂治疗以及食管静脉曲张结扎后，多达一半的患者会出现以下一种或多种症状：胸痛、胸腔积液、肺浸润性病变和菌血症（无穿孔）。

为治疗恶性食管狭窄而在**食管放置支架**可能会导致侵蚀、出血、移位、肿瘤植入并伴有复发性梗阻、食物嵌塞或由于支架穿过胃食管连接处引起反流而导致的误吸。菌血症在食管扩张术后尤其常见，因此应考虑预防性使用抗生素，以降低易感人群患细菌性心内膜炎的风险。

记住：大多数接受食管支架治疗的患者预期寿命较短，一般进行姑息性治疗即可。这可能包括多次进行食管 - 胃 - 十二指肠镜以达到减瘤目的或放置第二个支架。

三、经皮内镜胃造口术的并发症

经皮内镜胃造口术（percutaneous endoscopic gastrostomy，PEG）通常用来为老年患者和虚弱患者输注营养。在一些地方，似乎不允许患者在没有插入 PEG 留置管的情况下死亡！（没有必要用汤匙喂这个可怜的老伙计——所以现在护士有更多的时间盯着电脑屏幕。）**这是一项有创操作，并且 PEG 置管的并发症并不少见。**

（一）漏

这是目前为止最严重的并发症。它往往出现在手术后的头几天。临床表现从无症状的胃造瘘管漏到严重的腹膜炎和脓毒症。**原因是各种因素导致胃与腹内壁固定不充分或两者分离，特别是由于缝合张力过大而导致胃壁缺血和坏死。**

1. 临床特征

这取决于漏出的胃液或营养液是否仅在造瘘管的周围，还是漏入腹腔。如果渗漏进入腹腔，临床表现可能从因肠梗阻引起的轻度腹痛和腹胀发展到严重的腹膜炎和脓毒症。

2. 诊断

发现腹腔内出现游离气体并不具有诊断意义，因为 PEG 置管后，正常情况下也可能会出现 1～2 周时间的气腹。然而，腹腔内出现大量的游离气体是极不寻常的，这提示腹腔内存在问题。腹腔内漏应通过 PEG 造瘘管注入造影剂后在 CT 下对比观察。CT 能够反映渗漏的程度，以及腹腔内液体的量、腹膜炎、肠梗阻严重程度等。

3. 治疗

如果经过 CT 对比排除了腹腔内漏，那么 PEG 造瘘管必须"休息"——封闭 PEG 造瘘管。将 PEG 造瘘管连接到重力引流管，并行静脉补液和抗生素治疗，并密切关注患者病情变化。1 周后，重复对比 CT 下造影剂变化，然后再尝试经 PEG 造瘘管供给营养。当 PEG 造瘘管在置管后不到 2 周被意外拔出，患者没有出现腹膜炎或脓毒症的表现，影像学也没有腹腔内漏的表现时，可以选择置入鼻胃管进行处理。如果出现明显的腹腔内漏，应酌情进行处理。**虽然轻微和无症状的渗漏可以保守治疗，但当出现腹腔内弥漫性瘘以及感染迹象时，需要立即进行手术治疗。**

4. 手术

早期，在没有明显组织水肿的情况下，在 PEG 造瘘管周围放置荷包缝合线，并小心地和全面地将胃重新固定到腹壁。但是如果周围的组织和胃上的造口看起来状况不佳，那么取出管子并小心地缝合或吻合造口。根据患者的情况和腹膜炎的程度，考虑是否需要在另一个更合适的位置进行胃造口术（或空肠造口术）。当然，必须要进行彻底的腹腔引流（参见第 13 章）。如果您掌握相关的技术，可以通过腹腔镜，或者通过上腹部正中切口剖腹手术完成这项手术。

5. 迟发漏

在较少的情况下会出现在 PEG 术后一段时间后发生渗漏，特别是在愈合能力差的患者中。无意中拔出造瘘管或有计划地取出造瘘管后偶尔也会发生渗漏。一般来说，这种迟发漏常表现为可控的胃瘘，并且最终可以通过保守治疗愈合。然而，如果发生不受控制的腹膜腔渗漏，应根据上述原则进行处理。

（二）内脏穿孔

很少情况下，结肠甚至小肠会在置管过程中被 PEG 造瘘管"刺穿"。这可能在早期表现为肠液溢出和腹膜炎，或在后期表现为脓肿或结肠瘘（外部和 / 或与胃相通）。治疗（保守还是手术）取决于症状的严重程度、并发症的解剖结构和患者的一般情况。必须控制肠液溢出和进行脓肿引流，同时保守处理可控瘘管。拔管后，PEG 相关的胃结肠瘘可能会消退，但不一定都如此。

四、内镜逆行胰胆管造影的并发症

内镜逆行胰胆管造影（endoscopic retrograde cholangio-pancreatography，ERCP）的并发症发生率相对较高。按照好发频率递减的顺序，ERCP 常见并发症包括胰腺炎（2%～5%）、出血（2%）、胆管炎（1%～2%）和穿孔（0.5%～1.2%）。术后穿孔的死亡率可能高达 15%。因此，**ERCP（尤其是治疗性 ERCP）应该被视为一种高风险的内镜手术，不应该轻易进行。**我们经常看到在不必要的 ERCP 后出现术后并发症，例如，因为腹腔镜胆囊切除术后肝功能检查指标短暂升高。请记住，可以选择先进的成像技术（MRCP、高分辨率 CT 扫描），特别是内镜超声，大多数诊断性 ERCP 已经不再需要进行！**因此，保留 ERCP 只是为了作为一种可用于胆总管取石和胆管引流的治疗方案。**

（一）胰腺炎

虽然高达三分之二的 ERCP 患者术后可能会出现高淀粉酶血症，但达到胰腺炎水平的却很少。诊断性 ERCP 和治疗性 ERCP 都可能出现胰腺炎，但在治疗性 ERCP 的患者中发病率更高。大多数病例的胰腺炎严重程度通常是轻度到中度并且具有自限性。然而，**不幸的是，ERCP 术后也可能会发生严重的胰腺炎，甚至死亡。**有趣的是，胰腺炎在较年轻的患者中更常见，在因可疑的 Oddi 括约肌功能障碍（sphincter of Oddi dysfunction）（只有撰写文章的人才能看到的那些令人费解的诊断）而进行 ERCP 的患者中发病率最高。

1. 诊断

ERCP 术后任何明显的上腹痛伴高淀粉酶血症都应怀疑胰腺炎。有时很难确定诊断，因为穿孔（见下文）与之有着相似的临床表现。如果导管插管过程很顺利，并且没有尝试预切开或治疗性干预，那出现十二指肠穿孔的可能性很低。即便如此，当你怀疑穿孔时，进行泛影葡胺上消化道造影，或者进行增强 CT 检查，以排除穿孔并确认胰腺炎的诊断。

2. 治疗

静脉输液和无创脉搏氧饱和度监测（non-invasive pulse oximetry，NPO）直到症状缓解通常是治疗所需的全部。在少数患者中，可能会出现更严重和更长的病程。这种情况下的处理原则已在第 17 章节中讨论。显然，嵌顿性胆总管结石可能诱发胰腺炎并延长其病程，如果是这样，可能需要再次 ERCP 或手术进行胆总管探查。顺便说一句，在确定胰腺炎已经完全消退之前，不要在 ERCP 后立即进行腹腔镜胆囊切除术。

（二）出血

内镜下括约肌切开术（endoscopic sphincterotomy，ES）后可能出现显著的出血。

1. 诊断

出血可能表现为上消化道出血或类似下消化道出血。患者可能在呕血或黑便出现之前出现血流动力学障碍。将患者送入 ICU 或手术室进行密切监测，并应用上消化道出血的所有处理原则（参见第 16 章第 2 节）。

2. 治疗

为了准确诊断和确认出血是渗血还是动脉喷射性出血，也为了进行止血，需要再次进行内镜检查。

如果内镜止血失败，但患者的病情仍然稳定，可以向介入放射科医生请求会诊，对出血部位进行血管造影并行**选择性栓塞**。如果介入治疗失败或无法进行，并且患者持续性出血或生命体征不稳定，**则必须进行手术治疗**。使用 Kocher 法充分游离十二指肠，在十二指肠第二段进行纵向十二指肠切开术（有些人倾向于采用斜行的方式切开以防止狭窄），进入 Vater's 壶腹。通过缝合结扎控制出血，注意不要使乳头开口或括约肌切开部位变得狭窄（在缝合前在乳头内插管可能更安全！）。

对于 ERCP 和 ES 治疗失败的患者，可以进行相应的外科治疗，例如对嵌顿性结石患者进行胆总管探查，**或至少进行胆道系统引流**（如胆囊造口术或 T 管）。行十二指肠切口缝合时必须注意避免造成十二指肠狭窄。

（三）穿孔

这是目前为止 ERCP 最严重的术后并发症，高达五分之一的患者因此而死亡。大多数穿孔位于腹膜后的壶腹周围。它们通常由预切开或 ES 引起。胆总管和胰管的导丝引起的穿孔较少发生。只有十分之一的穿孔是由内镜本身引起的腹腔内穿孔——通常在十二指肠第二段的前壁。内镜医生经验有限、预切开范围过大或 ES、治疗过程的操作、造影剂的壁内注射、重复 ERCP 和毕 II 式胃切除术（Billroth II）患者（在这些患者中，通过输入袢进入乳头的通路是反向的）都会增加穿孔的风险。

1. 诊断

当内镜医生怀疑出现穿孔时，手术过程中或在手术结束时出现的症状往往已经很明显。ERCP 术中或术后立即出现的腹部和背部疼痛，以及 X 线平片上出现的腹膜后气体，可以确诊出现穿孔。如果在手术过程中怀疑出现穿孔，那么注射造影剂可以证实。**诊断的首选方式是腹部增强 CT**（不要忘记使用造影剂），观察腹膜后或腹腔内气体和造影剂变化。这可以防止误诊胰腺炎，而误诊可能会延误正确的治疗。更重要的是，您在 CT 上看到的内容可以帮助您决定下一步治疗方案！

2. 治疗

有证据表明穿孔引起肠液进入腹腔时，患者应进行紧急剖腹手术（在充分抗休克治疗和使用抗生素后）。只有那些技艺精湛的内镜医生，能够 "ovesco"（超范围）使用夹子或缝线来闭合穿孔，以此免除外科手术干预。腹腔内穿孔通常是内镜检查时粗暴操作损伤十二指肠的结果。临床上表现为腹膜炎和一系列全身性脓毒症。当腹部平片显示存在明显的气腹时，您不需要做 CT 就可以确定需要进行手术治疗。**但如果诊断不明确，CT 检查可以更好地显示腹腔内游离气体和造影剂渗漏。**

手术时使用 Kocher 法游离并简单修复十二指肠破裂口。可以进行一到两层缝合，但尽量避免使十二指肠的管腔变得狭窄。这些病例大多在症状出现 24 小时内进行手术（那些被漏诊的患者往往无法存活），因此绝对没有必要在修复过程中增加任何操作（如十二指肠旷置术或空肠造口术）。**并且这是留置引流管的少数适应证之一。**

然而，大多数患者在预切开或括约肌切开术部位都会出现腹膜后的微小穿孔。可能出现轻度或中度的脓毒症，腹部压痛仅限于上腹部。X 线和 CT 只会显示腹膜后存在游离气体，而不会出现造影剂漏到腹腔中（漏到腹腔中的少量气体不会使你急于行手术干预……）。

> **有充分的证据表明，如果满足以下条件，这些患者中的大多数可以成功地进行非手术治疗：**
> - 无临床腹膜炎和 / 或全身性炎症（血流动力学受损、高热和白细胞增多）。
> - 没有大量的气腹。
> - 未见造影剂明显漏入腹腔。

如果符合这些条件，可以通过插入鼻胃管并给予足量的革兰氏阴性菌敏感的广谱抗生素进行治疗。密切关注患者病情变化。通常患者在 12～24 小时内症状会有所改善，在 7～10 天内康复；如果需要再次行内镜检查术，应推迟一段时间进行。

如果临床症状没有明显改善，出现腹膜刺激症状加重或持续的脓毒症，则需要手术治疗。在十二指肠完全游离后，穿孔的位置通常显示在它的后面。根据组织破损和炎症的程度，选择进行一期缝合或网膜补片修补，并留置引流管。

下一步治疗取决于患者的病情、潜在的病理改变、ERCP 的效果以及十二指肠闭合的充分性。

原则是：如果患者病情平稳，穿孔修补较可靠（这通常发生在穿孔诊断及时的情况下），那么没有必要缝闭幽门（pyloric exclusion procedure）。胆道系统梗阻最好在胆囊切除术和胆总管探查和清理后通过 T 管进行减压。**如果你已经在那里了，请不要再让患者受内镜医生的摆布了！**

如果十二指肠修补不牢固或其管腔可能存在狭窄，那么可以选择缝合幽门。这可以通过简单而安全地缝合胃窦 - 幽门交界处，或者在幽门近端切开胃并从内部使用可吸收缝合线缝合幽门，然后行胃空肠吻合术来实现。最后，将一根窄口径鼻胃管置入到胃空肠吻合术的输出祥中，以便在吻合口和十二指肠修补术的远端给患者输注营养。**然后在十二指肠周围留置引流管。**

在内镜水平较高的医疗中心，可能会尝试再次行 ERCP，通过置入支架来封闭穿孔。但显而易见，大多数内镜专家不喜欢对内镜检查出现过并发症的患者再次行内镜检查。

> **是的，ERCP 术后出现的严重并发症和死亡令人心碎。**但可悲的是，回顾其中很多的病例，**ERCP 术并不应该是首选治疗方案**（例如，EUS 或 MRCP 可以排除可疑的胆总管结石）。确保选择符合适应证的患者进行 ERCP 治疗。

五、结肠镜检查的并发症

结肠镜检查是相对安全的操作，主要的并发症仍然是穿孔和出血。当结肠镜单纯用来诊断时并发症发生率非常低，但当用来进行治疗，尤其是息肉切除术后，并发症发生率会上升。

随着近年来胃肠病学家更加激进，以及内镜黏膜下剥离术和内镜黏膜切除术的应用，结肠镜检查并发症发生率可能会日益提高！

（一）出血（参见第 27 章）

出血可能在手术后立即发生，也可能是继发的或延迟的，常由息肉切除或活检部位的溃疡引起。切除大于 15mm 的息肉，手术复发或复杂手术，或有出血倾向的患者出血风险更高。在极少数情况下，出血可能是由有创性置管和内镜暴力操作引起的黏膜损伤造成的。在极少数情况下，在结肠脾曲区域进行粗暴的结肠镜检查会导致脾脏损伤和腹腔内出血。

治疗

治疗包括液体复苏和纠正相关凝血障碍，**然后通过内镜尝试止血**。当考虑再次行结肠镜检查止血时，应在出血部位进行标记，以便在内镜治疗失败的情况下进行可能的后续手术干预。如果在补液和纠正凝血障碍后，患者出血明显停止，可以选择不再次行结肠镜检查，以将活检部位穿孔的风险降至最低。对于在内镜止血失败后仍在出血，且在结肠镜检查的病理结果显示不需要切除的生命体征平稳的患者，可以向技术高超的介入放射科医生请求会诊，尝试血管造影**选择性远端栓塞出血血管**。但要记住，虽然很罕见，但介入治疗后可能会出现肠缺血。

结肠镜或介入治疗失败后持续出血，则需要立即进行腹部探查。**内镜医生需要在手术室准备好进行术中结肠镜检查**（如果自己掌握该项技术更好）。**记住，寻找出血点可能是一项艰巨的任务，术中结肠镜检查将最大限度地减少失血，并防止不必要的肠管切除**。在大多数情况下，在确定出血来源后，需要进行结肠切开术，并通过缝合出血部位来止血。然后缝合切口。当然，如果出血来源于需要切除的部位（如大的息肉或癌灶），则应进行适当的结肠切除术。

（二）穿孔

穿孔的机制决定了穿孔的大小，有时，可以由聪明的外科医生而不是消化内科医生选择性地处理穿孔。

复杂的、有创的和治疗性的结肠镜检查会增加结肠穿孔的风险。过度充气、内镜绕圈、过度烧灼或过度扩张狭窄引起的气压伤是常见的致病因素。此外，既往手术史、憩室炎以及存在腹腔内粘连、巨大腹壁疝和肠道准备不足也可能会增加手术的难度和穿孔的风险。

当发生结肠穿孔时，影响是广泛的和不可预测的。

结肠镜检查穿孔的机制：

- 诊断性结肠镜检查后的穿孔通常会导致结肠壁出现相当大的裂口，因此需要立即进行手术治疗（幸运的是，这种情况非常罕见，因此总体风险很小）。
- 治疗性结肠镜检查后的穿孔（活检或息肉切除部位）通常较小且更适于非手术治疗。

1. 诊断

诊断的关键是心中要有根弦。结肠镜检查后任何时间出现腹部不适或异常疼痛的患者都应怀疑发生穿孔的可能性。我们经历过患者死于被忽视的腹腔内感染——他们的超级忙碌和超级自信的消化内科医生将他们的"非特异性"主诉归因于"胀痛"。

临床表现多种多样：结肠镜检查后，当结肠穿孔面积较大时，可能立即出现腹部不适和体征。当结肠穿孔面积较小或较隐蔽时，患者可能在几天后出现逐渐增加的局部和全身感染症状，这也是典型的结肠穿孔表现。漏出的肠内容物最初局限在腹膜后或肠系膜内，随后逐渐渗漏或破裂进入腹腔中。息肉切除时引起的肠壁烧灼性坏死也可能导致延迟性穿孔。

结肠穿孔的腹膜体征和全身反应令人熟知。但请记住，在结肠镜检查过程中充气的肠管在正常情况下也会出现在手术后数小时仍有触痛的情况。

从直立位胸部 X 线平片或左侧卧位腹部 X 线平片开始，观察是否存在游离气体。腹腔内出现游离气体以及局部或弥漫性腹膜炎的临床表现有助于诊断消化道穿孔。但是，请记住，结肠镜检查后腹腔可能会出现少量气体，这不作为提示穿孔的临床证据（结肠镜检查后"良性"气腹）。相反，当穿孔部位被周围组织包裹或发生腹膜后间隙穿孔时，可能不会出现腹腔游离气体。**非外科医师（如胃肠科医师）根据是否存在游离气体诊断消化道穿孔并试图治疗腹部外科急症的做法是幼稚的。**

显然，穿孔的临床症状和腹部 X 线片上的游离气体是穿孔的诊断依据之一。**在无明显腹腔游离气体的情况下，坚持进行 CT 检查（如果 CT 不可用，则进行泛影葡胺造影剂灌肠）。** CT 不仅能够显示普通 X 线无法显示的游离气体，而且还可以显示提示病情的其他细节，如腹腔积液、结肠壁血肿或结肠壁、肠系膜及腹膜后的气体。当结合直肠造影时，CT 通常可以显示穿孔的部位和大小以及是否被包裹。**游离液体可能反映肠内容物的溢出情况以及腹膜炎的发展情况。**

结肠镜穿孔后死亡的主要原因是诊断的延误和随之而来的治疗的延误。这种延误通常是由于管床医生（通常是患者向其提出并发症的医生本人）没有考虑到这种诊断而导致的。还记得那个不能诊断自己术后并发症的"外科鸵鸟"吗？嗯，有些消化内科医生也没什么不同（图 29.1）。我们必须帮助他们摆脱困境。

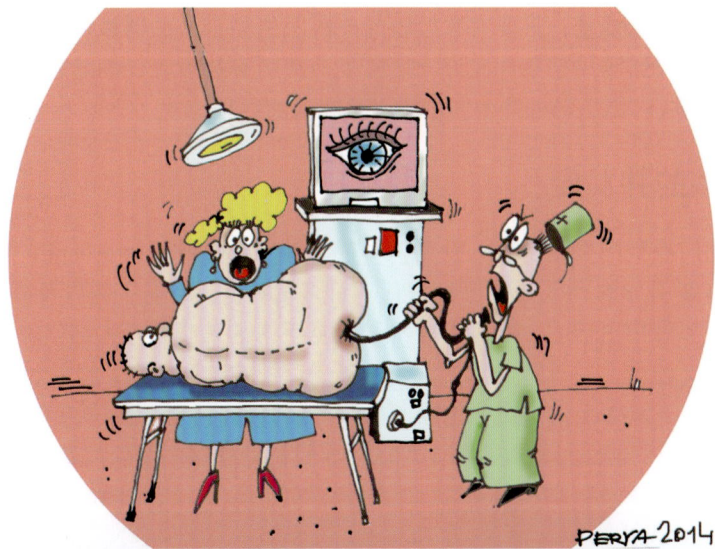

图 29.1 "护士，那是肚脐吗？"

2. 非手术治疗

并不是所有因结肠镜检查造成肠道损伤的患者都需要进行手术治疗。症状轻微、无发热或心动过速、腹部体征为阴性（即无腹膜炎体征）的患者，可采用禁食和广谱抗生素进行非手术治疗（就像处理急性憩室炎一样，参见第 26 章）。对保守治疗效果良好的患者通常没有或只有很少量的气腹，并且在 CT 上显示没有或很少量的造影剂泄漏。

如上所述，息肉切除术后部位的穿孔更适合进行保守治疗。这种情况下保守治疗效果较好，因为这些患者在结肠镜检查前已经进行了肠道准备，因此减少了腹腔污染的可能性。应密切监测所有此类患者的局部和全身性进展情况以及症状是否改善。如果病情进展应该立即行手术治疗。**如果穿孔发生在病变部位（结肠切除术在所难免），那么保守治疗便没有临床意义，建议直接进行手术治疗**。当然，只有在医院医疗条件允许的情况下，肿瘤切除和安全吻合才能顺利完成。

3. 手术治疗

患者如果看起来很虚弱，并主诉存在局限性或弥漫性疼痛并伴有全身脓毒症和局限性或全身性腹膜炎（与上述放射学特征相吻合）的患者，应接受预防性抗生素治疗并进行紧急剖腹手术。在大多数接受剖腹探查的穿孔发现较早的患者中，可以发现腹腔内主要是腹膜污染，而不是明确的感染。所需要的只是腹腔冲洗（参见第 13 章）和**穿孔部位的简单缝合**，就像你对任何创伤性结肠损伤所做的那样，除非探查到需要切除的息肉或肿瘤。减少结肠中的粪便有助于将污染或感染的严重程度降至最低。存在未及时治疗的腹腔感染或基础营养情况较差，如营养不良或长期服用类固醇的患者可能需要进行转流术或结肠造口术。

4. 内镜或腹腔镜治疗

随着现代内镜设备和腹腔镜技术的发展，一些结肠镜检查术后穿孔的患者可以选择创伤较小的治疗方法。如果在手术过程中诊断出穿孔，内镜医生可以尝试使用内镜闭合穿孔。"经自然孔道内镜手术"（natural orifice transluminal surgery，NOTES）的兴起（现在热度逐渐下降）促使了内镜下缝合和其他形式的类似治疗方法的发展，但是这些方法的实用性仍然有限。

如果必须进行手术修复，只要有有经验的外科医生和合适的器械，大多数损伤都可以通过腹腔镜处理。如果结肠局部条件允许一期修复，结肠穿孔可以一期缝合。另外，对于穿孔发现较迟的患者，腹腔镜下肠外置术和造口术是有效的处理方式。

六、内镜超声的并发症

近年来，我们看到越来越多的人使用内镜超声（endoscopic ultrasound，EUS）进行诊断和各种治疗。EUS 引导的介入治疗已经取代了许多 ERCP、经皮穿刺以及外科手术的应用。因此，我们应该熟悉 EUS 及其相关的并发症。根据手术的性质和介入部位的不同，并发症包括菌血症、出血（腔内、腔外和胰腺内囊性病变）、空腔脏器穿孔、胆漏和胰漏，以及胰腺炎。在大多数情况下，非手术治疗就足够了，但在出血或腹膜炎无法控制的情况下，手术干预是不可避免的。我们前面讨论过的原则可以指导我们处理这些复杂问题。

七、总结

由内镜检查引起的从食管到直肠的任何空腔脏器损伤的处理可总结如下：

- 时刻考虑发生并发症的可能性。
- 关注影像学改变。
- 误诊或延误治疗往往会使患者死亡。

- 有些可以保守处理。
- 有些可以通过内镜处理。
- 有些需要立即手术。
- 一些保守治疗的患者最终可能需要手术干预。
- 为了达到最佳治疗效果，要有选择性，保持警惕，并根据患者病情调整治疗方案。你可以为自己是消化内科医生而感到自豪！

"手拿工具的傻子还是傻子。"

（程张军 译　周家华 校）

第 30 章

腹部损伤

Roger Saadia

本章分为以下三节
　　第 1 节　穿透性腹部损伤
　　第 2 节　钝性腹部损伤
　　第 3 节　单个腹腔脏器损伤的手术处理

关于创伤及其并发症常规处理的详细讨论，我们建议你参考另一本书中 Ari Leppaniemi 编写的第 24 章 ❶。

第 1 节　穿透性腹部损伤

外科医生必须亲自检查那些最初不是自己处理的伤口，以便了解它们的特征和严重程度。

—— A. Belloste

一、一般原则

外科医生处理穿透性腹部损伤时面临的重要抉择是是否需要进行剖腹探查术，如果有存在重大损伤的可能，就应该行剖腹探查术，无需精确到具体的腹腔脏器损伤。**在穿透性损伤中，临床评估的作用仅是初步判断**。根据具体情况，有时需要辅以一些辅助检查。

外科医生的首要目标是确定需要手术的患者，从而避免不必要的剖腹手术。不必要的剖腹手术又叫"阴性"手术，是指无损伤存在时，或者无需处理可以自发愈合的脏器损伤（例如，无活动性出血的肝轻微挫裂伤伴少量腹腔出血）。

为了满足这一理想要求，即必要的剖腹手术及时进行，而非必要剖腹探查率为零，人们设计了众多包含多种诊断检查和诊疗流程图，有些甚至非常繁杂。**但至今仍没有一种简单的被普遍接受的流程图。事实上，即使是最有经验的创伤外科医生，有时也会进行非必要的剖腹探查术。尽管这些手术伴随一定的并发症发生率，但为了不遗漏任何一个重要的腹腔脏器损伤，付出这样的代价是合理的，前提是这种剖腹探查术的频率不能过高。**

❶ Schien M, Rogers PN, Leppaniemi A, et al.Schein's Common Sense Prevention and Management of Surgical Complications.Shrewsbury, UK: tfm publishing, 2013: Chapter 24.

在**日常工作**中，腹部穿透性损伤的机制主要有两种：**刺伤**和**枪伤**。依据传统外科，这两类创伤的处理方式不同，主张对于枪伤必须行手术治疗。最近，人们倾向于采用相同的处理原则，而不考虑受伤机制。

腹部穿透性损伤通常会出现两种临床表现，可单独或合并出现：**低血容量性休克和腹膜炎**。前者是损伤的实质脏器（如脾脏、肝脏）或大血管出血的结果。而后者是空腔脏器（肠道、胆道系统、膀胱）损伤引起的腹腔污染的结果。

二、腹部刺伤

> 虽然输血可以暂时缓解休克，但休克并不能被阻止或克服。脱离外科的复苏是愚蠢的
> 行为。
>
> —— William Heneage Ogilvie

大多数腹部刺伤诊断比较容易：腹壁上存在明显的伤口，患者或目击者通常会描述受袭的情况。**不要被渔夫的故事所迷惑，而只关注牛排刀有多长，谨记："治疗的是患者而不是武器。"**

必须重申：对患者的临床评估（辅以立位胸片）是诊断工作中最重要的一部分。某些情况下必须行剖腹探查术而不需要额外的辅助检查。唯一需要的检查就是为剖腹术做准备（血常规、配血血型，必要时还有心电图、β-HCG……）。

以下是立即手术的指征：

- 在没有相应的腹部外伤情况下出现**血流动力学不稳定**而休克者。必须立即开始液体复苏。然而，请记住，患者流失的并不是乳酸林格液！尽快补充血液及其成分以减少晶体负荷或"盐水淹溺"。在成功手术止血之前，应维持**"允许性低血压"**（病危的患者应迅速转送到手术室，因为在这种情况下，在急诊室行开胸手术是徒劳的。在急诊室行剖腹手术也一样，它能非常有效地将患者的全部血液从腹部转移到地面……）。
- 腹膜炎在腹部刺伤中很常见，但在腹壁伤口附近压痛和肌紧张并没有什么诊断价值。应该注意远离伤口的部位是否有腹膜刺激征，这才有诊断意义。在进行腹部触诊之前，一定要确保排空膀胱（这些患者在送到急诊室时膀胱都快撑爆了，非常感谢热情的医护人员送的大礼）。
- 立位胸片显示存在**腹腔游离气体**。通常腹部刺伤不需要进行腹部平片检查，除了对不能坐起来拍摄胸片的患者行侧卧位腹部 X 线检查。
- **网膜或肠管外露**，此时由于内脏损伤的可能性很大，建议行剖腹探查术。即使剖腹探查结果为阴性，也能达到两个目标：安全回纳疝出的脏器；仔细关闭腹壁损伤，防止形成切口疝。
- **残留刺伤的刀具**，刺伤的刀具可能恰巧堵在大血管的裂口上，因此应在手术室内取出残留在伤口里的刺伤刀具。

三、腹部刺伤伤口：何时探查？如何探查？

人们在阅读经典的教科书时，会对其中如何处理无症状患者的内容感到困惑，特别是前

腹壁损伤。**其中，约 1/3 患者的伤口未达到腹腔，另外 1/3 患者的伤口已深入腹腔但未损伤内脏。对此类患者进行剖腹探查术并非良策。**

有时需要进行辅助检查。诊断性腹腔灌洗烦琐且缺乏准确性，它的非治疗性剖腹手术率高。局麻下**探查伤口**的目的是确定壁层腹膜是否存在破口。但通常很难精准确定伤道的轨迹——试想你在繁忙的急诊室里为一名肥胖或躁动的患者进行伤口探查。**腹腔镜**检查是一项合理的检查，但需要全身麻醉。它主要的价值在于能探明腹膜破口。**不要被那些盲目自信的微创外科医生所蛊惑，**腹腔镜探查阴性并不能排除伴随微小漏的小肠裂口，也不能排除腹膜后脏器损伤。此外，腹部术后的临床或影像学评估也不可靠。关于腹腔镜对疑似膈肌损伤的选择性作用见下文。

对于无症状前腹壁损伤患者，还有两种（我们认为是互补的）诊断方法：**临床再评估和螺旋 CT**。

（一）对患者进行连续临床再评估

这一策略被称为"选择性保守主义"，并在多中心临床试验证明了其价值。患者入院后保持禁食并给予静脉输液。密切监测生命体征和尿量。**每隔一段时间对腹部进行检查以了解腹膜炎发展情况，可以用记号笔圈出伤口周围最初的压痛区域，在整个观察期内留意压痛的扩展情况。**无需使用镇痛剂、抗生素或鼻胃管减压。

如果经过 18～24 小时的观察，没有低血容量或腹膜炎的迹象，那么几乎不可能存在明显的腹腔脏器损伤。**一个很好的迹象是患者非常渴望进食。**在应用这一策略时，要始终保持头脑清醒，不要在哪怕是出现轻微的病情恶化时仍顽固地坚持非手术治疗。**严密监测的患者最终不得不接受延期的手术治疗并不意味着你的失败，而恰恰是对你敏锐的临床洞察力的褒奖。**偶尔进行不必要的剖腹手术并没有什么可羞愧的，当有疑问时，进行手术探查更安全。

（二）腹部 CT 扫描

近年来，CT 扫描的便捷性和图像质量都有了显著提高。**在许多医疗中心，急诊科医生往往在外科医生会诊之前就将无症状腹部损伤患者送去扫描 CT 了。**无论经验丰富的创伤外科医生对此有何看法，但诊疗过程的确已经开始了……

无疑，CT 检查往往是有价值的，尽管众所周知它不能用于诊断早期肠穿孔。对于一些伤口表浅的患者，CT 检查比伤口探查更方便和准确，这些患者可以安全地从急诊室回家。少数无症状的患者可被诊断出明显的内脏损伤（本应是在最终病情观察中才会被发现），这种患者必须立即送往手术室。其余大多数 CT 阴性或可疑的患者需办理入院，并按上述方法进行观察。

临床评估的首要地位是毋庸置疑的。然而，如同急性阑尾炎的诊治一样，明智地使用 CT 扫描可以使你的决策更精准。

四、腹部枪伤：教条与现代影像学的博弈

> 值得提倡的是，任何从事战伤外科的医生都应该保持创新思维，摒弃那些被证明不尽如人意的方法，而采用那些起初可能显得具有革命性甚至不乏内在危险的方法。
>
> —— H.H. Sampson

从战争经验中继承下来的传统经验认为，无论患者的临床表现如何，都应行剖腹探查术。这一传统经验的前提是枪伤比刺伤更有可能出现严重的腹内脏器损伤。假使这一前提成立，也仅仅意味着枪伤合并休克和腹膜炎的频率比刺伤高。那么接下来的决策就很容易了。**但是，如今在许多大型城市的创伤中心，枪伤后的腹部情况良好，且这种情况并不罕见，该怎么处理呢？**

越来越多的证据表明，最初无症状的枪击受害者可以按照被刺伤患者相同的思路进行处理。虽然初次评估和连续临床再评估在这里同样非常重要，**但我们认为，无论是无症状患者，还是情况稳定可以接受 CT 扫描的患者，早期的腹部和胸部 CT 扫描都是必要的。**

子弹在体内穿行的距离往往比刀刃的长度要长。整个躯干的 CT 成像对于记录子弹在体内的弹道轨迹非常重要，子弹的轨迹可能超出腹腔的范围。消失的子弹提醒人们应该在腹腔外寻找或寻找隐蔽的伤道出口。另外，穿透腹部的子弹会严重损伤骨质结构（胸腰椎、骨盆、髋部等）。尽管偶尔会有残留的金属碎片造成"散射"，但从这些图像中获得的信息是无价的。**有时，可以看到子弹的轨迹呈切线，并未进入腹腔，剖腹术可以避免，** 但某些患者仍必须进行限期腹壁清创术。

因此，如果你能立即进行 CT 扫描，并且患者没有大出血，就使用它吧！CT 结果可以改变你的手术方式，甚至避免手术。

五、难点对策：CT 扫描占主导地位

下胸部、腰部或会阴处的刺伤可能造成临床表现隐匿的腹腔内脏器损伤：

- **膈肌**：单纯的膈肌裂伤起初没有临床症状，但有时会并发继发性膈疝。这种并发症发生在左侧的概率远高于右侧，因为右侧膈下被一大块肝脏遮挡。人们对膈肌伤口的自然史知之甚少，但微小的膈肌伤口可能经常会被漏诊而不发生并发症。**因此，无论刺伤位于下胸部还是上腹部（尤其是左侧），标准程序都是寻找膈肌损伤。** 在这种情况下，如果没有其他手术指征，那么在患者住院期间应该进行胸腔镜检查或腹腔镜检查以确定膈肌的完整性，如果发现裂口，应行剖腹手术进行修补（如果你有能力的话，也可以在腹腔镜下进行修补）。膈顶 CT 扫描冠状位重建对发现膈肌损伤很有帮助，未来可能取代腹腔镜检查。

- **腰部**：腰部刺伤可能会伤及肾脏以及十二指肠或结肠的腹膜后部分。腹膜刺激征只在晚期出现（有时出现太晚导致严重的腹膜后感染）。因此，必须进行早期 CT 扫描（无需联合造影剂灌肠进行增强扫描）。肾脏损伤通常伴有明显的血尿，但恢复良好。镜下血尿往往提示存在输尿管损伤，这是一种比较严重的伤情。如今，增强 CT（静脉注射造影剂）已经取代了静脉肾盂造影（IVP），成为可疑尿路损伤的首选检查方法。

- **会阴部**：此时应怀疑存在腹部穿透伤。**必须进行直肠指诊排除直肠出血。** CT 扫描有助于诊断，有时可能需要辅以直肠 - 乙状结肠镜检查。

- **胸腹部多处刺伤或枪伤的患者，** 当面临胸部和腹部都可能成为大出血的源头时，可能会在手术方式的选择或顺序上陷入困境。特别是在患者生命体征不稳定，不允许进行 CT 扫描时。另外，你可能会遇到上腹部高位刺伤伴低血压的患者，此时应考虑心脏压塞。**在这些病例中，在急诊室超声筛查〔创伤超声评估法（focused assessment with sonography for trauma，FAST）〕有助于制订合理的处理计划。** FAST 在钝性损伤中应用更为广泛，将在下一节讨论。

六、无法进行 CT 扫描时怎么办?

一些发展中国家的医院可能不具备进行急诊 CT 扫描的能力。**绝大多数穿透伤患者的治疗主要依赖三种诊断联合的方式：临床检查、立位胸部平片和剖腹探查术**，当诊断存疑时，应求助于剖腹探查术。放宽剖腹探查术的指征。此时，你需要接受的代价是，剖腹探查阴性率增高但不遗漏内脏损伤。对于腰部损伤或血尿的患者，在急诊室做一次静脉肾盂造影很简单，并且对诊断非常有帮助（特别是用来确定健侧肾脏的功能是否正常）。

七、总结

临床评估（包括生命体征和腹部检查）至今仍是处理穿透性腹部损伤的首选。有些临床情况需要立即行剖腹探查术。在其他情况下，临床观察依然非常有价值。近年来，腹部 CT 扫描已经成为最好的辅助诊断方法。**现在知道什么时候该做手术，什么时候不该做手术了吧**（见图 30.1）。

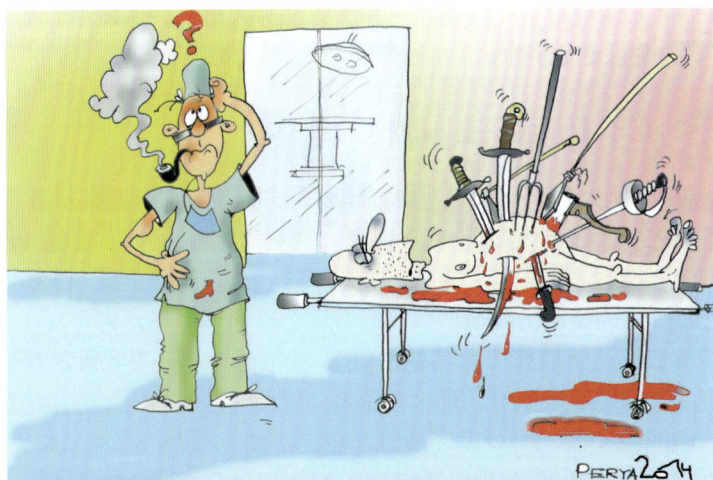

图 30.1 "我们还是保守治疗吧！"

创伤的悲剧在于未能及时识别和治疗简单、危及生命的损伤，而不是无法处理灾难性或复杂的损伤。

—— F. William Blaisdell

八、特殊类型的穿透性创伤 ❶

这里我想提醒一下，三种"特殊类型"的穿透性创伤可能需要不同的处理方法：

- 刺穿伤。
- 霰弹枪伤。
- 气枪伤。

---

❶ 本部分由 Ari Leppäniemi 医生编写。

（一）刺穿伤

刺穿伤是由物体穿透身体并滞留在穿透部位造成的。它可以是一根钢棍（见图30.2），一块木头，甚至一把 AK-47 步枪（见图30.3）。最常见的诱因是意外坠落、碰撞、暴力或性变态行为。通常，它们会造成复杂的多器官损伤，在转运及在院治疗时需格外注意。

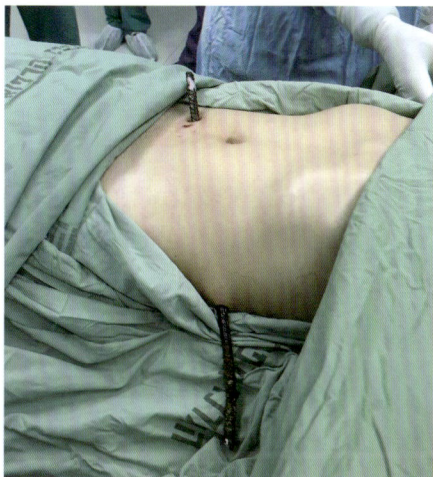

图 30.2 刺穿伤：钢棍

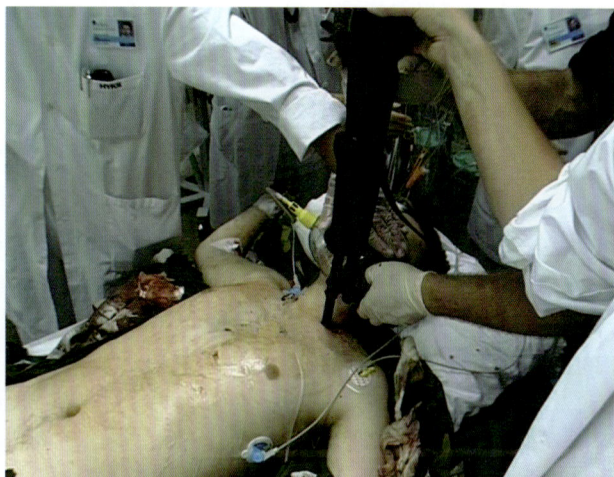

图 30.3 刺穿伤：AK-47 步枪

基本原则是在转运途中或在急诊室中，不能操控或移除刺穿物，最重要的是将其牢牢固定住。如有必要，可将其缩短。因为它们通常是污染的，所以应预防破伤风及使用抗生素治疗。

几乎所有的患者都需要手术，休克的患者需立即送往手术室。患者的体位可能需要特殊的支撑以及对标准手术方案进行调整。在术前准备完善之前，刺穿物必须保持固定在原位，过早移除穿刺物可能会使原本压迫大血管的物体消失而发生大出血。适当地使用非常规切口。一旦穿刺物被取出，像对待其他创伤一样进行标准的探查和修补。

（二）霰弹枪伤

霰弹枪伤因其独特的弹道特性形成一种特殊的穿透伤，造成的损伤范围从轻微到严重不等。**尽管影响严重性的因素很多，但是损伤的范围是最重要的**。近距离霰弹枪伤害（小于3码，1码约等于1米）会以相当密集的方式造成大规模的组织破坏，如果击中要害组织，往往是致命的。**手术，即使只是清创，也是必需的**。通常包括清除嵌入的异物，如受害者的衣服。

从近距离到中距离（3~7码）的伤害通常会穿透腹壁并对内部脏器造成伤害。剖腹手术是最安全的选择。

7~20码的霰弹枪伤会造成穿透皮肤和筋膜的分散型伤口。这些患者需要密切观察，而无症状的远程霰弹枪伤（超过20码）患者除了处理表面伤口外很少需要治疗。

对于需要急诊手术（近距离伤害还能幸存到医院的患者通常为外侧方损伤）和存在内脏脱出的患者，横切口是首选，方便广泛清创以及后续关腹。对于中距离损伤，可取腹部正中切口进行手术探查，并像其它穿透性枪伤一样进行修补。必须仔细探查整个小肠并修复所有穿孔，因为小弹丸可以在肠系膜前后叶之间移动，导致形成难以发现的小穿孔。

（三）气枪子弹伤

空气枪和彩弹枪的活动在"兰博一代"❶的青少年和志同道合的成年人中非常受欢迎。美国每年发生 3 万多起气枪伤人事件，在一些州，枪杀无辜的松鼠似乎成了全民爱好。这些非火药枪利用压缩空气的能量来发射子弹，大多数是低速性质的。**尽管被认为是无害的，但仍有许多关于气枪伤后出现严重并发症甚至死亡的病例**。

过去这种枪伤很少有危险，除非击中眼睛或头部等其他保护薄弱的区域，**而现代气枪有造成穿透性腹部损伤的能力，导致空腔脏器穿孔**。

腹部出现一个或多个气枪子弹伤痕迹的患者必须经过彻底的临床检查再处理。了解枪的类型以及射击的距离是很有用的。距离越远，发生穿透伤的可能性越小，因为气枪子弹的弹道特性，其会随距离增加而迅速失去速度。任何严重的腹腔内出血或全腹部压痛的迹象都应警惕穿透性血管或空腔器官损伤的可能性，最好及早进行剖腹探查治疗。其他（稳定的）患者应该像普通穿透性损伤患者一样进行影像学检查。

明显的皮下子弹可以清除。除非因休克或腹膜炎需要急诊手术，否则疑似或证实有腹腔内子弹的患者应入院观察。尽管有报道，有无症状的患者，在被气枪子弹穿透结肠并通过直肠 12 小时后排出体外，成功进行了"预期观察"，但子弹伤后的创伤后变化可能很细微，与火力更强大的腹部枪伤相比，感染的迹象出现得更晚。**但大多数外科医生不愿意等待并承担风险，而是倾向于早期剖腹探查并修补损伤**。

第 2 节　钝性腹部损伤

> 重大创伤的定义：某人受伤后，被不止一辆救护车送达医院。

—— John Edwards

> 医生应该像爱护自己身体一样给予伤员特别的爱。

—— Hans von Gersdorff

一、钝性损伤和穿透性损伤的区别

这两种类型的损伤有以下几点区别：

- 腹部穿透性损伤有明显的伤口。而钝性腹部损伤有时很容易诊断，因为腹壁有明显的挫伤（如安全带征），但更多的是通过受伤的机制来判断的。
- 腹部穿透性损伤通常局限于腹部。而常见的钝性损伤机制（车祸、坠落、殴打等）往往造成多发伤，腹部损伤同时伴随其他体腔或系统（头部、胸部、骨盆、脊柱、长骨）损伤。
- 腹腔内脏器损伤的形式是不同的。空腔脏器损伤多发生于穿透性损伤。钝性伤中实体器官（肝脏、脾脏和胰腺）损伤占主导地位，空腔脏器损伤在钝性损伤中罕见。
- 临床评估并不适用于钝性损伤。主要由以下因素引起：

---

❶ 译者注：兰博一代（Rambo-generation），指 20 世纪 80 年代受风靡一时的动作电影 *First Blood*（《第一滴血》，男主人公名为兰博）所影响的一代人。

- 频繁出现的伴有意识障碍的**头部损伤**。
- **多系统损伤**的性质导致"分散注意力"的伤害，即其他部位（胸部、长骨、骨盆骨折）的疼痛掩盖或扰乱了患者对腹部疼痛和压痛的感觉。
- 虽然**低血压**通常是由腹腔内实体脏器损伤引起的，但也可由长骨或骨盆骨折或血胸引起。甚至都可能不是由低血容量性休克引起的，而是心源性休克（由于心脏挫伤、心脏压塞、张力性气胸）或脊髓休克所致。
- 腹部触痛可能是腹壁挫伤的结果，而非腹腔内脏器损伤所致。

> 与穿透性损伤不同，在钝性腹部损伤中，不能单纯将休克或腹膜炎体征作为剖腹探查的指征。钝性腹部损伤中，腹部已被视为一个"黑匣子"（见图 30.4），换言之，患者病情初始的不稳定或随后的恶化，其病因不一定来源于腹腔。因此，必须采用更多的辅助检查。**这些检查的目的不仅是确认腹部创伤的存在，而且要尽可能准确地记录内脏损伤的性质，因为钝性腹部损伤并不一定需要手术治疗。**

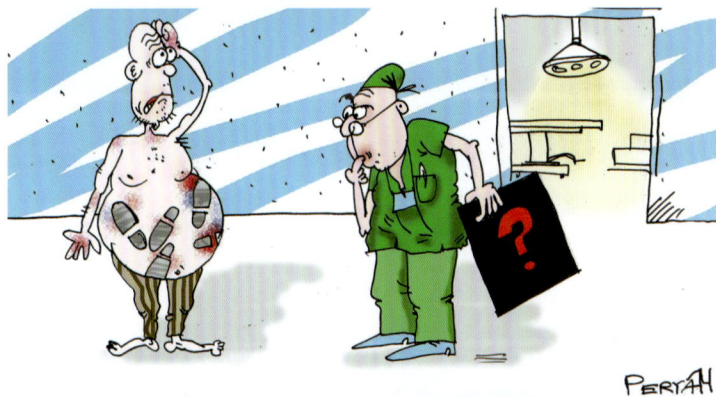

图 30.4 "你的'黑匣子'里到底出了什么问题？"

二、辅助诊断检查

钝性损伤的三种主要辅助诊断检查：螺旋 CT、超声检查（又称为 FAST- 创伤超声评估）和诊断性腹腔灌洗（DPL）。

在设备精良的现代医疗中心，对于病情稳定的患者，腹部 CT 扫描是首选的检查，而当患者血流动力学不稳定时，则更常使用 FAST 或 DPL（如果 FAST 不可用）。 后两种检查也可以在不能无限制地提供 CT 扫描的机构中使用。

（一）诊断性腹腔灌洗

首先插入鼻胃管和 Foley 导尿管为 DPL 做准备（术中刺破胃和膀胱将是一件很糟糕的事情）。在局麻下将导管插入腹腔。注入 1L 温盐水，让其与腹腔内容物混合一会儿，然后将袋子放在地板上引出灌洗液。

以下情况表明 DPL 阳性：

- 插入导管时，回抽吸出血液（DPL 强阳性）。
- 灌洗液中存在超过 $100 \times 10^9/L$ 的红细胞（镜下 DPL 阳性）。

- 灌洗液中存在胆汁、肠内容物或尿液。
- 灌洗液中存在 0.5×10^9/L 的白细胞（仍有争议）。
- 灌洗液从导尿管或胸腔引管中流出，提示存在膀胱或膈肌损伤（这些情况很罕见）。

曾经，DPL 是腹部钝器损伤的诊断金标准，但最近它失去了这一光环，原因如下：

- 在烦躁和肥胖患者腹部进行穿刺很麻烦也很困难。
- 存在绝对或相对禁忌证：既往腹部手术史、怀孕。
- DPL 是一种有创检查，有一定的并发症发生率（如肠穿孔）。
- **最重要的是，如果对所有 DPL 镜下阳性或肉眼阳性的患者实行剖腹手术，非治疗性剖腹手术的比率将高得令人无法接受，因为大多数情况下，钝性损伤的腹腔内出血可以通过非手术治疗。** 对多系统损伤患者实行不必要的剖腹手术会增加并发症发生率。

> 在现代化的医疗中心，DPL 只用于生命体征非常不稳定的患者，以在术前明确是否存在大量腹腔积血。但当你的医院缺乏先进的辅助检查手段时，请记住：在诊治严重的多系统创伤患者时，DPL 阴性是排除腹部"黑匣子（腹腔内损伤）"的关键。

（二）创伤超声评估法

FAST 的目的是检查以下区域是否存在游离积液：

- 心包腔。
- 右上腹肝肾隐窝。
- 左上腹的脾肾隐窝。
- 盆腔。

FAST 有助于诊断心脏压塞（在钝性损伤中相当罕见）。在腹部损伤评估中，FAST 与 DPL 的作用相似，其优点是相对便宜，完全无创，可以在患者床边进行。但 FAST 的结果只有在病例数量大的医院里受过专门技术培训的人员（外科医生、急诊医生、放射科医生）操作下才可靠。**在现代医疗中心，FAST 在评估病情不稳定的创伤患者方面起着重要作用，对于发现有大量腹腔游离积液的低血压患者，需剖腹探查。** FAST 也常用于病情稳定的患者，但更多的是作为练习，而不是为确定治疗方案提供证据。将 FAST 作为腹部 CT 扫描的筛查工具仍具有较大争议。

（三）CT

CT 扫描已经成为生命体征平稳、多发钝性损伤的患者的重要辅助诊断手段。 如今，颈椎和胸腰椎 X 线、骨盆 X 线，甚至胸部 X 线已经被弃用，取而代之的是将患者推到复苏室毗邻的放射科，在几分钟内完成头、颈、胸和腹部（包括椎体和骨盆）的四重 CT 扫描。

CT 对于腹部检查是非常有价值的，因为：

- 可以评估腹腔和腹膜后的情况。
- 可以确定骨性结构（腰椎、骨盆）的完整性。
- 可以对腹腔内实质脏器（肝脏、脾脏）和腹膜后器官（胰腺、肾脏）的损伤进行精确判断，以对损伤程度进行精确分级。
- 新一代 CT 可以显示肠管损伤（肠系膜条索征、肠壁增厚或肠外游离气体）。

- 在没有实体脏器损伤的情况下检测到游离液体（与血液密度相同）提示存在肠系膜损伤。

当 CT 诊断存疑时则需结合临床进行判断，主要的选择包括 24 小时后复查 CT、临床观察或急诊剖腹手术，但是需要经过权衡后决定。

在一些"设备先进"的医疗中心，过分依赖于"全身 CT 扫描"，需要引起注意：

- 撇开成本不谈，创伤的随意 CT "扫描"会带来大剂量的 X 线辐射，再加上终生需要反复的 CT 扫描，有很大的远期癌症风险。当你送一个创伤患者去 CT 检查时，一定要问自己这个患者是否需要做四重扫描。例如，胸部 CT 是否可以用简单的胸部 X 线来代替？牢记 CT 检查风险的一个简单办法就是记住一个首字母缩写词——"VOMIT"（victims of modern imaging technology，现代成像技术的受害者），它由 R·Hayward（BMJ，2003）创造。

> 只有生命体征平稳或复苏良好的患者才能送去做 CT 检查。临界患者可能在放射科出现灾难性的失代偿，特别是在远离抢救室的慢速机器中。

- CT 诊断的精准程度依赖于阅片医生。在午夜，很难遇到阅片专家。做临床诊断时要始终保持警惕，特别是当 CT 检查结果和临床表现矛盾时。警惕 BARF（brainless application of radiological findings，意为不动脑子，只看放射科报告），并保持自我判断。

三、钝性创伤中实质性脏器损伤的非手术治疗

大部分脾脏或肝脏钝性损伤的患者（以及几乎所有单一的肾脏钝性损伤的患者）可以采取保守治疗。一旦 CT 扫描发现实质性脏器损伤，但没有临床或影像学证据支持空腔脏器损伤，可以尝试非手术治疗。

治疗方案的选择取决于血流动力学状态而不是损伤的影像学分级。治疗的是患者而不是图像，成功的保守治疗中，损伤的影像学分级仅仅起到预测作用。患者在最初的 24 小时需在监护病房进行密切观察，包括持续的生命体征和尿量监测，反复的腹部检查及血红蛋白评估。然后，随着在病房里一天天过去，没有持续出血的迹象，保守疗法成功的可能性越来越大。

除非出现并发症，否则不需要常规复查 CT。出院时，应嘱托患者避免使受伤的器官再次损伤（如肢体接触性运动、酒吧斗殴），直至 8～12 周后复查 CT 证实损伤已完全愈合。

脾脏和肝脏损伤之间的微妙区别如下：

（一）脾脏损伤

对于脾脏损伤的患者，当出现输血需求增加的情况时，不应顽固地继续坚持非手术治疗。当出现低血压（不能用腹部以外的损伤解释）或血红蛋白持续下降（无法用血液稀释解释）时，应放宽脾切除术的手术指征，尤其是对成年人。如果通过简单的外科手术，即脾脏切除术，就可以最终控制出血，那么因脾脏出血而死亡就是一个悲剧了（令人心惊肉跳的保脾手术已经成为过去）。成人脾切除术后发生脓毒血症的风险很低，并且可以通过对患者进行教育和疫苗接种（抗肺炎球菌、抗脑膜炎球菌和抗流感嗜血杆菌疫苗）来降低感染的风险。

对于放弃保守治疗的指征，有各种不同的意见。有些医生认为仅仅是未经治疗的低血压（假定来自脾脏出血）就有理由进行干预；另一些医生则认为在进行干预前最多可以再输两个

单位的红细胞。**但总的来说，信息很明确：不要通过持续输血来治疗进行性脾脏出血。** 最初的 CT 扫描可能会发现脾脏实质被造影剂填充，提示存在活动性出血。有证据表明，在血流动力学稳定的患者中，对出血的血管进行栓塞可以提高非手术治疗的成功率。

（二）肝脏

术中肝脏出血控制很困难。剖腹探查术过程中，游离肝脏会导致凝血块脱落，填塞效果丧失，发生再出血甚至是大出血。**处理肝脏出血时，没有类似脾脏切除这样简单的术式。** 因此，肝脏损伤的保守治疗需要付出更多的努力，同时也更依赖于血制品和凝血因子的输注。为了避免手术，越来越多的医生借助血管栓塞术，通常能成功。对于非手术治疗的肝脏损伤，其并发症发生率高于脾脏损伤。当出现右上腹痛进行性加重、黄疸、黑便或脓毒血症时，需立即进行专项检查（复查 CT、ERCP、血管造影）。这些并发症大多可以通过介入手术治疗（另见第 23 章）。

钝性损伤何时手术？

钝性损伤最常见的手术指征：

- **血流动力学不稳定的患者，** 且 DPL 或 FAST 证明有大量腹腔积血。当低血压患者伴随腹肌紧张、腹部膨隆，且完全排除其他腹外损伤时，可以省略 DPL 和 FAST 这两项检查。
- 胸片或 CT 证实存在急性创伤性**膈疝**的患者。
- 无论有无腹膜刺激征，立位胸片或腹部 CT 发现腹腔**游离气体**的患者。
- 临床表现或 CT 扫描提示有**空腔脏器损伤**（肠、胆囊、腹腔内膀胱）的患者。
- CT 提示存在**明显胰腺损伤**的患者。
- CT 提示**无实体脏器损伤，但有明显腹腔积血**的患者，考虑严重的肠系膜损伤，并可能导致肠管缺血。
- 有**脓毒血症征象**或 CT 检查不能明确的**腹部持续压痛**的患者。
- **肝脏或脾脏损伤（最初由 CT 检查确诊）保守治疗失败**的患者。

关于这些特定损伤的手术治疗，请见下一节。

四、总结

在处理钝性腹部损伤时，临床评估往往不可靠。血流动力学稳定的患者依赖于腹部 CT 扫描，而低血压患者 DPL 或 FAST 检查是重要的依据。并且，这些检查结果要结合患者的临床情况进行综合研判。

自从 100 多年前有人说下面这句话以来，情况发生了变化：

> "根据我们的判断，剖腹探查术是最快速和最安全的确诊方法。急诊就需要果断决策。"

—— Albert Miles

第 3 节　单个腹腔脏器损伤的手术处理

驱使外科医生把患者的腹部包扎起来的是医疗判断，而非其他。

—— David J. Richardson

你已经决定行剖腹探查术，现在剖腹探查术更多应用于穿透性损伤而不是钝性损伤，因为**大多数钝性损伤所致的实质脏器损伤可以保守治疗：通常"少做"是"更好"的，可以减少失血和避免不必要的组织损伤**。本书第 10 章和第 11 章介绍了切口的选择和损伤评估的方法。

一、膈肌损伤

贯穿式的膈肌撕裂伤需要使用高强度缝合材料（0 或 2-0 不可吸收的弹丝线，如 Prolene®）进行间断或连续缝合。膈肌撕裂伤伴随大块组织缺损非常罕见，需要使用合成补片进行修补。当组织缺损在膈肌边缘时，可以将膈肌缝合在靠头侧的肋骨上，不需要使用补片。在存在广泛污染时，自身组织修补的方法收益更大。**切记，即使术前没有气胸，术中也必须在伤侧置入胸腔引流管**。通常，右侧轻微的膈肌撕裂伤可以忽略，因为巨大的肝脏可以防止术后肠管疝入胸腔。但是，较大的右侧膈肌撕裂伤（常见于腹部钝性损伤）必须修补，因为肝脏本身可能会被"吸入"胸腔。

二、肝脏和胆管损伤（另见第 23 章）

肝脏损伤的非传统分级方法见表 30.1。

表 30.1　肝脏损伤的分级
■ Ⅰ级：什么也不做（保守治疗）
■ Ⅱ级：应该做点事（局部止血）
■ Ⅲ级：不要做太多（仅填塞）
■ Ⅳ级：只能交给天意了（展现你个人英雄主义的时候到了）

一些实用的处理原则如下：

- 小而浅表的包膜撕裂出血可通过烧灼、个别血管结扎或钛夹钳夹来控制，用无损伤缝线缝合。
- 更深或更严重的肝裂伤出血对外科医生是一种挑战，需要步步为营。快速探查找到出血部位后，立即用双手压迫肝脏实质暂时控制出血，等待麻醉医生补充血容量。**随后切断镰状韧带、左右三角韧带，迅速游离肝脏，将肝脏托起暴露在腹部切口处**。偶尔需要通过胸骨正中切开或右胸廓切开术来增加额外的暴露。Pringle 手法（不切开肝十二指肠韧带，其中包含门静脉、肝动脉和胆总管）阻断入肝血流控制出血有时是有用的，而且可以安全阻断 60 分钟。通过钳夹能看到的出血的血管，保守地切除性清创，尽可能控制肝实质深部的出血。但如果还不能完全控制出血，**必须使用填塞方法止血**。填塞物必须置于肝脏周围而不是裂口内，其作用是通过填塞使裂口闭合达到压迫止血的目的。但必须避免过度填塞造成下腔静脉受压或腹腔间隔室综合征，加重低血压。**填塞后始终保持腹部开放**，在 36～72 小时内，必须返回手术室取出填塞物。**一味追求"完美"止血结果，而忽视手术时间和失血量是很危险的。出血越多则输血越多，从而形成一个加重凝血功能紊乱的恶性循环**。我们强烈建议你在处理严重的肝脏裂伤的同时注意手术时间：你应该在 45 分钟内同时完成血管处理和填塞。

- 肝后下腔静脉损伤的特点是即使阻断入肝血流，出血仍汹涌。**目前所描述的立即止血的技术很多，但是幸存者较少**。最好的办法就是通过填塞来进行损伤控制，择日再行手术。然而，如果有经验丰富的肝胆外科医师在场，可能会改变治疗方法，以及患者的命运。

- 肝门部损伤需要做长的 Kocher 切口来暴露。损伤的门静脉应该被修补，而门静脉结扎应作为最后的手段，患者对肝动脉结扎的耐受性比门静脉结扎耐受性要好。胆总管损伤可以进行缝合修补或胆肠 Roux-en-Y 吻合，后者可以在初次手术时进行，或在损伤控制后重建手术时进行。单侧肝叶的胆管损伤在初次手术时就应该结扎（或引流）；胆肠重建可以择期进行。

- 损伤的胆囊应切除。

三、脾脏损伤

剖腹探查术中发现脾脏活动性出血，如果患者为成年人，应行脾切除术。**再次强调：盲目的保脾手术只存在于高贵的外科书中，在手术室中没有一席之地**。脾切除术后脓毒血症的发生率很低，可通过疫苗接种、提高警惕及适时预防等措施进一步降低感染风险，这在上一节中已经讨论过。

四、胰腺损伤

主胰管的状况和可能的损伤位置（近端还是远端）是胰腺损伤手术策略的关键决定因素。在钝性损伤中，术前 CT 扫描通常可以看到脊柱对面的胰腺实质断裂，通常伴随主胰管损伤。**循环稳定的患者可以立即进行 ERCP 或 MRCP 来确定胰管损伤的情况**。

因损伤进行的剖腹探查术中，经常会面临如何确认胰腺导管的完整性这一问题。切开胃结肠韧带通过小网膜囊来显露胰腺的前方，胰头后方可通过 Kocher 切口暴露，胰尾后方可通过游离脾脏显露。术中可以通过胰管造影（切开十二指肠经由 Vater 壶腹插管）来评估胰管损伤，**但实际很少应用**。浅表的胰腺损伤可以推定主胰管完整，仅需引流。较深的胰体或胰尾实质性损伤，胰管可能会发生断裂，因此需行远端胰腺切除（联合脾切除术）。对于胰头深部损伤，应充分引流，对于病情稳定的患者，处理不可避免的胰瘘比处理胰管空肠 Roux-en-Y 术后吻合口漏更简单。Whipple 手术适用于大面积的胰头损伤合并胆管和十二指肠损伤。行这种手术的患者死亡率很高，最好"分阶段"进行，待患者病情稳定后再行确定性重建。

下面的格言非常形象地概括了胰腺损伤的处理方法（见图 30.5）：

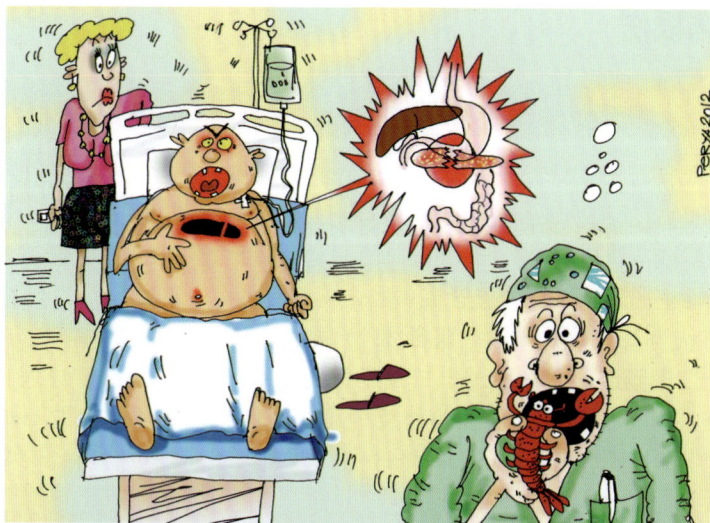

图 30.5　"像对待小龙虾一样对待胰腺：吸头，吃尾……"

对于胰腺损伤，像对待小龙虾一样对待胰腺：吸头，吃尾。

—— Timothy Fabian

五、肾脏、输尿管和膀胱损伤（另见第 35 章）

术中发现肾周血肿通常提示存在肾脏损伤，其中大部分是自限性的。**如果出现血肿进行性扩大，搏动性血肿或疑似肾门损伤，应进行肾脏探查**。中等程度肾损伤处理是皮质修补和引流，偶尔因上极或下极损伤需要行肾部分切除术。粉碎性肾损伤和肾门血管损伤行肾切除术。**在血流动力学不稳定的情况下，不应尝试控制肾动静脉**，这种情况下不必尝试保留损伤的肾脏，除非患者是孤立肾。

肾盂撕裂伤用可吸收的缝线进行修补。损伤的输尿管应小心地进行暴露，避免过度骨骼化造成缺血性损伤，原则上应在置入输尿管支架的情况下进行一期修补。过于远端或过于近端的输尿管损伤可能需要请泌尿外科专家会诊。

腹腔内膀胱损伤需要用可吸收缝线修补并留置尿管引流。**对于钝性损伤造成的腹膜外破裂，仅需用尿管引流**。大多数情况下，使用 Foley 导尿管就可以了。对于严重、复杂的膀胱损伤或伴有严重出血的情况，可以增加耻骨上膀胱引流，以便术后进行充分的膀胱冲洗。

六、胃损伤

大部分胃损伤都是由穿透性损伤引起的，通过简单的单层缝合修补即可。**术中打开小网膜囊检查胃后壁**。在上腹部穿透性损伤的病例中，鼻胃管引流出血性液体往往提示存在胃损伤，仔细探查，记住胃的某些区域出血很难评估，比如胃食管结合部、胃底和胃小弯最上部以及胃后壁。钝性胃损伤很少见（除非患者饱腹后在酒吧被踢到），只有特殊病例才需要进行胃部分切除术。

七、十二指肠损伤

十二指肠内血肿不需要手术清除，应给予鼻胃管减压、补液及充足的营养支持（通常是肠外营养）3～4 周。

无污染的小裂伤行一期修补是安全的。广泛的撕裂伤、严重的组织挫伤（通常由钝性损伤造成）、累及胆总管的损伤或高速枪击伤应行**十二指肠修复加幽门阻断术**。该手术包括关闭幽门（使用闭合器或从胃内缝合），胃空肠吻合重建胃肠道连续性；不需要额外行迷走神经干切断术。行营养性空肠造瘘术要为患者提供肠内营养支持。

然而，目前认为某些治疗（如"阻断术"）被过度使用。我们通常倾向于行一期修补，同时附加管状十二指肠造口术。通过十二指肠缝合线的一角插入 Foley 导尿管，并负压引流修补处周围的渗漏。目的是通过可控的瘘管为十二指肠管腔减压。我们不建议使用完整的十二指肠壁进行十二指肠造口。

八、小肠损伤

大多数小肠裂伤可以通过单层缝合来修补。偶尔会遇到系膜缘的小肠损伤或多个相邻的裂伤，需进行节段性切除。**被忽视的长期裂伤（超过 24 小时）会造成腹膜炎，此时可能需要进行临时造口，而不是一期修补**。罕见的是，广泛的肠系膜裂伤可能会危及大段肠管的血供，如果切除会导致短肠综合征。在没有回盲瓣的情况下，至少保留 100cm 的小肠（或保留回盲瓣的情况下 75cm 的小肠）才能保证肠内营养的吸收。

九、大肠损伤

大多数右侧结肠或左侧结肠的单纯裂伤的患者可以直接行修补术。如果裂伤严重需要切除肠管，回结肠吻合术（右半结肠切除后）通常是安全的。而结肠与结肠吻合（更远端的结肠切除术后）可能不那么安全。**在任何情况下，如果存在严重腹腔污染、严重的合并损伤或血流动力学不稳定，建议行结肠造口而非修补**。对于模棱两可的病例，我们建议你宁可犯错也要选择结肠造口术。固执地进行一期修补可能会使你为冒险的吻合手术付出昂贵的代价：**更多的创伤患者死于一期吻合术后的吻合口漏，而不是造口还纳术**。结肠系膜大的血肿最好通过切除其供血节段的结肠来治疗。广泛的去浆膜化损伤（典型的是盲肠或乙状结肠的安全带损伤）应行浆膜修补而不是肠切除。

十、直肠损伤

在没有明显可见粪便污染的情况下，轻微的裂伤可以单纯行修补术。**其他所有情况必须在修补后附加近端结肠转流性造口术**，通常选择袢式乙状结肠造口术。腹膜外直肠段的小裂伤既不需要广泛游离直肠，也不需要缝合修复，仅行转流性结肠造口术就足够了。**远端直肠残端不必进行清洗，也不用行骶前引流，除非存在广泛的直肠损伤、游离的范围广以及直肠周围间隙严重污染**。

十一、腹腔内血管损伤

- **主动脉损伤：** 处理主动脉损伤最重要的步骤是暴露，以方便控制血管的近端和远端。

依据损伤血管的水平，采用"内脏中线翻转"手法，高位损伤从脾脏外侧开始，低位损伤从左结肠外侧的 Toldt 白线开始。这些脏器包括脾脏、胰尾、左半结肠，必要时还有左肾，都可以逐步游离后沿中线翻转。可以通过切开肝胃韧带（经小网膜囊），将胃和食管牵拉至左侧来暴露肾上主动脉。腹腔干以上的损伤可能需要行左侧开胸术。主动脉损伤需要用 3-0 或 4-0 的聚丙烯单股缝线进行缝合。

- **肝下下腔静脉损伤：**通过切开右结肠外侧的 Toldt 白线，同时将右结肠、十二指肠甚至右肾向中线翻转来显露肝下下腔静脉。出血部位必须用手指或海绵棒直接压住，也可以使用血管夹，但不应试图游离整个血管。静脉修补可使用 4-0 或 5-0 单股血管缝线。注意检查是否存在后壁撕裂伤，如果存在，可通过轻微旋转下腔静脉或从腔内进行修补。对于较大的破裂，可以使用人工血管，不过更常用的是结扎下腔静脉。但患者可能无法耐受肾静脉以上节段的结扎。

- **髂总动脉或髂外动脉损伤：**缝合修补，如有必要，移植血管。即使存在腹腔污染，也可以使用人工血管。首选聚四氟乙烯（PTFE）材质的人工血管。如果污染严重，应考虑结扎动脉，并通过解剖外股 - 股动脉旁路术（人工血管搭桥）重建循环。髂内动脉可以直接结扎而不造成影响。

- **髂静脉**的显露非常困难，可能需要同侧髂内动脉的分离，甚至临时切断髂总动脉。结扎髂静脉的并发症发生率不高，术后需穿弹力袜并抬高肢体。

- **腹腔干和肠系膜下动脉（IMA）**都可以结扎。在极端情况下，为了控制危及生命的出血，也可以结扎近端（胰腺后）的肠系膜上动脉（SMA）（为了保护侧支循环），但一般来说，首选修补或转流。

- **胰腺下段的肠系膜上动脉损伤应该修补**。如果能的话，**肠系膜上静脉损伤应尽可能修补**，因为结扎肠系膜上静脉会造成肠坏死、严重的术后肠淤血和肠道静脉曲张。**肠系膜下静脉**可以结扎，没有风险。

- 应避免对危重患者进行血管修复来恢复血流的英雄主义尝试。有时，结扎后再择期进行血管重建也是可取的。更好的办法是绕过血管损伤段做一个临时分流，并在随后的 24 小时内植入人工血管。

十二、腹膜后血肿

关键问题在于是否需要探查在剖腹探查术中发现的这一类血肿。

原则上，所有**穿透性损伤**所致的腹膜后血肿都应进行探查，无论大小和部位。而**钝性损伤**所致的腹膜后血肿则可以根据血肿的部位有选择性地进行治疗，如下：

- 腹部中央区域（Ⅰ区）包含腹部大血管、胰十二指肠结合部，必须探查。
- 侧方血肿（Ⅱ区）包含肾脏和腹膜后结肠壁，可不做处理，除非血肿巨大、有搏动或进行性增大。
- 钝性（不同于穿透性）损伤导致的盆腔血肿（Ⅲ区）可不进行探查。腹膜的完整性破坏反而会导致腹膜产生的压迫效应失去作用，出现灾难性的腹腔内出血（见表 30.2）。

表30.2　创伤性腹膜后血肿的处理方法		
血肿类型	穿透性损伤	钝性损伤
中央区（Ⅰ区）	探查	探查
侧方区（Ⅱ区）	通常需探查	通常不需探查
盆腔（Ⅲ区）	探查	无须探查

十三、钝性损伤导致的盆腔血肿的处理

除了单一的髂嵴骨折外，骨盆或闭孔环和 / 或骶骨骨折都可能导致大出血，从而引发休克和死亡。遭受严重钝性损伤的患者需做骨盆影像学检查，循环稳定的患者做 CT 检查，循环不稳定的患者摄后前位 X 线片。骨盆骨折的出血可能单独来源于骨盆静脉断裂、髂内动脉分支撕裂和松质骨，也可能同时存在。

对于循环不稳定的严重骨盆骨折患者，如果复苏以后循环没有恢复或部分恢复，一旦排除腹腔外来源的出血，应该怀疑出血来源于骨盆。**首先通过增加盆腔后腹膜的压迫来尽量减少盆腔失血：最好使用专门设计的骨盆吊带或绑带（每个急诊室都应该配备）。否则应将床单紧紧缠绕在髂嵴上，向前纵横交错并系紧。**

暂时固定骨盆碎片有助于血流动力学的改善。如果成功，可以进行腹部 CT 扫描，以明确区分出血是来自于腹腔脏器还是骨盆。前者需行急诊剖腹探查术。**如果仅仅是后者，则应避免行剖腹探查术，以免破坏后腹膜的压迫作用而导致出血增加。此时，最好的办法是将患者转至介入科尝试对骨盆动脉出血行血管栓塞术，在整个抢救期间，创伤小组必须进行积极复苏。**如果没有血管造影设备，可以请骨科医生使用骨盆外固定器来进行制动（当出血来源于静脉或松质骨时有效，但对动脉出血效果欠佳）。

对于严重循环不稳定、复苏无效的患者，只能转到手术室行手术治疗。为了控制盆腔出血，可采用低位垂直正中切口，既有利于清除盆腔血肿（将腹腔内脏器向上牵拉），又方便于**填塞腹膜外空间**压迫止血。如果同时合并有其他来源的腹腔内出血，最好选择更高位的横切口进腹。这种患者的死亡率非常高。（一些创伤中心会优先在急诊室 / 创伤室进行腹膜外压迫。）

十四、简化的创伤剖腹探查术（损伤控制）

当生理稳态严重受损时，试图进行解剖性结构恢复会适得其反。

在少数患者中，当生理状态严重受损时，患者不能耐受长时间的器官修补手术。由暂时控制出血和污染组成的急救流程是唯一可行的选择。**可以通过一套生理指标评判标准或损伤的解剖学类型来判断生理功能受损程度**。在前一种评判模式中，凝血功能障碍、低体温和酸中毒预示着生理衰竭即将来临，三项中的任一项都会加重另外两项形成恶性循环，称之为"死亡三联征"。在这种情况下，坚持花费时间来实现完整的器官修补可能会导致患者死亡。如果采用后一种模式，将由外科医生迅速评估损伤类型来决定是否行急诊手术。例如，腹腔内大血管损伤合并严重的胰十二指肠损伤，应立即考虑存在大量失血可能，根治性重建手术

应延期进行。**面对这类情况，填塞止血、血管转流、置管引流以及用最简单的方法防止腹腔污染**（通过切割闭合器闭合或结扎损伤的肠管）**是唯一的方法**。关腹的方法包括快速拉拢腹壁皮肤，或最好不关腹以防止并发腹腔间隔室综合征（见第 31 章）。然后将患者转入外科重症监护病房继续治疗，在接下来的 24～48 小时保持病情稳定。延期的确定性器官修补（或切除）和关腹必须在患者血流动力学稳定、体温恢复和凝血功能改善的基础上进行。

十五、总结

损伤的器官应该尽快通过手术修补或切除，话虽如此，外科医生仍应能认识到即使严重的内脏损伤也有自愈的可能（如某些钝性损伤）。此外，在面对严重的生理功能受损时，外科医生也需要懂得控制自己对完美手术追求的热情，应以损伤控制为首选。

> 我们差点忘记另外一种人为的损伤类型——自缢。
>
> 因此，这里有一些重要的建议：
>
> "面对自缢的病例：剪断绑在死者身上的绳子，并立即松开缠绕在脖子上的绳子，除非尸体完全僵硬（即死后僵硬）。"
>
> ——美国红十字会急救课本，1933

（周家华 译　周家华 校）

第31章

腹腔间隔室综合征

Ari Leppaniemi，Rifat Latifi

> 腹腔间隔室综合征是一种全身性疾病。
>
> —— Thomas Scalea

腹腔间隔室综合征（ACS）比我们想象的更加常见。**它包括一系列症状和体征，这些症状和体征是由于外伤或任何其他重大创伤造成的腹内压（IAP）升高，形成腹腔内高压（IAH）所导致的。**无论是何种病因，治疗包括减轻腹内压和处理原发病。

ACS 可以分为原发性、继发性或复发性：

- **原发性 IAH 或 ACS：**由腹部和骨盆内的疾病进展引起。包括腹部创伤、骨盆骨折、腹主动脉瘤破裂或任何其他导致腹腔内容量急剧增加的腹部创伤。

- **继发性 IAH 或 ACS：**造成 IAH 的主要原因在腹部或骨盆之外。例如，外伤、败血症或烧伤时大量液体复苏导致的腹部脏器肿胀。**当然，继发性 IAH 可以与原发性 IAH 同时发生，**例如在剖腹手术中发现肠道肿胀，再比如脾破裂（在转运期间给予超过几升乳酸林格液后）。

- **复发性 IAH 或 ACS：**在先前对原发性或继发性 IAH 或 ACS 进行手术或药物治疗后发展而来。通常是由于最初的病因还没有被充分根除，**即使有某种形式的暂时性腹腔临时关腹（TAC）的患者也可能复发 ACS！**

虽然不像颅内、宫颈内、胸腔内或四肢筋膜间隙那样僵硬刚性，**但腹腔是一个边界清晰的封闭空间。**这种相对缺乏刚性，是我们中的一些人虽然肥胖或怀孕但没有发展为 ACS 的原因。与所有具有刚性或半刚性边界的密闭空间一样，任何增加此类空间中所包含的内容物体积的尝试，特别是急剧增加，都会导致腹腔内压力升高。如此急剧的压力增加，在生理上从来都是不健康的！

腹腔"内容物"增加的原因有很多，从正常压力到 IAH 再到 ACS 的进展取决于增加的原因和严重程度。先让我们看一些定义：

- **IAP——腹内压，**是腹腔内的稳态压力，以 mmHg 表示，通常为 0～5mmHg。如果你打喷嚏或试图排便，或者如果麻醉医生把你的患者猛然叫醒（所以你要观察伤口是否在手术结束后就裂开……），腹内压可能暂时会高很多，但别担心，这不是 ACS……

- **IAH——腹腔内高压，**是 IAP>12mmHg 的持续或反复病理性升高。

- **ACS——腹腔间隔室综合征，定义为持续 IAP>20mmHg，与新发器官功能障碍或衰竭相关。**

- **APP——腹部灌注压，**是平均动脉压（MAP）减去 IAP。在 ICU 的患者中，将 APP 尝试保持在 60mmHg 以上！

（对于那些仍然使用 cmH_2O 的人，请记住 $1mmHg=1.36cmH_2O$。）

> 切记：IAH，无论 IAP 多高，都不是 ACS，除非患者也有该综合征的以下典型表现。
>
> - 气道压力增加（呼吸窘迫，通气困难）。
> - 心排血量减少（尽管有足够的容量状态，但仍有低血压）。
> - 尿量减少或突然无尿（尽管有最佳补液作用，但仍出现肾功能不全）。
> - 腹胀加剧。

ACS 的分级见表 31.1。

表 31.1　腹腔内高压分级
■ **一级**：IAP 12～15mmHg
■ **二级**：IAP 16～20mmHg
■ **三级**：IAP 21～25mmHg
■ **四级**：IAP>25mmHg

因此，虽然 IAH 指的是一个连续变量（如动脉高压），但 ACS 就像怀孕一样，要么怀上，要么没有怀上！

一、IAH 和 ACS 的危险因素

有许多情况可能导致 IAH，例如腹部创伤，或是过度晶体复苏。还记得我们 80 年代和 90 年代的患者看起来多么像米其林人，他们需要在 SICU 中打开腹部，然后保持开放状态。其他会导致 IAH 的例子还有重症急性胰腺炎或腹主动脉瘤破裂（即使接受血管内修复的患者也可能发展为 ACS）。

为了更好地确定危险因素，根据主要的病理生理学特征对其进行有效分组。具有以下几点的一些人是需要重症监护的患者，所以要有一些耐心，照看好这些患者……

- **腹腔内容物增加：**腹腔积血、气腹、腹腔内积液或脓肿，肝功能不全伴张力性腹水，腹膜透析，腹膜内或腹膜后肿瘤，急性胰腺炎，腹腔镜气腹压力过度，损伤控制手术期间的填塞。注意，即使是正常怀孕也会导致持续的 IAH！
- **腔内内容物增加：**胃扩张、肠梗阻、结肠假性梗阻（见图 31.1）、扭转。
- **腹壁顺应性下降：**腹壁严重烧伤、大量液体复苏或俯卧

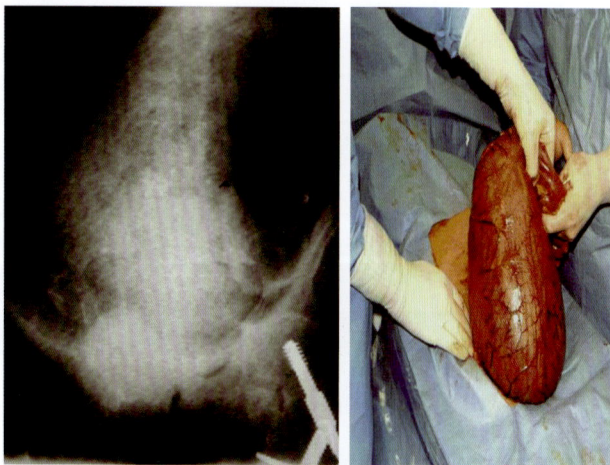

图 31.1　腹部 X 线片显示直肠乙状结肠大量扩张导致 IAH 和 ACS，术中所见与 X 线片一致

位，导致腹壁水肿加重。

- **毛细血管渗漏 / 液体复苏**：酸中毒、损伤控制开腹手术、体温过低、大量液体复苏、多次输血。
- **其他**：凝血病、菌血症、年龄、腹部疝修补术、肥胖或体重指数增加、腹膜炎、肺炎、败血症、休克或低血压、机械通气、呼气末正压（PEEP）>15～20mmHg。

如上所述，几乎所有的患者，包括那些没有做过任何腹部手术的患者，甚至那些没有腹内病变（特别是烧伤）的患者，都可能发展为 **IAH**！因此，如果你的患者有病态肥胖，腹内有一个巨大的网膜，这意味着患者有潜在慢性 IAH，易患 ACS。

二、IAH 和 ACS 的病理生理学

几乎所有的器官系统都受到 IAH 的影响，有些器官受影响更严重。最容易检查发现的体征是肾和呼吸功能障碍，但不要忽视对心血管和胃肠系统或颅内压的影响（图 31.2）。

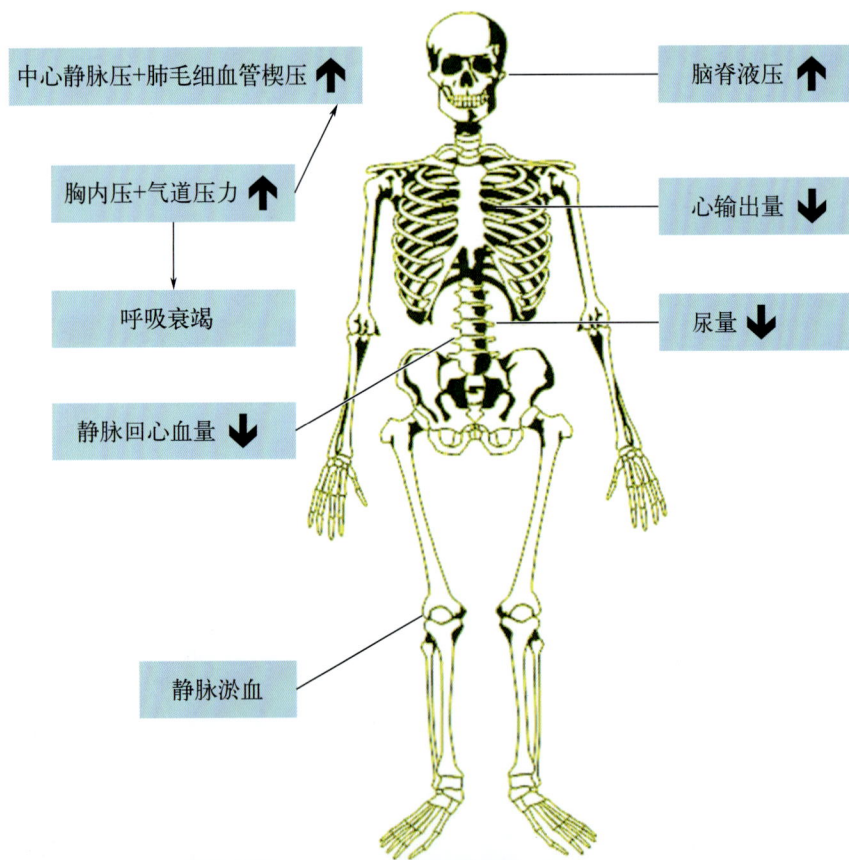

中心静脉压+肺毛细血管楔压 ↑

脑脊液压 ↑

胸内压+气道压力 ↑

心输出量 ↓

呼吸衰竭

尿量 ↓

静脉回心血量 ↓

静脉淤血

图 31.2　腹腔间隔室综合征

表 31.2 总结了 IAH 的生理后果。对于那些不是重症监护医生的外科医生，通过以下列表可了解 IAH 的后果：

- 气道压力增加。
- 心输出量减少。

- 尿量减少。
- 肠道血流减少。
- 脑内压力增加。
- 腹壁血流减少。

表 31.2　腹腔内高压的生理后果			
项目	增加	降低	不变
平均血压	✓	✓	✓
心率	✓	—	—
气道压力峰值胸 / 胸膜压力	✓	—	—
中心静脉压	✓	—	—
肺毛细血管楔压	✓	—	—
下腔静脉压	✓	—	—
肾静脉压	✓	—	—
全身血管阻力	✓	—	—
心输出量	—	✓	—
静脉回流	—	✓	—
内脏血流	—	✓	—
胃黏膜 pH 值	—	✓	—
肾血流量	—	✓	—
肾小球滤过率	—	✓	—
脑脊液压力	✓	—	—
腹壁顺应性	—	✓	—

尽管表面上心脏充盈压正常，但这些异常仍然经常存在，因为 IAP 升高会导致中心静脉压（CVP）、右心房压和肺毛细血管楔压升高。

除非 IAP 显著降低，否则心血管、呼吸和肾功能会逐渐恶化，并变得更难监测治疗。ACS 也有一些罕见的后果，例如腹腔镜胆囊切除术时，IAH 造成肠缺血；或胃溃疡穿孔后，IAH 导致脊髓梗死。

如此，很容易理解为什么 IAH 的影响不仅限于腹腔，还会影响胸腔甚至颅内。**当两个或多个解剖腔室压力升高时，称为多室综合征。**这些在多发性创伤中更为常见，除非对患者不断进行复查，否则很容易遗漏。

三、何时考虑 IAH？

看到腹部严重膨隆的患者或许就是一种提示（见图 31.3），但考虑到体检（触诊）在确定 IAP 时准确性低，我们停止将其作为标准，特别是当测量 IAP 非常简单时，即便是外科医生也可以做到。因此，你需要做的就是考虑患者是否有 IAH 和测量 IAP，尤其是当患者有以下情况时：

- 腹部紧张、膨隆（询问患者或家人，这种腹部膨隆是否一直存在？）。
- 急性呼吸衰竭或呼吸机参数提示呼吸恶化。

- 常规治疗无效的低血压和／或少尿导致的心输出量减少。
- 酸中毒。

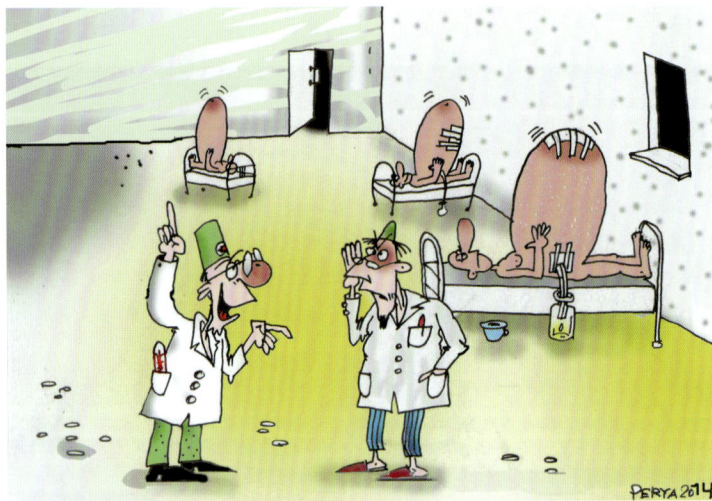

图 31.3 "什么？腹腔间隔室综合征？从未听说过！"

四、IAH 的诊断

如果你没量一下体温，你就不会发现发热。

所以，如果你不考虑 ACS，你就会错过它。

为什么要猜？只需测量 IAP！你不需要昂贵的设备，只要一根 Foley 导尿管和一个花费很低的管道系统（见图 31.4）。当然，你还需要了解 2013 年世界腹腔间隔室综合征学会制定的共识定义中所述的 IAP 测量原则。

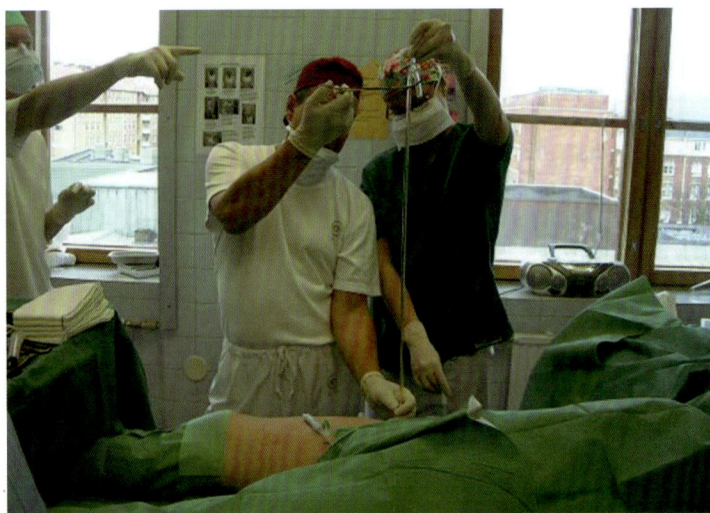

图 31.4　Ari 测量 IAP

2013 年世界腹腔间隔室综合征学会共识定义："间歇性 IAP 测量的标准是通过膀胱滴注最大量为 25mL 无菌生理盐水后测得。IAP 应以 mmHg 表示，并在确保腹部肌肉收缩消失后，在呼气末以仰卧位测量，传感器调零至腋中线水平。（用笔标出盆腔区域的腋中线，以便下次测量压力时使用相同的零位。）"

所以，基本上，你所需测量 IAP 的条件就是让患者安静下来和一根 Foley 导尿管：将导尿管与尿袋分开，向膀胱内注入 25mL 生理盐水，并将断开的导管抬高并垂直于平卧位的患者。如果你的所谓"尖端"医疗机构中没有换能器，那么导尿管中水柱的高度就是 IAP，单位是 cmH_2O（$1cmH_2O=0.735mmHg$）。水柱的高度将随着患者呼吸周期的变化而波动，吸气时上升，呼气时下降，随着膈肌的运动而波动。**神经源性膀胱或挛缩的小膀胱，或膀胱破裂手术后，可能导致测量无效。** 如果导管堵塞或骨盆血肿压迫膀胱时，也会影响 IAP 的准确性。如果患者有耻骨上造瘘尿管，经尿道尿管测量压力时，一定要关闭耻骨上尿管。由于 Trendelenburg 体位（或反 Trendelenburg 体位）可能会影响膀胱内压力，因此最好在平卧位进行准确测量。**定期测量 IAP 的趋势，有时比单独一次的测量更重要**。

五、IAH 有多常见？

非常常见。我们仍然记得，重症急性胰腺炎患者发生"早期"多器官功能衰竭，然后在"充分"液体复苏后死亡。**其中一些人可能患有未经诊断和治疗的 ACS**。大约 20 年前，在赫尔辛基，当我们开始定期测量 ICU 所有胰腺炎患者的 IAP 时，发现约 40% 的患者存在 IAH，约 10% 的患者患有 ACS。所以，从那时起我们就吸取了经验，我们现在知道要避免过度液体复苏导致 IAH！

在内科和外科混合的普通 ICU 患者中，IAH 的发病率约为 50%，ACS 的发病率约为 10%。**然而，随着对 IAH 认识的不断提高，以及对 IAH 的预防和治疗不断完善，来势凶猛的 ACS 的发病率急剧下降。** 在创伤或其他急诊的损伤控制手术（见下文）后，保持腹腔开放也对减少这种主要由医源性疾病所致 ACS 的发病率有重要作用。

六、预防

预防总比治疗好，下面是外科医生如何避免 ACS 的一些简单举措。
考虑保持腹腔开放：
- 在任何损伤控制手术后，不仅仅是创伤后。
- 如果出现严重内脏水肿。
- 长时间手术后，通常是腹部大手术后。
- 如果使用了大量晶体液体进行复苏（少量输血）。

通过避免以下情况从而降低 ACS 发生风险：
- **大量晶体复苏**。到目前为止，你应该明白过度复苏是 IAH 和 ACS 的常见原因。临床中非常容易"忽视"患者体内注入的液体量……
- **腹部切口闭合过紧。**

如第 37 章和第 44 章所述，在高危情况下，考虑使用 TAC，或仅闭合皮肤来避免关腹。

七、治疗

（一）非手术治疗

除非患者出现生命危险，否则先使用非手术治疗。**目的是减少腹腔内容积，提高腹壁顺应性**。插入鼻胃管和直肠管，暂时停止肠内营养，使用促胃肠动力药和促结肠动力药，并进行结肠镜减压。通过这些举措减少胃肠内容物的体积，从而降低 IAP。利用经皮穿刺引流腹水或腹腔内大量局部积液对降低 IAP 也有帮助，或至少可以暂时缓解。

通常发生以下的情况：一个 IAP 升高的患者，不需要立即手术，而是被转到 ICU。在经过充分镇静、疼痛控制和血流动力学优化后，IAP 显著降低。此外，避免俯卧，不要将床头抬到 30°以上，并取下收缩绷带（检查腹部 / 骨盆绷带是否勒得太紧，并且不要长时间使用！），改善腹部顺应性并降低 IAP。

使用**神经肌肉阻滞剂**是有争议的，但我们偶尔会短期使用。**通过增加利尿来达到液体负平衡，可以取得更显著的效果**。手术前的最后手段是血液透析超滤，以去除多余的液体，从而减轻组织肿胀。

（二）手术治疗

在实际的 ACS 治疗中，如果内科治疗失败，通常也不会进行手术（除非患者已经病危，无法生存）。显然，严重危及生命的 ACS 患者需要手术减压，即使在最紧急的情况下也需要在 ICU 进行减压。这将是你做过的最令人满意的剖腹手术。

改善通气和增加排尿量对 ACS 的显著改善效果是立竿见影的，即使是最强硬的怀疑者也会相信这是真的（我们已经多次看到这种"变化"）。

然而，再次强调，在没有考虑到整个临床实际的情况下，不应根据单独一次测量的 IAP 结果，来决定是否进行腹部减压。

> 一个好的指导原则是腹部灌注压（记住 APP=MAP−IAP）。如果 APP>60mmHg，并且没有明显的器官功能障碍迹象（检查尿量、乳酸、肝功能、心血管和呼吸参数），继续非手术治疗通常是安全的。

在开腹减压术中，为了防止血流动力学失代偿，应恢复血管内容量，最大限度地供氧，纠正低体温和凝血功能紊乱。减压后，使用第 44 章中描述的仅缝合腹部皮肤和筋膜边缘的 TAC 方法。

（三）外科减压技术

腹部中线切口是腹部减压的标准切口（在两端留几厘米的筋膜以便后期闭合）。还有其他的外科减压切口，如双侧肋下横切口（有时用于严重胰腺炎患者，他们可能需要进行坏死组织清除术）或侵袭性较小的方法，如皮下白线筋膜切开术，保留皮肤（除了三个短的横向皮肤切口进行筋膜切开术外）和腹膜完好无损。

"无创筋膜切开术"可用于临界状态的患者，它避免了开放腹部的并发症。如果需要，可以很容易地扩展到全层剖腹术。缺点是不可避免的疝，可以在以后用分离技术修复。

所以……

IAH 仍然是急诊腹部手术患者整体处理中需要考虑的另一个因素。这可能是显而易见的——为了腹部减压而"迫切需求"。然而，更常见的情况是，它发病相对隐匿，但会导致患者急性起病、器官功能障碍和死亡。如同重视动脉血压一样，注意腹内高压。它比你迄今为止所怀疑的所有体征都更常见，更具临床相关性。

"在紧急剖腹手术结束时，不要只问'我应该怎样闭合腹部？'，还要问'我该闭合腹部吗？'"

（周家华 译　周家华 校）

第 32 章

腹主动脉急症

Paul N. Rogers

腹部／背部疼痛＋低血压＝腹主动脉瘤破裂（除非被证明还有其他的诊断）。

泌尿科和骨科病房是腹主动脉瘤破裂患者的墓地。

　　主编们曾斟酌是否还有必要在第五版中加入这一章。在许多地方，血管外科已经完全从普通外科中分离出来，并进一步成为"血管外科和介入血管外科"，这是一个区别于其他专科但又不完全独立出来的外科专业。我们决定继续保留这一部分，原因有二：第一，并非世界各地区的医院都有血管外科的专科设置；第二，即使在有血管外科专科的地方，腹主动脉急症也经常被普通外科医生碰到。所以我们再次开始本章节的论述……

一、腹主动脉瘤破裂的临床表现

　　腹主动脉瘤（AAA）破裂的诊断往往并不困难。**患者典型的临床表现往往是一个骤起的腰痛、腹痛和低血压性虚脱。如果医生在体检时在腹部可以扪及一个波动性的肿块，即可确诊**。在这种情况下，患者应直接转入手术室。如果患者情况稳定，可酌情延迟一段时间，以便在完成交叉配血试验后再转入手术室。

二、腹主动脉瘤破裂的非典型临床表现

　　这种情况临床上并不少见，然而在实际工作中，做出正确的诊断往往会有一定的难度。比如，患者可能并没有虚脱的病史，或者患者在就诊时血压仍然是正常的。**唯一的诊断线索往往是患者出现不典型的腹痛或是背痛，而搏动性肿块往往也无法触及**。腹主动脉瘤破裂的病例多见于肥胖的患者，而体型较瘦的患者由于更容易发现他们体内的腹主动脉瘤而获得择期手术的救治机会。

　　腹主动脉瘤破裂往往会被误诊为"输尿管绞痛"，但对于没有出现镜下血尿的患者，医生应该警惕出现腹主动脉瘤破裂的可能。与此类似，我们也见过表现为急性阴囊疼痛的患者，被误诊为附睾-睾丸炎，后来该患者经主动脉血管支架植入手术治愈。**对腹主动脉瘤破裂的诊断一定要谨记于心，否则医生往往会忽略此类疾病而犯错**。对于一些特定的人群，特别是中老年男性，如果患者出现明显却又无法解释的腹部或背部疼痛，医生应利用超声或 CT 检查以排除腹部动脉瘤的诊断。

三、诊断的困局：已知患有腹主动脉瘤，但是它发生破裂了吗？

诊断的困难在于：如果这个患者已知是存在腹主动脉瘤的，而且也表现出了腹部或背部的疼痛，这次的疼痛是否和动脉瘤相关就是一个棘手的问题。这里的难点在于，动脉瘤发生一些小的、局限性的、"初始性的"破裂，即会产生疼痛，而患者没有出现任何血流动力学不稳定。此时，对于患者进行一些体格检查往往收效甚微，**因为这些患者的动脉瘤往往没有触痛。但是这些患者一旦突然出现动脉瘤的破裂，即可导致灾难性的大出血。**基于这个原因，治疗的重点在于，在发生重大致命的出血之前，就要对患者的病情识别，并进行手术。当然，困难之处在于，这样的患者很可能存在其他导致类似症状的病因，例如机械性背痛，而这与动脉瘤没有关系。在这种情况下，手术显然不是最佳选择，特别是此时患者的总体健康状况不佳。

一方面对于需要紧急手术的患者进行及时的手术，另一方面，又要对那些非必须手术的患者进行有效识别，这的确是临床上的两难困境，有时候，即使是临床经验很丰富的医生也很难驾驭。在这种情况下，需要进行急诊 CT 扫描（使用静脉造影剂），以确定腹主动脉瘤的位置和是否存在任何相关的动脉瘤破裂（如腹主动脉瘤破裂），出血通常是进入腹膜后。总而言之，在这种情况下，往往是更倾向于进行手术，即所谓"宁可错开一千，也不延误一例"。

四、哪些患者需要手术？

一条有效的经验是：腹主动脉瘤破裂患者的生存率，与该患者入院时的血压成正比。

已经出现严重休克的患者很少能活下来，的确，有的患者可以活着下手术台，但很少能够最终顺利出院。因此，有人提出，对已经严重休克的腹主动脉瘤破裂的患者进行手术是徒劳的，是对资源的浪费。

但是，也有观点认为，医生仍然应该对此类患者进行手术治疗，除非患者已处于明显的濒死状态或已患有某些不治之症。你可能通过拯救那些极少的垂危的患者获得额外的经验，这些经验又可能有助于你拯救下一个动脉瘤破裂的患者。这些治疗上的哲学问题要由外科医生与患者和患者家属共同商讨解决。但有一点是肯定的，对于此时就诊的患者，他们还是更倾向于进行手术放手一搏的，即使等待他们的可能是死亡。20 多年前，有人提出利用评分系统来帮助决策，即所谓的 Hardman 评分，该评分将几个易于测定的变量与破裂动脉瘤手术后的生存率联系起来。

Hardman 评分系统（表 32.1）

也许并不值得奇怪，即使是对于 Hardman 评分系统确认达到三条标准，死亡率为 100% 的患者，也有手术成功的可能性。这也一定程度上佐证了"永不言弃"这一准则。数个腔内修复的报告显示：所有类别的患者围手术期的死亡率都低于开放性手术，这也使得这一手术指征的问题变得更加模糊不清。尽管如此，该评分标准仍然是这些患者治疗决策过程中的一个有用的辅助工具。

表 32.1　Hardman 评分系统 [1]
■ 年龄＞76 岁
■ 晕厥病史
■ 血红蛋白＜90g/L
■ 肌酐＞190μmol/L（2.1mg%）
■ 心电图检查证明心肌缺血
初始的研究表明：
达上述标准 3 项或以上者，死亡率为 100%
达上述标准 2 项者，死亡率是 72%
达上述标准 1 项者，死亡率是 37%

五、手术

对于破裂的腹主动脉瘤的抢救，重中之重是把阻断钳钳夹于动脉瘤颈部的上方！

一旦动脉瘤破裂的诊断明确，或者高度怀疑动脉瘤破裂，患者应当立即送往手术室，不允许有任何延误。在此种状况下，患者甚至无需建立静脉通路，因为输注的液体很快也会漏出来，提升血压只会加速出血。**抢救时，患者的血压控制的目标是：一个稳定的低血压状态，即所谓的控制性低血压**。

（一）手术准备

在麻醉医师们建立术中监测系统的同时，外科医生即开始进行术前的"消毒和铺巾"（范围包括两侧腹股沟，以防需要做主动脉 - 股动脉旁路）。**然而，无需进行一些非必要的检测手段（如肺动脉导管），因为此类检测项目会浪费宝贵的时间。**应对患者预防性使用抗生素。在外科医生切皮之前，不要开始麻醉，因为肌肉松弛剂注射后，患者的腹壁会松弛，这样会加速动脉瘤的出血，从而导致血流动力学的进一步恶化，这种情况并不少见。**切记：对动脉瘤近心端的腹主动脉阻断比任何操作都更加重要！**

（二）手术切口

通过从剑突到脐和耻骨联合中点的一个长正中线切口打开腹部。如果手术要暴露远端髂动脉，就必须继续扩大切口。然而，在大多数情况下，对于单纯的人工血管的植入手术，上述的切口应该是足够的。

（三）近端阻断

进入腹腔后，如果探查发现腹膜后巨大血肿，腹主动脉瘤破裂的诊断即可明确。此时，

---

[1] Hardman DT，Fisher CM，Patel MI，et al. Ruptured abdominal aortic aneurysms：who should be offered surgery？ J Vasc Surg，1996，23：123-129.

首要的操作应是控制住动脉瘤近心端的主动脉。**对于在这个阶段仍能保持生命体征平稳的患者（局限性的腹膜后动脉瘤破裂），外科医生可以花一些时间去处理和显露动脉瘤上方的腹主动脉直至肾动脉下方水平。**对于那些生命体征不稳定的患者，可以通过钳夹阻断膈肌正下方的主动脉快速控制主动脉出血，然后再进行肾水平以下的主动脉分离。

对于生命体征不稳定的患者，或那些在游离过程中生命体征变得不稳定的患者，可以利用卵圆钳夹住一块纱布，对近端主动脉进行钝性压迫。如果在分离腹主动脉瘤颈部的时候出现动脉瘤破裂，可经由主动脉缺损处插入一根大号的 Foley 导管，利用导管上的球囊阻断主动脉，此种方法可以给医生多几分钟的时间来对此种突发情况进行控制：

- **膈肌下方的主动脉阻断：**还记得你是如何进行迷走神经切断手术的吗？你肯定不记得了！所以，请记好。切开食管表面的膈肌 - 食管韧带（用手摸着食管内的鼻胃管），用食指钝性分离，并把食管推向右侧，此时不必在意止血的问题。然后，在食管左侧触摸到主动脉的搏动，用食指在主动脉两侧进行分离，直到触摸到脊柱。用一把直头的主动脉阻断钳，钳头正对着脊柱的方向钳夹主动脉完成阻断，然后在主动脉阻断处附近压上几块纱布以便止血，同时进行剩下的手术步骤。另一种处理的方法是，经由小网膜囊，抬高胃部，在紧靠胰腺上方的主动脉上使用阻断钳完成主动脉阻断。

- **肾下主动脉的阻断：**此时回到分离动脉瘤颈部的环节上，**注意这一环节的关键在于在阻断近端主动脉的同时不骚扰腹膜后血肿。**一旦你在动脉瘤颈部水平进入腹膜后，用你的手指或吸引器的头端进行钝性分离，以识别和分离动脉瘤的颈部。一旦确定了动脉瘤颈部的位置，就在瘤体颈部的主动脉的两侧继续向后方进行分离，直至椎体。不要尝试用阻断带圈套主动脉。**用一把直头的主动脉阻断钳向后方钳夹阻断主动脉，此时要确保阻断钳的头端顶在椎体上。**将非优势手的食指和中指放在主动脉的两侧，以便可以触摸到椎体，这有助于放置阻断钳。然后将打开的钳子的钳口沿着手指的背面滑动，直到钳子位于适当的位置。在这个操作过程中，通过用手轻轻向下牵拉动脉瘤，通常可以分离出更多的主动脉长度。此时，你可以移除膈肌下方的阻断钳以便恢复肾脏和肠道的灌注，不是吗？

- **瘤颈邻近肾动脉：**偶尔，动脉瘤会累及肾动脉的起始部。此时由于左肾静脉被动脉瘤瘤体向前方推顶而被拉长，从而遮挡住了动脉瘤颈部。因此，在这种情况下，必须要注意保护左肾静脉不受损伤。切断左肾静脉有助于显露动脉瘤颈部，但游离左肾静脉一定要轻柔，慢慢将左肾静脉与后方的腹主动脉分开。在安全的前提下，尽可能靠近下腔静脉结扎左肾静脉，这一操作不会造成左肾功能的损伤，因为左肾的血液可以通过肾上腺和性腺血管的侧支循环完成回流。**如何判断动脉瘤的近端已经完成了有效的阻断？最简单的方法是：腹膜后的血肿不再搏动了。如果腹膜后血肿仍有搏动，说明阻断不完全，那就需要重新钳夹阻断。**

（四）远端阻断

接下来的步骤就是分离和显露髂总动脉，这一步的难度更大，通常情况下，骨盆是许多腹膜后血肿的聚集地，而髂动脉就埋在其中。动脉难以定位，不仅是因为它们被埋在血肿中，而且因为这部分动脉的近端被阻断，以至于手术者无法通过动脉搏动来找寻血管。**在大多数患者中，医生可以通过触摸动脉内的粥样斑块来找到埋藏于血肿深部的血管。**同样，你也可以利用吸引器帮助分离髂动脉，不仅如此，你还可以通过用手指探入血肿当中，把动脉"抠"出来。**与主动脉一样，不要用阻断带圈套髂动脉，因为这样做很容易伤到髂静脉并造**

成灾难性的后果。清除髂动脉前方和侧面的血肿就足够了，按前文所述的方法以前后方向去钳夹阻断髂动脉。

（五）替代方法——球囊阻断

动脉瘤的近端阻断完成后，如果髂血管埋在巨大的血肿内难以分离，你也可以迅速切开动脉瘤囊，分别在双侧髂动脉内插入 Foley 导管或大号 Forgarty 导管膨胀球囊，临时阻断远端血流。

1. 主动脉置换

当主动脉瘤的近端和远端分支被阻断后，就可以纵行切开动脉瘤体，此时应稍稍偏向中线右侧以避开肠系膜下动脉的起源。清除动脉瘤体内的血块，并通过在瘤体内缝合的方法控制腰动脉和肠系膜下动脉的回血。这可以通过控制性方式来完成，首先用纱布块堵塞动脉瘤内各血管开口，然后再依次缝合处理。在动脉瘤囊壁内放置一个小的自动撑开器以牵开动脉瘤瘤体边缘，这有助于动脉口的缝扎和后续的操作。铰链式椎板切除拉钩是最好的。

在不同的外科医生和不同的中心，能够完成完全切除血管瘤，用管状人工血管进行主动脉置换术比例差别很大。**但我们相信，大多数医生都能顺利完成单纯管状人工血管植入手术，而不强调动脉瘤的切除**。这样做的优点是最大限度地减少了对髂静脉和骨盆自主神经的损害。此外，如果没有必要，在术中植入分叉人工血管意义不大，而且会进一步延长本已困难的手术进度。显然，在某些情况下，单纯管状血管植入是不可行的，例如当患者患有闭塞性主-髂动脉疾病，髂动脉也有明显的动脉瘤时，或者在某些情况下，当分叉处受累而扩张明显以至于髂总动脉的开口相距很远时。在后两种情况下，可能会植入分叉人工血管，并在腹腔内完成与髂总动脉或髂外动脉的起始部吻合。**避免腹股沟切开是一件好事，因为腹股沟切开非常容易导致感染**。

在修剪主动脉缝合缘时要格外小心。腹主动脉囊壁内的纵形切口应在两端用横形切口终止，使其两端均为 T 形。"T"字两端的四肢伸展不应超过正常主动脉周长的 50%。

血管的原位缝合要用单丝线来缝，采用"降落伞"缝合术可以让你看清后壁缝合的每一针，主动脉壁后壁缝合的边距要宽，因为动脉瘤的组织往往很脆弱，此外，众所周知，血管后壁吻合口的渗漏极难修补。上端的吻合完毕后，在吻合口下方的移植血管上夹一把阻断钳，然后将夹在腹主动脉上的阻断钳松开。

如果近端的吻合口没有明显渗漏，就可以开始远端的吻合。以同样的方式对远端吻合口进行吻合，远端吻合口吻合完毕之前应检查髂总动脉的背侧有无出血，而且，还要用生理盐水和 1～2 次自身近端心脏射血来冲刷移植物，以清除血栓。如果髂总动脉没有后方出血，则有必要将取栓球囊导管插到髂动脉远端检查是否有血管内血栓形成。

远端吻合口吻合完毕后，检查无渗漏，即可逐个松开两侧髂血管的阻断钳，要求在低血压纠正后才松开第二把阻断钳。在你准备移除阻断钳时，应告知麻醉医生，以便他们提前输入液体。如果此时补液不足，在髂血管阻断钳松开后可能会发生严重低血压。

2. 关于肝素

对于因主动脉破裂而大量出血的患者，在阻断之前使用全身肝素显然是不明智的。然而，对于怀疑破裂而进行了手术的患者，以及在手术中未发现破裂的患者，应按照外科医生的正常做法进行全身肝素化。然而，一旦动脉瘤瘤体被打开、小血管的背部出血得到控制，就可以对髂动脉进行局部肝素化。含肝素的生理盐水可以在重新钳夹髂动脉阻断钳之前依次冲洗到每条髂血管。对于这种做法的必要性还没有达成共识，而且在大多数患者中似乎没有必要。

3. 关腹

腹膜后巨大血肿以及休克、复苏、再灌注和手术显露所致的内脏肿胀往往会导致严重的腹内高压，关腹后腹腔高压的表现得以显现。切勿在过高的压力下关腹，此时，应行临时简单闭合腹腔（参见第 31、44 章），待后期再转入手术室行二次关腹。

> 对这些生理严重受损的患者，避免腹腔间隔室综合征至关重要，因为此时任何附加伤害都可能成为"压折骆驼脊梁骨的最后一根稻草"。

在行急性腹主动脉瘤手术时，简化操作是生存的关键：迅速有效控制出血、避免大静脉损伤、使用人工血管、尽可能减少失血和尽可能缩短手术时间。

遗憾的是许多接受手术并活下来的患者未能度过术后阶段，通常死于心肌梗死等相关内科疾病。因此治疗的成功不仅需要完美的手术，卓越的手术后监护也非常重要。**手术只是战斗的上半场**。

对于破裂的腹主动脉瘤，术后的转归决定了患者的治疗结局，而手术常常是通往结局的序幕（图 32.1）。

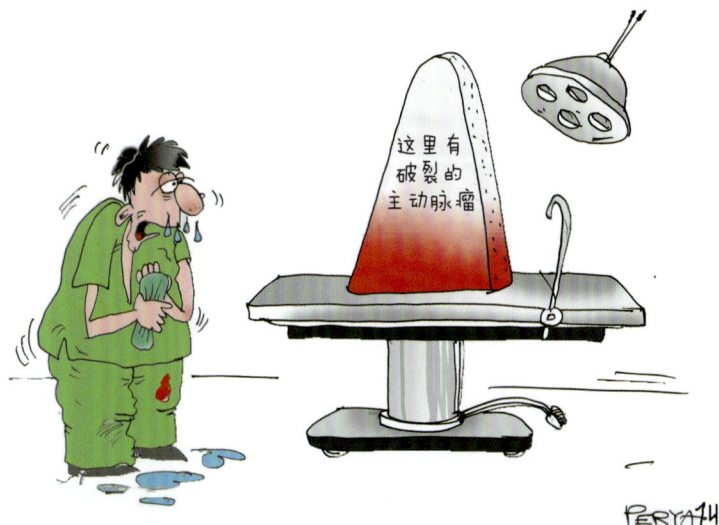

图 32.1 腹主动脉瘤的常见结局

六、腔内血管修复

随着主动脉支架植入已经成为择期急性腹主动脉瘤的既定治疗方法，人们逐渐开始尝试在破裂的急性腹主动脉瘤患者中使用同样的技术，希望手术死亡率从目前的 40%~50% 进一步降低。

急诊行血管内动脉瘤修复术（EVAR）目前仅限于大的医疗中心，但随着人们对手术流程的熟悉，这一手术变得越来越普及。这种治疗的局限主要是在于快速的术前 CT 检查，提前储备各种型号的支架血管，以及随时待命的技术熟练的外科医生和放射科医生（或血管内外科医生）。**患者的生命体征在手术之前需要保持稳定，以便于有充足的时间来完成 CT 检查，以获得确定选择支架血管尺寸的各种测量数据**。

在可以顺利完成上述手术操作的医疗中心，这一流程正在得到大家的接受，而且意向中对降低手术死亡率的目标也由此而逐步实现。很明显，如果你在这样的医疗中心工作，那么立即让血管团队参与是必要的。

七、游离腹腔出血（见表 11.1）

存在腹腔内出血的腹主动脉瘤破裂患者大多撑不到手术室。对少数能够抵达手术室的患者来说，迅速阻断动脉瘤近端更为关键。

其他原因所致的非创伤性腹腔出血很罕见，**其中就包括内脏动脉瘤破裂**。如果你遇到内脏动脉瘤破裂患者，处理的基本原则是先通过缝合结扎或纱布填塞控制出血，然后再考虑是否需要进行血运重建。内脏动脉瘤中最常见的是**脾动脉瘤**，并且常见于女性，脾动脉瘤破裂的后果是灾难性的，尤其在妊娠期。当动脉瘤的近、远端显露困难，无法阻断时，不要忘记你还有一招，可以选择动脉瘤内修补术：切开动脉瘤壁，用手指压迫或用球囊导管控制出血，从动脉瘤内分别把动脉瘤近端和远端的开口缝起来。如今，越来越多的内脏动脉瘤通过 CT 确诊，并且由介入放射科医生通过血管介入的方法加以治疗。当然，前提是患者的病情要稳定。

八、主动脉闭塞

急性主动脉闭塞的特点是下肢急性缺血征象，**比如下半身皮肤大理石花纹样改变**。它发生的原因有以下三种：

- 鞍形栓子：源自心脏的大血块堵塞了主动脉分叉处。患者很可能有心房颤动的表现或最近有急性心肌梗死的病史。
- 主动脉血栓形成：患者很可能有预先存在的动脉疾病史，这种患者先前都有主动脉 - 髂总动脉病变的临床表现。偶尔，因其他原因而病入膏肓的患者也会悄无声息地发生主动脉血栓。例如，严重脱水可能会导致主要血管血流的"瘀滞"，恶性肿瘤也会引起动脉内血栓形成。
- 主动脉夹层：血压很高的患者如果同时出现肩胛间区疼痛，应该考虑主动脉夹层的可能。此时，应进一步寻找其他主动脉分支是否受累的证据，如脉搏短绌或内脏缺血征象。

处理方法

具体的处理方法取决于病因以及患者是否存在其他相关疾病。动脉栓塞可以通过局麻下经双侧经股动脉切开取栓术进行处理。如果血栓出现在之前已有动脉粥样硬化的血管段上则更难处理，无论是近期还是远期，导管取栓的效果都不令人满意。如果患者的健康状况很好（通常不太可能），可以选择主动脉 - 股动脉搭桥术，如果判断该患者不存在导致短期内死亡的合并症，更可行的方法是解剖外旁路手术（腋 - 股动脉旁路）。多数情况下，这些患者往往不能承受任何干预措施，主动脉血栓形成是患者死亡的预兆。

主动脉夹层是一种复杂的疾病，处理方法甚多。治疗的关键是控制高血压和采用血管内夹层的"开窗术"来解决大血管的闭塞问题。血管内夹层"开窗术"的操作细节不属于本书的讨论范畴。

> 拒绝治疗任何动脉瘤是不明智的，但对所有动脉瘤进行手术也是危险的。
>
> —— Antyllus，second century A.D.
>
> 对血管外科医生来说，整个胃肠系统都是在通往主动脉的路上偶然发现的！
>
> —— Leo A. Gordon
>
> 为什么血管外科医生不喜欢肠道手术？因为血没有味道，粪便也不会凝结！

（何　伟译　周家华校）

第 33 章

妇科急症

众编者

> 你可曾见过这样的外科医生：把握十足地说这位女性患者的"急性下腹痛"是外科病所致，而不是妇科病。

> —— B.Cristalli

上述这样的外科医生确实存在，但也有些妇科医生，坚信急腹症就是源于妇科问题，与急性阑尾炎无关。

多数情况下普外科医生无需进行产科手术，但这不代表你不会碰到一些妇科急症，诸如对女性下腹痛的评估或者术中快速病理回报的妇科相关的异常。急性腹痛很常见，既可能与外科相关也可能是妇科疾病。妇科医师们常常关注的是盆腔内的病变（图 33.1），**而对外科医师而言除非排除了急性阑尾炎，即使非常优秀的外科医师也不会轻易考虑妇科急腹症的相关诊断**。同样，有时术前诊断为急性阑尾炎，术中却发现是妇科病（如果你没研读过本书第 21 章的话，很有可能会面临此等窘境）。此外，妊娠并发症本身就可能是腹痛的原因，此外，它可能改变常见外科疾病的表现，从而增加了诊断的难度，因而它也会给妊娠的急腹症患者带来真正的问题。

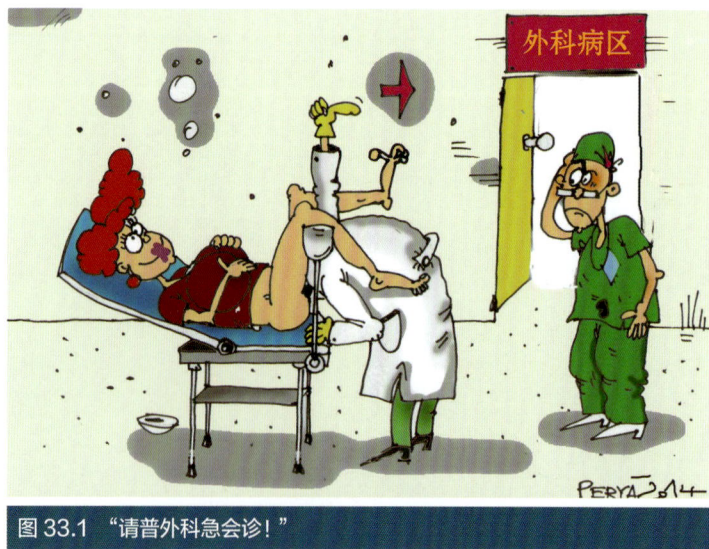

图 33.1 "请普外科急会诊！"

对值班医师来说，无论是初诊还是转诊的女性患者，**首先应该关注两点：疼痛和出血**。患者有时只有疼痛或是出血，有时也会伴有发热、阴道分泌物异常等。无痛性的出血是妇科诊治范围，转诊妇产科即可。

患者年龄是重要病史，同一症状在不同时期（月经初潮前、育龄期、妊娠期、绝经期）都有着不同的诊断、鉴别诊断和处理。**由于妇科急腹症多见于育龄期和妊娠期妇女，因而本章主要涉及以上两种人群。**

一、育龄妇女的急腹症

评估

总体而言，我们通常默认所有女性患者都有生育能力（且有可能正处于妊娠状态，除非已经明确排除妊娠诊断），况且由于辅助生殖技术的发展，如今五十多岁的女性怀孕也不在少数。

要问清月经史、性生活和避孕方式。多数医院都有条件进行快速妊娠试验检查，不管是宫内妊娠还是异位妊娠，都必须进行排除。月经初期出现的任何疼痛症状都可能是子宫内膜异位症所致。月经中期的急性疼痛则可能是由排卵时成熟卵泡的破裂引起。**肩部疼痛往往提示腹腔内游离血液刺激膈膜，可能的出血来源包括卵巢囊肿破裂或异位妊娠等。**

体格检查的重要性无需过多赘述。腹膜刺激征与急性阑尾炎往往不易区分，疼痛部位和局部查体结果有助于缩小鉴别诊断的范围（详见第 3 章）。双侧腹痛多见于盆腔炎性疾病；右侧腹痛多见于急性阑尾炎；老年女性的左侧腹痛则以急性憩室炎多见。双合诊检查对此类患者的病情评估十分重要（无论是妇科医生查还是你自己查）。对于宫颈举痛、摇摆痛阳性患者，需仔细触诊阴道远端（Douglas 窝）是否存在肿块或波动感以及触痛点。

超声检查至关重要（最好是**经阴道超声**），能够对游离液体、子宫和附件进行可视化的检查。

一般认为，**大多数表现为急性腹痛的妇科疾病都可以采取非手术治疗。**完成以上检查后，你就需要和妇科医生一起将患者分类处理：

- 腹部检查无特殊情况者多为一些妇科状况，采取保守治疗。
- 腹部检查有病理表现又不能明确是否为妇科病者，行 CT 检查，必要时需行诊断 / 治疗性腹腔镜探查。
- 诊断不明的患者行 CT 检查，并留观。

二、异位妊娠

法国著名外科医生 Henri Mondor 说过："急腹症一定要与异位妊娠鉴别，必须考虑到异位妊娠的可能，要反复鉴别，警钟长鸣。"

异位妊娠是指受精卵没有在它们应该着床的部位（也就是子宫体）着床，异位妊娠时受精卵**最常见的着床部位是输卵管，**也可见于卵巢、宫颈和腹腔。**腹腔异位妊娠**比较少见，且孕产妇的死亡率更高。复合妊娠（同时存在子宫内妊娠和异位妊娠）十分罕见，因而一般在超声上看到正常的妊娠囊就可以排除异位妊娠。

异位妊娠患者的表现各异，但通常都有腹痛和阴道出血。许多女性甚至不知道自己已经怀孕，因而忽略了月经延迟之类的怀孕症状。异位妊娠的危险因素包括：既往异位妊娠史、盆腔炎病史、子宫内膜异位症和输卵管手术史（**包括输卵管结扎史**）等。宫内节育器（IUD）

避孕本身不是异位妊娠的危险因素，但 IUD 在位的情况下出现早孕表现时应考虑异位妊娠的可能，需进行排除。

异位妊娠破裂的诊断依据是"妊娠、疼痛和出血"三联征。典型的表现为突发性一侧下腹部剧痛、阴道少量褐色出血以及妊娠试验阳性（但超声检查示宫内未见妊娠囊）。如果该妇女知道自己怀孕，并且有阴道流血表现，那么很容易诊断。但是，如果患者只有腹痛，且尚不清楚是否怀孕时，诊断就变得十分困难。虽然现今的异位妊娠大出血已相当少见，但是在诊断明确之前，所有怀疑有内出血的女性患者均应首先考虑异位妊娠破裂的可能。

体格检查：低血容量性休克体征表现和腹膜刺激征的程度与失血量成正比。盆腔检查时可以在宫旁扪及痛性肿物，或者至少可以扪及一个小结节。Douglas 窝有触痛和波动感（Douglas 窝积血）。

影像检查首选超声，可以显示异位孕囊和腹腔内游离血液。

处理

虽然随着时间的推移有些异位妊娠会自行消退或吸收，但是标准的方案一直是手术治疗。外科医生更常见到的是病情发展迅速的输卵管异位妊娠破裂（多发生在输卵管的远段），这种情况最早可以发生于妊娠的第 4 周。

对于突然出现急性腹膜炎或者低血容量性休克的患者，立即进行相应的处理，不要等妇科医生。抢救过程中根据患者病情的急迫程度来考虑是否进行影像学检查以明确诊断。大多数患者病情稳定，可以接受<u>腹腔镜手术</u>，但情况危急时，则应根据病情和患者体型，果断地取正中切口或 Pfannenstiel（下腹部横切口）切口入腹。输卵管切除术通常是最安全的术式。缝线结扎控制出血部位，保留卵巢。

如果患者没有出现致死性的出血（即大多数情况），那么首选腹腔镜手术。孕早期子宫正常或轻度增大，异位妊娠处输卵管肿胀、呈紫蓝色"结节"，Douglas 窝内见少量至中量的暗褐色积血。抽吸游离积血，并排空妊娠组织以止血。**由于多数情况下输卵管无法保留，因而多行输卵管切除术**。掌握腹腔镜阑尾切除术后，切除输卵管就非常容易了。所有器械（夹子、双极电凝、圈套器和 LigaSure™ 血管结扎束……）都可以运用，但是术前或术中发现对侧输卵管存在病变且有生育要求者应考虑做输卵管切开取胚术。只要卵巢保持完整，即使切除双侧输卵管，患者仍然可以做试管婴儿。

三、卵巢囊肿

卵巢囊肿在年轻女性中很常见，多为"功能性"囊肿（卵泡或黄体），没有症状。但绝经后妇女出现的卵巢囊性病变则需考虑卵巢癌的可能。只有伴随并发症的卵巢囊肿（不管是什么病因）才会表现为外科急腹症。

急性疼痛常常发生在囊肿出血、扭转或破裂时。疼痛和腹膜刺激征的强度与出血量成正比，囊肿扭转时疼痛尤其剧烈。**在育龄妇女中，卵巢囊肿的并发症可能类似于急性阑尾炎，因此为了防止不必要的手术，必须行腹部影像学检查。**

1. 影像学检查

典型的功能性囊肿表现为单发的单纯性小囊肿（<8cm）。Douglas 窝有游离液体往往提示破裂和出血。体积较大或者复合性的囊肿多为病理性，如皮样囊肿。**超声检查显示血流消失则强烈提示囊肿蒂扭转**。大多数这样的患者需首先行 CT 检查以排除急性阑尾炎，同时明确

盆腔积液和卵巢病变情况。此外，还应进行经阴道超声检查，以更准确地显示盆腔病变。

2. 处理

对直径较小的（<8cm）单纯性囊肿破裂，局部和全身表现轻微者，可以采取保守治疗。然而对于破裂引起腹腔内大出血以及不能排除其他病变者（如囊肿较大或复合性囊肿），则需要手术治疗。小的囊肿首选腹腔镜手术，而开腹手术可以在不破坏卵巢肿块的情况下完整地切除巨大囊肿（>10cm）。此类手术最好由妇科医生主刀，是否以 Pfannenstiel（下腹部横切口）切口入路则取决于患者体型。

囊肿蒂扭转者的腹痛往往更为剧烈，且呈持续性，腹部表现和全身症状也更严重，应行急诊手术。术中若发现囊肿有活动性出血，应设法局部止血，**无需吸除或切除卵巢囊肿，更没有必要切除卵巢。**输卵管和卵巢复位后只要没有坏死就可以保留，只有当卵巢坏死了，才进行切除。皮样囊肿应行切除术。卵巢恶性疾病不在此做进一步讨论。

四、盆腔炎症性疾病（PID）

盆腔炎症性疾病目前已很少归为外科急诊范畴，但仍然是急诊室的常见病。它是一种感染综合征，或多或少累及子宫内膜、输卵管和卵巢。患者通常很年轻，性生活活跃。临床表现各异，轻者表现为轻微疼痛、性交困难、发热以及阴道分泌物增多，并伴轻度子宫内膜炎/输卵管炎，重者甚至可表现为腹膜炎以及因输卵管卵巢脓肿破裂而引起的感染性休克。同样，从局限性腹部压痛到全腹弥漫性压痛、反跳痛，患者的体征差异也很大，且与疾病的严重程度相关。值得注意的是疼痛和触痛通常是双侧的。盆腔检查可有脓性白带以及宫颈摇摆痛，有时也可触及卵巢和盆腔脓肿，通过超声或 CT 检查也能发现。

治疗

如果不治疗，感染可能发展为输卵管脓肿，并进一步在盆腔内扩散，进展为真正的腹膜炎。晚期并发症包括输卵管梗阻和盆腔粘连，导致不孕和慢性盆腔痛。**大多数轻症患者可行抗生素治疗，**能够口服的患者可以在门诊服药。腹痛严重伴全身症状者应收住入院，静脉应用抗生素。抗生素治疗是经验性的，主要针对常见的致病性微生物，包括沙眼衣原体、淋病奈瑟球菌、大肠埃希菌和流感嗜血杆菌等，这些细菌可以单独致病，也可以混合致病。可选的口服药以及静脉注射药众多（如多西环素或阿莫西林/克拉维酸口服，氨苄西林/舒巴坦或头孢西丁静脉注射）。

上述方案无效或诊断不明确者建议由妇科医生行腹腔镜探查术。**此时往往是输卵管卵巢脓肿破裂导致的严重盆腔腹膜炎或弥漫性腹膜炎。**术中可见游离脓液，应予以引流。是否切除子宫和卵巢取决于患者的年龄、术中情况以及妇科医生的意见。

在谈到 PID 时，"权威"的教科书通常会提到 Fitz-Hugh-Curtis 综合征或"肝周围炎"，这是盆腔感染向上扩散所致。早年的 PID 多与淋病奈瑟球菌感染有关，但如今的 PID 几乎均是沙眼衣原体感染所致，其腹部表现缺乏特异性，有报道发现它类似于急性胆囊炎。我们目前尚未发现沙眼衣原体所致的 PID 表现得像某种特殊病症一样需要手术处理的。但笔者在因其他疾病行腹腔镜或开腹手术时，的确偶尔见过肝脏周围的"琴弦"状粘连索带。

五、阴道裂伤

阴道撕裂很少见，但可能会导致严重出血，是一类名副其实的妇科急腹症。年轻女性在第一次性交时即可能会发生阴道撕裂——"破处出血"。此外，任何年龄的妇女都可能因单独或与伴侣发生暴力或者特殊的性关系而导致阴道裂伤。**强奸一直都是首先考虑的致病因素。**阴道裂伤的出血十分明显，阴道镜检查可以发现：阴道侧壁撕裂，从处女膜开始向上延伸，创缘整齐，部分患者为阴道全层撕裂，累及子宫直肠陷凹。处理原则为患者取截石位，控制出血并用可吸收线连续缝合修补裂口。采用局部麻醉还是用全身麻醉则完全取决于裂伤的程度和患者的情况。

六、妊娠妇女的急腹症

"男性的腹部包块十有八九是恶性肿瘤；女性的腹部膨隆十有八九是妊娠子宫。"

—— Rutherford Morrison

（一）概述

对于普通外科医生来说，会诊孕妇或产后腹痛是一件头痛的事。本部分内容立足于一些基本概念的阐述，或许能让你对这类疾病有一个新的了解，并从容应对。

妊娠期妇女的急腹症十分棘手，具体原因有以下几点：

- 妊娠期增大的子宫改变了腹腔脏器的原始位置，使得部分疾病的临床表现不再典型。
- 孕期的生理也在发生着变化。妊娠的前三个月，恶心和呕吐很常见；妊娠中晚期的孕妇，亦会有心率增快、体温微升以及白细胞增多等表现，这些都是正常现象。
- 妊娠期间一定程度的腹部不适、疼痛很常见。
- 孕妇的诊治要同时兼顾母亲和胎儿，这是在给两个人看病。

在孕妇的治疗方面，我们往往是投鼠忌器。孕早期手术的风险是流产，孕晚期手术则易致早产，纵观整个孕周，权衡手术的利弊都是一件令人头痛的事。

总之，孕妇的急腹症不一定与妊娠相关，但你必须考虑到妊娠因素。

（二）妊娠特有的腹部急症

分为两大类：

- **产科腹部急症**，如异位妊娠（见上文）、感染性流产（腹痛严重者可能存在宫内感染）、子宫肌瘤"红色变性"、胎盘早剥、子宫破裂和先兆子痫等。因篇幅所限，此处不做展开讨论。
- **全身问题**，如急性肾盂肾炎（更常见于孕妇）或内脏动脉瘤破裂（如脾动脉瘤）等，内脏动脉瘤破裂很少见，妊娠期的症状十分典型。另一种可能与怀孕有关的情况是**腹直肌自发性血肿**（也见于男性以及非孕期的女性患者，尤其是应用抗凝剂的患者），主要为腹壁下动脉分支破裂所致，血肿常位于腹直肌深面。体格检查时多数可在腹壁扪及触痛性肿块，腹壁肌肉紧张时肿块不消失（Fothergill 征），超声和 CT 有助于确诊，以保守治疗为主。

（三）妊娠期间随机发生的腹部急症

凡急腹症都可以在妊娠期发生。这里有几个基本概念：

- **"妊娠三阶段概念"**：在孕早期（最初三个月），胎儿对药物或 X 线很敏感，容易发生损害。**此时行腹部手术很可能造成流产。**孕晚期（后三个月）的腹部手术容易引起早产，母体和胎儿的风险都有所增加。因此，**孕中期（中间三个月）对手术的耐受力最强**，也是最理想的手术时期。

- **母体的安全高于胎儿**：母儿同时面临危险时，所有的治疗措施均优先考虑母亲。若母亲接受了充分的治疗后，胎儿仍处于窘迫状态时，大于 24 周龄的胎儿可考虑剖宫产。
- **孕妇的慢性腹腔间隔室综合征**（见第 31 章）：急腹症（如阑尾炎穿孔或肠梗阻）会进一步增加腹腔内的压力，影响静脉回流和心排血量。嘱孕妇取左侧卧位，减轻子宫对下腔静脉的压迫。

警惕急性阑尾炎、急性胆囊炎和肠梗阻的发生。

1. 急性阑尾炎

产科经常需要我们去帮忙排除阑尾炎。一般情况下盲肠的位置是固定的，但增大的子宫常会使阑尾发生移位，此外被子宫"上抬"的大网膜也无法"包裹"穿孔的阑尾，因而容易形成游离穿孔（见第 21 章）。超声检查有助于了解阑尾增粗情况，同时排除急性胆囊炎以及因卵巢或子宫疾病所致的腹痛。由于放射线对胎儿不利，一般不主张做 CT 检查。**但 MRI 很好地避免了这种放射线的损害，有条件的情况下可以用于术前评估。**

诊断性腹腔镜术或妊娠期腹腔镜阑尾切除术对母儿都是安全的， 但在孕晚期群体中仍然存在一些争议。孕期急性阑尾炎也可以行开腹阑尾切除术。手术台向左侧倾斜，于压痛最明显处切开肌肉入腹（位置比通常情况高）。**切记：孕早期急性阑尾炎首选抗生素保守治疗。**

2. 急性胆囊炎

妊娠期急性胆囊炎的临床以及超声表现比较典型，诊断并不困难（见第 18 章）。**孕早期首选保守治疗，尽量在孕中期进行手术。孕晚期的急性胆囊炎最好保守至产后再行手术治疗。**

目前看来，在妊娠期行腹腔镜胆囊切除术（LC）是安全的。术中用尽可能低的压力建立气腹，手术台适当向左倾斜，以减少子宫对下腔静脉的压迫。孕晚期子宫填满整个腹腔，此时若行经腹胆囊切除术，则取肋下小切口入路更方便，但 LC 依旧是不错的选择。

这里补充一些相对罕见的综合征，易与妊娠期胆囊病混淆：

- **妊娠期肝内胆汁淤积症**。常见于孕晚期，表现为瘙痒、尿色变深和乏力。可出现右上腹痛，以及肝酶、胆汁酸水平的升高。这通常是由孕期性激素的激增以及患者本身具有遗传易感性所致，分娩后会自行消退。
- **HELLP 综合征**（溶血、肝酶升高和血小板减少）。多见于先兆子痫、早产患者，易与急性胆道疾病混淆（即使是轻微的 HELLP 综合征也可能导致肝包膜紧张，引起严重的右上腹痛）。肝脏出血、血肿甚至破裂是 HELLP 综合征的严重并发症，属于外科急症，应该立即终止妊娠，并按创伤救治原则处理肝脏损伤。病情不稳定和凝血功能障碍者，可以用填塞法进行止血。
- **妊娠期急性脂肪肝**。该病十分罕见，多见于孕晚期，也可发生于分娩后，死亡率高。主要表现为黄疸和进行性肝功能衰竭。

3. 肠梗阻

乙状结肠或盲肠扭转在妊娠晚期更为常见。腹腔内脏器的移位也会牵扯既有的粘连，引起小肠梗阻或扭转。由于妊娠期患者的临床表现不典型，因而不利于疾病的早期诊断。妊娠早期拍几张腹部 X 线平片（无论是否应用泛影葡胺）绝对是安全的。所以对于疑似大肠或小肠梗阻的患者，应果断行腹部 X 线检查。**切记，肠梗阻会严重威胁母儿生命安全，所以处理**

上要积极，不可武断。

七、妊娠期创伤

妊娠期间腹部创伤的处理与非妊娠妇女的处理相同（第 30 章），不同之处在于：怀孕期间需要关注两个患者——母亲和胎儿。**记住孕妇的血容量是显著增加的，因此低血容量性休克的临床表现不典型且出现较晚**。有条件的情况下必须行多普勒或连续胎心监护来评估胎儿状况。

创伤的孕妇主要面临的临床问题是**子宫破裂和胎盘早剥**。前者表现为腹部压痛和腹膜刺激症状，有时可触及胎儿部分肢体或触不到宫底。后者表现为阴道出血和子宫收缩。**当危及胎儿时，需行紧急剖宫产保护母儿安全**。

八、产褥期急腹症

众所周知，顺产或剖宫产后早期的急腹症诊断极为困难。腹痛和胃肠道症状往往被归咎于"产后宫缩痛"，发热或全身不适则被归咎于"胎盘胎膜残留性子宫内膜炎"。此外，产后的腹壁是处于最大程度的拉伸后的松弛状态，根本没有肌紧张和其他腹膜刺激。由于分娩期间腹腔内的脏器"翻江倒海"，肠道可以发生扭曲或嵌顿。笔者就曾治疗过不少产褥期的急性阑尾炎穿孔、消化性溃疡穿孔以及急性胆囊炎等，甚至切除过顺产后自发性破裂的脾脏！**产褥期急腹症的诊断和治疗常常会被延误，应当善于利用影像学检查！**

> "一名男性妇科医生就像一个从未拥有过汽车的汽修工。"
>
> —— Carry P.Snow
>
> （确实！那女性泌尿科医生又做何比喻呢？）

（蔡云朗 译　周家华 校）

第 34 章
婴儿和儿童急腹症

Wojciech J. Górecki

> 儿童并不是单纯缩小版的成人。

这种说法不仅是因为儿童与成人在生理和代谢方面存在很大差异，更重要的一点在于其发生急腹症时临床表现和处理方法上明显不同。

要记住的第一个原则是，如果你首先考虑到这是一种常见急腹症的非典型临床表现，而不是罕见急腹症的典型临床表现，那么你就不太可能会犯错。换言之，临床上最常见的儿科急腹症可能是幼儿期肠套叠或儿童期阑尾炎，除非另有证明。另一个（看似被遗忘的）原则是，与成年人一样，对于儿童来说在确定诊断之前进行细心观察是一个审慎的策略。

一、小儿急腹症的一般处理方法

将急腹症的多种病因分为几种定义明确的临床诊疗原则（请参阅第 3 章）也适用于儿童。**先让我们从最基础的部分讲起……**

- **时间：**对于小婴儿来说，发现急腹症的时间取决于父母，而腹痛的儿童只能呈现出急腹症不同阶段的临床表现。一些父母比较迟钝，而另一些父母在儿童出现细微的腹痛迹象时就带着他们的孩子冲到急诊室。我们可以这样描述父母对紧急情况的态度：当他们的第一个孩子吞下一枚硬币时，他们赶到急诊室；当第二个孩子发生这种情况时，他们在孩子的粪便中寻找硬币；轮到第三个孩子时，他们学会了如何从零用钱中扣除缺失的硬币。**作为基本原则——正如 Zachary Cope 先生最初所讲的那样，将持续 6 个小时以上的腹痛视为潜在的外科急腹症。**
- **病史：**年幼的孩子不会告诉你病史，而是要听他们父母的阐述，因为父母非常了解自己的孩子。一个典型的例子是肠套叠，通过倾听家长描述孩子的行为变化和对粪便的观察（见下文），甚至可以在体格检查前就帮助你做出诊断。
- **体格检查：**在进行腹部触诊时我们不能过分强调温柔。大多数腹痛的儿童对腹部触诊都非常抗拒。有时，我们可以使用玩具来分散孩子的注意力，从而使你能够顺利进行腹部查体，但如果孩子剧烈反抗，那么坚持检查是毫无意义的。与成人体格检查时"从头到脚"的顺序不同，小婴儿检查时需要利用其睡觉或注意力不集中的时间段，在衣物下方偷偷摸摸地轻柔触诊腹部。**轻柔的腹部叩击或用膝盖顶着床摇晃，同时注意观察儿童面部表情变化，可以协助你判断有无腹膜刺激征，同时也不会引起孩子额外的疼痛。**
- 如果遇到一个即使抱在母亲怀里也不允许你轻柔触碰的婴儿，此时应该给予镇静剂，镇静剂并不影响腹肌紧张的表现。我们习惯于给婴儿使用 0.1～0.2mg/kg 的咪达唑仑喷雾鼻腔给药以达到镇静效果。

- **阴囊检查**：至关重要，原因有两个，首先，右侧睾丸急症如睾丸扭转可能会伴发腹部腹股沟区及髂窝疼痛。其次，合并严重化脓穿孔的阑尾炎也会因为脓液进入了未闭合的鞘状突而出现阴囊肿痛，导致急性精索炎。
- **直肠检查**：最好在体格检查结束时进行，并且如果有明确的急腹症表现则不需要进行直肠指检。

二、儿童急腹症的临床类型（另请参见第 3 章）

以下是一些关键点：

- 急腹症合并休克在儿童中很少见。此时首先应该考虑腹部闭合性创伤致实体器官或腹腔内恶性肿瘤破裂。**异位妊娠破裂出血也可能出现在青春期女孩身上。**
- 儿童弥漫性腹膜炎通常由阑尾炎引起。不要试图通过查体来诱发反跳痛，因为这样做会失去患者对你的信任和配合（这也适用于成年人！）。如本书其他地方所述，检测血清淀粉酶的好习惯将帮助你避免因为对儿童急性胰腺炎的误诊而进行不必要的剖腹探查手术。
- 左下腹局限性腹膜炎表现可能是由急性便秘所引起的，而右上和左上腹压痛通常分别由肝脏或脾脏的肿胀导致脏器包膜急性扩张所引起。**请注意，便秘是急诊室出院记录中漏诊儿童急腹症的第二常见诊断。**（例如，被忽视的巨大结肠扩张导致腹腔间隔室综合征。）
- 从未进行过腹部手术的儿童出现肠梗阻往往是由肠套叠或阑尾炎引起的。在新生儿急腹症中，每 10 个新生儿患者里面就有 1 个存在复杂的中肠扭转异常。此时最关键的问题在于中肠扭转和急性广泛肠道缺血，这种威胁生命的情况带来迅速发生透壁性肠坏死的风险。急诊手术干预应当迅速，因为简单的逆时针扭转复位就可以保证肠道存活。不要因为术前准备中麻醉医生提出"备血还没有准备好"等理由而造成婴儿出现"短肠综合征"的严重后果影响其远期生活。
- 腹部存在明显手术瘢痕提示可能存在与肠粘连有关的肠梗阻。在存疑的情况下，我们可以使用在第 19 章中描述的泛影葡胺激发试验（儿童剂量为 2～100mL/kg），这种方法在儿童中是安全有效的。
- 21 世纪微创手术成为主流，但术后仍然存在粘连性肠梗阻的可能。如腹裂的高分子材料闭合术和经肛门治疗先天性巨结肠虽然没有明显手术瘢痕，但仍存在粘连性肠梗阻的风险。
- 小儿肠梗阻中的两个主要陷阱是：没有发现嵌顿性腹股沟疝，和肠梗阻手术前保守治疗的等待时间过长。

多种非手术疾病可能与急腹症相混淆。特别是在婴儿中，任何急性全身性疾病都可能表现为神智淡漠、呕吐和排便异常，反之亦然。患有急腹症的儿童可能会出现各种症状提示早期脑炎、神经系统或中毒性疾病。**虽然胃肠炎在儿童中很常见，通常表现为急性腹部不适，但对于外科医生来说，它只能是排除性诊断。请记住，这是法庭案件中最常见的误诊原因。**

三、典型的儿童急腹症

不同年龄组中各种小儿急腹症的相对发病率如图 34.1 所示。

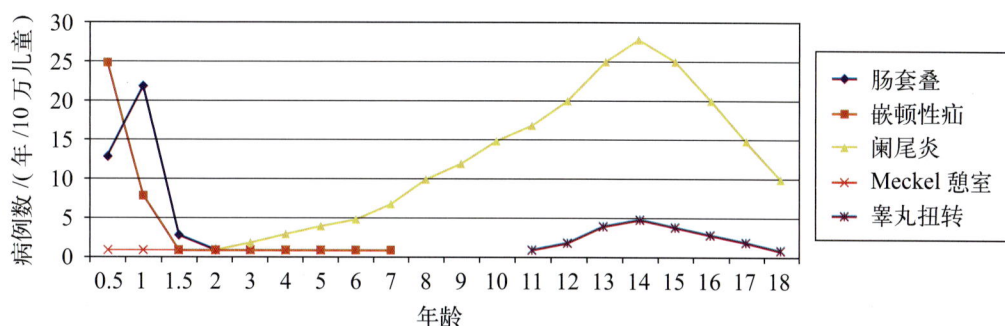

图 34.1　不同年龄组中各种小儿急腹症的相对发病率

（一）急性阑尾炎（AA）（另请参见第 21 章）

AA 在出生后的第一年很少见，在第二年也不常见。**此后发病率上升，并在 12～20 岁之间达到峰值。婴儿期的 AA 通常表现为穿孔引起的弥漫性腹膜炎。**婴儿看起来精神萎靡，伴有发热、心动过速和呼吸急促。查体时腹部膨隆，全腹弥漫性压痛，有肌紧张。腹泻比便秘更常见。此时需注意有用的"饥饿信号"，也就是说很少看到一个饥饿感很强的孩子存在AA。**AA 在婴儿急腹症的鉴别诊断列表中排第二位，在儿童急腹症中排前三位。**收治有明显体征的儿童进行观察是一种安全的选择，因为在儿外科病房严密观察下阑尾炎穿孔的概率可以忽略不计。

螺旋 CT 联合直肠造影在诊断儿童 AA 方面非常准确，但由经验丰富的儿童外科医生进行临床检查同样有效。即使 CT 扫描呈阳性，如果孩子临床症状改善，也不需要行阑尾切除手术。在我们病区，夜间接诊患有早期阑尾炎的儿童首先进行抗感染治疗，并在接下来的白天再行阑尾切除术。有证据表明，对于诊断不到 6 小时的阑尾炎患者，穿孔和手术后并发症发生率不会增加。

腹腔镜检查在可疑病例中的作用是什么？虽然腹腔镜检查提供了诊断方面的优势，并且可以立即进行阑尾切除术，但会使一些儿童进行不必要的手术。你可以在没有全身麻醉的情况下让孩子进行 CT 扫描检查，这应该是你的首选，而不是诊断性腹腔镜检查。

然而，我认为儿童尽量减少辐射暴露是很重要的。因此，如果当地有专业人员，**超声检查是 CT 诊断的首选替代方案。**

虽然是开腹手术的有效替代方案，但腹腔镜小儿阑尾切除术的价值仍然存在争议，因为没有好的数据表明它具有优势。与成年患者一样，腹腔镜阑尾切除术后的儿童切口感染率明显较少，住院时间较短，但再入院率及腹腔内残余脓肿形成率较高，且住院费用较高。**缺乏良好的证据支持儿童腹腔镜阑尾切除术后疼痛减轻和早期恢复正常活动优于开腹手术。**

考虑到儿童腹壁薄，可以通过腹腔镜穿刺孔进行"拖出式阑尾切除术"，其中阑尾通过右髂窝的穿刺孔拉出，然后将整个阑尾切除术在腹部外进行，或者可以将阑尾从脐部穿刺孔拉出。如果你熟悉单孔腹腔镜操作，则可以使用相同的技术进行单孔腹腔镜阑尾切除术。

> 这类似于传统的通过 2cm 切口所做的"小切口阑尾切除术"。
>
> ——编者

在典型阑尾炎的情况下对腹腔渗液进行细菌培养是没有意义的，因为结果可预测，并且在培养结果发布时抗生素通常已被停用。根据腹腔内发现的污染／感染程度决定术后抗生素的持续使用时间更加有效（参见第 40 章）。

无需放置腹腔引流管。放置腹腔引流管不能降低儿童穿孔性阑尾炎阑尾切除术后切口感染及腹腔残余脓肿的发生率。相反，它们会增加成本，并且孩子在拔管时会感到疼痛（参见第 36 章）。

最后，并非所有急性阑尾炎患儿都必须接受手术。非手术方法的适应证与成人描述的指征相似（参见第 21 章）。

（二）肠套叠

由于肠道的一部分套入另外一部分，可以在几个小时内将健康的婴儿变成危重患者。**该病通常发生在 5～7 个月之间的婴儿，病因考虑为特发性。在 2 岁以上的儿童中，需要寻找潜在病变，最常见的是 Meckel 憩室。**早期肠套叠通常是一种良性疾病，但如果不及时治疗，最终将会演变为一种机械性肠梗阻，导致肠壁缺血性损害。**大多数病例从回肠开始形成回肠 - 回肠型肠套叠，然后通过回盲瓣进展为回肠 - 结肠型肠套叠。**

如果婴儿表现出典型的临床综合征，则诊断很简单：一个健康的婴儿突然开始尖叫，抬起双腿或者抓挠腹部。然后疼痛缓解，孩子可能会安静一段时间，15～30 分钟后又开始类似发作，婴儿逐渐变得面色苍白和萎靡。呕吐和排出"红醋栗果冻"样粪便也是特征性表现，但需要注意沙门菌感染性肠炎也可能出现类似的临床表现。

然而，非典型临床表现也很常见，并导致误诊。婴儿可能烦躁不安，但没有疼痛或呕吐。由于外周血管收缩引起的面色苍白和外周循环障碍也可能使情况混淆，**关键的体征是触及腹部肿块。**腹部超声检查发现横截面上"靶环"征和纵向视野中"伪肾"征是临床诊断的重要辅助手段（图 34.2）。

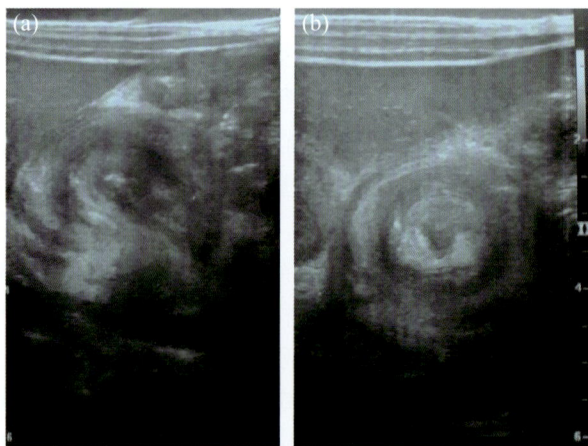

图 34.2　肠套叠 B 超图像

(a) 纵切面呈现"假肾"征；(b) 横切面呈"靶环"征

　　出现弥漫性腹膜炎伴肠穿孔、脓毒症及肠坏死的肠套叠儿童需要行急诊剖腹手术。无腹膜炎症状的早期肠套叠可在 X 线（用造影剂或空气）或超声（用生理盐水）引导下，采用气压或水压非手术复位（图 34.3）。如果可行的话，优先选择超声能够减少辐射暴露。钡剂在疑似肠穿孔的时候要尽量避免使用，在怀疑穿孔的病例中，选择水溶性造影剂和盐水比钡剂更加安全。复位在大多数情况下可以成功，但需要外科医生和放射科医生的密切合作。前提条件包括儿童症状早期发现，立即诊断与超声复位后的肠道减压，97% 的病例可以通过这种方式处理成功。在成功的非手术复位后，孩子可以从紧急情况直接转为安全出院回家。然而，十分之一的儿童会在 72 小时内复发，除非存在上述提及的禁忌证，重复尝试多次非手术复位是合理的，**此时需要着重警惕尤其是大年龄儿童的解剖位点异常。**在第三或第四次出现反复套叠后不要再进行非手术复位，但即使行 CT 检查可能也没有办法发现 Meckel 憩室或者肠腔内的息肉。

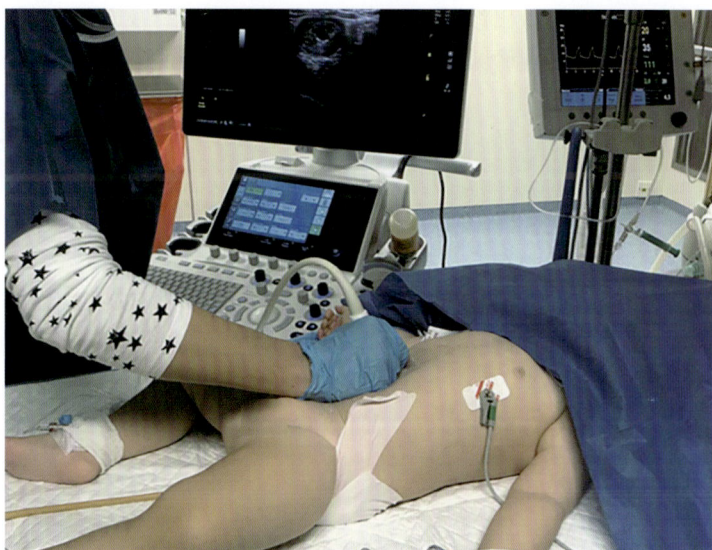

图 34.3　B 超监测下行水压灌肠（Foley 导管插入直肠）

　　在开腹肠套叠复位手术中，当肠管仍在腹腔内时挤压肠套叠的顶端，使肠套叠段开始向近端滑动。当复位到达肝曲区时，可能会变得更困难，但在你显露盲肠后，通过轻轻拉伸缩窄环可以在直视下完成复位。

　　完全复位后，记得检查整个肠道的任何可疑病理点。**如果肠套叠实在难以复位或者肠道有严重的缺血性损害，就切除掉这段肠管。**

（三）Meckel 憩室

　　Meckel 憩室案例中有 2/3 是手术中偶然发现的，而剩下的 1/3 病例在出现并发症时才被诊断的。**儿童外科医生会遇到更多此类病例，因为这些并发症的发生率在出生 2 年内最高。**并发症包括肠梗阻（粘连性肠梗阻、肠扭转、肠套叠）、异位胃黏膜消化性溃疡并发症（狭窄、出血或穿孔）或急性炎症（"继发性阑尾炎"）。异物也有造成憩室穿孔的可能性，我们曾见过一个病例，5 岁女孩因食入过量胶熊糖果而导致 Meckel 憩室被完全充盈继而引起完全性肠梗阻。Littré 型腹股沟疝可能会造成绞窄性 Meckel 憩室穿孔，并且像 Richter 疝一样，此时并不会产生典型的肠梗阻体征。

Meckel 憩室的治疗方法是手术切除。如果基底较宽但无炎症，则可进行憩室切除术，但切记检查憩室基底和邻近的回肠壁黏膜，**如存在可疑的残留病灶，应切除受累的回肠段**。

在因其他疾病行急诊手术时，如果偶然发现 Meckel 憩室，应该怎么办？应考虑腹腔感染的程度、患者年龄和憩室形状。**总的来说，反对切除无症状 Meckel 憩室的论点比赞成的论点更有说服力，且随着患者年龄增长而增加，论点可信度更高**。应将薄壁、宽口、可移动（脐或肠系膜无纤维带）的憩室单独放置。

（四）难复性腹股沟疝

这种急症主要发生在出生后第一年的男孩。**婴儿和成人难复性腹股沟疝的根本区别在于前者对睾丸生育功能有影响，而后者主要问题是潜在性肠绞窄**。症状持续 24 小时以上并发肠梗阻的新生儿发生睾丸梗死的风险最大，**但嵌顿性肠管坏死在小儿疝中极为罕见**。

腹股沟疝可以直截了当地做出**诊断**，因为婴儿哭闹和呕吐，父母通常能够注意到腹股沟区有压痛性肿块。急诊手术鉴别诊断可能包括睾丸下降不良伴扭转、急性腹股沟淋巴结炎和精索鞘膜积液（"精索囊肿"）。

作出诊断后，**治疗**方法是使婴儿镇静，并处于头低位。大多数婴儿随着轻柔按压，可能会出现肿块自行回纳。如果疝在 1~2 小时内未复位，则需进行急诊手术。然而，如果复位成功，同样需要等待腹股沟周围组织肿胀消退一两天，并择期安排疝囊高位结扎手术。

婴儿难复性腹股沟疝的**手术**极为危险，应由具备小儿外科手术经验的外科医生进行。疝囊水肿且极度脆弱，并且输精管几乎看不见，此时只需在疝囊颈部水平进行简单的切开复位，务必确保睾丸下降到阴囊底部。**对女婴来说，可移动的肿块可能是不可复位的卵巢**，患儿可能几乎没有不适症状，但由于存在卵巢缺血坏死的风险，需要急诊行疝切开复位术。对发生腹股沟疝嵌顿的男孩应随访有关缺血性睾丸损伤和睾丸移位的问题。性别分化障碍可表现为双侧、含性腺的腹股沟疝。

（五）睾丸扭转（参见第 35 章）

成功治疗睾丸扭转的关键是在症状出现后 6 小时内快速复位。扭转的发生率在 12 岁左右急剧上升，每 3 例中有 2 例发生在 12~18 岁之间。**一些男孩的临床症状表现为下腹部和腹股沟区疼痛，因此如果未检查阴囊，将会漏诊**。睾丸可局限在腹股沟管底部或阴囊高位，儿童不能精确定位疼痛或准确地描述疼痛。笔者以前见过阑尾切除术中发现阑尾无明显炎症表现，并在术后出现右侧睾丸萎缩的患儿。没有任何临床征象或检查是万无一失的！

彩色多普勒超声是鉴别睾丸扭转与其他阴囊急诊的首选检查方法。然而，"正常睾丸血流"结果并不能绝对排除睾丸扭转，并且该结果对操作者的依赖性很强。笔者曾探查了一个怀疑睾丸扭转孩子的阴囊，发现睾丸已经完全坏死。一天前他曾在急诊科就诊，由于 US 扫描检测到睾丸血流，随后孩子出院回家。我们现在应该如何告诉父母？跟他们说，孩子仅需一个 10 分钟的小手术，通过一个 1cm 阴囊切口进行探查就可以挽救他的睾丸？

因此，事实告诉我们，对"阴囊急症"要保持警惕性。

如果不能及时进行手术，在镇静剂或局部浸润麻醉下从外侧**手动扭转复位**也可能恢复睾丸血流，但此种方法不能代替手术。睾丸扭转的程度常在 180°~720° 之间，且需要多轮复位。

即使在临床上成功地进行手动扭转复位后仍需进行手术探查（即减轻疼痛、将睾丸横向位置矫正为纵向、恢复睾丸在阴囊中的较低位置、恢复睾丸动脉在彩色多普勒检查中的正常搏动）。对于可能存在的残余扭转可进一步治疗，并且无论如何都需要进行睾丸固定术（将睾丸固定在阴囊壁上）以防止复发。**受累睾丸和对侧未受累睾丸均应进行固定，因为不充分的固定通常会导致双侧睾丸功能缺失。**

挽救睾丸的时间窗很窄，睾丸扭转延迟几小时就会导致睾丸坏死率逐渐升高。手术时间是影响抢救成功率的最重要因素。

手术时，在麻醉诱导下，首先检查阴囊来排除嵌顿性疝或睾丸肿瘤，如果出现上述两种情况，都需要进行腹股沟探查，然后通过阴囊中缝的垂直切口或两侧的两个横向切口进行阴囊探查。进入阴囊的浆膜腔后暴露睾丸，并对其进行热敷，同时探索对侧阴囊。如果病侧睾丸已经坏死，则将其切除。健侧睾丸的**睾丸固定术**可通过使用非吸收性缝线将睾丸鞘膜缝合到阴囊壁的四个角来完成，如果发现睾丸附件扭转则需一并将其切除。

（六）卵巢扭转

无论是择期还是在疑似阑尾炎急诊手术中意外发现小儿卵巢扭转，如果你在手术中切除了"无法存活"的肿块，那么这个女孩会为有你这样的外科医生而感到庆幸。卵巢的宏观外形不能作为卵巢坏死或性腺功能恢复潜力的可靠指标。如果发现潜在病变，则应考虑进行囊肿切除术、肿瘤切除术（如果遇到非常大的畸胎瘤，蒂部有正常卵巢组织，可以保留）或囊肿抽吸术并进行卵巢固定。如果患者对这种方式不能接受，可以完整切除病灶及卵巢。**记住关键原则：非必要不要在小女孩身上留下一个无功能性的卵巢，你要尽可能保留功能性卵巢组织，而不是引发其他任何疾病。**

在固定卵巢（卵巢固定术）方面还存在一些争议。自发卵巢扭转（无潜在卵巢病变）、扭转复发和孤立的卵巢扭转都可以采用这种方法。如果遇到上述情况，将卵巢缝合到子宫、骨盆壁或简单地折叠卵巢圆韧带即可。

四、小儿腹部损伤（参见第30章）

创伤是一岁以上儿童死亡的主要原因，比所有其他原因的总和还要多。在七分之一的受伤儿童中，腹部损伤占主导地位。钝性腹部损伤的模式和临床表现与成人相似，其中肾脏、脾脏、肝脏和肠道损伤最为常见。大多数病例可以保守治疗，四分之一的儿童需行剖腹手术。儿童腹部创伤手术治疗的主要并发症是非治疗性剖腹手术和脾切除术后并发严重感染。

即使是入院时血流动力学不稳定的儿童，输注晶体药物后通常也会迅速改善，并在此后保持血流动力学稳定。如果三次输注 20mL/kg 液体后情况稳定，在重症监护病房继续观察则是安全的治疗方法。如果孩子继续出血，并且没有明显的其他出血源，则应立即行剖腹手术。

这种保守治疗的致命弱点是空腔器官穿孔可能会存在漏诊。因此，如果儿童出现腹部明显压痛及腹膜炎体征则为剖腹手术的适应证。钝性肠损伤一个有用的临床标志是腹壁上的带状标志和腰椎骨折三联征。

> **关于儿科创伤的讨论，始终离不开强调"儿童虐待"的必要性。**虽然孤立性腹部创伤是虐待儿童的罕见表现，但形状异常或多发性的瘀伤，以及相关的长骨骨折或莫名其妙的生殖器病变应始终引起我们对这种悲惨且可能危及生命的虐待行为的怀疑。

五、特殊情况

我想要强调三种特殊情况：

- **神经功能受损的儿童。** 脊髓功能障碍的患者，病史至关重要，因为体格检查可能不可信。密切观察并补充影像学检查是必要的。
- **免疫功能低下的儿童。在这里，盲肠周围炎是首诊诊断，除非通过 CT 或进一步检测证明是其他疾病。** 消化道穿孔、不受控制的出血和临床症状明显恶化均需要手术干预。
- **青春期女孩。** 在这里，询问月经史、妊娠试验和超声检查都是一线检查方法。腹腔镜检查在排除附件肿块中的使用是合理的，可以排除扭转。

> 现在你知道了，大多数患有急性腹痛的儿童不需要手术，他们中有 1/3 并没有确切诊断。通常要考虑一些常见的外科腹痛原因以及常见的误诊，在特殊情况下要小心，并注意一些儿童受虐事件（表 34.1）。而且你要明白，孩子不是小大人，而是……（图 34.4）

表 34.1　小儿急腹症的共识			
小儿急腹症最常见病因	**最严重的误诊**	**特殊情况**	**诊断 / 就诊时间中的陷阱**
肠套叠（＜2 岁）	便秘	神经功能受损的患者 免疫功能低下的患者	绞窄性肠梗阻
阑尾炎（＞2 岁）	胃肠结肠炎	青春期女孩	遗忘的嵌顿性腹股沟疝 睾丸扭转 糖尿病酮症酸中毒 胰腺炎
儿童虐待			

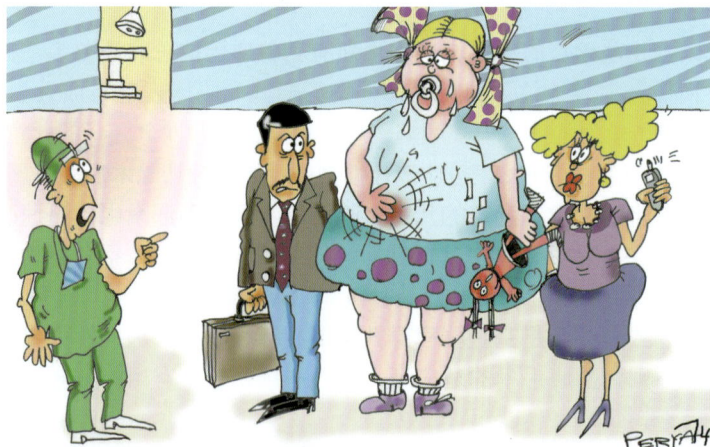

图 34.4　"但……但我是一名儿童外科医生……"

> "儿童手术：尖叫的孩子，为难的父母，但容易发现！"

（姜　斌　黄　磊译　周家华校）

第 35 章
泌尿科急症

Jack Baniel

患者有肾结石

疼痛、脆弱、骨折

主诉口渴和便秘

消化性溃疡在旁边

你怀疑他的精神状态

测定钙和磷酸盐

确定潜在机制

可能是甲状旁腺功能亢进。

—— Hajo A. Bruining

泌尿外科没有太多的急诊手术。经验丰富的泌尿外科医生们所津津乐道的优势之一是大多数手术为择期手术，不像他们的普外科同事们。他们的夜班可能不用一直在手术室内做手术直到天亮，而是可以在值班室温暖的床上睡觉。大多数的泌尿外科急诊问题都可以在其他学科的帮助下于急诊诊室进行处理。**在此，我将讨论普外科医生们值班时可能遇到并且需要解决的一些常见急诊情况，而与此同时泌尿外科医生们可能还在睡梦中。**

一、急性肾绞痛

肾绞痛很容易诊断，通常是由结石在肾盂或输尿管内梗阻引起的。**患者典型的主诉是急性的侧腹部疼痛，**并且烦躁不安。疼痛呈痉挛性，从背部向前放射，反复发作，同时常伴有恶心，有时还会出现呕吐。疼痛一般是由结石附近的泌尿道扩张所引起的。当结石在尿流的压力下沿着输尿管向下移动时，疼痛的位置随之改变，疼痛会向下腹部和腹股沟区甚至生殖器区域放射。当结石到达输尿管下段时，患者会出现尿频、尿急。当结石被排入膀胱时，上述的症状都会缓解。**因此我们可以通过患者们不同的主诉来追踪结石的进展。**结石从输尿管到膀胱的途中会经过 3 个生理狭窄，分别是：肾盂输尿管连接处，输尿管跨髂血管处和输尿管膀胱连接处。这三处是结石容易嵌顿的部位。

结石的大小和位置是评估结石的最重要的因素。大多数小于 5mm 的结石或者位于输尿管下段（输尿管跨髂血管处以下）的结石可以自行排出（80%～90%），因此可以继续观察。更大的结石和位于输尿管更高位置的结石则需要医生进一步干预。大多数可自行排出的结石会在 3～4 周内排出。

（一）诊断

射线无法通过大多数结石，因此，初步的诊断方法为常规腹部平片检查。如果你曾经想过为什么有时腹部平片被称为 KUB（肾 - 输尿管 - 膀胱），那都归咎于泌尿科医生，因为他们会通过腹部平片寻找结石。在阅读 X 线片时，我们要遵循以下原则（4S）：

在寻找结石时，应检查结石（Stone）存在的一侧是否与疼痛侧一致（the Side corresponds to the pain），骨骼（Skeleton）是否出现病变（转移灶），是否出现可疑的轮廓影（Silhouettes）（肿瘤）。

CT 平扫（NCCT）是急诊诊断结石的金标准。CT 平扫可以诊断出任何成分的结石（尿酸结石等）。超声则在评估肾积水和梗阻时有很大作用——尿流进入膀胱时可以观察到喷尿现象，因此喷尿现象的缺失即为梗阻的标志。

（二）治疗

输尿管绞痛是由前列腺素介导的，因此肌内注射非甾体抗炎药（NSAIDs）是首选治疗措施。补液以增加尿量可以迫使结石沿着输尿管排出。平滑肌松弛剂（如罂粟碱等）在缓解急性疼痛方面也有一定的作用。既往有人也曾尝试过使用类固醇和钙通道阻滞药，但效果甚微。最近，有研究发现一种本用于治疗前列腺炎的 α 受体阻滞剂坦索罗辛（Flomax®，Omnic®）有助于促进结石排出。

要牢记：在对患者进行初步评估时，要关注是否存在感染或肾功能不全的迹象。以上这些症状伴有顽固性疼痛是患者的住院指征。

实验室检查应该包括全血细胞计数、肌酐和电解质。部分肾绞痛患者会出现脓毒血症或严重肾衰竭（尤其是孤立肾者）。**这类患者必须住院，并对集合系统进行紧急减压，因为治疗一旦延误，就可能导致患者死于脓毒血症。**减压方式包括置入输尿管支架管（双 J 管）（由泌尿外科医生置入）或由放射科医生施行经皮肾造瘘术。置入输尿管支架后行碎石（体外冲击波碎石）治疗，或立即进行输尿管镜检查并使用激光碎石，是解决梗阻性结石的常用治疗方案。**输尿管镜检查是大多数输尿管下段结石的最终治疗措施。输尿管上段或肾盂内的结石通常采用体外冲击波碎石术（ESWL）进行碎石。**开放式肾切开取石术在大多数地方已被淘汰，但在某些贫困地区可能仍有应用。

二、睾丸扭转（参见第 34 章）

作为一名普通外科医生，你会在泌尿科医生之前遇到大多数"急性阴囊疾病"，有些可能会出现如图 35.1 所示的情况。精索扭转是最急剧的急性阴囊疾病，这种情况需要紧急处理，稍有延误就会使患者失去睾丸。睾丸扭转通常见于年轻男性，但在所有年龄段都有可能出现，甚至在新生儿身上。

当睾丸通过腹股沟管下降时，它会推动一层薄薄的腹膜同时下移。当睾丸抵达阴囊后，这部分腹膜自动闭合，只留下附着在睾丸下极的一小部分腹膜，其实，这种方式有助于将睾丸下极固定在阴囊壁上。但是，若腹膜闭合的位置比较高（通常在精索的水平），整个睾丸就会被一个独立的腹膜囊所包裹。此时，睾丸就容易发生扭转，即睾丸在鞘状突（残留的腹膜腔）内围绕其本身的血管蒂扭转，导致急性缺血。两侧阴囊出现**这种异常情形的概率相等**。

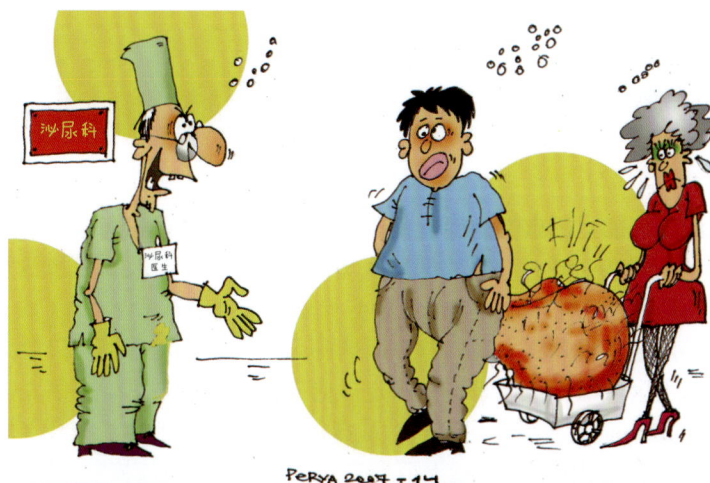

图 35.1　"那是什么？西瓜？"

据 20 世纪 60 年代的医学资料报道，本病存在很高的延误诊断概率和睾丸切除率。随着人们对其临床症状的关注度增加，以及更为积极的手术治疗策略，大多数扭转的睾丸可以免于切除。

急性睾丸扭转的典型症状是单侧阴囊突然疼痛、肿胀，恶心、呕吐，无发热或泌尿系统症状。患者常有行走困难，因为患者希望保持双腿分开，以免下肢压迫阴囊加重疼痛。然而，在多数情况下，本病的临床表现并不典型，仅有的征象可能就是睾丸疼痛和肿胀。此时，首先要考虑的疾病是阴囊内的炎性疾病（如附睾炎、睾丸炎），但是，在青少年人群中，仍应首先考虑睾丸扭转。

睾丸附件也会发生扭转，从而使得检查的医生感到困惑。每个睾丸有两个附件，一个位于睾丸下极源于睾丸本身，另一个源于附睾（图 35.2）。

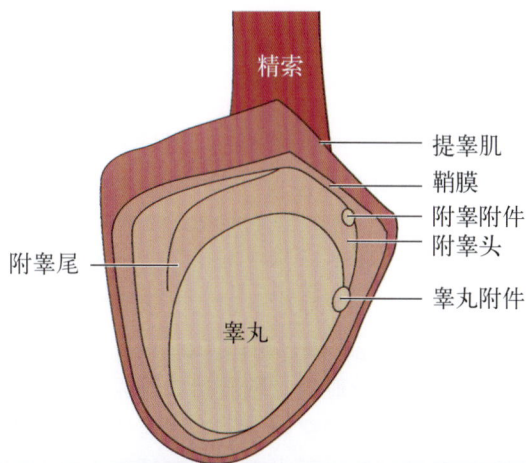

图 35.2　附件扭转

如果附件围绕其起源处发生扭转，阴囊内就会出现一个胀大的肿物，伴剧痛。此时，睾丸本身无异常。体格检查时，可见所谓"蓝点征"的局限性肿胀。

> 在体检时，睾丸扭转的体征是睾丸上移（high-riding）、纵轴呈横位、提睾反射阴性（正常情况下，轻刮大腿内侧时睾丸会向上移动），以及局部疼痛和皮肤过敏。

多普勒超声有助于睾丸扭转的诊断，该法能显示睾丸血流灌注减少（手术探查的指征）。无法确诊的超声结果，加上标志性的症状和体征，也是手术探查的指征。**睾丸能够耐受缺血 4 ~ 6 小时，之后将发生不可逆性损伤，即睾丸萎缩**。实际上，判断睾丸扭转发生的确切时间很困难。因此，一旦发现睾丸扭转的迹象，即应行病侧睾丸探查术。

探查术一般采用经阴囊入路，我推荐在两侧各开一个切口，垂直切口效果更佳，因为该切口可延伸至腹股沟区域以探查精索。在固定健侧睾丸后（如果另一个睾丸在位，你就需要这样做），显露患侧睾丸，复位后，用温盐水纱布包裹，如果睾丸血流恢复（睾丸呈粉红色），用不可吸收性缝线将睾丸固定于阴囊壁上至少三处。如果没有血流恢复，则必须将睾丸切除。如将缺血的睾丸留在原位，萎缩的睾丸会造成自身抗体产生，损害对侧睾丸，导致不育，这一观点已得到广泛认同。**在这个手术中，必须同时探查对侧睾丸，并做预防性的固定术**。在对行探查术"足够积极"的情形下，探查阴性率可能会高达 1/3（类似数十年前探查阑尾的情况）。

三、急性尿潴留

无论是在急诊室或者是病房里的术后患者，医生常常会见到急性尿潴留患者并予以必要的处理。大多数尿潴留的患者既往存在良性前列腺增生病史，并伴有下尿路症状，比如尿急、夜尿、尿流分叉、排尿等待等等。而引起尿潴留的病因包括尿道狭窄和神经系统疾病（如多发性硬化症）。一部分良性前列腺增生患者的尿潴留是由拟交感神经药物（流感用麻黄碱）或抗胆碱能药物（抗精神病药）诱发的。众所周知，**麻醉合并术中大量输液的患者易出现尿潴留的并发症**。例如，选择在局部麻醉下修复腹股沟疝，相较于全身麻醉或椎管内麻醉，有助于避免术后尿潴留的发生。

尿潴留临床表现为下腹部剧痛、排空障碍以及情绪亢奋。

治疗

这种情况可以通过插入 Foley 导尿管轻松解决。**面对急性尿潴留患者，导尿的原则是选择粗细适中的导尿管**，因为导尿管可能需留置一段时间，所以不能选择过粗的导尿管型号。16F 的 Foley 导尿管就是很好的选择。而膀胱颈狭窄、前列腺肥大或尿道狭窄会使导尿管难以通过尿道。如果插入常规的导尿管失败，可以使用 14F 的 Tiemann 导管（前列腺导尿管）。这种导尿管有特殊的尖端并且带有弧度，能更好地通过这种尿道弯曲。**第三线选择是不同粗细型号的透明导尿管，这种导尿管质地较硬，带有 Tiemann 导管的尖端，没有气囊。**

如果以上的措施失败，必要时需行耻骨上膀胱造口导尿管置入术。在大多数情况下，首先在耻骨上方的中线位置插入一根大口径穿刺针，当尿液流出时，使用膀胱造口术套件将导尿管插入膀胱。**如患者既往存在膀胱外科手术史，须在超声引导下完成**。当然，术前必须评估肾功能，因为一些慢性尿潴留患者可能存在肾功能衰竭。

留置导尿管后 2～3 小时内监测尿量非常重要。常见的是梗阻后利尿，尿液大量产生。多尿的病理生理学基础是急性溶质性洗脱，由于尿潴留而溶质不能正常排出，形成高渗状态。多尿其他原因还包括由于尿素的流失使髓质无法保存水分、假性尿崩症（远端肾单位抗利尿激素受体暂时丧失功能）。**由于水和电解质的流失，梗阻后利尿往往会威胁患者生命安全，尤其是老年人。**

　　梗阻后利尿患者（尿量 >200mL/h）应当收治入院，监测每小时尿量，并给予静脉输液（0.45% 生理盐水）。为避免过量补液，可以按照尿量的 80% 进行补液，当排尿量减少时，以排尿量的 50% 进行补充。通常梗阻后利尿具有自限性，会在 24 小时内缓解。

四、泌尿系损伤

（一）肾损伤

　　肾损伤可由钝性或穿透性损伤引起，通常与机动车事故、从高处坠落和袭击有关。其中主要考虑及检查是否涉及减速伤害（特别是从高处坠落），减速性损伤会导致**肾动脉内膜撕裂导致肾动脉血栓形成引起急症。除此以外，在所有的肾损伤中，近年来都倾向于采取保守治疗。**

　　在南非出现了治疗刺伤和低速枪伤的保守方法。在南非拥挤的急诊室里，处理大量受伤患者的医生注意到，许多在等待手术的严重肾损伤的患者，即使在没有急诊手术的情况下也能存活下来。**肾脏具有较强的自愈功能，并且痊愈后后遗症很少。**而相关的尿漏很容易处理，可以通过放置支架内引流或者通过经皮肾造瘘管，将尿液从肾脏转移到膀胱。显然，穿透性损伤往往与创口部位及其附近结构的损伤有关。

　　肾损伤的标志是血尿，镜下血尿定义为 >5，红细胞 / 高倍镜视野（RBC/HPF）。
哪些患者需要做肾脏影像学检查？

- 钝性损伤伴肉眼血尿。
- 钝性损伤伴镜下血尿，患者有休克症状（自创伤发生后任何时间测量的血压 <90mmHg）。

> 这并不意味着你应该让一个有镜下血尿的血流动力学不稳定的患者去做 CT！——编者

- **穿入伤：**穿透性伤口都在肾脏解剖位置附近的所有患者。
- **儿童患者：**更广泛地使用影像学检查，因为儿童更容易受到严重的肾损伤。

　　首选的影像学检查方法是增强 CT。大多数螺旋 CT 在 2～3 分钟内完成，可以同时显示动脉期和静脉期。尿液排泄和收集系统可能受到的损伤只有在 10 分钟内才能看到，因此延迟图像必须在 10 分钟内完成拍摄。

　　重要的 CT 影像结果包括：

- 肾周内侧血肿：提示血管损伤。
- 内侧尿外渗：肾盂输尿管连接处撕脱。
- 肾脏缺乏增强显影：肾动脉损伤。

　　目前已经放弃使用静脉肾盂造影（IVP），其唯一的适应证是术中"单次推注"静脉肾盂造影。如果在开腹手术时，在没有事先影像学检查的情况下，外科医生遇到了意外的腹膜后、肾周血肿，可能会接受静脉肾盂造影来评估肾脏。通过静脉推注 2mL/kg 造影剂，10 分钟后摄片。IVP 片子上正常的肾脏无需处理。同样。在急诊肾切除手术中，可以通过静脉肾盂造影来评估对侧肾脏是否良好。（当然，在一些发展中国家，静脉肾盂造影仍能使贫困患者获益。）

> 然而，现在即使是术中 IVP 也很少使用。通常的做法是：对于扩大的血肿或可疑的肾门损伤进行探查；否则，不要管它。（见第 30 章。）——编者

1. 肾脏损伤程度分级

与大多数器官一样，将肾损伤进行分级并根据损伤的严重程度采取相应处理。泌尿外科常用的是美国创伤外科协会对肾脏损伤的严重程度分级标准。基本上，Grade Ⅰ～Ⅲ级描述了肾周血肿和肾实质撕裂的程度。Ⅳ级是从肾皮质到集合系统的撕裂伤或血管损伤。第Ⅴ阶段包括肾碎裂伤或肾门血管撕裂伤。

2. 肾损伤的处理

针对肾损伤有以下处理原则：

- Grade Ⅰ～Ⅲ级损伤可以保守治疗，肾损伤患者应在 ICU/HDU 病房监护，并动态监测患者血红蛋白水平。
- Grade Ⅳ～Ⅴ级损伤通常需要手术探查。
- 如果在观察或治疗过程中**出血**，可通过血管栓塞治疗。
- 当因**肾动脉内膜撕裂**（减速性损伤）导致肾动脉闭塞时，必须在肾坏死前 6～8 小时内修补或置入支架。
- **临床经验表明：犹豫不决时，处理肾损伤最好的方式就是手术探查和损伤修复，而不是治疗并发症。**
- 肾损伤手术绝对指征包括持续性肾脏出血、范围扩大的肾周血肿和搏动性肾血肿（提示动脉性肾损伤）。相对指征包括术前影像学检查不全和尿外溢（如中线区尿性囊肿，其表明肾盂 - 输尿管交界撕裂的可能性较大，且无法自行愈合）。

3. 肾损伤手术

对单纯性肾损伤的手术探查通常用于不稳定的出血患者，极少情况下也用于延迟发生的并发症。**肾损伤手术合适的切口是从剑突到脐下的正中切口**。虽然选择性肾切除术的经典入路是腰部切口——腹膜后入路，但是在肾损伤时，通过腹部侧翼可能更接近主要血管，这更容易通过正中长切口做到。

以往观点认为，在探查肾周血肿之前，必须首先控制肾血管的起始部，虽然这很难做到。如今，我们知道早期血管控制没有临床优势。在实际操作中，肾周血肿将肾脏周围的各个间隙全部撑开，因此外科医生从损伤肾脏外侧或上方切开后腹膜，清除血块。**直接目的是稳定游离肾脏，将肾脏向前和向内侧翻动，把肾脏抬至切口，找到肾门，以控制肾蒂和评估肾实质损伤。**

肾实质撕裂的修复可先用细的可吸收性缝线修补集合系统，然后通过外科手术垫或特氟龙毡片做衬垫，并使用钝性非创伤性肝脏缝合针缝合肾实质，并在衬垫上打结。在集合系统大裂口修复后或肾大部 / 半肾切除术后，最好将双 J 支架管从膀胱逆行插入集合系统，以防止尿漏。

对于破碎肾脏，或主要血管无法修复时，肾脏切除术是最佳选择。如果邻近器官（如胰腺或肠道）有重大创伤，也建议行肾脏切除术，由于局部修复不佳导致的尿漏可能会引起局

部脓毒症并发症的发生。此外，动物研究表明个体在不透析的前提下，只留一个肾的生存率是 33%～50%。因此，安全经验是如果能保留一半甚至更多的肾脏是很有价值的。

（二）输尿管损伤

输尿管损伤是少见的，其通常是在外伤探查后尿液从输尿管中漏出时被发现。输尿管在腹膜后部走行，四面都被脂肪覆盖，非常隐蔽。因此说，被子弹或被刀造成的输尿管横断伤，纯属晦气。部分输尿管损伤是由于高速枪弹紧贴输尿管掠过造成的输尿管壁损伤，并引起漏尿。输尿管损伤的标志就是漏尿，其可被静脉肾盂造影或增强 CT 发现。在穿透性创伤的情况下，如果损伤在腹膜后外侧区域或骨盆，则怀疑是否有输尿管受损。**外伤性输尿管损伤必须仔细查找，否则会漏诊。**

医源性输尿管损伤多见于剖腹产和结肠直肠手术。如果在手术中确诊，应立即修复。在腹腔镜手术中会发生一些输尿管损伤意外，其通常被漏诊和诊断延迟。输尿管有时因被缝扎或钛夹夹住而阻塞，患者可能主诉腰痛或影像学检查发现无症状肾积水后才被诊断。

输尿管损伤的处理

必须仔细检查输尿管，将坏死的区段切除，尽管这可能会影响输尿管的长度。为了确保尿液引流和组织对合，**必须在输尿管吻合口内留置内支架管，以保证尿液引流和增加局部组织的吻合**。尿液总能通过吻合口的缝隙外漏，这就是为什么你会在泌尿外科看到这么多不同类型的支架和导管，同时也解释了为什么一些泌尿科医生会戏称自己是管道工。

输尿管下段损伤（髂血管远端）更常见，也更容易修复。通常是切除输尿管的远端直接将输尿管重新置入膀胱。在这种情况下，如果输尿管太短，可以将膀胱往上拽并缝到腰大肌上（腰大肌固定术），或者用膀胱做成管状膀胱瓣（Boarid 皮瓣）与输尿管吻合。

输尿管中上部损伤。对长度小于 2cm 的输尿管中、上段损伤采用端对端（匙形）吻合固定，采用可吸收缝合线精细吻合。较长距离的输尿管损伤可能需要游离同侧肾脏并向下移，这样可以提供 1～2cm 的长度。如果输尿管的缺损很长，有以下几种方案可供选择：一种是在腹膜后经输尿管造口隧道将一侧输尿管与另一侧输尿管吻合，即横跨式输尿管 - 输尿管吻合术；另一种方案是小肠搭桥术，即回肠输尿管术。还有一种极端的方案是在同侧髂窝内做自体肾移植，以弥补输尿管的巨大缺损。只要经验丰富，这些方案的成功率都很高。

两点重要提示：

- 如果你在处理一位合并输尿管损伤的创伤患者，且该患者创伤范围广、病情不稳定，一个简单的处理方法是在损伤部位的上方夹住输尿管。24 小时内当患者病情稳定时，可以行肾造瘘术，以确保肾脏引流。择期进行进一步修补。

- 另一个经常被忽视的点：如果输尿管损伤范围非常广泛、重建手术复杂，或诊断较晚、已经存在复杂尿瘘，此时如果对侧肾脏功能良好，肾切除术是最佳选择。

（三）膀胱损伤

膀胱损伤通常伴有骨盆损伤。单纯性膀胱破裂多发于节假日，当患者因饮酒过量致使膀胱过度充盈时，下腹部受到撞击易导致膀胱破裂。膀胱穿透性损伤多伴有其他器官的损伤。膀胱医源性损伤也很常见，一般是妇产科医生导致的。

膀胱破裂表现为耻骨上疼痛和压痛并伴有肉眼血尿。**几乎所有的膀胱破裂患者都可以通过膀胱造影来确诊。**要注意的是，造影时必须适当地充盈膀胱。在昏迷的患者中，至少需要通过导尿管注入 300mL 的造影剂。在清醒的患者中，造影剂的注入应当以患者主诉不适为度。

膀胱破裂可以在腹膜外（侧面观呈火焰状外观）或腹膜内（造影剂显现出小肠轮廓）。腹膜外膀胱破裂可插入一根大口径导尿管（20～22F）来行膀胱引流。留置导尿管 10～14 天直到愈合，拔管前应做膀胱造影。**所有的腹膜内膀胱破裂都应该手术探查，并用可吸收线行一期缝合。**膀胱颈附近的损伤应仔细评估输尿管开口处的情况。

（四）阴囊损伤

任何原因的钝性损伤都可能导致睾丸白膜破裂。钝性损伤通常只累及单侧睾丸，但三分之一的阴囊穿透性损伤可累及两侧睾丸。阴囊血肿是睾丸损伤的一种常见的临床症状，但可能与睾丸本身的损伤无关，因为出血可能源于阴囊的任何其他结构。此外，触及不到睾丸并不意味着它受损。**剧烈的睾丸疼痛向腹部放射则提示睾丸损伤。**我们曾经治疗过因睾丸剧烈疼痛而嚎叫，即使打麻药也无济于事的患者，体格检查时几乎没有阴囊肿胀或血肿，**然而，在手术中发现他们的白膜已经破裂。超声是评估阴囊和睾丸的最佳影像学方法，但即使是明确的检查报告也不能完全排除睾丸损伤。如果有疑问，最好的方法还是探查阴囊。**

处理

治疗原则是早期探查和修补受损的睾丸。早期修补有更高的睾丸救治率、更快的患者恢复速度、保存更多的睾丸功能。阴囊探查一般选择横切口，切开阴囊各层（如切洋葱），直到白膜。若白膜已经破裂，你会看到曲细精管像细面条一样流出来。应清除受损组织，修补白膜。即使是只清除了大块的阴囊血肿，也会加快患者的康复。

"泌尿科医生只是被美化了的管道工……"

（许　斌译　周家华校）

第 36 章

腹腔引流

众编者

> 外科医生的手术技术越不精，放置引流的必要性就越大。
>
> —— William Stewart Halsted

腹腔引流术的历史与外科手术的历史一样古老。然而，腹腔引流一直饱受争议，应用缺乏规范，且受制于当地的习惯。一百年前，有一些腹腔引流坚定的支持者，比如 Robert Lawson Tait 说过"拿不准的话就引流吧"！但一些对引流持怀疑态度的学者，比如 J. L. Yates，他就指出"腹腔引流在生理上和心理上是无法接受的"。同时，也有一部分摇摆不定的学者，例如 Joseph Price："对于腹腔引流，有些人强烈地支持它，有些人极度地反对它，有些人持冷静观望态度，更有一些人并无坚定的观点，仅凭见机行事或者心血来潮，便支持或者反对引流，而非基于逻辑思考。"

一个世纪过去了，外科手术及支持治疗出现了惊人的进步，但是，看看我们周围，关于腹腔引流似乎并没有太多的变化，依旧充满争议。所以，请暂时忘记你们上级医师或老师们传授的传统观点，听听我们的说法。

在这一章，我们将讨论在腹部急诊手术中什么情况下应用及如何应用腹腔引流。原发性或者术后腹腔脓肿和腹腔积液的**经皮腹腔穿刺引流**在第 42 章中讨论。创口引流在第 46 章提及。

让我们先从腹腔引流分类说起：

外科医生留置腹腔引流是基于以下理由。

治疗性：

- 为已经形成的腹腔内污染或感染**提供**出口（如阑尾周围脓肿，弥漫性粪便性腹膜炎）。
- 建立一个"控制性"外瘘，**控制**其他手段无法控制的感染灶（如十二指肠吻合口漏）。

预防性：

- **预防**感染复发（如引流腔内残余积血和积液，预防脓肿形成）。
- **监控**"潜在的"或"可能发生的"吻合口漏（如结肠吻合口、十二指肠闭合口、胆囊管闭合口）。
- **警惕**并发症的发生（认为引流可以发现术后腹腔出血或吻合口漏）。

我们看到世界各地的许多外科医生留置腹腔引流管，他们这样做的原因只是"为何不引流？有什么坏处吗？"但是，与其用严格的分类来讨论这个问题，不如让我们从普外科医生的角度来讨论：**常规腹部手术后的引流目前应该怎么做？**

一、急性阑尾炎术后引流（参见第 21 章）

坏疽性或穿孔性阑尾炎行阑尾切除术后，你会放置引流吗？不，研究表明上述情况下腹腔引流并不会降低术后并发症，即使穿孔阑尾的周围形成局部积脓也不需要引流，这种脓肿从来不是"不可塌陷的"。因此，在你切开脓肿壁吸净脓肿后，原有的腔隙将会被附近肠管、肠系膜及网膜充填。而且，即使穿孔的阑尾造成了弥漫性腹膜炎，引流也是无用的，在这种情况下，**在感染源得到控制之后，引流是徒劳的！**

> 所以，感染灶被清除后，腹膜也被"腹膜卫士"清理干净了。现在腹膜强大的防御机制起效，外加短期的全身抗生素治疗，便可清除细菌，而不需受异物干扰，如引流管。

以阑尾残端闭合不牢靠为由而引流的观念是不合时宜的：外科医生使用缝线或切割闭合器将邻近盲肠壁作"荷包"缝合，即使在阑尾根部穿孔的情况下，阑尾残端牢靠闭合已不成问题。

二、急性胆囊炎胆囊切除术后引流（参见第 18 章）

对严重急性胆囊炎患者行开腹或者腹腔镜下胆囊切除术，你会放置引流吗？

从开腹胆囊切除术时代的研究来看，我们已经明白**常规留置腹腔引流是无益处的**。超声检查提示大多数胆囊切除术后会有腹腔积液，包括胆汁、浆液或血液，都是无症状的并且能被腹膜吸收。

然而，引流管引流胆汁比引流粪水或脓液更有效。所以，如果外科医生担心术中发生胆漏或者可能会有胆漏，留置腹腔引流才有道理。例如，在胆囊次全切除中，难以牢靠地闭合胆囊管开口，或者在腹腔冲洗液中或胆囊床上有胆汁染色，提示可能遗漏了 Luschka 胆管，或者各种原因下的胆囊管残端闭合不满意。

> 关键词是——选择性。大多数行胆囊切除的患者术后是不需要腹腔引流的，但是如果你担心术后胆漏，那就留置引流吧！

大多数引流管无液体引出。只有在极少数情况下，预防性的引流会变成治疗性引流而持续性引流出大量胆汁。**重要的是，腹腔引流管应尽早拔除**。24～48 小时后无液体引出表明引流效果有限。最后，Howard Kelly 说过"选择腹腔引流便是承认自己手术做得不够好"，请不要在自己的手术中印证这句话。对于极短的胆囊管残端最好还是牢靠地缝扎（如果需要的话，及时中转开腹），而不是依靠闭合缺陷的夹子或者引流。

三、大网膜修补溃疡穿孔术后腹腔引流（参见第 16 章第 1 节）

当你用大网膜修补十二指肠溃疡穿孔后，你会放置腹腔引流管吗？这方面的文献报道较少，但都不支持放置引流。正确地施行大网膜修补术并仔细检查，是不会出现漏的。此外，当修补出现漏后，腹腔引流通常并不能救命（第 43 章）。当漏发生后，盲目轻信引流是在延误救命的再手术时机，加速患者死亡。

那腹腔镜下大网膜修补呢？它是否应该改变引流的（非）指征？大网膜修补漏的发生率很低，大样本的开腹与腹腔镜手术对照研究寥寥无几，我们很难得知腹腔镜手术较开腹手术是否更容易发生漏。然而我们这些习惯于行开腹大网膜修补的人，对于文献报道中的腹腔镜大网膜修补术后漏发生率应保持警觉。腹腔镜下大网膜修补术后漏发生率高的原因包括"学习曲线"，即无法感知修补过程中缝线对组织的张力，或者依赖缝线缝合而非大网膜修补。所以如果你知道如何做一个正确而安全的网膜修补，引流是多余的。但是如果你正处于学习曲线的攀爬阶段（随着消化性溃疡发病率下降，你可能永远达不到学习曲线的顶点……），你也许需要留置引流管。在大多数情况下，如果发生漏，引流不会避免重新手术的需要，但它可能会提前使你警觉。

四、有或没有吻合口的急诊左半结肠切除术的引流

乙状结肠穿孔行急诊手术切除无论是否做一期吻合还是术后留置引流，这两个问题都可以放在一起讨论。在这两种情况下，**均通过结肠切除术来控制感染源**。因此，留置引流管的目的是"治疗性"的——治疗相关的腹腔感染，或者是"预防性"的——防止腹腔积液或者监测潜在的吻合口漏（如吻合口漏或直肠残端闭合口漏）。

结肠切除术后引流的问题多年来一直是争论不休的话题，支持者表示腹腔引流在漏发生后可以避免再手术，但反对者认为引流实际上助长漏发生。

支持引流的学者给出的理由很多：

- 首先是对术中已经发现并且引流的结肠周围脓肿进行引流，或者去除分泌物，**有助于消除残留感染或者预防腹腔内感染复发**。但是，前文已经提到，腹腔引流根本不可能达到这些目的（见急性阑尾炎），而下文将再次强调。
- 其次**吻合口发生漏时引流**。但是，可以肯定的是，在急诊手术的情况下，无论如何都不应该施行容易发生漏的高危吻合。另外，正如文献所指出的，漏一旦发生，引流的帮助不大，更别提它给你带来的虚假安全感。
- 最后是一旦直肠闭合口（Hartmann残端）漏，腹腔引流可以为残端漏提供引流。但是在远离炎症水肿段的健康直肠上，使用切割缝合器或者手工缝合，直肠残端闭合口不应该会发生漏。但是，当你认为直肠闭合"难以施行"时，就应该按照已故的 Leeds 大学教授 John Goligher 的建议，将直肠残端部分敞开（并且考虑放置直肠管——见第 24 章）。无论如何，**只有病态乐观主义者相信如果引流管没有被纤维蛋白、血块或粪便堵塞，粪便会爬上引流管并从盆腔排出**。

> **总之，急诊结肠切除术后引流是徒劳的并且可能有害！**

五、弥漫性腹膜炎引流（参见第 13 章）

目前还没有关于弥漫性腹膜炎引流与不引流的疗效对比研究，因为在很久以前，外科感染领域的专家便已感悟到这种情况下引流是徒劳的。

现代外科感染专家提出如下主张：

> 弥漫性腹膜炎腹腔引流是不可能的。因此，对该类患者不建议使用腹腔引流，除非：① 引流放置在边界清楚的脓腔内；② 引流的目的是建立可控的瘘道。

记得当我们还是初级住院医师时，术后患者的腹部膨胀，腹部每个象限都有着橡胶引流管——像"豪猪"一样。这些引流管引流出一些积血，也可能是一些脓液，或者是难闻的液

体。然后患者死了，他的死因归咎于"肺炎"。我们真是太天真了，竟然相信这些引流有用处！我们渐渐认识到引流是多么没有用，所有腹腔引流管在 24～48 小时内便会被周围组织堵塞，除非被液体"冲刷"，如胆汁。所以对于腹膜炎，如果你使用负压引流，也几乎不会引流出任何东西。并且如果你置入一根有毛细作用的橡胶引流管（例如 Penrose，"波纹管"），**它也仅仅能引流引流管形成的感染窦道。**

  弥漫性腹膜炎腹腔引流的唯一适应证是控制无法控制的感染灶，例如十二指肠闭合口或胃食管吻合口漏。前文已经提到，我们对"边界清楚的"或"已经形成的"脓肿是腹腔引流的适应证持怀疑态度，这种脓肿本身就是脓液积聚形成的，是腹膜炎的一部分，在脓肿被吸净后，脓腔就应该被当成是受感染的腹膜，接下来就是腹膜防御系统及抗生素发挥作用的时候了。总之，**弥漫性腹膜炎腹腔引流是毫无意义的，然而，可能会出现反复或持续的腹腔感染，并可能需要经皮穿刺引流（参见第 42 章）或者再手术（参见第 44 章）。引流管改变不了这一点。**

  在表 36.1 中，你将会找到哪些情况需要引流，但是如果腹腔内出血留置引流管呢？

  好吧，关于**预期出血**的引流，有人说过："**如果你必须用引流管来处理术后出血，那么你就没有完成手术。**"在大多数情况下，因为出血或者渗血放置引流管是毫无必要的并且收效甚微，即使在严重出血的情况下，引流出的血液也很少——只是冰山一角。话虽如此，但如果在渗出的胆囊床放置引流管 24 小时能让你心安，那就请便吧。只要你知道它可能并不总是反映出出血的实际程度。

表 36.1 什么情况下需要引流？

以下是有经验的外科医生（如我们……）认为的引流的合理理由：		
胆漏或胰漏发生可能性大。留置引流可以治疗胆漏或胰漏并且关键时刻可以救命	是最佳适应证，并且理应放置引流管	胆汁和胰液被很好地收集和引流出来
已形成的含脓液的脓肿。就是那种"不可塌陷的"或者"厚壁的"脓肿	这是第二个适应证。大多数外科医师相信已经成形的脓肿需要引流	弥漫性腹膜炎相关的积脓是"例外"，它不需要引流
感染控制效果不理想	这个适应证实际与其他适应证存在重叠，如胆漏、尿漏，或者无法外置的近端空肠或十二指肠漏	
十二指肠残端闭合困难	毕Ⅱ式胃切除术中"难以施行"缝合的十二指肠残端是预防性引流的适应证	腹膜后十二指肠更容易发生漏，因此引流才有意义（例如内镜下逆行胰胆管造影术后出血）
泌尿道	预计发生尿漏的引流	肾、输尿管或膀胱损伤修复术后
高危的上消化道吻合	食管或者减重手术中容易发生漏的吻合	然而，并不代表你可以在急诊手术中行这些吻合
预计发生出血	严格选择，最好不要	见上文

六、"最佳的"引流管

理想的引流管应该是柔软的并且有弹性的，这样可最小程度地减少对肠管及血管的压迫坏死及腐蚀。引流分为"主动的"或"被动的"：

- **主动引流**连接负压吸引。这种引流管容易被"吸入的"组织或者血块堵塞——负压越大，引流管越容易被堵塞。而"坑式"负压吸引（双腔系统）不容易被堵塞，但是通常质地较硬，因此被认为长久留置在腹腔内是不安全的。
- **被动引流的**原理是毛细作用，重力或者腹腔内外压力差下引流液溢出。这类引流被认为是一个与腹腔连通的"开放系统"，皮肤细菌常经引流通道逆行感染（"双向引流！"）。理论上讲，在引流部位使用无菌造口袋可以将开放的系统转换为封闭的系统，但我们怀疑这种"封闭状态"能超过一天吗？是否像一些人声称的那样，由于呼吸过程中产生的负压向内吸吮，被动引流在上腹部的效率相对较低，目前仍存在争议。**显然，引流管越粗，皮肤开口越大，引流效果越好，但也越容易发生并发症。**

但是实际上：

- 常规仅使用扁平而柔软的"主动吸引"JP 引流管或 Blake® 引流管，适合高难度的胆囊切除术后，我们也用于治疗潜在的十二指肠漏或胰漏。
- **如果你还在主张对腹膜炎留置引流管，请记住引流管将在几小时内被纤维蛋白及脓液堵塞，并且这种开放式的被动引流极有可能会变成助长皮肤细菌逆行感染的单向通道。**
- 那些将引流管放置在结肠吻合口附近的人，你们真的相信负压引流管会引流出粪便吗？要想将粪便引出体外，引流管应该足够粗（如波纹管），腹壁引流管口至少要两指宽。如果这么做的话，那就回到了引流管口疝、小肠梗阻、出血、引流管口感染多发的旧时代了。

引流的并发症在表 36.2 中列出，这些并发症都是真实存在的。有些很少见，但是在过度引流的旧时代，我们都遇到过。正确地留置及管理引流管，这些并发症都可以避免（见表 36.3），或者最好避免不必要的引流。腹腔引流的黄金时代已经过去了，基于以下理由：

- 随着手术技巧提升，抗生素应用，以及更为先进的影像学检查，急诊腹部手术的成功率有很大提高。因此，外科医生注意到手术很少发生并发症，而这些并发症以前据称是可以通过引流来预防的。这给外科医师们带来了新的信心，如果没必要引流，为什么要放引流管呢？
- 方便快捷的 CT 检查给了外科医生信心，现在术后的腹腔不再像"黑匣子"一样那么神秘莫测，我们不需要引流来提示是否存在腹腔脓肿，我们能从 CT 上看到。
- 影像引导下的经皮穿刺引流治疗腹腔积液及脓肿获得极大成功，这给外科医生带来了信心。并且，它还教会了我们很多关于引流本身的方法论，**清除脓肿灶并不需要很多天留置很粗的引流管，同时围绕着引流管维护的烦琐理念也将逐渐消失。**
- 所以，如今的外科医生已经发现不再需要引流去"预防或治疗"阑尾穿孔所致的顽固的或复发的感染。他们知道只要去除感染灶（阑尾切除）以及抗感染治疗，大多数患者都能顺利康复，即使不是如此，他们也可以给患者做 CT，并且如果必要的话，可以在 CT 引导下穿刺引流。

表 36.2 　腹腔引流的并发症

- 引流相关的"发热"
- 引流通道感染
- 引流口疝
- 引流口出血
- 肠梗阻
- 腐蚀肠管
- 腐蚀血管
- 无菌组织污染
- 妨碍窦道愈合
- 无法拔管：引流管被缝住、撕扯、成结，或吸入 / 长入组织
- 引流管"消失"：滑入腹腔或断裂

表 36.3 　引流放置及管理

放置：

- 根据需要选择合适的引流管，但应尽可能软而细
- 在合适的位置小心地放置引流管，剪去多余的部分但是保留"富余长度"
- 引流管尽量远离肠管或血管
- 试着将大网膜放置在引流管与腹腔内重要结构之间，防止腐蚀
- 另戳口将引流管引出体外，远离手术切口，防止切口感染
- 引流管走行应尽可能短，根据引流指征引流和选择引流管的类型，引流管出口应保持低位
- 缝合手术切口时，不要缝到旁边引流管
- 用缝合线和胶带将引流管固定在皮肤上

引流管理：

- 尽量使用闭式引流系统
- 低负压引流，避免将邻近组织吸入引流管
- 小口径的引流管应保持通畅，可以在无菌操作下使用少量生理盐水每天冲洗引流管两次
- 当窦道形成后（如胆道窦道），应去除负压吸引，改接低位引流袋依靠重力引流
- 确保引流管头端远离内脏缺损口，以免阻碍缺损愈合。用窦道造影明确引流管位置

拔管：

- 没有引流物引出或者引流目的达到后应尽早拔除引流管
- 留置时间长的引流管应分期拔除，防止窦道深部形成脓肿
- 在窦道造影和 / 或 CT 扫描后拔管和退管
- 退管后应将引流管与皮肤重新固定，防止引流管回缩

让我们重温 William Stewart Halsted 的名言：**"如果不知道如何引流，最好还是不要引流。"**

七、结语

在污染及感染的腹腔手术后常规放置引流管的情况越来越少，但是在世界上一些地区仍然有医生这么做。引流管的使用应非常有选择性：放置引流管是控制腹腔感染的唯一手段，或者为了避免极可能发生的液体（胆汁、胰液、尿液）漏出，或者引流非塌陷的脓肿（很少见的类型！），又或者为渗出的创面行短时间的引流。**弥漫性腹膜炎行预防性引流是毫无意义的**（图 36.1）。

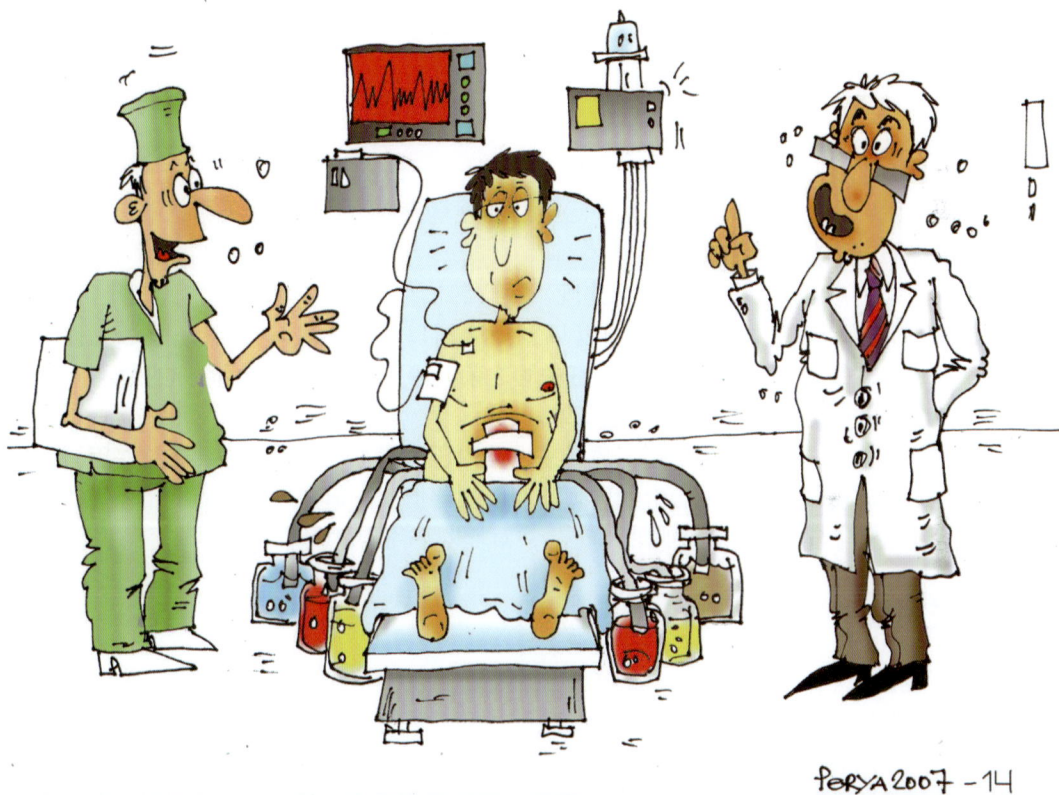

图 36.1　疑惑的住院医师："教授，他还是很虚弱。""老古董"上级医师："也许我们应该放更多引流管。"

"虽然在美国，每年使用超过五百万根腹腔引流管，但是这些引流的有效性、治疗指征和治疗效果仍然是不清楚的。"

—— J.P. Moss

（周家华 译　周家华 校）

第 37 章

关腹

众编者

> 大的切口，用单股缝线连续缝合，最重要的是避免张力，这可以避免切口裂开和切口疝。

在以前的版本中，我们就是这样开始这一章的。但正如你后文中即将看到的，这句格言的一部分现在看来是不合时宜的。

如果你问 50 个外科医生他们如何关腹（我们问过），你将会得到 55 个不同的版本。某些方法会让你目瞪口呆。无论如何，我们在这里与你分享我们的经验。如果你想继续沿用你的老主任教给你的方法，这是你的选择。

是时候下班回家了，你已工作了一整晚，很想匆忙结束手术。然而，急躁是不可取的，因为正确的关腹可以防止患者切口裂开（以及后来切口疝的形成），而且还能避免你出丑（"人人都知道"）。是的，你很累，但是，在关腹之前，停下来想一想，问问你的助手："我们有忘记做什么吗？"请在下一章查看关腹清单。

一般来说，关腹失败的原因是组织质量差、腹内压力增加、技术缺陷，或这些因素的综合作用。偶尔会出现线结松脱或缝合线因损伤而断裂的情况，但切口裂开的主要原因在于组织而不是缝线。为了安全可靠地关腹，请记住并奉行以下几点。

一、缝线材质

使用可缓慢吸收的单股缝线（如 PDS® 或 Maxon®），不可吸收的单股缝线（如尼龙或 Prolene®）也可以。快速吸收的材料如 Vicryl® 仍然被广泛使用，尽管从伤口修复动力学的角度来看，它的使用并不理想。那些喜欢这种缝合材料的人"制造"了疝，却让其他人帮忙修复（他们可能不知道发生了切口疝）。**另一方面，缓慢吸收或不可吸收的缝合材料会保持伤口的边缘对合，直到伤口自身的抗拉强度足以维持创缘的对合。**

单股缝线的优势在于它们光滑，对组织造成的"锯伤"更少，首选连续缝合，因为此时，单股缝合线可以将张力沿着伤口全长均匀分布。在有这么多更好的替代品的情况下，许多外科医生还继续使用不可吸收的材质（如蚕丝），这令人难以理解。这些不可吸收材质的缝线与慢性感染性窦道的形成有关，因为它们具有高反应性，会促进纤维化和粘连（在腹腔内使用的话）。所以别再用了，不要这么固执！

缝线的粗细很重要。缝线越粗，线结的体积就越大。这种大体积的线结往往会成为异物，在腹部伤口深部受污染时，形成一个感染性窦道。我们在 PDS® 中也观察到了这种情况。直到线结被移除，窦道才闭合（PDS® 需要 200 天才能完全吸收）。

单股缝线不容易断裂，但在缝合过程中对缝线的损伤会使其容易断裂。**因此，缝合过程中避免用镊子钳夹缝线是很重要的，因为这可能会破坏缝线的完整性并使其更加容易断裂。**

关腹就像钓大鱼一样，规则都是一样的：在鱼钩上系上一根质量好、尺寸合适的线，打上完美的结；不要损坏鱼线，使鱼线保持最佳张力；如果鱼好斗，那就和它玩一会儿——如果患者开始醒过来，就再等他麻醉"沉睡"下去，不要着急，要有耐心。**如果你不遵守关腹原则，你的患者将会出现术后切口裂开或切口疝……，你将会失去那条鱼。**

二、腹部正中切口的缝合："整块缝合"与"短间距缝合"

直到现在，整块缝合依旧是首选的腹壁缝合方式。许多外科医生仍然沿用这种方法。**整块缝合仍然是单层缝合，使用高强度缝线连续缝合腹壁的所有结构，以提供"一个坚固的瘢痕"。** 这里的原则是钩住比较多的组织，离创缘至少 1cm，针距要求紧密，不大于 1cm，缝合应包括筋膜间的肌肉。

然而，在过去的十年中，在欧洲进行了大量重复随机对照研究，他们发现，"短间距缝合"比上面提到的"整块缝合"更有优势。

与"整块缝合"相比，"短间距缝合"提倡**使用更小的针、更细的缝线（如 2-0 PDS®），缝合边距为 0.5cm，针距紧密（0.5cm），不缝合腹部肌肉。** 这些研究结果表明，与整块缝合相比，短间距缝合切口裂开和疝的发生率较低。有研究提示短间距缝合伤口感染率也较低。对这一惊人结果的理论解释包括：短间距缝合造成的组织损伤小，炎症轻。为了尽量缩小针距，就需要增加缝线长度与伤口长度的比例，这意味着更好的"海绵"效应，让伤口组织"呼吸"，缝合张力也可以沿筋膜边缘更均匀分布（图 37.1）。

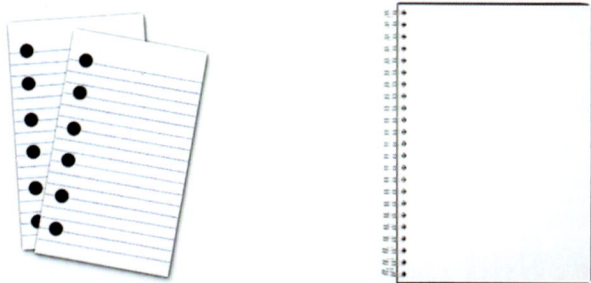

图 37.1 试着比较一下从"整块缝合"的六环活页夹上撕下一页费力，还是从"短间距缝合"的弹簧笔记本上撕下一页费力

一般情况下，有些外科医生仍然不相信短间距缝合：肥胖患者怎么办？腹围大的患者怎么办？"短间距缝合"靠谱吗？然而，随着经验而来的是信心。毕竟，有经验的渔民可以用承重 5 磅的测试线钓到 50 磅重的鱼。

即使是各个编者在关闭腹部正中切口的方式上也有所不同：Paul 仍然喜欢"整块缝合"并加以改进，尽量避免缝合过多的肌肉。而 Moshe 现在致力于"2-0 PDS® 短间距缝合"（他的评价是，这种缝合方式减少了术后疼痛，毕竟缝合了更少的组织）。Danny 更喜欢避免腹部正中切口。

但这里还有一些额外的要点，它们适用于任何腹壁缝合方式：

● **缝合时适度的张力非常重要**（图 37.2）。如果缝线收得太紧，组织会绞窄和坏死，这可能会导致缝线切割组织——这就是所谓的"纽扣孔疝"的来源。但如果缝线太过松弛，伤口边缘就会裂开。请记住，当你缝合腹壁时，肌肉是松弛的（或应该是松弛的），术后肌肉理应恢复其正常张力，伤口组织会肿胀，腹围会增加，所有这些变化都会使伤口闭合得更紧。如果一开始伤口就缝合得很紧，那么当上述变化发生时，就会发生组织撕裂。**缝线长度和伤口长度的比例至少为 4∶1 才能保证一个适度且安全的缝合张力**（好吧，一个人总是需要一些多余缝线去打结，因为我们通常从两端开始缝合，需要更长的缝线，故而我们不太在意测量缝线的确切长度）。

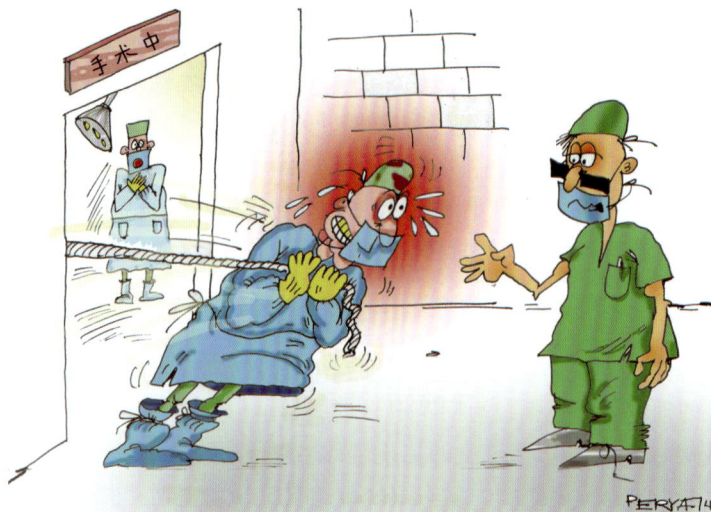

图 37.2 "Jack，你在干什么？""教授让我把肚子缝紧。"

- 切口的两角（头尾）是创口缝合的"阿喀琉斯之踵"，特别是最后缝合的那个角。不要因为顾忌损伤切口下方肠管而凑合缝合最后一个角。有一些很好的技巧可以帮助你缝牢最后一个角——可以向你的导师学习。（如果你没有导师，就给我们发邮件吧。）一个避免困难的"角落"缝合的好方法是从切口两端开始缝合，并在切口的中间将两根线打结系牢。如果只用一根缝线，那么我们最后一个（角）结就是"Aberdeen"结。可以把线尾留长一些，大概 5mm，然后用可吸收的细线把线结和线尾埋入皮下，并注意打结。我们在巴黎的朋友 Berni Cristalli 说："我曾经问我的上级医师，为什么他要打七次结？他的回答是'上次我打了六个，结果松了'。"
- 不要伤及切口下的肠管，这些肠管常常鼓向你的缝针。在手术结束时，麻醉医生总是发誓，患者处于"最大程度的放松"状态了，他经常说谎。让他再用点肌肉松弛药，不要将就。用器械保护肠管，什么器械都可以，以我们的经验，最好是用商品化的 Fish® 橡胶压肠板。助手的手也可以用来保护肠管，但由于有可能遇到肝炎和艾滋病患者，除了我们自己外，没有太多人愿意用手保护肠管。
- 在腹壁缝合中非常流行的"环状"单股缝线怎么样？好吧，随着"短间距缝合"的推广，使用两条粗缝合线（以及它产生的巨大线结）对我们来说不再有意义，抛弃它！

三、腹部横向切口的缝合

包括我们在内的大多数外科医生更喜欢分层缝合。例如，为了缝合肋下切口，我们会从腹正中线外侧使用 2-0PDS®（这里即使是粗的 Vicryl® 也可以）将腹直肌后鞘和腹膜一起缝合，然后从切口外侧角开始缝合前筋膜，在切口内侧角打结。没有必要缝合肌层。

四、皮下间隙

筋膜层缝合后，皮下层怎么处理呢？ 不用缝合。没有证据表明缝合皮下脂肪，减少所谓的死腔，可以减少伤口并发症的发生率。皮下的缝合线就像异物一样，会促进脂肪细胞死亡，导致伤口脂肪液化，使伤口情况令人不满意。然而，近年来我们发现，仔细地缝合皮下层（使用 3-0Vicryl® 间断缝合）会产生"更健康"和更美观的伤口。皮下缝合也支撑着皮肤闭合，我们不时看到患者在皮肤缝线（或皮钉）被拆剪后几个小时就因伤口裂开重返医院，我们马上就意识到他们的外科医生缝合时忽略了皮下层的缝合。此外，如第 45 章所述，如果发生筋膜层裂开，皮下缝合可以防止伤口完全裂开并避免再次手术。疝总比肠管从伤口膨出来好，不是吗？

皮下引流会增加感染率，并且只在特殊的情况下才需要使用， 见下文和第 46 章。如果你不幸有个主任强迫你常规放置皮下引流管，那么在 24～48 小时内把它们拔除，因为引流掉湿润的脂肪毫无意义。

普通生理盐水冲洗伤口已经被证明是没有用的，但你可以继续这种行为，告诉护士："拿圣水来！" ❶ 让手术团队开心几乎和防止伤口并发症一样重要，如果没有多余的盐水了，你可以试着向手术团队宣教盐水冲洗的无用性。

在已接受全身性抗生素预防的患者中，局部使用抗生素（溶液或粉末）已被证明可进一步降低污染伤口的感染率。一位编者（猜猜是谁？）一直坚信这一点。

五、"延迟一期闭合"还是"二期闭合"

在受污染或感染的剖腹手术后，延迟一期闭合与二期闭合该如何选择？

我们认为这些手段目前适应证很少。尽管外科医生依赖一些传统的方法，但时过境迁，多年前在某些情况下获得的经验在今天未必适用。如今，随着外科技术的发展和新一代抗生素的应用，在几乎所有急诊剖腹手术中，伤口都可以顺利地进行一期缝合。当伤口发生感染时，行局部处理即可。**让所有污染的伤口敞开，等待自然愈合或二期闭合，会对患者造成不必要的痛苦，加重患者的经济负担。**

只有在少数情况下（主要是计划再手术患者或再次行剖腹手术的患者），我们才会开放伤口。而对于大多数患者（包括已发生化脓性甚至粪性腹膜炎的患者），我们选择冲洗皮下组织，并间断缝合皮下组织和皮肤。

研究表明，早期清除新污染切口深处形成的渗出物可以防止感染的发展。因此，对于高感染风险的患者，包括"严重阑尾穿孔的肥胖患者"，我们使用"**中路**"法，即在缝合线之间插入"灯芯"（像蜡烛灯芯）到伤口深处，可以从一块 Telfa™ 纱布上剪下一条来做"灯芯"，在术后第三天移除。另一种更简单的方法是在伤口深处（在缝合层以下）放置 Penrose 引流管，48～72 小时后拔除。我们经常使用这些技术，尽管皮肤已经缝合了，但只有在少数的情况下才发生伤口感染。相信我们，**偶尔的伤口感染并不是灾难，治疗起来很简单**（见第 46 章）。

当然，在没有或有限污染伤口的简单手术后，**现代外科医生很乐意用可吸收缝线做皮内缝合来缝合大多数伤口，** 这就省去了皮钉的费用或缝线拆除，并留下一个更美观的瘢痕（这

---

❶ 译者注：这里作者调侃某些医生拿盐水当作万能的"圣水"。

是你的工作成果中患者和家属唯一能看到的部分，你会惊讶地发现这对大多数患者来说是很重要的！）。在伤口上涂上一层 Dermabond®（或你最喜欢的氰基丙烯酸酯基胶水），可以避免一些"小问题"和缝合间隙渗液。然而，生活中没有什么是完美的，即使是完美的缝合，皮内的可吸收单股缝线也可能在手术几周后从伤口"探出头来"。

六、高危腹部的缝合

传统上，高危腹部是指易发生腹部切口裂开的腹部伤口（见第 45 章），可由全身性因素（如癌症）或局部性因素（如腹胀）引起，外科医生曾常常使用（现在仍然使用）"减张缝合"。减张缝合是用粗线做"8 字"缝合，要求边距至少 2cm，缝合腹壁全层（包括皮肤），避免内脏脱出和后期发生切口疝。

我们不喜欢这种经典的减张缝合，因为缝合需要穿透皮肤，会造成腹壁损伤（如组织坏死、腹壁感染），并且伤口和后面形成瘢痕都不美观。**此外，减张缝合和腹胀同时存在时，会导致腹内高压**。在过度的张力下强行闭合可能导致腹腔间隔室综合征及有害的生理后果（见第 31 章）。因此，对于腹部筋膜有破损（多次剖腹手术后常发生）的患者，或者关腹后会出现腹内高压的患者，**我们建议放弃关腹，用临时关腹装置（TACD，即腹腔开放术）**（见第 44 章）。

然而，对于一些不确定或中度病例，如果仅存在高切口裂开风险而没有立即出现腹内高压，适当的减张缝合可以避免内脏脱出和二次手术。减张缝合与切口平行，而不与皮肤交叉，将产生较少的瘢痕，方便伤口护理（图 37.3）。

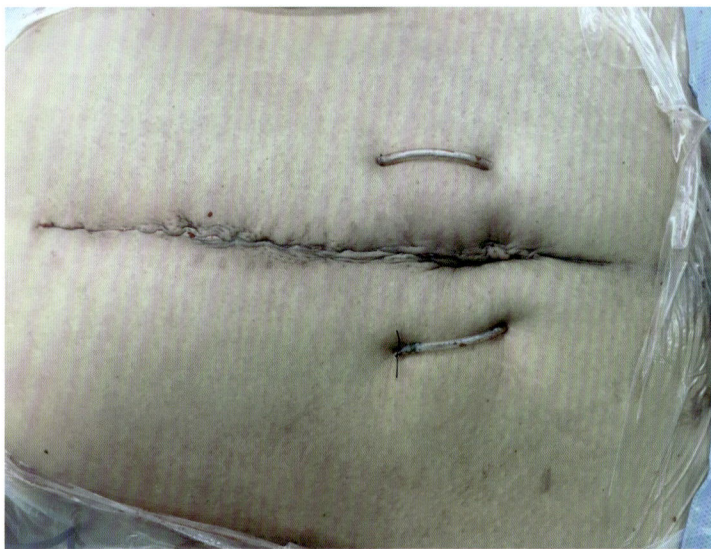

图 37.3　腹壁肿物切除术后，用水平褥式减张缝合加强腹壁。缝合时没有过度的张力，但如果术后腹部张力增加，缝线张力也会增加。这种缝合可充分显露腹部伤口，可以根据需要进行伤口护理。同时也更加美观，避免形成横跨切口和长而丑陋的瘢痕

七、仅缝合皮肤

有时，当我们希望避免缝合筋膜（或认为不可能缝合），但又不想让患者遭受与切口敞开相关的并非无关紧要的并发症时，**我们会不缝合筋膜，仅缝合皮肤**。这种方法的理想适应证是，你觉得没有必要再手术，但内脏"鼓胀"妨碍筋膜在没有过度的张力下缝合。

> **一个典型的例子**：一个有绞窄性巨大切口疝的病态肥胖患者，需要进行肠切除术。只有疯子才会坚持缝合筋膜……（哦，疯子已经够多了……）

当然，所有康复后的患者都会形成（或一直有）较大的切口疝。那些年老体弱的患者将带着疝度过余生，而其余患者可以行择期疝修补术，其并发症的发生率低于腹腔开放的分期手术。**怎么做？** 如果可以的话，把大网膜铺在内脏上，用 2-0 尼龙缝线间断褥式缝合皮肤，边距至少距皮缘 1cm。我们建议加一层皮下缝合，使缝合更结实、密闭性更好。**拜托，拜托，不要让任何人拆除这些缝线，直到你同意——通常是三周之后。我们希望你能理解为什么……**

记住，患者自己的正常皮肤比 VAC（真空辅助闭合）系统或皮肤移植更好。

附注：有些人执着于"缝合筋膜"，即使这是不可行的。他们会用超级昂贵的"生物补片"来修补缺损，这种补片的品牌和材料似乎随着会议的不同而改变。他们认为这样做可以避免切口疝，**由他们去吧。**

> **总结**：如果像我们这样的老家伙都能学会新把戏，你也可以。尝试"短间距缝合"。避免不必要的伤口敞开！

八、腹腔镜手术鞘卡孔缝合

尽管鞘卡的切口很小，但也不是没有并发症，也会形成鞘卡孔疝的。对于儿童而言，即使是 5mm 的切口也可能是大的创面，而对于成人来说，这些小洞无需缝闭，仅仅缝合皮肤即可。**但 10mm 或更大的伤口可能（很少）引起术后急性嵌顿性肠梗阻，或后期发展为或小或大的鞘卡孔疝。**

缝合受损筋膜是一件非常麻烦的事情，尤其是对于肥胖患者，许多外科医生选择避免造成筋膜损伤。有些外科医生故意斜置鞘卡，希望鞘卡拔除后留下的管道塌陷使筋膜创口闭合。有些人则不管，相信由此产生的疝会被疝外科医生修复。

但我们相信你不会愿意留下一个腹壁缺损，因为它可能会破坏你完美的腹腔镜手术，并迫使你在午夜回来把卡住的肠子解放出来或者切除它（图 37.4）。 当然，你也不会喜欢你精心缝合的肚脐伤口愈合良好的患者（你想尝试单孔腹腔镜手术吗？）在复诊时，出现难看的脐部膨出。

那么该怎么缝合筋膜呢？ 在大多数情况下，一对小型撑开器可以帮助你暴露筋膜，并用可吸收缝线 8 字缝合就足够了。在更具挑战性的条件下，你可以使用缝合器在腹腔镜视野下关闭筋膜。如果预算允许，市场上有一些更先进的伤口缝合器，它们操作简单。

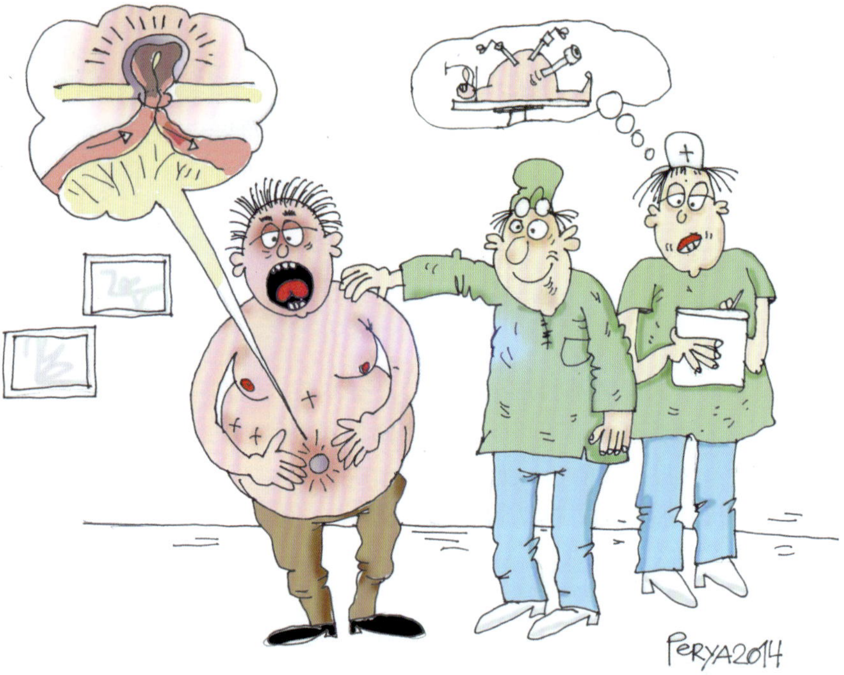

图 37.4　住院医生："主任，上周这个患者因为胆道运动功能障碍做了腹腔镜胆囊切除术。"外科医生："好消息是，运动功能障碍已经治愈了……"

九、使用腹带

在手术操作结束后，患者离开手术台之前，我们在敷料上加用 Velcro 腹带以加固腹部。腹带为腹内压力提供一个反向的压力，从而消除使切口裂开的压力。应用腹带后，患者可能会出现切口疝，但不会出现切口裂开。在你看到腹带如何帮助患者术后尽早下床活动，减轻不适之前，不要嘲笑它。当然，腹带有各种尺码，不能用得太紧，以免引起腹腔间隔室综合征，应在患者躺在床上时松开。

最后一点：你自己缝合！如果你让住院医生缝合，那么就待在现场，教他们如何正确地做这件事。在无上级医师监督的情况下，让一个干了两年的住院医师缝合腹壁，一个刚上临床的住院医生缝合皮肤——这对他们来说是一个很好的机会，却可能会产生切口裂开以及导致伤口并发症增加。

> "关腹：如果看起来松紧适度，那就太紧了；如果看起来太松，那才是恰到好处。"
>
> —— Matt Oliver

（周家华 译　周家华 校）

第 38 章

准备着陆——手术结束前

众编者

起飞是可选的，着陆则是强制性的。

无论如何，飞行员都比外科医生更有动力做到完美着陆。因为飞行员着陆失败，便意味着他们将会丧命。然而，幸运的是现代飞机的航行要比任何患者都更具可预测性和可靠性。

—— Tim Eldridge

大家都知道"合格着陆"是指你可以走下飞机。但很少有人知道什么是"完美着陆"，**其实，就是指在着陆之后，这架飞机还能再次使用。**是的，我们知道你很累，你或许已经持续工作了整夜，还差最后一步就可以结束今天繁忙的工作。但是，任何一次着陆都需要追求完美，即使这是最后一次也必须完美完成。

你必须做到对手术全程感到满意，才可以考虑关腹。你不会希望因为你的患者术后未能及时康复，而此后一周你都带着愧疚和担忧度过吧！为了避免"愧疚和担忧"，你应当总是问自己"我对我的手术全程完全满意吗？"（见图 38.1）。

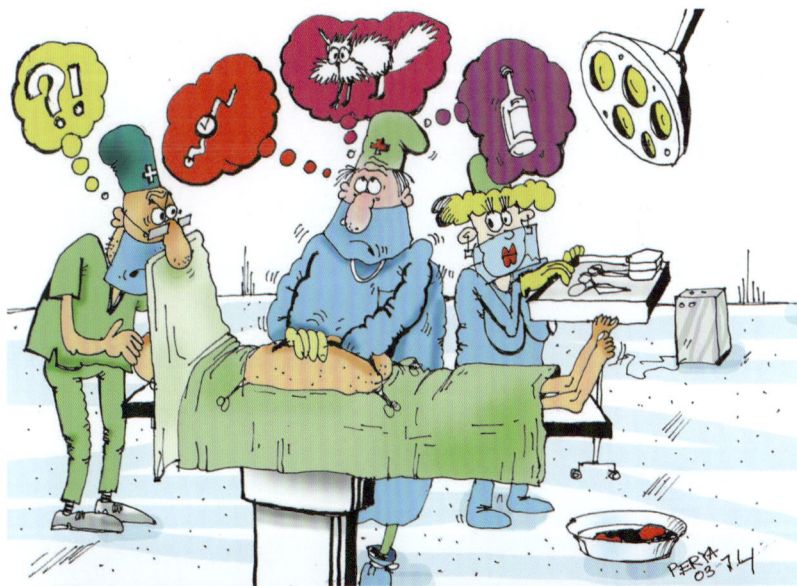

图 38.1 "我自己满意吗？"

不要压制你内心的想法，它会提醒你吻合口处缝合不够牢固，或许你需要再缝一针。有点偏执会让你成为更好的外科医生，也会让你的患者少一些并发症。手术时，你必须确保为这个患者已经做到了最好。

如果未能做到最好，请你收起你的自尊，并拿出耐心，重做或请人帮忙。逃避问题并不能解决问题。这样的话，你还不如回家睡觉。然而，请记住伏尔泰的一句名言——**更好是好的敌人**。你必须明白为了改善不完美，任何尝试都是合情合理的。记住剖腹探查术的理念，健康的完美主义和病态的强迫症之间只有一线之隔。

你可能需要核对的关腹前清单见表 38.1。

不要轻易妥协，仔细寻找，你往往会发现你疏忽了什么。切记：当腹腔打开时，它受你控制，而当关腹后你受它控制！

> 此时，即使一切看起来都很完美，你也会开始担忧——你不得不担忧。因为越是经验丰富，就越会担忧，在你的脑海中反复思考着腹部这个"黑匣子"中还可能出现的问题。

表 38.1　关腹前清单

- **止血完美**？这并不是要求你必须确保到每一个红细胞不流失……
- **成功解决了病源**？
- **腹腔"清洗"了吗**？所有的液体都吸出了吗？
- **吻合口**：有活力吗？张力大吗？位置合适吗？
- 可能发生**内疝**的部位处理了吗？
- **小肠**是否在横结肠下方有序地排列？（记住：空肠属于上腹部，回肠属于下腹部）
- **大网膜**摆在肠管与切口之间了吗？如果可以的话，将大网膜覆盖吻合口了吗？
- 所有额外的**筋膜缺损**（如 trocar 孔）缝合了吗？
- **鼻胃管**（需要的话）放置到位了吗？
- **引流管**（仅当有指征时！）放置到合适的位置了吗？
- **手术器械和海绵纱布的数量**对吗？（每个人都确定？）
- 需要做**营养性空肠造口**吗？
- **我应该缝合腹部切口，还是将它敞开**？

平安着陆！

> "我有许多专业知识和临床技能水平各异的同事，但我最相信的人还是总是保持着担忧的人。你能从他们表情看出来担忧，有时甚至是痛苦。"
>
> —— Tom Gilas

> "世界上有老飞行员，也有鲁莽的飞行员，但没有鲁莽的老飞行员！然而，却有鲁莽的老外科医生，不过短命的是他们的患者……"
>
> —— Moshe

（周家华 译　周家华 校）

第四部分

术 后 篇

第 39 章

术后管理

众编者

> 外科医生在什么时候最提心吊胆？不在手术期间。基本上手术之后外科医生会开始感到不安，由于某些原因，患者体温降不下来，或仍然腹胀，医生必须在脑海中（而不是用刀）打开腹腔进行推演，看看发生了什么，弄清楚症结所在，然后进行纠正。时间在流逝，必须抓住时机。
>
> —— Alexander Solzhenitsyn（《癌症病房》）

> 我们重申：腹腔打开后，你控制它；腹腔关闭后，它就会控制你。

漫长的手术结束了，你沉浸于手术顺利的兴奋和喜悦中。但很快，随着你的血清内啡肽水平下降，冷静下来的你开始担忧术后情况。而且你肯定担心，过分自信和个人英雄主义的态度是造成灾难的因素。我们不打算在此详细讨论术后管理或编写新的外科重症监护手册。（关于如何预防和治疗术后并发症的深入讨论，请参阅《Schein 外科并发症的预防和处理》。）我们只想与你分享一些可能已经被遗忘、淹没在花哨的技术和噱头（以及无休止的电子文书工作）中的一些基本的理念。以下是一些术后管理的实用戒律。

一、掌握病情

这不是玩笑！我们有多少次会遇到这样的情况：术后患者被某个医生接手，而他对该患者术前和术中情况一无所知。新兴的"思维方式转变"、混乱的电子病历以及对自称"住院医师"的医生的依赖，正在剥夺当今外科患者与其外科医生的直接联系！术后管理出错更常见于那些"临时接管"病例。**一旦你给患者做了手术，他或她就永远由你负责！**
共同承担责任往往意味着没人负责！（更多信息请参阅"做好领导者，承担责任"一节。）

二、触诊患者 / 查体

不是仅仅站在床尾看一眼。浏览记录单，或者在家里用手提电脑浏览电子病历，或者看 ICU 监视器屏幕都是不够的。**亲自去查看患者，闻一闻，摸一摸，每天至少两次。**当切口敷料盖着一个逐渐成熟的脓肿，只需简单的床边引流就能解决问题，而不明所以的你只给患者静脉注射抗生素或者甚至还去做了腹部 CT 扫描才发现，不觉得很尴尬吗？

列夫·托尔斯泰在《战争与和平》中写道：

> 当他苏醒过来时，大腿骨的碎片已经被取出，撕裂的肌肉被切除，伤口被包扎起来。水正洒在他的脸上。安德烈公爵一睁开眼睛，医生就弯下腰，一言不发地吻了吻他的嘴唇，然后匆匆离去。

我们不是让你去亲吻你的患者，只是触诊他们！当然你可以拥抱他们年迈的亲属以示安慰。

三、处理疼痛

你必须了解不同的药物及其给药方式。当然，你总是开术后镇痛处方，但往往不够。随机问卷调查表明大多数术后患者诉镇痛不足。护士一般不会多给镇痛药。你在现场应能确保患者不用忍受不必要的疼痛。在有效镇痛和麻醉剂过度使用之间找到正确的平衡。市场上有很多替代品，但当需要廉价有效的吗啡时，不要害怕使用它。

四、不要将患者"钉"在平卧位

典型的是，现在的患者被迫躺在床上，各种监测电缆、鼻胃管、静脉管路、引流管、腿泵和导尿管组成的"意大利面条"将其拴在床上。尽快将患者从这些器具中解放出来，没有你的指令，护士们是不会撤管路的。**患者越早起身、坐着或走动，回家的速度就越快**。相反，保持患者仰卧位会增加肺不张／肺炎、深静脉血栓形成、压疮的发病率，并延长麻痹性肠梗阻，所有这些都会加剧炎症。**让你的患者尽快下床，这里通常指的是手术后几个小时就下床。如果护士不愿意或"太忙"，请自己把患者抬下床——以身作则！**

五、减少患者身上的塑料管和乳胶管

生命体征监测作为一种早期预警系统，用于检测生理障碍，以便及时采取纠正措施。对**个体患者进行侵入性监测应与疾病的严重程度成正比：患者病情越重，使用的监测管数量越多，可能的并发症发生率和死亡率就越高。**

对目前不断增加的监测方法的完整讨论超出了本章的范围。然而，请注意：

- 为了能够对监控生成的警告作出处理，你必须充分了解所采用的技术。你应该有能力区分真正的急性生理变化和观察到的电子或机械伪影。
- 所有的监测方法都容易出现各种潜在的错误，这些错误是由特定的技术或由患者相关变量引起的。警觉和合理的临床判断至关重要！
- 由于技术的改进，监测变得越来越复杂（而且成本也越来越高）。此外，监测技术是引起外科重症监护病房中大量医源性并发症的原因。**有区别地使用监测，不要屈服于珠穆朗玛峰综合征："我攀登它是因为它在那里。"**在开始侵入性监测之前，问自己"这个患者真的需要吗？"记住，除了侵入性监测，还有更安全、更便宜的替代方法：例如，对于稳定的患者，移除动脉监测，因为可以用常规血压计测量血压，经皮测定或通过静脉抽血检测 PO_2。**每次见到你的患者时，你都要问自己以下哪一项可以移除：**鼻胃管、Swan Ganz 导管、中心静脉导管、动脉导管、外周静脉输液管、Foley 导尿管。

> **鼻胃（NG）管。**术后延长 NG 减压是治疗胃肠梗阻时的常见方法。NG 管"保护"远端肠吻合口的概念是荒谬的，因为每天减压的胃的远端消化道会分泌出数升的液体。鼻胃管对患者极为刺激，会干扰呼吸，导致食管糜烂，并促进胃食管反流。传统上，外科医生会一直保留鼻胃管，直到每天的胃管引流量下降到一定量（例如 400mL）以下，这种原则常常导致不必要

的痛苦。已经反复证明，大多数剖腹术后患者不需要鼻胃减压，甚至上消化道手术后也不需要，或者最多放置一到两天。在完全清醒的、不会误吸的患者中，大多数患者可以安全地省去放置鼻胃管这一步骤。然而，急诊腹部手术后，机械通气患者、反应迟钝患者和肠梗阻手术后必须进行胃肠减压。在所有其他情况下，在手术后第二天早上考虑取出鼻胃管。如果有顾虑，您可能需要盖上管盖或夹住管子 12 小时，并在取出之前观察患者的耐受性。由于持续性肠梗阻或术后早期小肠梗阻，一小部分患者需要重新插管（参见第 41 章）。

引流管。虽然普遍认为引流管无法有效地排空游离的腹膜腔，但引流管仍然被普遍使用和滥用。正如你在第 36 章中已经读到的，我们建议你将引流管的使用范围限制在引流已形成的脓肿，引流潜在的内脏分泌物（如胆汁、胰液），以及在无法肠外置造瘘时建立可控的肠瘘。一旦引流管完成其目的，立即将其拔除。

六、选择性进行术后检查

不必要的诊断流程或指示性诊断流程中的解释性错误，通常会导致假阳性结果，进而导致诊断或治疗措施的侵入性升级。此时增加并发症发生率是必然的。请不要预约那些检查结果不会影响诊治的检查。那些例行每日查血或 CRP 的人只能证明他们的临床能力尚不成熟。

七、认识到问题通常出于手术部位

手术患者发热或"脓毒症状态"的原因通常起于手术部位，除非另有证据表明起于其他部位。不要成为"外科鸵鸟"，只知道治疗"肺炎"，殊不知此时患者已经因腹腔内脓肿逐渐步入多脏器衰竭（见图 39.1）。

请记住： 在术后患者中，除非另有证据，否则所有状况出现都与手术有关，所以患者在剖腹手术后呼吸急促，不只是因为 COPD 恶化，主要是因为你把他的肚子束得太紧了！

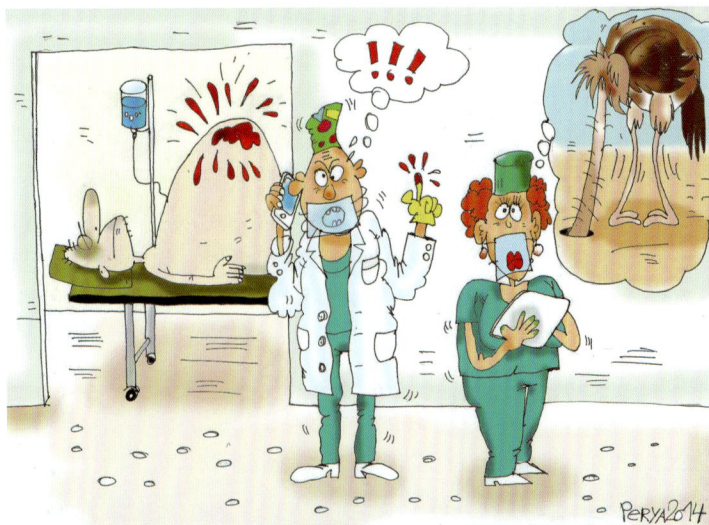

图 39.1 "你是一只外科鸵鸟吗？"

八、发热不是一种疾病，不要这样治疗发热

术后发热代表患者对不同损伤的炎症反应，包括感染、手术创伤、肺不张、输血等。发热不等于脓毒症，**因此不应一发热就用抗生素治疗。而且，发热也不应马上使用解热剂退热，因为发热反应已被证明有利于宿主的免疫防御**。你必须和你的护士解释清楚这个原理，他们或许会这么说："用了退热药患者会更舒服，不然会寒战，发热了我们一直都是这么做的，给患者吃点泰诺®。"体温的高低不如体温变化趋势重要，当人为地抑制体温时，很难评估这个重要的迹象。你知道，发热不是因为没用抗生素而引发的疾病。

> 在某种层面上，发热是保护机体的有利过程。
>
> —— Augustus Charles Bernays
>
> （这是一位 19 世纪的德国外科医生。）

九、避免抗生素毒害患者

个体化使用抗生素。患者在医院用抗生素，出院了还继续用抗生素的现象很常见，避免这样不科学的抗生素应用（参见第 40 章）。

十、血制品输注要节制

一般来说，输注的血液或血制品的数量是急性外科疾病预后的负相关独立因素。捐献的血液会抑制免疫功能，增加感染、脓毒症和器官衰竭的风险，以及其他众所周知的危害。特别是癌症患者，如果接受输血，长远来看病情会更糟。**只有在绝对必要时才给患者输血**。患者通常只需要一个单位的血液或可能根本不需要输血，但如果真需要输血，也不应该一输完就续上第二个单位。**对于绝大多数患者来说，达到 30% 的红细胞压积是比较令人满意的。我们基本不给血红蛋白高于 8g/dL 的术后患者输血，除非病情危重或患有潜在的心肺疾病**。例如，那些有再出血风险的患者，比如上消化道出血患者，可能需要更高的基线。

十一、不要拼命补液

术后过量补液提供了过多的水和盐，导致体重增加和组织水肿。**水肿组织功能不佳，愈合也不佳，导致内外科并发症的发生率较高**（参见第 6 章）。你的患者所需要的只是足够的水来补充非显性丢失（500~1000mL）和每小时 0.5mL/kg 的尿流量。额外的丢失（如鼻胃管）应根据具体情况临时补液，但如果粗心地下了每小时 150mL 生理盐水的医嘱，然后就睡觉去了，结果会致使患者水肿。

Tim Fabian 说："患者从来不会死于医疗服务中的液体过量或手术中的液体丢失。"但事实可能恰恰相反。**你需要实时微调液体平衡，也就是说每天调整不止一次**……我们果断在早期用一点呋塞米，以克服术后典型的"抗利尿反应"（以及麻醉导致的强制性水化过度），这对于术前用利尿药的患者尤为重要。**而且要尽快摆脱静脉输液管！**

> 静脉注射的液体绕过了身体建立的保护自己免受任何成分过量的侵害、防止细菌进入的防御系统……外科医生认为组织缺什么，就补什么；他们很想用什么，就给患者开什么。
>
> —— William Heneage Ogilvie

十二、不要饿着患者也不要过度给营养

在本章末尾阅读更多关于术后营养的信息。

十三、认识和处理术后腹腔内高压

这一点非常重要，我们为此专门写了整整一章。请阅读第31章"腹腔间隔室综合征"。不要偷懒！

十四、预防深静脉血栓形成（DVT）和肺栓塞

在急诊手术混乱的术前准备中，很容易忘记预防DVT。正如飞行员会在每一次飞行前会看一遍检查清单，你应该在手术前皮下注射肝素并放置防DVT气动装置。只要患者仍处于血栓形成的高风险状态，术后应继续预防DVT。**特定的患者（例如癌症手术后）可能需要在家继续预防DVT**。但请记住，抗凝对有出血致死风险的患者不利……

十五、做好领导者，承担责任

许多人往往会围绕在你的术后患者旁，给出他们的会诊意见。但请记住，这不是他们的患者，而是你的患者。在并发症发生率和死亡率会议上（或在法庭上），其他人会说"我只是去会了个诊，这是他的患者。"（参见第47章。）**患者管理的所有方面的最终责任完全落在你的肩上**。

知道什么时候你需要帮助然后请求帮助，最好请教你的上级和老师们。正如Francis D. Moore所说："即使不一定有用，也要寻求咨询，永远不要孤军奋战。"但要明智地征求建议，并有选择地采用。**盲目地将术后患者的管理交给麻醉医生、重症监护医师、住院医师或其他现代"专家"可能会导致灾难——这种情况有多普遍？我们有多少次不得不从惨痛的教训中重新意识到这一点**。

在这个时代，最好跟和你处理理念一致的同事，以及其他领域的同行建立密切的工作关系。我们都需要帮助来治疗多系统衰竭的患者，虽然我们可以处理腹部问题，但确实需要帮助和建议来妥善处理心力衰竭、呼吸衰竭和肾衰竭。正如Mark M.Ravitch所说："请会诊的关键在于，你可能觉得有必要接受专科的建议。"（见图39.2）

还有一件事：如果会诊意见明显就是废话，那就换个会诊医师或者忽略他！

十六、分析你的处理措施

当该叮嘱的都叮嘱了，该做的都做了，抽身出来，从局外人的角度评估一下你的处理措施。问问自己"我做得好吗？""下次遇到这种情况时，我能做得更好吗？"否则你怎么会进步呢？**哎呀，你可能会问，ERAS（术后加速康复）怎么说呢？**为什么他们没有提到这个事？尽管指南、流程手册、摘要和出版物的数量不断增加，但也没什么新东西好说的。这都是"共识"，之前已经讨论过，在图39.3中呈现。

> 当患者吃着芝士汉堡，也不记得你叫什么名字，这场手术才算是真正结束了。

—— Leo A. Gordon

外科大医生不是那些因自己位高而处理不了小事的人！

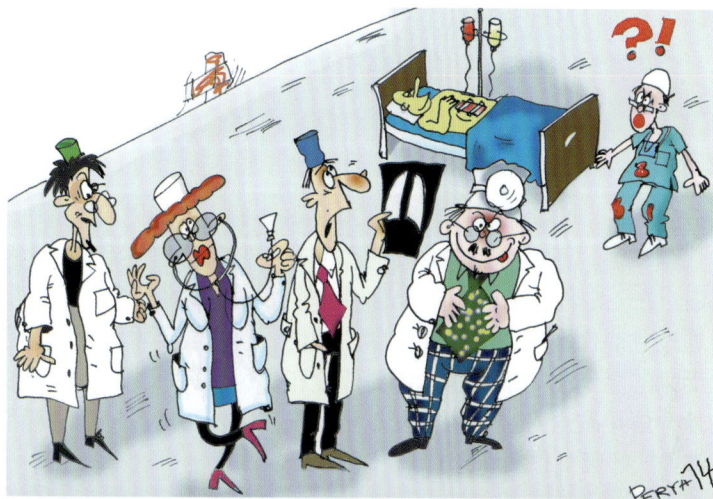

图 39.2 "伙计们，把谁落下了？足病医生在哪里？"

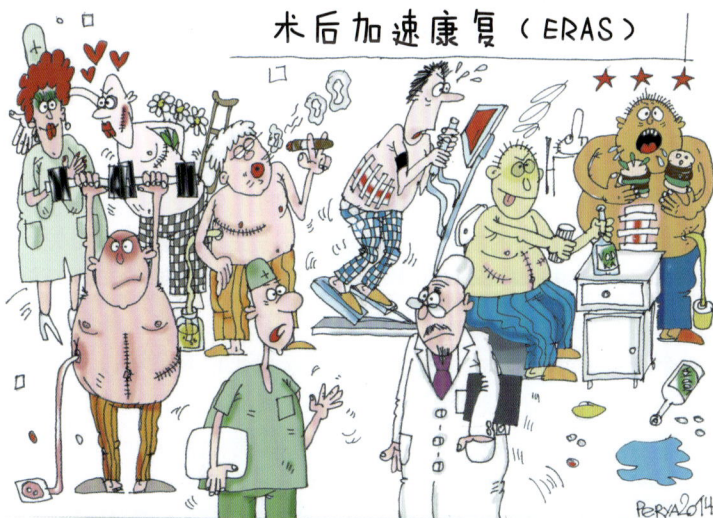

图 39.3 外科医师对客座教授说："先生，我们已经实施了 ERAS 方案。"

十七、术后营养 ❶

在任何一种疾病中，当患者的神志清楚，肯吃所有提供给他的食物时，这都是一个好征象；反之则相反。

——希波克拉底

上帝创造了一个有嘴、有胃、有肠的人，而不是一条肠外营养管道。

---

❶ James Rucinski 教授，医学博士，FACS，在以前的版本中对本节有贡献。

尽可能使用肠道。保持肠细胞快乐工作，从术后第一天开始进食，让患者自己决定喝多少、吃多少，只有当患者呕吐时再停。也许这就是所有人需要知道的全部，然而，你们中的一些人可能想听到更多……

（一）饥饿

饥饿导致了适应状态。肝脏储存的糖原在 24～48 小时后消耗完后，肝脏利用蛋白质分解产生的氨基酸合成葡萄糖。通过将两个主要的"专一性"葡萄糖使用者（中枢神经系统和肾脏）转化为酮代谢，在一定程度上改善了对这种功能性蛋白库的"自动蚕食"。脂肪储存有助于提供酮类，并通过甘油代谢增加少量葡萄糖。创伤、疾病或手术大大增加了对葡萄糖的需求，以满足随之而来的高代谢需求，并为伤口修复和骨髓及其产物白细胞提供能量。**饥饿的最终结果是蛋白质分解导致全身虚弱、修复过程受损、免疫功能减弱和呼吸肌无力，进而可能导致肺不张、肺炎、呼吸机依赖和死亡。**

> 营养支持的需求基于：
> - 体格检查和实验室指标对患者营养储备的评估。
> - 对潜在疾病相关应激的评估。
> - 对患者恢复正常饮食之前所需的时间间隔的估计。

（二）营养支持需求评估

你必须问清楚患者病程长短，最后一次进食的时间。如果存在体重下降，要问清下降了多少。**体重下降超过 10% 与较高的腹部手术后并发症发生率和死亡率相关。**

血清白蛋白水平反映了肝脏代谢产物之一的合成和降解的平衡。在紧急情况下，白蛋白水平和淋巴细胞总数将是你评估可用储备的唯一可用实验室参数。**血清白蛋白 <3mg/dL，淋巴细胞总数 <1500 个细胞 /μL 预示术后并发症发生率和死亡率会增加。**

预估患者恢复正常饮食之前的时间间隔很重要。例如，患有"单纯性"急性阑尾炎者禁食 24～72 小时，患有穿孔性憩室炎和弥漫性腹膜炎可能会禁食 5～7 天。而出现并发症（如吻合口漏或肠梗阻）的患者可能会禁食长达 10～14 天，甚至更长时间。

根据上述信息，你可以判断哪些患者最有可能从营养支持中受益：

- 一方面，通过病史和检查判断，能量储备正常，相关应激最小至中等，恢复正常饮食前估计不到 7～10 天的患者，不太可能从营养支持中获益。
- 另一方面，可用储备耗尽、中度至重度应激，预计恢复正常饮食前超过 7～10 天的患者，可能会从营养支持中受益。

（三）肠内营养与肠外营养

营养支持可通过肠内（通过消化道）或肠外（静脉）途径提供。**肠内营养的优点是可以减少感染发生率、脓毒症、住院时间和成本。**此外，几乎所有对胃肠道功能正常的急性疾病者的研究均未发现肠外营养能改善预后。肠外营养的唯一优点是可以在胃肠道功能不全时使用。

这一点不再有争议，当肠道功能正常时，把肠子用起来！显然，与肠外营养相比，肠内营养更安全、更便宜、更符合生理学。

Alexander Solzhenitsyn（如果你不知道这个名字，请善用搜索）早在 50 多年前就知道了这一点，他在《癌症病房》中写道："如果我需要葡萄糖，请让我用嘴喝！为什么要用这种 20 世纪的噱头？为什么每种药物都要注射给药？你在自然界或动物中没有看到类似的东西（消化道），是吗？一百年后，他们会嘲笑我们，称我们为野蛮人……"

（四）肠内营养

美味的食物最好是用嘴吃。进食需要患者的配合、正常的吞咽机制和正常的胃动力。昏迷和插管的患者显然无法吞咽，但腹部手术后的主要问题是胃比肠更懒惰。换句话说，剖腹手术后，小肠在胃之前恢复蠕动。在大多数情况下，肠道在术后第一天就可以吸收营养，而胃可能会延迟排空几天（参见第 41 章）。**因此，当术后早期进食被认为是必要的，或当口服摄食量不足时，应将食物注入远端，即食管和胃之后。**

1. 肠内营养途径

一般来说，当不能经口进食时，可以选择以下管饲营养途径：

- **鼻胃管和鼻肠管。**当然，当胃功能不正常时，前者是不可行的。后者将营养物质直接输送到十二指肠和空肠。清醒患者的经**鼻插管**只能用窄口径的软管。罕见的并发症包括鼻部外伤、鼻窦感染、甚至（极少数）误入支气管，误将鼻饲营养液滴入肺部。
- **胃造口术和经胃空肠管。**营养管经手术直接置入胃内，可通过幽门进入空肠。主要并发症是插入部位的渗漏：渗漏至外部和导管周围（不少见）或漏入腹腔（罕见，但可能致命）。
- **空肠造口管。**营养管（或导管）直接插入近端空肠，如下所述。

与胃营养液输注相反，营养液直接滴注至空肠的吸入风险更低、营养物质输送更好，胃潴留问题更少。

2. 应不应该放根空肠营养管？

这是在急诊剖腹手术快结束时你应该问自己的问题。与术后放相比，在这个阶段放要方便得多。你应该考虑下面三个问题：患者在 7～10 天内进食的可能性有多大？他们是否营养不良？这种疾病有多严重？

酒精性营养不良患者因上消化道大出血需要行全胃切除术加食管 - 空肠吻合术，这是放置空肠（J）营养管的典型适应证。涉及胸腔、骨盆和长骨的多处创伤，因肝破裂伤而进行剖腹探查的病例，也可以从即刻 J 管肠内营养中获益。另一方面，既往营养良好的患者行部分胃切除术后，由于潜在风险大于获益，因此不需要放置 J 管。

术中，有三种方法放置 J 管：

- **经鼻（不是术前的经鼻）**——进入胃，通过触诊进入近端空肠进行操作。优点是它不需要切开胃或切开肠，缺点是要经过鼻腔，有意外脱出的风险。此外，腹膜炎和内脏水肿的患者，很难将导管一直推进到空肠。
- **经胃**——联合胃造口术 / 空肠造瘘管，以便同时进行胃减压和空肠营养。显然，胃造口术有其自身的并发症，主要是胃管周围渗漏、腹腔渗漏和腹壁蜂窝织炎。**必须将胃仔细固定在腹壁上。**
- **空肠造口术**——14F 或更大的管子可通过荷包缝合控制的肠切开放置，然后在营养管入口部位的浆膜面缝合包埋营养管，向近端延伸缝合 5～7cm 呈隧道状（Witzel 技术）。或者可以通过穿刺针将 12 号或 14 号导管导入空肠腔（"穿刺导管技术"）。**这两**

种技术都需要将肠管缝合固定到腹壁的导管入口处，以防止小肠内容物漏入腹腔，或者在肠皮窦道形成之前（7～10 天）营养管意外脱出，导致营养液漏入腹腔。其他实用的技巧包括将肠祥的输出和输入部分缝合到腹壁，以防止空肠造口处的扭结和梗阻。此外，穿刺针和导管应顺着肠壁隧道方向斜穿腹壁，以防肠管腹壁连接处的细管子扭结然后断裂。

在大多数情况下，可在术后立即开始持续 J 管营养。腹泻是一个常见问题，需要调整你想用的特定溶液的体积和浓度。请注意，鼻空肠管必须插至吻合口的远侧，营养液可以从吻合口的近端滴入。正如瑞典的 P.O.Nystrom 所说："患者不可能让营养液从吻合口白白流了出去。"

请注意曾有报道术后早期接受空肠营养的危重患者出现大面积肠梗死的病例。这可能是由于增加了已经灌注不良的肠道的工作负荷，特别是如果你使用大量的肠内营养，超过 60mL/h。**因此，对于不稳定的患者和用血管加压药的患者，暂停进行 J 管管饲！**

小肠梗阻不宜进行 J 管管饲。遇到无法解除的或复发的肠梗阻，一定要思考其背后可能存在着可以处理的病因（参见第 41 章）。

3. 术后经鼻放置 J 管

如果需要的话，你也可以在术后经鼻放置 J 管。然而，这并不容易，需要在透视下长时间操作。另一种方法是使用胃镜，在胃镜的辅助下，将一根长管（例如鼻胆管）置于十二指肠远端，甚至更远的空肠内。**显然，术中放置要容易得多。在关腹之前，千万不要忘记这一选项。**

（五）肠外营养

不能进食且不耐受肠内营养的患者可能需要肠外营养支持，在这种情况下，肠外营养可能会挽救生命。肠外营养有三种类型：

- **蛋白质节约水合物液**利用了这样一个事实，即每天 100g 葡萄糖（满足每日大部分所需的葡萄糖）抑制肝脏的糖异生。这个量相当于每天 2L 5% 的葡萄糖。**对于一般的"应激不太严重"的患者来说，这在术后前 7 天已经足够了。**
- **经外周静脉肠外营养（PPN）**包含氨基酸和低浓度葡萄糖，当"应激"加上饥饿时，可能会提供额外的蛋白质节约作用。在术后饥饿的中间期（术后 7～14 天），或者只要患者外周静脉持续使用期间，PPN 对维持营养都很有用。但常需频繁更换静脉通路，这是因为 PPN 是一种"静脉破坏者"。如果可以多等几天，来建立更妥当的 TPN 通路，我们建议你让患者免于静脉炎的痛苦。
- **全肠外营养（TPN）**包含氨基酸和浓缩葡萄糖溶液，通常添加脂质溶液。即使面对最严重的应激，TPN 都可以不限时期提供所需的营养总量。通常，绕过生理学是有代价的—— TPN 有机械性、导管相关性、感染性和代谢性并发症，而且价格相当昂贵。**现在，我们更喜欢通过 PICC（外周置入中心导管）通路来实现 TPN，从而避免发生与中心静脉置入相关的并发症。**

不要忘记，补充电解质（如镁、磷）、微量元素和维生素对需要肠外营养的患者至关重要，可能有助于防止"再喂养综合征"的发生，这是接受人工营养（肠内或肠外）的营养不良患者可能出现的液体和电解质的潜在致命变化。

（六）高血糖控制

过去 5～10 年的数据表明，在危重病患者中，理想的血糖控制远比营养途径重要。**将**

血糖维持在 180mg/dL 以下，目标范围为 140 ~ 180mg/dL（7.8 ~ 10.0mmol/L），已证明可以降低危重患者的并发症发生率和死亡率。这与以前的证据相反，以前认为需要更严格的控制（80～110mg/dL，4.4～6.2mmol/L）。肠内营养支持比肠外营养支持更容易实现稳定的血糖。应避免血糖大幅度波动导致低血糖或高血糖。

（七）经口进食"惯例"

幸运的是，大多数急腹症患者能在几天内从由基础疾病及其外科治疗引起的肠梗阻中恢复过来。**传统上，进食的恢复是分阶段完成的。**首先是原地保留鼻胃管一段时间，然后拔除（根据当地科主任制定的规则）。患者自诉排气之后，开始少量饮水，此后，逐渐从清流质过渡到半流质，再过渡到软食，直到允许普食，这通常表明即将出院。

现在我们知道，这是一种过时且愚蠢的做法，一旦患者胃肠道恢复蠕动就可以接受固体食物。

十八、结语

另一方面，有外科医生坚持认为，患者在结肠切除术后每天能吞下一块牛排就是他们高超手术技能的证明。这种想法可能错了，强迫没有食欲的患者进食有什么意义？帮助恢复术后肠梗阻的干预措施已得到推广（如 μ 阿片受体拮抗剂和术后早期嚼口香糖），但术后生理性肠麻痹是人体的一种反应，自有它的意义在。当肠蠕动恢复时，食欲就会恢复。**因此，我们的方法是让患者自己决定什么时候吃，吃什么，吃多少。他们会告诉你，他们的胃什么时候可以吃牛排或麦片**（图 39.4）。

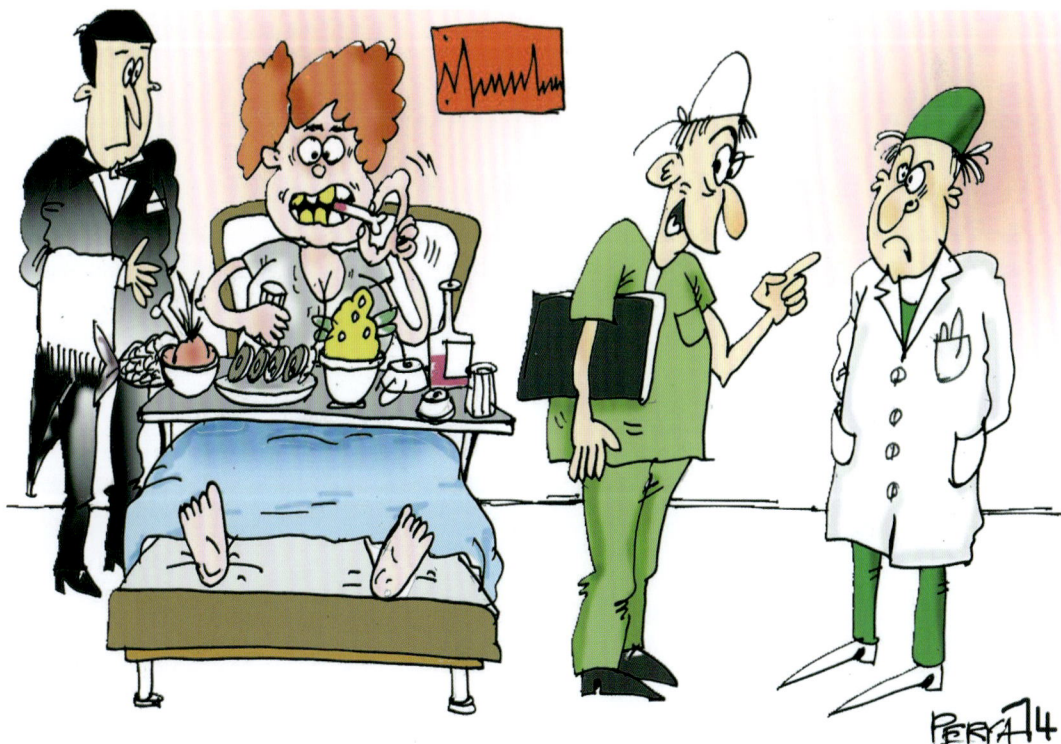

图 39.4 术后第 1 天："她想吃多少就吃多少……"

> "有些人似乎永远无法让他们的患者使用大自然设计的通道来接受营养……消化道提供的食物和液体允许组织选择和保留想要的，拒绝有害或多余的东西。"
>
> —— William Heneage Ogilvie
>
> "在大多数情况下，患者愿意吃往往可以吃，不想吃就是还不能吃。"
>
> —— Mark M. Ravitch

（周家华 译　周家华 校）

第40章

术后抗生素使用

众编者

术后使用再大剂量的抗生素也不能弥补术中意外和技术失误，也不能阻止术后需要引流的脓肿。

一、问题的提出

也许像术后抗生素使用这样看似平淡无奇的问题不值得单独写一章。在第7章中，你读到关于术前抗生素使用及应该使用哪些药物，以及在第13章中我们向你介绍了污染及感染的概念以及他们的治疗意义。

你也许会问：为什么不给任何急诊腹部手术的患者术后常规使用抗生素，直到患者"痊愈"？实际上，在全球"外科界"中，这种做法并非少见——患者接受了很多天的术后抗生素治疗，它们当中很多人即使出院回家后还会口服抗生素，"以防万一"。这种做法有什么问题？

这种做法产生的一个最大问题是不加考虑的抗生素使用会产生并发症，包括抗生素相关腹泻、结肠炎，以及耐药菌产生［耐甲氧西林金黄色葡萄球菌（MRSA）感染及假膜性肠炎是重大的全球健康问题］。另一个问题是费用，不仅仅是药物本身的费用，还有护理及并发症治疗的费用。我们的目的是让你相信不加选择地进行术后抗感染治疗是错误的，并且给你使用指南，以利于更合理地解决这类问题。

仅仅在过去的10年或20年（噢，可见旧教条消除得有多慢）抗生素使用时间的话题才在文献中被提及。多年来，我们一直遵循着常见的简单建议，即应该继续使用抗生素，直到所有感染症状，包括发热、白细胞增多甚至肠梗阻好转，并且患者临床情况良好。然而，没有证据表明在这些标准内继续使用抗生素能阻止感染灶的形成，或者治愈一个已形成的感染灶（见图40.1）。

二、术后抗生素使用时间

在20世纪90年代，我们知道了发热及白细胞反应是患者体内对各种感染性及非感染性因子产生炎症反应的一部分。我们认识

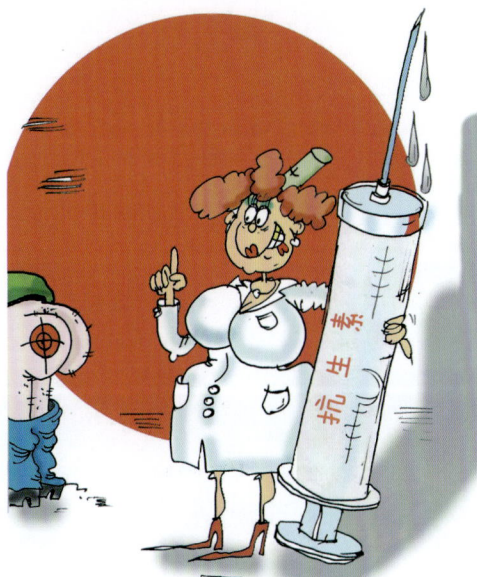

图40.1 "这将治好你的发热"

到在任何手术后，无菌性炎症都可能在一定程度上表现出来，但持续时间不同（伴随发热、白细胞或 C 反应蛋白升高）。**细菌已经被消灭后还有必要使用抗生素吗？**

逐渐兴起的对**限制抗生素使用时间**的政策［该政策得到外科感染协会（SIS）的强烈支持，详见 Mazuski JE，等，2017❶］，代表着术后抗生素使用向着远离固定时间及长疗程的趋势发展。**当然，你应该尝试将感染过程按风险等级进行分层，并根据感染的严重程度调整给药时间。**

我们的做法总结在表 40.1。基于如下依据：

表 40.1 推荐的术后抗生素使用时间①

污染：术后无需使用抗生素（如果术前合理地使用了预防性抗生素）

- 胃十二指肠消化性溃疡穿孔在 12 小时内行手术的
- 创伤性肠穿孔在 12 小时内行手术的
- 择期或急诊手术中肠内容物污染腹腔
- 早期阑尾炎或蜂窝织炎性阑尾炎行阑尾切除术
- 早期胆囊炎或蜂窝织炎性胆囊炎行胆囊切除术

"可切除的感染灶"：术后使用抗生素 24 小时

- 坏疽性阑尾炎行阑尾切除术
- 坏疽性胆囊炎行胆囊切除术
- 无明显穿孔的缺血性或绞窄性肠坏死行肠切除

"轻度/中度"的感染：术后使用抗生素 2~5 天

- 不同来源的腹腔内感染形成局限性脓肿
- 创伤性肠破裂及胃十二指肠穿孔"后期"（超过 12 小时），无腹腔内感染的证据
- 任何原因所致的已形成的弥漫性腹腔内感染

"严重"感染：术后使用抗生素超过 5 天

- 严重腹腔内感染，感染灶不易控制（如胰腺感染坏死）
- 术后腹腔内感染

① 这些是我们常规推荐的，但这不是固定不变的，所以针对不同的患者应以你的临床经验进行判断。如今，你还得考虑到律师也许迟早会评估你的所作所为。把律师记在心里，在表格或电子病历上为他写一个简短的备注。例如，在切除未穿孔的阑尾时，我们写道："术后没有使用抗生素的指征，因为……"以及在让切除了坏疽性阑尾的患者术后第一天出院时，我们应写道："患者术后接受了 24 小时疗程的抗生素治疗，已经足够了"这表明你是一个细致的外科医生，并且你知道你在做什么。

---

❶ Mazuski JE, Tessier JM, May AK, et al. The Surgical Infection Society revised guidelines on the management of intra-abdominal infection. Surg Infect,2017,18: 1-76.

- 由于感染源已在手术中解决，**污染**（如早期处理的结肠枪伤）**状态**不需要术后给药。细菌和促进感染物质被宿主的防御系统有效地清除，辅以腹膜自净，以及术前和术中预防性抗生素达到足量组织浓度。**根据定义，预防性抗生素在直接手术后就不应继续使用**。话虽如此，我们不会因为你多给了几剂抗生素就把你送上断头台，尤其是针对高危患者（例如免疫抑制患者、病态肥胖患者等）。

- 手术局限于一个要切除的器官（我们称之为"可切除的感染"，例如坏疽性阑尾炎），残余的细菌量很小。**术后 24 小时抗生素疗程足以消除组织周围炎症反应，以及杀灭穿透坏疽肠壁移位的肠道细菌。**但同样，我们不会在并发症及死亡病例讨论会上取笑你给患者多用了一天抗生素。

- 超出受累器官边界而严重播散的"不可切除性感染灶"（例如穿孔性阑尾炎）应该根据严重程度分级。**超过 5 天的治疗性术后抗生素使用通常是不必要的**。然而，某些复杂情况下可能需要**延长术后抗生素使用时间**。一个典型的例子是感染性胰腺坏死，感染灶难以在一次手术中彻底被根除。同样，对于感染源控制不理想的术后腹膜炎患者，应考虑长期使用抗生素治疗。（但即使在这种情况，外科感染协会也不推荐抗生素使用超过 5～7 天。）

记住一旦术后患者可以进食了，抗生素可采用口服，如果可能的话，可以在家中进行。

到目前为止，你应该明白，在适当的抗生素治疗过程之外，炎症的持续并不意味着要继续使用、重新使用或更换抗生素。

相反，首先应该做的是停止使用抗生素。大多数患者的发热可在一两天内自行消退，只需进行胸部物理治疗。**同时，对可治疗的腹腔内或腹腔外感染源进行定向排查**。你知道怎么做：临床检查、影像学检查……

我们希望你认识到，不必要地使用抗生素是错误的，因为在医疗中任何不必要的治疗都是劣质医疗。此外，要支付的代价会很高，不仅是经济上的。抗生素与患者特有的不良反应（清单很长，想想伪膜性肠炎的严重性）和环境影响有关，比如你所在医院的院内耐药感染。

你明白了吗？

> "在任何急诊剖腹手术前就开始使用抗生素；术后是否使用抗生素取决于你术中所见。明确抗生素抗菌谱并使用最便宜、简单的抗生素。细菌不能被混淆，你也不应该混淆。"

（周家华 译　周家华 校）

第41章

术后肠麻痹与肠梗阻

众编者

> 肠麻痹时，腹部变硬，肠蠕动消失，整个腹部疼痛，伴有发热和口渴，部分患者还会呕吐胆汁样液体，非常痛苦。药物不能被吸收，不能用灌肠剂灌肠。这是一种急性和危险的疾病。
>
> ——希波克拉底

五天前，你通过腹腔镜手术切除了患者穿孔的阑尾，给他用了 2～3 天的抗生素，现在希望他能进食并出院。然而，事与愿违，患者仍然躺在床上，耷拉着脸，腹部膨隆，不时地呕吐胆汁样液体。患者的妻子怀疑 / 指责地看着你说："我们的儿子在明尼阿波利斯切除了阑尾，他当天就出院回家了，一位年资高的外科医生没有用腹腔镜就做了手术。"他女儿拒绝与你沟通交流，你无意中听到她对母亲低语："我们不应该让他在这个破地方做手术"。**那么问题出在哪里？现在又该怎么处理？**

一、定义和机制

本章中"ileus"，就像日常实践中使用的术语一样表示"**麻痹性肠梗阻（paralytic ileus，简称肠麻痹）**"，与**机械性肠梗阻（mechanical ileus）**不同，后者是肠梗阻（intestinal obstruction）的同义词。从本质上讲，后者表示肠道正常传输机械性受阻，而前者则表示由于肠道"懒惰"而导致的传输受阻。

在前几章中，你注意到引起小肠、结肠或大小肠的肠麻痹原因很多，有腹腔内的（如急性阑尾炎）、腹膜后的（如血肿）或腹腔外的（如低钾血症），对正常肠道运动产生不良的影响。**然而，在腹部手术后，肠麻痹是一种"正常"的生理现象。**

二、肠麻痹

与机械性肠梗阻累及一段肠管（小肠或大肠）不同，**术后肠麻痹累及整个肠道**，从胃到直肠。生理性的术后**肠麻痹**是逐步恢复的，小肠在术后几乎立即恢复蠕动，大约一天后，胃开始恢复蠕动，结肠最慢，最后才开始恢复蠕动。

术后肠麻痹的程度与手术操作造成的损伤大小和原发疾病严重程度相关。你做得越多，术后肠麻痹就越严重。大范围的游离、长时间的肠管翻动和暴露、腹膜裸露和炎症、腹腔内或腹膜后残留的脓液或凝血块，都与肠麻痹时间延长有关。例如，非穿孔性阑尾炎的单纯阑尾切除术后，肠麻痹几乎不会发生，而腹主动脉瘤破裂的剖腹手术后，肠麻痹时间可能会延长。**加重肠麻痹的常见术后因素是使用阿片类药物和电解质紊乱。**一般来说，腹部腹腔镜手术后的肠麻痹程度比开腹手术要小。

虽然术后生理性肠麻痹是弥漫性的，但某些并发症引起的肠麻痹可能是局限性的。一个典型的例子是术后脓肿可能"麻痹"邻近的肠段。其它例子包括右半结肠切除术后回肠 - 结肠吻合口的局部渗漏，可能会造成邻近的十二指肠麻痹（类似胃出口梗阻的表现），或胰腺蜂窝织炎造成毗邻的胃麻痹。

三、术后早期小肠梗阻

一个术后常见的问题是：我们面对的是肠麻痹还是机械性肠梗阻？

你已经在第 19 章中熟悉了小肠梗阻（SBO）。**术后早期小肠梗阻（early postoperative small bowel obstruction，EPSBO）被定义为发生于术后早期或 4 周内的小肠梗阻**。主要机制为**粘连**和**内疝**。

剖腹术后的早期**粘连**是未成熟的、炎性的、胶原含量低的，因此是"柔软的"和富含血管的。**这些特征表明，早期粘连可能会<u>自行吸收</u>，而手术松解可能会很困难，容易损伤累及的脏器，甚至造成出血。**

术后粘连可以是弥漫性的，累及整个小肠的多个部位，就像偶尔在松解广泛粘连时看到的那样。局部粘连性梗阻也可能发生在手术部位，例如肠管与外露的补片或破损腹膜表面发生粘连。

刚做完的手术可以形成新的潜在腔隙，肠管可能陷入其中发生梗阻，**形成内疝**。典型的例子有腹会阴联合切除术后盆腔腹膜关闭不完全，结肠造口形成的新腔隙，或腹膜前腹腔镜下腹股沟疝修补术中意外造成的腹膜缺损。腔隙开口越窄，肠管被卡住的可能性越大。**而且我们不要忘记腹腔镜鞘卡孔也会形成疝！**

四、诊断

患者在腹部手术后 5 天内未能进食、排气或排便提示存在持续肠麻痹或 EPSBO 可能。这并不意味着你不会很早就开始担心——因为取决于具体的情况。举例来说，比起全结肠切除术后的患者，你会更关心一个脐疝修补术后第一天出现呕吐和腹胀的患者。

肠麻痹患者通常有腹胀，听诊无肠鸣音。腹部 X 线平片通常显示小肠和结肠都有明显的积气扩张（见第 4 章和第 5 章）。然而，对于新近做完腹部手术的患者，EPSBO 的诊断更为困难。教科书说，腹部听诊时"没有肠鸣音的是肠麻痹，肠鸣音亢进的是 SBO"，这可能在理论上是成立的，但对于新近做完腹部手术的患者几乎无法判别。

> 如果患者已经有过排气或排便，随后又停止排气或排便，出现这些令人欣慰的征象，那么 **SBO** 是最可能的诊断。然而，事实上在大多数情况下，患者的症状会自行缓解，而你却无法判断究竟是 **EPSBO** 还是只是单纯的肠麻痹。

手术医生本能地倾向于将"症状未见好转"归因于肠麻痹而不是 SBO，并且忽略肠麻痹潜在的可治疗原因，而选择了等待拖延。但是，拖延并不是一个好主意。腹胀和不能进食的患者很容易出现因鼻胃管、静脉输液管、肠外营养和卧床等引起的医源性并发症（见第 39 章）。

你必须保持警惕，积极主动，并在诊断的同时进行治疗。

五、处理

无需提醒你，合理的围手术期管理（如避免过度补液及其伴随的组织肿胀）以及完美的手术可以预防肠麻痹或降低其严重程度。正确的术后管理（有些陈词滥调的医生会使用"ERAS"或"目标导向"这样的术语……）可以产生有益的影响。

你还应该做什么？

- **减少阿片类药物的剂量和使用时间，因为阿片类药物是引起肠麻痹的最常见的原因**。疼痛应得到控制，但药不能过量，也不能时间太长。考虑使用替代药物（如非甾体抗炎药）。
- 测定并纠正**电解质紊乱**，尤其是血清钾！
- 当肠麻痹 /EPSBO 病程延长时，考虑**肠外营养**，如第 39 章所述。
- 有证据表明，**早期下床活动、改变体位、腹部按摩和 / 或咀嚼口香糖**可以加速肠麻痹的恢复。因此，让患者咀嚼口香糖，即使不能缓解肠麻痹，也能促进唾液分泌和口腔清洁，并改善他或她的情绪。
- **噱头？**甲氧氯普胺或红霉素等**促动力药**似乎不能缓解肠麻痹或缩短肠麻痹的持续时间。使用**泻药**（如比沙可啶栓剂）的患者排便时间稍早，但住院时间相同。那么阿维莫泮呢？其是一种作用于外周的 μ 阿片类受体激动剂，在一些随机试验中被证明可以加速择期手术后消化道恢复的时间。我们不知道有谁在急诊腹部手术后使用过这种药，我们也没有使用这种非常昂贵药物的个人经验。最后，术中**硬膜外麻醉**对术后肠麻痹并没有太多影响。

图 41.1 介绍了一种处理流程，如果还没有留置鼻胃管，就**置入鼻胃管**，给胃减压，预防吞气症，缓解恶心和呕吐，并测量胃残留量。**现在仔细寻找（辅以腹部影像学检查）任何潜在的可治疗的长期肠麻痹的原因：**血肿、脓肿、吻合口渗漏、术后胰腺炎、术后无结石性胆囊炎都可以引起肠麻痹或类似 EPSBO。

不要忘记，严重的*低白蛋白血症*会导致全身水肿，也会累及肠道。水肿和肿胀导致肠道正常蠕动受限，这被称为"低白蛋白血症性肠病"，也应被考虑。

实际上，如果腹部手术术后第五天，患者仍然有肠麻痹 /EPSBO 的表现，我们建议进行 CT 扫描。**如果后者提示有肠麻痹或 EPSBO，如第 19 章所述的泛影葡胺造影可能有助于缓解这两种情况并对梗阻部位进行定位。**我们通常使用口服造影剂进行 CT 检查，这种单一的影像学检查可以一次性实现上述所有目标。

如果没有引起肠麻痹的腹内或腹外因素，肠麻痹对泛影葡胺造影刺激没有反应（即造影剂未能到达结肠），此时最可能的诊断是 EPSBO。

> 在术后早期，这并不是再次手术的指征，因为粘连性 EPSBO 几乎不会发生绞窄。证据和经验表明，大多数这样的病例会在 2 周内自行缓解。

因此，只要你已经排除了（通过影像学检查）由肠袢"卡"在明确的解剖空间（见下文）引起的梗阻，那么急于再次手术将是一个严重的错误。保守治疗的同时给予肠外营养支持，改善患者的一般情况。

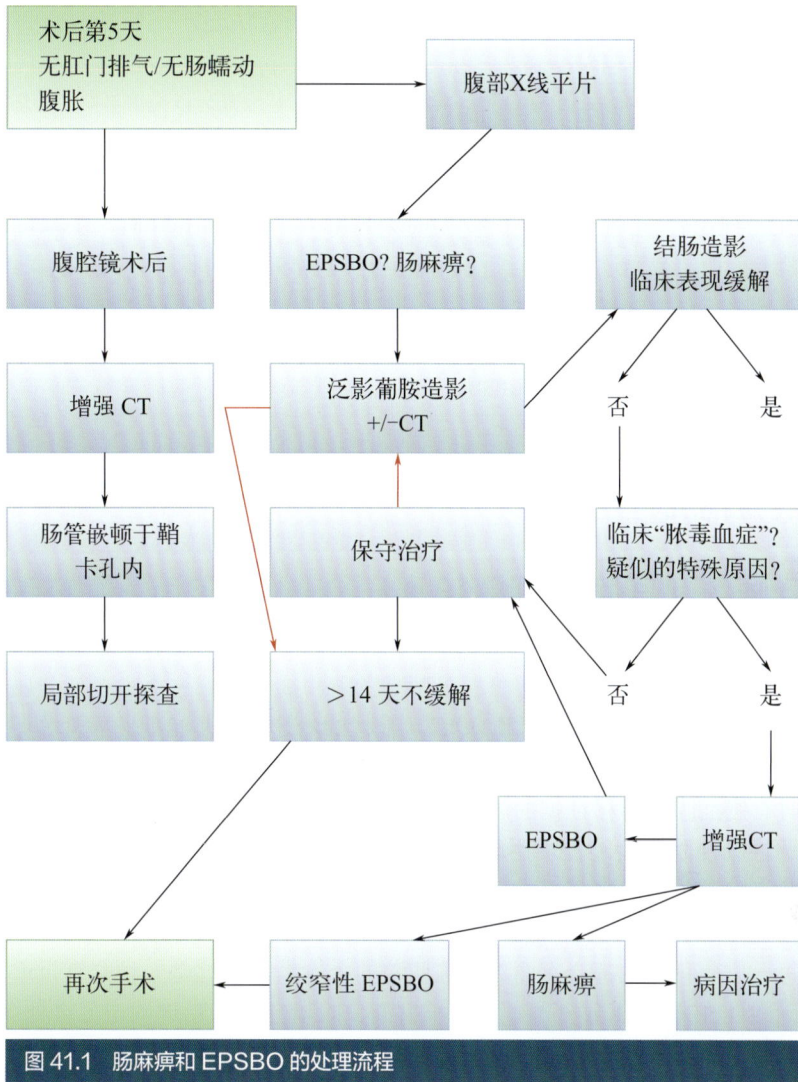

图 41.1　肠麻痹和 EPSBO 的处理流程

2 周后仍未缓解是再次手术的指征，由于此时典型的早期、致密、血管性粘连将多处肠管粘在一起，手术不仅困难而且风险大。当你经历了这些病例的手术后，你就会明白为什么应该避免 EPSBO 的再次手术⋯⋯

六、腹腔镜术后的 EPSBO

腹腔镜术后出现的 EPSBO 需要特别关注。由于粘连不太常见，应积极地寻找可纠正的病因。腹腔镜术后发生 EPSBO 的常见术式包括腹腔镜下胆囊切除术、腹腔镜下阑尾切除术、各种腹腔镜下疝修补术以及妇科腹腔镜手术。尽管罕见，但粘连仍然是一半患者发生 EPSBO 的罪魁祸首，另一半患者则是小肠嵌顿在鞘卡孔处。实际上，所有戳孔疝都涉及使用 10mm 或 12mm 的鞘卡，脐部则是最常见的部位。或者**在初次手术中，没有关闭筋膜或自以为完全关闭了筋膜**。即使关闭了筋膜，也可能出现绞窄性疝，肠管可能会卡在闭合缺损后的腹膜前间隙。如上所述，腹腔镜下腹股沟疝修补术（无论是经腹 TAPP 或完全腹膜外 TEP）可能会遗留腹膜缺损，肠袢可能会通过缺损进入腹膜前间隙。腹腔镜胆囊切除术后 EPSBO

的另一个原因是**散落腹腔的胆囊结石**形成炎性肿块造成肠管粘连。

> **因此，当发生腹腔镜术后 EPSBO 时，建议进行腹部 CT 检查，以提供早期和详细的诊断。**

这些情况（如戳孔部位的肿块或异常压痛）的体检可能会被遗漏，而 CT 可以显示戳孔处造成 EPSBO 的情况，此时应立即手术以解除梗阻。当发生戳孔疝时，手术可以通过（延长）原来的鞘卡孔切口或通过腹腔镜进行，在直视下释放疝入的肠管并关闭缺损。

> **切记：与开放手术后的 EPSBO 不同，如果不再次手术，腹腔镜手术后的梗阻通常不会自行缓解。你必须知道，腹腔镜手术后的 EPSBO 很特殊，需要立即手术**（另见第 12 章和第 37 章）。

七、其他特殊情况

（一）"一团糟"的腹腔（另见第 19 章）

在任何发生 EPSBO 的患者中总会遇到一小部分患者，在探查手术时直接面对一个"糟糕"的腹腔，任何进一步的手术来解除梗阻都是危险和徒劳的。这类患者部分属于**广泛放射性肠炎**，其持续的梗阻可被定义为"肠衰竭"，最佳的治疗方案是长期肠外营养。**对这类患者随意地进行再次手术，往往会导致大范围的肠切除、多发瘘，甚至死亡，因此应该避免手术。**在探查手术时有**癌症腹膜转移**证据的患者也属于这一类。**一般来说，仅有三分之一发生癌症腹膜转移的恶性肠梗阻患者能在术后得到长时间的缓解。**因此，这类患者出现 EPSBO 是一个不祥的征兆，应避免再次腹部手术，并根据患者的功能状态以及肿瘤负荷来制订后续的姑息治疗方案。

最后，每一位外科医生都会有面对**冰冻腹腔**的个人经历，这是一种鲜有报道的病例，这种情况下的顽固性 SBO 是由致密的、血管丰富的、难以分离的粘连固定了多处肠管造成的。**在造成多处肠破口而不得不进行大段肠切除之前，敏锐的外科医生应该知道何时放弃徒劳的粘连分离。**并应知道，不能对看似成功的粘连松解术后出现持续的 EPSBO 的患者，再次手术。给予长达数月的肠外营养，使胃肠道完全休息，等待粘连成熟——SBO 缓解，或至少可以更安全地再次手术。

（二）吻合口梗阻

任何水平的肠吻合都可能导致术后早期上消化道、小肠或结肠梗阻。术者往往会怪罪于"水肿"，但有时是技术缺陷（见第 14 章）导致的。自限性的细微吻合口渗漏也是常见的原因之一，但容易漏诊（见第 43 章）。可以通过造影剂（请用水溶性造影剂！）和 / 或 CT 来诊断。大多数术后早期吻合口梗阻是"软"性水肿，在一到两周内会自行缓解。**不要急于再次手术，**如果可行的话，轻柔地通过内镜明确诊断并扩张肠腔。

（三）胃排空延迟

无论因何原因行胃部分切除术或胃空肠吻合术后，常常会发生胃排空障碍。当附加迷走神经切断术或 Roux-en-Y 吻合术时，这种情况更为常见。造影检查显示造影剂潴留在胃内。此时应注意鉴别是胃麻痹（胃瘫）还是胃空肠吻合口或其远端的机械性梗阻（是的，不要错过胃下方的小肠机械性梗阻！）对各种胃切除术后综合征的详细讨论超出了本书的范围，但请记住一个基本原则：**术后胃瘫是自限性的，它总会自行缓解，但可能需要长达 6 周的时间。**使用内镜和造影检查排除机械性吻合口梗阻，然后用鼻胃管减压和营养支持进行保守治疗。尽量能在胃的远端置入一根营养管。静脉注射*红霉素*已被证明可以增强胃动力，在这种情况下值得一试。**不要鬼迷心窍地对胃瘫进行再次手术，胃瘫最终会自行缓解，而再次手术只会使事情变得更糟。**

（四）急性胃扩张

本章让我们有机会提及**急性胃扩张**，前几代外科医生常熟知和惧怕这个病，但现代由于某些原因它从我们的关注中消失了。它可以在任何手术后或创伤后发生，也可自行发生，尤其是在虚弱和卧床的患者中。在饮食失调的患者中也有发生，如暴食症者。

急性胃扩张表现为腹胀、腹痛、恶心和呕吐，如果不及时治疗可导致误吸、腹腔间隔室综合征，甚至胃坏死。

鼻胃管的使用逐渐减少可能解释了为什么我们仍偶尔在术后会看到这些病例。以下是两个值得深思的案例。

> 一位年轻女士在局麻和静脉麻醉下接受了脐疝补片修补术。术后一小时，她主诉有严重的、弥漫性的腹痛。体检示心率为 120 次 / 分，腹部有弥漫性压痛。焦虑的外科医生怀疑："我有没有损伤她的肠管？"腹部 X 线片显示出一个巨大的胃。考虑急性胃扩张。于是在置入鼻胃管几小时后她的症状便缓解了。
>
> 一名中年男子行腹腔镜胆囊切除术，手术非常顺利。麻醉医生在术中插入了口胃管，手术结束时拔除。出复苏室一小时后，患者主诉腹部剧烈疼痛，尽管反复使用阿片类药物，但疼痛仍然持续。即使足量补液，仍出现心动过速，腹部呈弥漫性压痛。这些令人担忧的征象持续了数小时，表明可能有肠管损伤或早期胆汁漏，再次进行腹腔镜探查，术中发现除了胃过度膨胀外，其他一切正常。置入鼻胃管后患者第二天早上就出院了。

注意：如果你想不到急性胃扩张，你可能会错过一个简单、安全和有效的治疗方法，即置入鼻胃管。

八、预防

俗话说"防患于未然胜过亡羊补牢"，生活中时刻都要谨记这句话。

必须强调的是，你可以而且应该通过精湛的手术技术和对细节的关注来预防术后持续性肠麻痹或 SBO。轻柔地分离和钳夹组织，仔细止血以避免血肿形成，不要把电刀当作喷枪来使用，尽可能少留异物（如大的线结、腹腔镜胆囊切除术中散落在腹腔的胆结石），不要过多地损伤腹膜，不为内疝制造孔隙，将肠管排列在合理的生理弯曲位，仔细关闭大的戳卡孔，以及在关腹时不要缝住肠管，这些都是不言而喻的要领。目前没有证据证明那些所谓"预防粘连"的昂贵商品更有效。

> 总而言之，诊断并治疗持续肠麻痹的病因，根据需要保守治疗 EPSBO，思考 SBO 的特殊原因（例如腹腔镜戳孔疝），必要时再次手术。**在大多数情况下，肠麻痹 /EPSBO 会自行缓解，**而你无法判断是机械性还是麻痹性……（见图 41.2）。

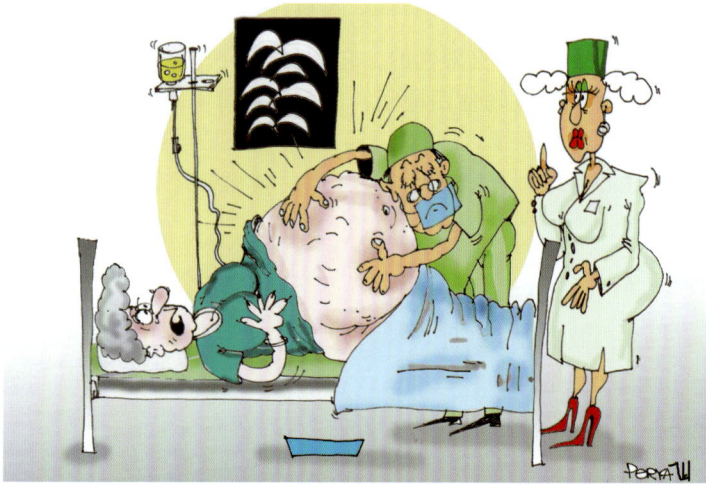

图 41.2 "医生，是机械性梗阻还是肠麻痹？""嘘……让我听听……"

此外，也可以参考《Schein 外科并发症的预防与处理》的第 8 章。

"在肠管上留下一片腹膜好过在腹膜上留下一片肠壁。"

"术后患者的排气声音是外科医生耳朵里最动听的音乐……"

（周家华 译　周家华 校）

第42章

腹腔脓肿

众编者

当怀疑某处有脓，而其他地方又找不到迹象时，膈下一定有脓。（当我们还是学生时，这是 100% 真实的，当我们是住院医生时，还有 50% 是对的。而在今天，这是无关紧要的。）

本章的内容可以用一句话来概括：脓肿是一种含脓液的密闭结构，需要用任何可用的方法对之进行引流。前人说得更贴切——有脓就挤。然而，我们相信，你肯定希望我们详述这一问题。

腹腔任何部位都可能发生脓肿，脓肿可由多种疾病引起。本书其他部分介绍了憩室或阑尾周围脓肿等特殊类型，本章将向你介绍一般概念，重点介绍最常见的脓肿——**术后脓肿**。

一、定义和临床意义

一直以来"腹腔脓肿"都被误作为继发性腹膜炎的同义词（见第 13 章）。**但事实并非如此，因为脓肿是宿主有效防御的结果，代表了腹膜炎相对良好的结局**。术语"积液"（如 CT 所示）是常用的，但并非每个积液都合并感染，也不是每个积液都是脓肿，如下所述。

> 所谓脓肿，周围必须被炎性壁所包裹，并包裹着黏性脓液。相反，自由流动、受污染的腹膜积液或包裹性积液（没有壁）代表腹膜感染中的一个阶段，而不是脓肿。

二、发病机制和分类

所有的脓肿都预示着感染的自然结局。一方面，感染持续存在，蔓延并导致死亡；另一方面，在你的治疗辅助下，宿主防御系统完全清除了感染。脓肿处于一个中间状态，那里的腹膜防御机制仅部分有效——受到大量细菌、低氧血症或酸中毒以及感染佐剂［如坏死碎片、血红蛋白、纤维蛋白和（不可能的）硫酸钡］的干扰。**一个未经治疗的腹腔脓肿不会立即导致患者死亡，但如果忽视和不引流，除非发生自发性引流，否则它将逐渐成为致命的威胁**。

腹腔脓肿种类繁多，分类复杂（表 42.1），但实际上脓肿可分为**脏器脓肿**（如肝内脓肿或脾内脓肿）和**非脏器脓肿**（如膈下脓肿、盆腔脓肿）、**腹腔内脓肿**或**腹腔外脓肿**。

脏器脓肿通常是由细菌经血液或淋巴传播至实体器官引起的，但也有可能由直接侵犯引起，如继发于胆囊后壁穿孔的肝脓肿，或因癌症或急性憩室炎引起的结肠脾曲穿孔所导致的脾脏脓肿。

非脏器脓肿发生在弥漫性腹膜炎好转后，其间包裹的感染和化脓区域被"隔开"并持续存在，或发生在内脏穿孔后，通过腹膜防御形成有效局限的结局。

腹膜后脓肿可由空腔脏器穿孔进入腹膜后引起，也可由血液或淋巴播散引起。

另一个是**术后脓肿**（我们外科医生对此负有责任）和**自发性脓肿**（与以前的手术无关）的区别。

表 42.1　腹腔脓肿的分类

分类	示例
脏器的脓肿与非脏器的脓肿	肝脏的脓肿与膈下的脓肿
原发性脓肿与继发性脓肿	脾脓肿与阑尾脓肿
自发性脓肿与术后脓肿	憩室脓肿与吻合口周围脓肿
腹腔脓肿与腹膜后脓肿	卵巢输卵管脓肿与腰大肌脓肿
单纯性脓肿与复杂性脓肿	复杂的： ● 多发性脓肿（肝脏） ● 多房性脓肿 ● 与肠道相通（吻合口渗漏）的脓肿 ● 与坏死组织相关（胰腺）的脓肿 ● 与癌症相关的脓肿
解剖位置	膈下，肝下，小网膜囊，结肠旁，盆腔，肠袢间，肾周，腰大肌脓肿

另一个具有临床意义的分类是**单纯性脓肿与复杂性脓肿（例如多发性脓肿，多房性脓肿，或与组织坏死、肠道相通或肿瘤相关的脓肿），后者需要更积极地进行治疗，预后较差。**

传统的解剖学分类是基于脓肿的特定解剖位置（通常发生在少数恒定的潜在空间之一），自从现代影像学和经皮穿刺引流技术的出现，这种分类的重要性已经降低。

三、微生物学

一般来说，腹腔脓肿是由多种细菌引起的。在继发性腹膜炎基础上形成的脓肿（例如阑尾或憩室脓肿），具有继发性腹膜炎的需氧 - 厌氧混合菌群感染（见第 7 章和第 13 章）。

似乎产生内毒素的兼性厌氧菌（如大肠埃希菌）与急性腹膜炎相关，但专性厌氧菌（如脆弱拟杆菌）是晚期脓肿形成的原因，这些细菌是相互协同的，两者都是产生脓肿所必需的，而专性厌氧菌可以增加兼性微生物非致死性培养液的致死能力。绝大多数脏器脓肿（如肝脓肿和脾脓肿）是混合细菌（需氧菌、厌氧菌、革兰氏阴性菌和革兰氏阳性菌）感染。腹膜后脓肿也是如此。**原发性脓肿**（例如腰大肌脓肿）通常是单一细菌性感染，以葡萄球菌为主。**术后脓肿通常以典型的院内感染菌群为特征，是酵母菌和其他条件性治病菌引起的二重感染（见第 13 章），这些低毒力的微生物感染，表明患者出现了全身免疫抑制。**

四、临床表现

腹腔脓肿的临床表现与脓肿本身一样，具有异质性和多面性。**全身表现的差别很大，可以是明显的感染性休克，也可以因免疫麻痹和抗生素的应用而完全没有临床症状**。在局部可通过腹壁、直肠或阴道触及脓肿，然而，在大多数情况下，体检结果是阴性。

在现代，当任何发热都被认为是抗生素的适应证时，一些脓肿最初被部分治疗或掩盖，表现为伴有不同器官功能障碍的全身性炎症反应。**肠麻痹是腹腔脓肿的另一个显著表现**，常见在术后情况下，"肠麻痹不缓解"（见第 41 章）。

在这个可以瞬间反复成像，执迷地挥舞针和刀的时代，我们往往忘记了腹腔内脓肿的真实自然史。以下面的例子为例。

> 一位 88 岁的女士出现大量粪尿。影像学显示乙状结肠有蜂窝织炎 / 脓肿，伴有较大的结肠膀胱瘘口，家属拒绝我们的建议，即进行紧急乙状结肠切除术或结肠造口术加经皮穿刺脓肿引流术。"让她平静地去世"，他们恳求并召集她的牧师。患者返回了疗养院，但没有死亡。相反，患者在将粪便排入尿液的过程中继续存活。六个月后患者的下腹壁出现了皮下脓肿。我们在局麻下将这个产生粪便的皮下脓肿排空。在引流伤口上放置了一个结肠造口袋——瞧，这是一个自发的结肠造口。尿液于是变得清澈。一年后患者仍继续存活。这个患者最终在 90 岁时去世。

五、诊断

生活变得简单了！现代腹部影像学检查为腹腔脓肿的诊断带来了革命性的变化。当然，你仍然需要考虑脓肿并仔细检查你的患者，但确诊（通常是治疗）依赖影像学检查。计算机断层扫描（CT）、超声（US）甚至放射性核素扫描技术都可用于诊断。哪一个是最好的？

超声和 CT 均能清晰显示脓肿的位置、大小和结构（见图 42.1）且两者都可以引导穿刺引流。超声在检查右上腹部和骨盆脓肿方面轻便、便宜、准确。然而，它非常依赖于超声医生的操作。**我们外科医生更擅长阅读 CT，而不是超声，因此我们更喜欢使用 CT，CT 使我们能够看到整个腹部，独立地评估脓肿的解剖情况，并制订最佳的治疗方案。**静脉增强和腔内增强的 CT 也有助于将脓肿分为单纯性脓肿和复杂性脓肿（见表 42.1）。

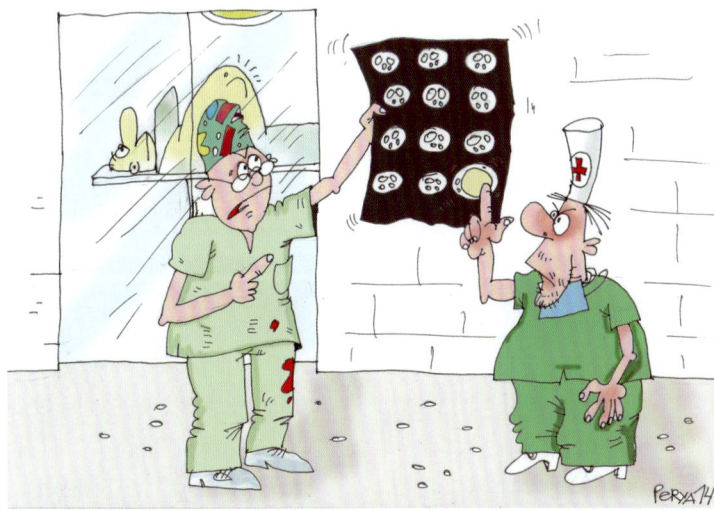

图 42.1 "你管那叫脓肿？这是脓肿！"

> CT 特征表现为脓肿壁增强、边界清楚、气泡存在，提示脓肿存在。

请务必了解，术后第一周的影像学检查不能区分无菌液体积聚（如残余灌洗液）和脓肿成熟之前的感染性液体积聚。对于任何可见的液体积聚，诊断性穿刺是证实是否感染的唯一方法——对抽吸液进行革兰氏染色和培养。

因此请记住，并非所有术后检查到的腹腔积液都需要积极处理，始终要以患者的临床表现为指导。要抵制激进的放射科医生提出的引流所有能引流的积液的建议，特别是在术后早期。

六、治疗

应该引流腹腔脓肿。当存在脓肿"活动性"来源时，应予以处理。抗生素治疗是次要的。

（一）抗生素

事实上，并没有真正的证据证明抗菌药物作为脓肿引流的辅助手段是必要的，因为抗菌药物无论如何都不能很好地渗透到已形成的脓肿中。想想那些美好的日子，就在几年前，当观察到盆腔脓肿达到"成熟"时，我们通过直肠或阴道进行引流，未使用抗生素，患者迅速且完全康复。（但话说回来，谁在乎"真相"和"证据"呢？大部分人喜欢紧跟潮流。）

尽管缺乏证据，但普遍的治疗标准坚持认为，当严重怀疑或诊断出脓肿时，应开始抗生素治疗。后者最初应该是针对通常预期的混合感染细菌谱进行经验性用药，当病原菌被确定后，可根据指征改变或减少覆盖范围的抗菌药物。

抗生素使用多长时间？同样地，没有科学数据以便制订合理的指南。常识表明有效引流后无需长期给药。理论上，抗生素可以在引流过程中防治菌血症，并消灭局部溢出的微生物。**但在脓液排出后，临床表现好转，应停止使用抗生素**。引流管的存在并不是继续给药的指征。

（二）保守治疗

传统上，由门静脉脓毒血症而导致的**多发性肝脓肿**不宜引流，因此采用抗生素治疗，其疗效不一。

有人声称，长期使用抗生素的非手术治疗对急性阑尾炎**阑尾切除术后出现腹腔脓肿的儿童**也有效。这种"成功案例"的问题在于，通过超声或 CT 成像的所谓"脓肿"从未得到证实。相反，它们可能是无菌性积液，其中大多数根本不需要治疗，或者是抗生素可以渗透进入早期、无壁、感染性的积液。此外，结肠周围"憩室"小脓肿（<5cm）只需使用抗生素即可治愈，而无需引流。

（三）引流

引流的一般理念和时机。当 CT 或超声怀疑脓肿时，目前流行的模式是给患者使用抗生素并快速进行引流。在这种粗暴的"治病方式"下，几个世纪以来的临床教训往往被忽视了。就在几代人以前，一位阑尾切除术后体温升高的患者在没有抗生素（当时并不存在抗生素）的情况下被耐心而仔细地观察，通常情况下，这个温度（表示炎症反应残留）会自发消退。在少数患者中，"败血症"发热持续存在，反映出局部化脓成熟。当评估为"成熟"时，脓液最终通过直肠引流排出。另一方面，如今立即给予抗生素以掩盖临床表现，成像检查被立即安排，只是为了诊断"红鲱鱼"❶（给人以误导），这反过来又会促进不必要的侵入性操作。

请记住，在病情稳定的患者中，**发热是宿主有效防御的一种症状，而不是侵入性操作的指征。**

为了公平起见，我们也不能忘记，在抗生素出现之前，阑尾炎及其并发症是会导致患者死亡的……而且在法庭上很难为一个没有使用抗生素治疗的脓毒症并发症辩护。我们只是想让你保持理智。

（四）实用路径

当怀疑有脓肿时，会出现一些两难的情况，应该逐步处理：

- 是脓肿还是无菌性积液？上述提到的 CT 特征可能有帮助，但临床表现同样重要，特别是考虑术后脓肿时。**术后第一周的脓肿不是引流的适应证。术后三周时，引起"败血症"的原因很少在腹腔内**。如有疑问，应进行影像引导诊断性穿刺。

- 经皮穿刺（PC）引流还是开放手术引流？在 20 世纪 80 年代，有些人自相矛盾地说，尽管 PC 技术对大多数患者的脓肿引流很有吸引力，但通过手术治疗可以获得更好的生存机会，而且不应因为认为患者病得太重而避免手术治疗。我们现在不再相信这样的理论了。相反，我们认为必须用侵入性最小的方法引流，这样可使患者免受不适和明显的再次开腹手术的风险。**所以，如果脓肿看起来可以通过影像引导下引流，那就进行引流**。

- 复杂性脓肿的概念在临床上很实用。**多发性、多房性、伴有组织坏死、与肠道相通或与肿瘤相关的脓肿被定义为复杂性脓肿，这种脓肿经 PC 引流疗效不好**，而大多数单纯性脓肿经 PC 引流是有效的。但是对于患有**复杂性**脓肿的危重患者，PC 引流可能会提供明显的暂时性治疗获益，允许在病情稳定后进行限期手术。

- **经 PC 引流和外科手术引流不应被视为是竞争性的，而应是互补性的**。如果 PC 技术可以治疗脓肿，则可以考虑非手术方法来解决问题。作为外科医生，你应该与放射科医生一起按表 42.2 所示的"赞同和反对"，对每一个脓肿进行全面考虑。

- 仅经皮穿刺抽液还是置管引流？单次 PC 针穿刺抽液可成功根除脓肿，特别是当脓肿较小且含有低黏度液体时，或者当脓肿位于肝脏或脾脏等实质性器官内时。**然而，有充分的证据表明，PC 置管引流更有效**。

- PC 引流管的粗细？一些人声称大口径套管导管用于 PC 引流具有优势，但有证据表明 7F 大小的 PC 引流管与 14F 大小的引流管一样有效。必要时可以通过经皮穿刺技术将细的导管更换为粗的导管。

- PC 引流管的管理。这里没有太多科学信息，这些是小管子，应该定期用生理盐水冲洗以保持通畅。众所周知，PC 引流管容易（过早）掉出。放射科医生在置管方面很在行，但在将它们固定在皮肤上时却无能为力。应定期清洁和观察引流部位（有 PC 引流管周围**腹壁坏死性筋膜炎**的单个病例报告）。当临床炎症消退且每日引流量（减去注射的生理盐水）低于 25mL 时，拔除 PC 引流管。**平均而言，单纯腹腔脓肿 PC 引流后，引流管在 5～7 天后拔除**。

---

❶ 译者注：红鲱鱼（red herring）指一种用于训练猎犬追踪气味的鱼类，后来引申为指那些用来转移注意力或误导人们的信息或论点。

内容	经皮穿刺引流	开放引流
表 42.2　腹腔脓肿：经皮穿刺引流与开放引流，选择入路应考虑的因素①		
手术可及性	腹腔严重粘连	容易到达脓肿
经皮穿刺易于进入的	适用	否
病源得到控制	适用	否
位置	适用内脏脓肿	适用肠袢间脓肿
数目	适用单个脓肿	适用多发性脓肿
多房性脓肿	否	适用
与肠道相通	否	适用
与坏死组织相关	否	适用
与恶性肿瘤相关	否	适用
脓液的黏度	适用稀薄的脓液	适用稠厚有碎片的脓液
介入放射医生	需要	不需要
疾病严重程度	稳定的	危重症，不能容忍延误
经皮穿刺引流失败	否	适用

① 这些因素并不是"固定不变的"，应该与具体的临床情况一起考虑。

- **影像复查。** PC 引流后 24～72 小时内，临床症状应得到改善。PC 引流术后第 4 天持续性发热和白细胞增多表明治疗失败。**无效者应 CT 复查。通过引流管注入水溶性造影剂可能有帮助。**根据结果，应决定下一个适当的治疗方案：再次经 PC 引流或手术。如果持续性引流多，且临床状况良好的患者，可以通过导管窦道造影，以了解残余脓肿腔的大小。**未塌陷的脓腔易复发。**

（五）经皮引流失败：何时"转换"为手术引流？

初次尝试 PC 引流后病情恶化的患者应立即手术治疗，进一步的拖延可能是灾难性的。

对于初始 PC 引流无反应的稳定患者，根据表 42.2 中提到的考虑因素，再次尝试 PC 引流可能是合适的。如果无法成功实施第二次 PC 引流或临床疗效欠佳，则需要进行开放性手术。

（六）腹腔脓肿的手术处理

至少在现代环境下，腹腔脓肿不适合 PC 引流而需要开放手术的情况是不常见的。但如果这种情况真的发生了，就存在一些实际困境：

- **剖腹探查术与直接切开引流。**"盲目"剖腹探查术寻找"某处"脓肿，在不到 30 年前很常见，但目前几乎没有必要。**直接入路显然风险更小，保留了以前未受累的腹膜间**

隙，避免了肠道损伤和伤口并发症。在 CT 上定义为自发性脓肿的几乎都可以切开引流，但这些通常 PC 引流效果也很好。如今，尽管术后脓肿在 CT 上能很好地进行解剖学定位，但 PC 引流失败的脓肿通常是"复杂脓肿"（如肠祥间脓肿），因此通常不适合直接切开引流，或者它们需要其他措施来控制肠源的病灶。正确入路的选择标准见表 42.3。顺便说一句，如果你已经有一个 PC 引流管，但引流不畅，那么当你"跟着引流管走"时，开放手术也更容易。

- **直接切开入路：腹膜外还是经腹腔？**两种方法在总死亡率和并发症发病率方面没有显著差异，然而经腹腔途径与较高的肠道损伤发生率相关。合乎逻辑的建议是，只要解剖上可行，就应采用腹膜外入路。膈下脓肿和肝下脓肿可以通过肋缘下切口腹膜外入路，如果是在后切口则可通过第十二肋床入路。年资高的医生仍然熟悉这些技术，但这些技术目前很少被使用，且已被 PC 引流所取代。结肠旁沟脓肿、阑尾脓肿和各种腹膜后脓肿最好通过腰部切口进入。迟发的胰腺脓肿也可以通过腹部腹膜外引流（通过侧腹），但偶尔需要双侧入路。盆腔脓肿最好通过直肠或阴道引流。

- **引流管？**通常，在开放手术结束时，在脓腔内放置一根引流管，引流管从皮肤另戳孔出，远离主切口。使用的引流管类型、尺寸和数量更多地取决于当地的传统和偏好，而不是科学概念。同样，术后引流管的管理涉及烦琐的规矩，需要定期窦道造影，并进行对比，逐步拔出、缩短引流管，以保证引流管窦道和空腔渐渐塌陷。外科住院医生和护士永远都在更换敷料和冲洗引流管——这种做法也是根据当地的习惯。**我们的经验是，这些复杂的程序应该成为历史，只要有足够的手术引流，且感染源得到控制，脓肿腔被网膜或邻近结构"填满"，并在围手术期预防性使用抗生素时，就不需要放置引流管**。在没有异物（引流管）的情况下，相信腹膜能更好地处理残留细菌。关于引流管更加详细的讨论，请参见第 36 章。

表 42.3 剖腹探查术与直接开放引流术的比较		
内容	剖腹探查术	直接开放引流
脓肿在 CT 上精确定位	—	✓
术后早期阶段	✓	—
术后晚期阶段	✓	—
单发性脓肿	—	✓
多发性脓肿	✓	—
小网膜囊脓肿	✓	—
肠祥间脓肿	✓	—
感染源未得到控制	✓	—
膈下脓肿 / 肝下脓肿	—	✓
结肠旁沟脓肿	—	✓
盆腔脓肿	—	✓

七、总结

根据脓肿的解剖位置、患者的生理情况和你当地可用的医疗设施，选择合适的入路清除脓液，不要拖延，不要忘记处理感染源，不要过度依赖抗生素。脓毒症，即宿主对脓肿产生的全身炎症，即使在脓肿得到充分治疗的情况下，脓毒症仍持续存在，也可能会进展为器官衰竭。尽量不要拖得太晚。

> "没有引流比无知地使用引流更好……，引流总是会引起引流管口周围组织发生一些坏死，并削弱这些组织对细菌的抵抗力。"
>
> —— William Stewart Halsted

（周家华 译　周家华 校）

第43章
吻合口漏与吻合口瘘

众编者

> 吻合口漏是一种完全可以避免的并发症，前提是你不做吻合。
>
> —— Brendan Moran

> 如果有好几件事都存在出纰漏的可能性，那么，纰漏一定出在危害最大的那件事中。
>
> —— Murphy's Law，Arthur Bloch

> 一旦真的出了纰漏，那么情况会变得多糟就难以预料了……
>
> —— Ari Leppäiemi

本章的重点是小肠吻合口漏。

有关如何处理各种类型的消化道漏（从食管到结直肠）的全面论述，我们建议您去读《Schein 外科并发症的预防与处理》第 6 章。（你也可以动动手发一份电子邮件给 mosheschein@gmail.com 或者 drosin@mac.com 索要《Schein 外科并发症的预防与处理》第 6 章，我们会给你发送免费的 PDF。）

在这里，我们提供了一个消化道漏处理的缩略版，从另一种角度谈谈消化道漏处理的基本原则。

术后肠漏有两种主要临床模式：

- **看得见的漏**——看到了肠道内容物从手术伤口流出（或者从引流管中排出，不过，我们确信你很少用到引流管……）。
- **可疑漏**——你没有看到肠内容物流出……

一、第 1 种：看得见的漏

> 这是小肠梗阻剖腹手术后第 6 天（见第 19 章）。手术过程顺利，但是，肠袢被意外戳破两处，你用 3-0 Vicryl® 线单层缝合法做了修补。今晨查房时，患者说："医生，你看我床上到处都是这种绿色的东西。"你揭开患者腹部的敷料，看到含胆汁的肠液从切口内涌出！现在你心乱如麻——**这种事怎么会发生在我身上？！我的手术做得很漂亮啊**……没错，但患者的康复并不顺利。他前几天就有发热、白细胞计数也高。现在是摊上大事了！确实是大事一桩，因为小肠漏患者住院时间长，死亡率高。

你的第一反应是：马上把这个患者送入手术室，把这个烂摊子收拾妥当或者采用保守处理？能不能把他转给其他医院，让上级医院里的那些哥们来收拾这个烂摊子？

如何处理这样的噩梦？（图 43.1）

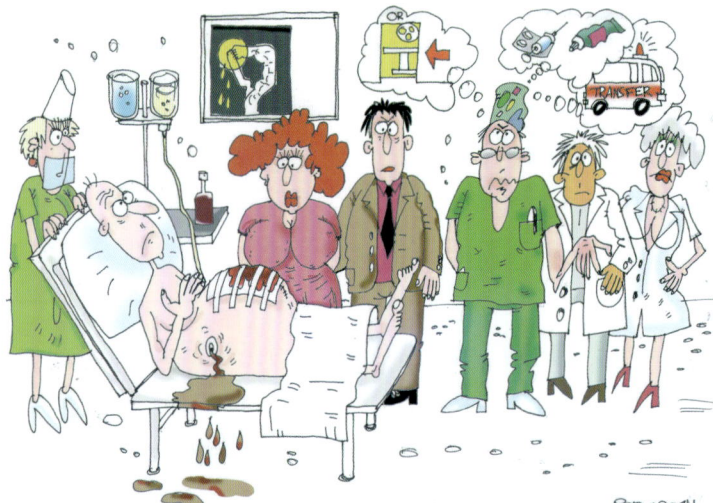

图 43.1　他们在想什么？——"再手术？""像处理瘘那样？""转院？"抑或"这种事怎么会摊到我头上？"

（一）争议

术后肠皮瘘的通常原因是吻合口漏或肠襻意外损伤。对诊断明确的肠皮瘘，最初的处理方法应该尽可能保守，人们对此几乎不存在争议。如前几章所述，急性胃肠道穿孔（无论是自发的还是创伤性的）是紧急剖腹手术处理污染 / 感染源的适应证，这一点人们也几乎不存在争议（第 13 章）。

那么，术后早期小肠漏应该怎么处理呢？是像"一般肠穿孔"那样急诊手术，还是像"瘘"那样采用保守处理呢？

我们认为，看得见的漏代表了这两种情况，应该根据患者情况选择性地个体化处理。

（二）非手术处理的地位

只要支持治疗恰当、远侧肠襻没有梗阻情况、肠道的连续性存在（也就是说这是一个"侧瘘"而非"端瘘"），大多数术后小肠瘘会在 6 周内自行闭合。那些在 6 周时未能自行闭合的瘘就需要择期再手术。当患者处于合成代谢、非脓毒症、非炎症状态，腹腔内的情况又不是那么难以对付时，再手术能修复胃肠道完整性，并且，其并发症风险可接受。

在决定尝试保守治疗时，一个关键问题是患者是否存在显著腹膜炎和脓毒症。存在显著腹膜炎和脓毒症，就应该立即手术以控制感染源。通常是通过手术控制感染源，如果有可能，也可以采用经皮穿刺引流。即使临床上不存在腹膜炎，脓毒症证据也是积极寻找腹腔内脓液实施引流的指征。最好通过 CT 扫描来寻找腹腔内脓液，相关脓肿应该予以引流（见第 42 章）。

切记：发生吻合口漏后，患者死亡的主要原因是腹腔内感染未得到重视。

（三）早期手术处理的地位

如前文所述，弥漫性腹膜炎、不适合行经皮穿刺引流的复杂腹腔内脓肿，或经皮穿刺引流效果不佳的腹腔内脓肿，都是剖腹手术（有时也可以做腹腔镜手术）的适应证，以实现感染源控制。**不过，为何不对所有这类患者都实施外科手术呢？** 为什么不屈服于萦绕在你脑海中的诱惑："我知道是哪里发生了瘘，让我回到手术室把肚子打开，再缝上两针把这个令人头痛的问题解决掉……摆脱这场噩梦。"

为什么不？ 因为，几乎可以肯定的是，对漏口做再缝合肯定不能解决这个问题！

> **对裂开肠襻缝合口做一期缝合是注定会失败的。**

我们每个人都记得在肠漏缝合修补方面取得成功的单个案例（有关这种做法的具体适应证，请参见下文），但综合经验表明失败率极高。试图在腹腔感染情况下缝合肠漏，即使在术后只有 1～2 天，也罕有成功。同样，在存在术后腹膜炎的情况下，重新尝试肠襻吻合也是徒劳之举。顺便说一句，这句话适用于任何部位（食管、胃、十二指肠或结肠）的吻合口漏。

显然，一旦修补成功，这位外科医生就是一个英雄式人物，不但挽救了患者的命，还避免了患者长期住院和卧床不起。然而，如果再次出现肠漏（大多数患者都是如此），就等于给该患者带来"第二次重击"——在已处于炎症反应致敏状态、虚弱和受损的病体上添加了再次手术打击。继而，这种情况下脓毒症和死亡几乎是不可避免的。

（四）早期漏／术后肠瘘的推荐处理方法

对得到控制的漏，应该尝试保守疗法：
- 临床上无腹膜炎征象。
- CT 上无相关脓肿显示。

对未得到控制的瘘，应该立即行再次剖腹术：
- 临床上有腹膜炎证据。
- 患者有全身脓毒症表现，同时有经证实的或疑似的腹内脓肿，无法通过经皮穿刺引流处理。

（五）再剖腹术中做些什么？

需要考虑三个情况：
- 肠道状况
- 腹腔情况
- 患者情况

极其罕见的情况——患者的全身情况稳定、机体受损轻微、腹膜炎轻微、肠襻"品质良好"（像意大利熏火腿切片的质地，而非意大利猪肉肠切片）、血清白蛋白水平处于合理水平，我们会将漏段肠襻切除后重新吻合。只有当肠漏发生在术后 1～2 天内（通常是因缝合技术缺陷所致）时，才可能做切除后重新吻合。因此，在局部和全身不利影响出现之前立即再手术可提供了断性治愈机会。其他可以考虑尝试胃肠漏修补的情况是，在上消化道漏的早期再手术期间（例如，消化性溃疡穿孔用大网膜补片法修补术后修补口漏或减重术后的胃漏），因为这些瘘无法外置。因此，只能尝试修补同时保证引流通畅。一旦重新形成漏（一般都会重新形成漏），人们寄希望于构建一个控制性瘘。

在其他情况下，对任何水平的肠襻，甚至紧靠十二指肠空肠曲远侧的高位空肠，都应该像小肠造瘘那样将肠瘘部位外置（只要在技术上可行），这种做法似乎不够勇敢，但合情合理，是救命之举。如果看似不可能这样做，你的目标就是做一个控制性外瘘——将一根合适的导管或引流管插入肠袢的窟窿里！

因此，你的根本任务是："让大便出来，保证它能不断外流……"由此看，外科医生有点像专门疏通厕所下水道的管道工。

（六）保守处理

保守处理原则没几条，而且很简单：

- 提供积极的支持治疗。
- 恢复体液和电解质平衡。对所有经瘘管丢失的液体都应该记量并补充。
- **处理相关感染**。这在前文已经提过，这里的重复只是为了强调，肠瘘患者死亡的原因通常是你没有倾听我们的建议，或者说还不够积极。尝试采用经皮穿刺引流，如果患者需要手术，请通过直接的局部入路引流脓肿，避免"完全"剖腹带来的风险（见第42 章）。
- 保护瘘口周围皮肤免受腐蚀性肠液侵蚀。在瘘口周围放一个合适大小的结肠造瘘袋往往是解决这个问题的妙招。其他办法是在瘘口附近放一根吸引管，与持续负压源相连；在缺损区周围铺几块 Stomahesive®，然后用透明贴膜覆盖整个领域——类似于第 44 章中提到的"三明治"［你也可以采用真空辅助闭合（VAC）系统］。多涂一些卡拉亚胶和 / 或氧化锌膏，为难以驾驭的复杂肠瘘的周围皮肤提供保护。尽管这种伤口需要花费大量精力和耐心，但是，伤口几乎总是可以控制的。不过，前提是在你的爱心关照下。**你那位肠瘘患者的腹壁外观是你的脸面！**
- 营养支持。近侧消化道瘘起初需要采用全肠外营养（TPN），直到能通过鼻腔将肠内营养管插至瘘口下游水平。无论患者是否采用口服营养，大多数远侧小肠瘘和结肠瘘都会自行闭合。正如第 39 章所强调的，只要有可能，使用肠内营养会更好。在近侧消化道瘘，通常可以将瘘口排出的消化液收集起来，然后将其与肠内营养素一起重新注入瘘口下游的肠道，这对患者是有益的。这是一种劳动密集型工作，你肯定会听到护士的抱怨，但值得去做。
- 了解解剖结构。这最好通过瘘道造影来完成——将水溶性造影剂注入瘘道，从而了解瘘段肠道所处的水平，最好还能了解是否存在远侧肠袢梗阻以及是否有肠袢不连续，这是保守治疗取得成功的先决条件。你们医院的现代放射科医生可能更喜欢口服造影剂的 CT 扫描，而非"一团糟"的瘘管造影，但是，如果你能在这项动态检查中亲临现场，会有助于你得到需要的影像，更好地了解瘘管解剖结构。
- 努力争取瘘口自行闭合。自行闭合的可能性取决于瘘口的部位和解剖结构，**只要不存在以下因素，大多数病例的瘘口应该能自行闭合**：远侧肠袢梗阻；肠道连续性丧失；未得到引流的感染；没有相邻组织可覆盖的浅表瘘；癌症、异物或坏死组织相关性瘘。我们差点忘了，还有结核、放射性肠炎、放线菌病……
- 在有指征时采用手术关闭瘘口，但要推迟到患者的腹壁和腹腔条件就绪后进行，**通常至少在 3 个月后**。对那些从重大腹部灾难（导致腹壁缺损和复杂肠瘘的那些灾难——参见下文）中恢复过来的患者，我们往往会等上 6~12 个月。**等待的时间越长，再手术就越容易做**。

- 如果你们自己医院无法应对这种肠瘘患者的高要求医疗，**请把患者转给专科中心。**

（七）一些小技巧

瘘口的初始排出量几乎没有预测意义。在第一周排液量 1000mL/d 的瘘口与排液量 500mL/d 的瘘口都有同样的自行闭合机会。通过禁食和使用生长抑素类似物人为地减少瘘口排出量在表面上看颇为诱人，但是，其获益并未得到证实。

对于控制良好（且管道长）的瘘管（需要数周才能形成）患者，可以通过封堵瘘管来加速瘘管的愈合。文献上报告的成功"创新"方法有多种（通常都是小宗病例），有将纤维蛋白胶（通过内镜）注入瘘管深部，也有用口香糖（让患者咀嚼后，不是你咀嚼后……）封堵肠道瘘口。

对早期瘘尝试用夹子、胶水和支架在**内镜下做封堵**，这在食管、减重和结直肠外科医生中越来越受欢迎，不过，显然不适用于小肠瘘。

（八）肠瘘伴巨大腹壁缺损

肠漏和再手术的最终结局是腹壁缺损和缺损底部有多个瘘口，这种情况不少见。这种腹壁缺损有时是伤口自发裂开的结果，但随着开腹法肠瘘治疗技术的广泛开展，这些类型的瘘越来越多见了。

瘘管的肠腔开口与腹壁缺损表面的距离以及腹腔状况对这种瘘治疗的影响至关重要。

区分两种临床漏是可行的（见图 43.2）：

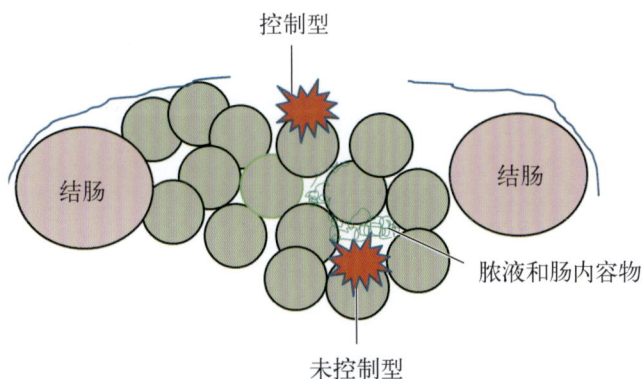

图 43.2 肠漏伴巨大腹壁缺损

- **未控制型瘘：** 这是在肠漏形成后早期出现的情况（例如，胃次全切除术后胃漏伴上腹部切口裂开）。此时，瘘口的位置深在，胃肠内容物向周围扩散，导致大面积腹膜面与胃肠内容物长时间接触。这增加了有毒产物的吸收，使得局部和全身炎症反应和器官功能障碍持续存在。**在这种情况下，有必要再手术，将漏的肠袢在远离腹壁缺损部位拖出来做外置或转流和 / 或引流。**否则，这种患者必死无疑，许多这种类型的术后瘘患者都死了！
- **控制型瘘：** 在肠漏伴腹壁缺损的自然病程中，控制性瘘是一种后期现象。这些紧靠腹壁缺损面的"外露"瘘管，又称"肠道 - 空气"瘘或"开花"瘘（译者注：国内习惯称"唇状瘘"），这种瘘是由粘连成团、形成腹壁缺损"床"的肠袢（所谓"中央区内脏团"）损伤所致。由于腹腔通常没有被肠内容物污染，因此患者没有脓毒症表现。但是，这种瘘管的处理需要很多创意。

处理

就未控制型漏来说，你的目标是将漏口外置或者转流。 如果在技术上无法做外置或转流，就应该向漏口内"插管"，至少应该对漏口做充分引流。一旦肠内容物停止涌入大腹腔，这种瘘就不再会立即危及生命。

就控制型瘘而言，当务之急是控制瘘口的排液量，为护理工作提供方便！运用你的创意技能构建一张密封真空敷料，覆盖整个腹壁缺损区，吸去瘘口的排出液。我们常使用一种改良"三明治"敷料（见第 44 章）。

其他学者会在瘘管边缘缝合一个大号结肠造瘘口袋（口袋 - 肠造瘘术），将一根吸引管放入口袋内。此外还有许多商品化产品可以使用……

有些外科医生报道了缝闭小型肠道 - 空气瘘的"局部"处理，方法是通过缝合肠祥然后用胶水、生物敷料、皮肤移植物或肌皮瓣覆盖。有时你可能很幸运，缺损很小，所以你能够将肠壁上的窟窿缝起来并动员周围的健康皮肤将缝合口覆盖起来，并缝闭缺损区。

然而，对于大多数患者，你不得不对瘘做控制，对患者做支持治疗，等待腹壁缺损瘢痕收缩，等待腹内炎症消退，等待腹腔内粘连成熟，只有在那时（至少 6 个月后，通常需要 6 个月以上）才考虑做瘘管切除加腹壁重建。

一条简单的经验法则是，腹壁缺损的状况反映了腹腔内状况。 当腹壁缺损处瘢痕收缩良好时，当瘘口看上去宛如外科造瘘口时，提示择期干预是可能的并且是安全的（另见第 44 章）。

> 切记：这类患者的关键词是 W.W.W.——等待，等待，再等待！

二、第 2 种：你怀疑有漏，但看不到漏

你的患者因盲肠癌行右半结肠切除术后已经一周，手术顺利。已经回家，能进食了。如今新出现右侧腹部疼痛，伴呕吐。这位患者来到急诊室，有发热，右侧腹部有触痛，似乎可扪及包块，腹部 X 线显示不全性小肠梗阻，白细胞计数升高。你怀疑吻合口漏。

从临床角度来看，"看不见"的肠漏分三种类型：

- **游离漏**：吻合口裂开，漏没有被毗邻组织结构包裹。患者通常表现为"病态"，有弥漫性腹膜炎体征。如上文所述，这种患者应该立即做剖腹手术。
- **包裹性漏**：漏口部分被吻合口周围黏附的网膜和毗邻内脏包裹。在临床上，腹部表现局限。吻合口周围脓肿是这种漏的一种自然结局。
- **微小漏**：这是一种"细微"吻合口瘘，通常发生在手术后后期，此时吻合口处于良好的密封状态。腹部表现局限，患者没有"中毒症状"。微小漏其实是一种**"吻合口周围炎"**——吻合口周围的炎性蜂窝织炎。通常不伴有可引流的脓肿。

如果患者没有弥漫性腹膜炎，你应该对漏做记录，并对瘘做进一步分级，最好做一次 CT 下的造影检查，看看造影剂是否进入游离腹腔，腹腔内有无脓肿。这里有几种可能性：

- **游离漏：**造影剂进入腹腔（CT 上有大量游离造影剂和液体）。此时，你就必须再做手术。我们在前文已经讨论过该怎么做，如果技术上可行，最好将吻合口拆除。
- **包裹性局限漏**（CT 示局部积液或脓肿）：腹膜腔其它部分"没有积液"。这种漏的初始处理方法是用抗生素加经皮穿刺引流。
- **造影检查未发现漏**（CT 表现为吻合口周围蜂窝织炎）：这表明是微小漏或"吻合口周围炎"，通常会在抗生素治疗数天后消退。

包裹性漏或微小漏液可能伴有吻合口梗阻——一种局部炎症的结果。这种梗阻通常会在脓液引流和炎症消退后（一周左右）自行缓解。

> 我们试图告诉你，吻合口漏并非一种疾病，而是需要量体裁衣的多种病情。为了缩短患者的病期，要根据瘘的特定情况、严重程度以及患者的全身情况来制订治疗方案。**最重要的是，一定要牢记，腹腔内未得到引流的胃肠内容物和脓液都会置患者于死地——往往是悄无声息的杀手**。详见《Schein 外科并发症的预防与处理》第 6 章！

> "我们往往会很好地记住那些差点被我们治死的患者；我们也永远不会忘记那些其实是被我们折腾死的患者。"
>
> "优秀外科医生的标志是手术精湛，外科大师的标志是善于处理自己惹出来的并发症。"

（汤文浩 译　周家华 校）

第 44 章

腹腔感染的再剖腹术和腹腔开放术

众编者 ❶

本章分成以下三节：

第 1 节　再剖腹术

第 2 节　腹腔开放术

第 3 节　腹腔镜下腹腔再探查术

> 作为一名经验丰富的普通外科医生，我时刻保持警惕，以防病情出现恶化，直到患者术后检查没问题或者已经出院后才能安心。

—— Jerry Kaplan

你应该记得我们之前讲过的腹腔内感染（IAI）的处理要点（见第 13 章）。**我们指出为了提高部分患者的生存率，感染源的控制和腹腔内清理需更激进一点：部分患者需再剖腹手术甚至保持腹腔开放（腹腔开放术）。**这些情况我们将在后面详细地讲解，并在本章节的最后讨论开腹手术后**腹腔镜下再探查术**的要点。

第 1 节　再剖腹术

一、定义

在开始前我们再温习一下这些定义。

"按需"和"按计划"再剖腹术

- "按需"再剖腹术：初次剖腹手术后，临床或影像学证据提示腹腔内有严重并发症并迫使医生再次手术。
- "按计划"再剖腹术（或称之为"选择性分期"）：在初次剖腹手术过程中，医生决定 1~3 天后再次手术，该决定与患者术后表现无关。

这两种类型的再剖腹手术在腹部术后的患者管理中都会用到，只是应用背景不同。

二、"按需"再剖腹术

吻合口漏引起弥漫性腹膜炎是急诊再次剖腹手术的典型指征。吻合口漏通常发生在术后

❶ Roger Saadia MD FRCS（Ed）在以前的版本中对本章有贡献。

的第五至第八天之间，但是也可能出现得更早或更晚一点。如果没有妥善"控制"，或者没有"局限"而不能经皮腹腔穿刺引流，这时必须行腹腔探查（见第 43 章）。

还有许多其他的情况需要再次手术：意外的肠管损伤（在腹腔镜切除胆囊时损伤十二指肠）；绞窄性肠梗阻（鞘卡孔内）；肠管缺血（误结扎 SMA）；腹壁完全裂开（尴尬）；腹腔间隔室综合征（我关腹干嘛？）；腹壁坏死性筋膜炎；术后纱布、器械或引流管残留（再三检查）；造口收缩或坏死（为什么当时没有做得更好一点？）；漏诊（主要见于穿透性创伤）——清单很长，充分发挥你的想象力。所有这些情况都在各自章节中进行了阐述，这里我们将重点关注它们的共同表现：术后腹膜炎。

三、术后腹膜炎

开腹手术术后出现腹膜炎称之为"术后腹膜炎"。这是致死率最高的腹膜炎之一，也是相当大一部分患者的主要死因，原因有以下三点：

- 诊断通常不及时，主要是因为腹膜炎的临床表现与术后早期的腹部体征相似，并容易被镇痛和抗生素使用所掩盖。
- 发生在术后应激阶段，此时患者处于分解代谢状态，伴有全身炎症反应和免疫抑制。
- 院内继发性腹膜炎，前期抗生素的使用以及院内流行的菌群，使得致病菌难以预测并且毒性更大。

剖腹手术后数天内可能出现以下几种临床表现。

（一）弥漫性腹膜炎

腹部体征比正常术后的表现严重（腹部疼痛剧烈，压痛明显，肠麻痹严重或时间延长）。同时可能伴有术后一般不常见的全身表现（发热、白细胞增多）。有时患者出现肠外瘘（见第 43 章）、切口深部感染（见第 46 章）或腹壁切口裂开（见第 45 章）等情况会让诊断变得更容易。显然，任何促使术后早期行影像学检查的临床表现，如术后持续性肠梗阻（见第 41 章），都有助于腹膜炎的诊断。

（二）器官功能障碍

肾衰竭或早期呼吸窘迫综合征（ARDS）——临床表现为肺不张或肺炎。这时外科医生通常会向内科同行（肾病科医生、呼吸科医生、感染科医生或 ICU 医生）寻求建议。尽管术后患者发生肾衰竭或者肺炎的原因很多，不一定与腹腔内并发症有关。但是，持续或反复的腹腔感染可能最初表现为单系统功能障碍，最终发展为多器官功能衰竭（MOF）。

首先，我们必须了解 IAI 和器官功能障碍之间的联系，其次，要承认发生手术相关并发症的可能性（见第 39 章）。诊断主要依靠对患者的细致临床评估，并参考腹部影像检查——主要是 CT 扫描。

（三）重症监护情况

严重创伤或腹部大手术后的重症患者需要延长机械通气时间或多器官功能障碍进行性加重时要考虑到 IAI 的可能。ICU 医生通常很快会把问题归结于腹部，并催促外科医生再次手术。然而对于肌肉松弛下辅助通气的患者，很难在床边对腹部情况作出准确评估。因此，这个时候难以鉴别腹腔内感染、全身炎性反应（无感染）或其他部位的感染。

通常情况下腹部 CT 检查是非常有效的手段，但是在刚刚手术后的几天却并非如此。剖腹术后，组织层次紊乱，间隙会有液体积聚。即使是最有经验的放射科医生也无法明确地分辨术后第三天的组织间隙里积聚的液体是血液、浆液、漏出的肠液还是脓液，也无法判断腹腔内的游离气体是否需要手术探查。此外，将需要器官功能支持的危重症患者转运到 CT 室做检查是非常危险的。**因此，下定决心为术后几天患者再行手术是非常困难的，这需要外科医生、危重症专家和放射科医生的精诚合作。当然，这也十分考验外科医生的勇气（与性别无关）！**

（四）腹腔内脓肿（见第 42 章）

> **切记**：术后腹腔内脓毒性并发症的诊断是极其困难的。**否认和逃避是漏诊的主要原因。**外科医生总是不愿坦承自己的过失并及时弥补。回忆一下：你有没有过眼睁睁地看着患者逐渐病情恶化而死亡，并把这种情况归因为肺炎？尸检可能会发现相当大一部分的死亡病例有漏诊的腹腔内并发症。

Mark M.Ravitch 睿智地指出："第一次手术的医生往往是最后一个不得不承认需要再次手术的人。"

在外科生涯中请铭记这条金玉良言："到肚子里找肺炎！"

四、"按计划"（"选择性分期"）再剖腹术

尽管是充满风险的手术，但阴性的再剖腹术总比阳性的尸检好。

计划性的再剖腹术的决策是在第一次复杂急诊手术的术中或术后立即决定的。手术医生决定在 1～3 天内再行剖腹术，该决定与患者第一次手术术后表现无关。外科史上，肠系膜缺血（见第 22 章）可能是第一个被提出需要再剖腹探查的疾病。而在 IAI 中，再探查的主要目的是控制污染或感染源（如下文所述，因多种原因在再剖腹术中这个目的不可能实现）、在感染扩散前及时干预以及防止不可逆的多器官功能衰竭。

计划性再剖腹术的适应证：

计划性再剖腹术的适应证仍需进一步完善，目前仅适用于严格选择的病例。再剖腹术的最佳时机是第一次手术后数日内，因为这个阶段腹腔的 CT 表现不够清晰确切，无法行 CT 引导下的经皮穿刺引流。

我们认为计划性再剖腹术的适应证如下：

- **初次手术未能有效控制感染源是最主要的适应证。**经典的病例是胰腺坏死组织感染（见第 17 章）。另一个例子是无法完美修复或外置的肠漏（例如，被忽视的腹膜后十二指肠漏）。
- 对局限性差的"顽固的"感染灶的再清创或再引流，如腹膜后十二指肠或结肠穿孔引起的腹膜后弥漫性感染坏死性筋膜炎（或称"腹膜后筋膜炎"）。
- 在严重创伤下（见第 30 章），根据患者脆弱的全身情况将第一次手术方案调整为所谓的"损伤控制"手术。**随后必须计划再次剖腹和腹腔的清理。**简单来说，再次手术是为了"完成治疗"（如延迟吻合术）。**第一次手术是为了生理性康复，第二次手术是**

为了解剖性康复。当然，对于腹腔内留有纱垫压迫止血的患者，需要再次手术去除纱垫。

- 在过去，人们把弥漫性粪水性腹膜炎作为再剖腹术的相对适应证，对粪便污染严重的患者需再次剖腹彻底清理腹腔。如今，我们相信绝大多数患者可以通过"一期"手术完成治疗，必要时可以行经皮穿刺引流或"按需"再手术。

五、再剖腹术的实施

对近期做过腹部手术的患者行再剖腹术的最关键的要点是动作轻柔！ 这时腹膜表面水肿，脆弱并且容易渗血，肠管也是如此。再剖腹术应做到"不引起额外损伤"。**不要引起肠管穿孔，不要造成不必要的出血——这些能导致危重症患者的死亡。**

另外一个要点是：清楚你的手术路径。 再次手术最好由第一次手术的医生来完成，至少他要参与第二次手术。把术后感染的腹腔想象成一片茂密的丛林，按照走过的路径走会轻松得多。例如，你会记得上次手术中结肠"粘连"位于切口下端，而没有参与上一次手术的医生可能会直接切开原切口并进入肠腔，引起灾难性的后果。**尽管在这个"外科住院医生制度"和"轮班负责制"的辉煌时代，我们认为指望没有参与第一次手术的医生去弥补第一次手术的疏漏是极其危险、不负责任的。**

再剖腹探查的目的是引流所有感染性的积液，并控制亟须处理的持续存在的感染源。手术的方式和清理的程度根据患者自身情况决定。当患者有多个肠祥间脓肿需要引流时，必须将所有肠管解剖松开。然而，特别是在腹膜炎的自然病程的后期，肠管会缠在一起，形成"中腹部团块"，这时，谨慎做法是只探查团块周围的间隙——膈下、结肠旁沟、盆腔。**不要碰致密粘连的肠管！**

确定再剖腹术探查的范围非常重要，因为探查的范围越大，对损伤腹腔内脏器的风险就越高。我们反复强调，做得越多，你引发的局部或全身性的炎症就越严重。**探查的范围不仅取决于手术是"定向性"还是"非定向性"，也取决于手术的时机。**

（一）"定向性"和"非定向性"探查

利用 CT 引导手术路径。 "定向性"再手术是指你知道病灶在哪，目的明确。CT 扫描发现右侧肝下积液而腹腔其他部位是干净的。手术可以直接进入病变区域而避开腹腔其它部位，以免造成不必要的损伤。相反，"非定向性"手术是你不知道问题在哪，而不得不盲目性地探查。譬如，当腹部 CT 提示弥漫性积液时，我们不得不进行彻底的腹腔探查。

（二）再剖腹术的时机

初次剖腹术后 24～74 小时再行探查术时， 能轻松地将脏器表面和腹膜之间的粘连松解开，进而仔细地无损伤地探查任何一个间隙。因此在这个时间窗你可以彻底地探查整个腹腔。**然而，随着时间的推移，血供丰富的致密的新生肉芽组织会使腹腔内脏器粘连在一起，并且很难分解开。** 因此，初次手术后的 1～4 周内再行剖腹手术是极其危险的，这种情况会一直持续直到数月后成熟的粘连形成。

因此，在术后病程的中期解剖分离肠管是相当危险且毫无意义的，因为大量的积液通常位于边缘区域——**上方**（膈下或肝下），**下方**（盆腔）以及**两边**（两侧结肠旁沟）。不要碰**"中腹部团块"！**

再手术过程中极少使用尖锐的手术器械。手指是解剖的最佳工具。记住，在组织平面融合的地方，手指的柔和拨动无法分离，通常发现不了什么。但跟着你的手指感觉能找到脓液积聚的地方。还记得电话黄页广告的广告词吗？——"跟着指尖漫步"。**在瘢痕性的术野中，完全看清前不要轻易切断任何组织。**

六、肠漏

吻合口裂开后，吻合口是没用的，最理想的处理方式是做一个合适的肠造口，如果无法造口可放置引流管引流。**在腹腔感染的情况下，再次缝合肠漏的漏口注定会失败，并且会增加患者死亡率。**我们需要经常回顾这个知识点！（见第 43 章）

七、引流管

在这种情况下是否放置腹腔引流管仍有争议。对于需要计划性再剖腹的患者肯定是不用放置的。但是在**最后一次剖腹术**中是否需要放置引流管也是一个问题，必须充分衡量引流的好处和因再手术而增加内脏损伤的风险。**根据我们的经验，引流管的使用必须严格限制在我们其他章节讨论过的特定情况下**（见第 36 章）。

八、什么时候终止"按计划"的再剖腹术（图 44.1）？

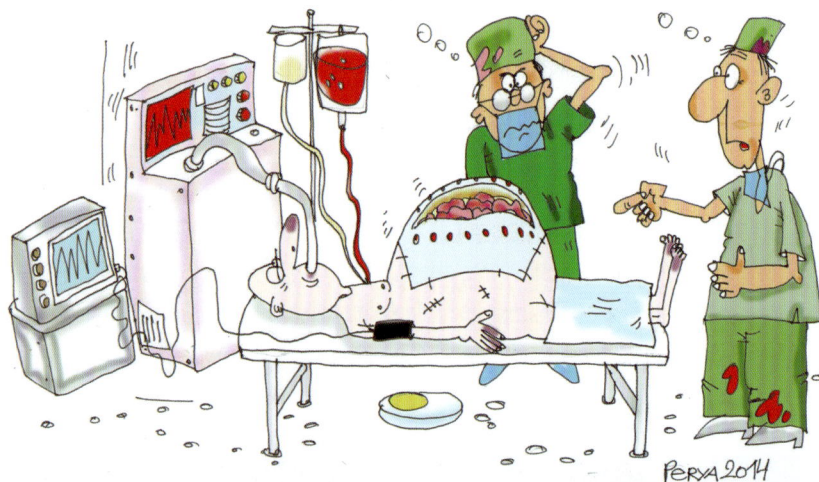

图 44.1　低年资外科医生问教授："教授，这个患者已经做了很多次的再开腹手术了，什么时候能不用再剖腹探查呢？"教授回答："当他的 C 反应蛋白恢复正常。"

对生命而言，不是所有东西都是多多益善的，过多地行再剖腹术是有害的。什么时候该终止再剖腹术呢？处理流程中，终止手术的决定必须建立在腹腔大致清理干净以及感染源得到确切处理的基础上。判断感染源是否妥善处理很简单，但是判断腹腔是否"干净"需要丰富的经验和敏锐的观察。因此，不要让你年轻的手下或高年资的住院医生单独行再剖腹术。

（你应该熟悉这个场景：国际著名的腔镜手术大师做了一台精美的手术，后外出参加会议，术后第二天他留守的下级医生不得不紧急手术处理并发症。结局可想而知。）

常见的窘境：带夫人共进晚餐还是带患者重回手术室？（即使你做了正确的选择，你也可能失去这个患者。）

九、"按计划"再剖腹术有益吗？

如何评判这个问题？"按计划"是能扭转、防止还是加重全身炎症反应和多器官功能障碍？效益 - 风险比理想吗？因此，反复的再剖腹术充满了风险。

任何能去除感染源、排空污染物和脓液的手术操作都是有益的，这是毋庸置疑的。问题是"按计划"再剖腹术是一把双刃剑——在处理感染的同时也会对人体造成伤害。**事实上，严格地执行"按计划"再剖腹术的策略会造成过度伤害。** 如果对一个患者反复地行再剖腹术直至腹腔完全干净，那么最后一次手术完全没有必要。多次的再剖腹术难免会因为 ICU 患者在反复去手术室期间病情不稳定、医源性肠管损伤以及手术操作造成的炎症扩散，导致患者并发症的发生率明显增高（更别提腹壁完整性破坏引起的远期并发症）。

我们相信，长远来看，对患者采取最低限度干预的策略更好，包括按需的 CT 引导下经皮穿刺引流和 CT 定向性手术。 对于上述手术指征的患者可以选择行一到两次的再剖腹术，但仅限于在第一次手术后一周内，这期间的影像学检查不清楚且这段时间内再进腹是相对安全的。但是滥用此种治疗策略或将手术交给缺少经验的医生都会导致灾难性结果。

因此我们认为，对于大多数患者来说，应该结合临床表现和确切的影像学检查按需选择针对性的方案。**在没有高级别临床证据的指导下，我们更需要依靠常识和经验。**

第 2 节　腹腔开放术

巴黎的 P.Fagniez 教授首次提出了腹腔开放术（*laparostomie*）这一概念，即敞开腹腔。简单来说就是将感染的腹腔视作脓腔，打开腹腔即将脓肿壁打开。腹腔很快便干净，然而，很多时候还需通过腹腔再探查找到深部的感染灶。**腹腔开放术已经变成重复剖腹术的附加选择；确实，如果在 48 小时后还将打开腹腔，为什么要关上腹腔呢？**

腹腔开放术的潜在优势是巨大的：由于肠肿胀不得不在关腹时反复用力勒紧腹部切口，造成组织缺血坏死，腹腔开放术可避免此情况；更有利于横膈运动；并且敞开腹腔**可预防腹腔间隔室综合征及其对肾功能、呼吸功能及血流动力学造成的损害**（见第 31 章）。

一、适应证

在临床上，**腹腔开放术可用于腹腔无法关腹或不该关腹的手术中**。

无法关腹：
- 创伤后或坏死性筋膜炎清创后造成的腹壁组织大块缺损。
- 严重创伤后，复苏后或重大手术后（如腹主动脉瘤破裂），腹腔内或腹膜后组织极度肿胀。

- 多次剖腹手术后腹壁筋膜条件差。
- 腹胀伴有腹内压增高和 / 或腹壁筋膜缘坏死。

不该关腹：

- 计划 1～2 天后再剖腹——为什么要锁上你很快又要打开的门呢？
- 关腹时腹壁压力极大，撕扯筋膜并且会造成腹腔内高压（IAH）。

二、腹腔开放术技巧

现在你已经决定不关腹了，你该怎么处理腹腔？

前辈们都是用潮湿纱布简单地盖在内脏表面，但是这是不可取的：小肠如果没有被粘在一起，会游离出腹腔到切口外，这也很脏，需要大量工作去维持患者病床干净和干燥。更重要的是，这也会增加自发性"空气性"（例如暴露在空气中并且无法活动）小肠瘘（第 43章）。脆弱、扩张的肠管难以耐受长期暴露以及频繁换药的创伤，很可能在某个时刻便会破裂。**我们强烈推荐使用临时关腹（temporary abdominal closure，TAC）装置覆盖在切口表面。**

暂时性腹腔关闭

理想型的方法（还需改善）应该是：

- **允许再探查**，如果需要再剖腹的话，方便开腹。
- 能给腹腔内渗出**提供引流通道**并能形成窦道。
- 能保留后期关腹需要的筋膜。
- **避免"肌域丢失"：**当筋膜缘回缩，内脏膨出便很难再回纳入腹腔。
- **不会损害下方的肠管**，特别是缺乏网膜保护的肠管。

你的上级医生可能有自己喜欢的 TAC 方法，可能是用无菌的输液袋制成的"Bogota 袋"、成品的透明"肠袋"、合成的网状组织片（可吸收或不可吸收），也可以是像 Velcro® 一样的尼龙材料，就像你的网球鞋一样收紧（Wittmann 补片）或者图 44.2 中的"创新"。我们甚至认

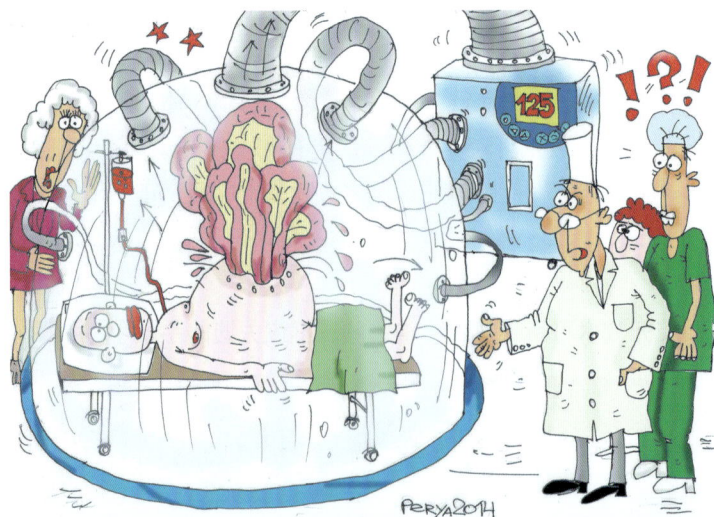

图 44.2　外科医生对访问者说："这是我们最新的暂时性腹腔闭合装置。这个可以给患者全身提供负压。"

识一位南非的医生使用废弃的尼龙带。现在，基于真空理念，已经有自制及商业化的产品投入使用。

实际上，我们当中的一位编者（MS）是第一个将真空吸引系统引入 TAC 的学者［The 'sandwich technique' in the management of the open abdome. *British Journal of Surgery*，1986，73（5）：369-370］。随后，厂商接手生产，便有了现在你们钟爱有加的"VAC"产品。因此，在这一版，我们不再详细介绍这个系统。

三、终止腹腔开放

一旦腹腔开放失去作用了，就可以计划关闭腹腔了。根据术者能力以及患者腹腔情况，有两个选择：**早期关腹或者延期腹壁重建术**。

（一）早期关腹

最佳窗口期很短，大约是腹腔最后一次探查术后 1 周。超过这个时间，筋膜会向外侧收缩，肠壁和腹壁之间会形成粘连。你会发现难以移动以及回纳膨出的脏器入腹腔（"肌域丢失"），更别说将僵硬的筋膜缘对合在一起。**即使是在术后第一周内，时间越迟，关腹的风险及难度会越大**。

几个因素决定了是否能早期关腹，包括缺损大小、麻痹性肠梗阻是否缓解、有没有瘘和液体负平衡情况。在少数情况下，缺损范围很小以至于不需要很大张力就可以将筋膜缘与中线对合（一个疑问，第一次手术行腹腔开放术是否有指征）。更多情况下，缺损很小，筋膜无法缝合是敞开的，但是在修整皮缘后，行一期皮肤缝合是可行的。患者会出现腹壁疝，**但是皮肤覆盖要优于其他的人工材料覆盖（第 37 章）**。

大多数腹腔开放术的切口是很大很复杂的，筋膜缘回缩，腹腔内脏器膨出。最近开发的生物材料正在积极推广应用（几乎每个月都有被称为"最先进的"新产品面世）。在这些经常被污染的伤口中，它们被认为比合成补片更能抵抗感染。而事实证明，它们并非对感染完全免疫。这些产品起到暂时性"桥"的作用，据说这些材料可以刺激伤口周围细胞生长，衍生出的筋膜（不是瘢痕）可以替代假体。但实际上，**大多数早期关腹术中采用这种"切口生物材料"的患者，在短期随访中发现了巨大的腹壁疝。因此，在很多情况下，这些所谓的"生物材料"只不过是非常昂贵的 TAC 而已**。

有些外科医生主张采用"组织分离技术"替代筋膜行早期重建，偶尔还需在中线附近采用生物假体托垫。对缺乏经验的医生来说尝试这种新技术是不可取的。在实践中，我们的患者大多数还是行**延期腹壁重建**。

不管你怎么处理腹壁缺损，记住：你的患者刚从严重的腹膜炎及多次手术中恢复——在这个阶段，他再也经不起折腾了。

（二）延期腹壁重建

设想以下情景：

> 一名肥胖的患者结直肠吻合口漏，导致了严重的粪水性腹膜炎。患者腹部胀得很大，有脓毒血症以及呼吸衰竭。医生给他做了 Hartmann 手术，很显然，他的腹部不能关上，所以他做了腹腔开放术。早期关腹也不现实，该怎么处理？

在这个阶段，我们将使用真空 TAC 系统覆盖腹部。2 周后就会长出一层新鲜的肉芽组织覆盖在下层的小肠 / 网膜上。**然后就可以在这个筋膜缺损的肉芽组织上植皮。**由此形成的腹壁切口疝疝环很宽大，除了不美观外，还是容易接受的。很多患者庆幸自己在"外科传奇历险"中活下来，使用腹部 Velcro® 带，即使有切口疝，这一结果也是可接受的。

腹腔开放术后择期行延期腹壁重建的具体讨论，不在这本"急诊外科"书的范围，然而提一些基本原则：

- **腹腔开放术后延期重建可在 12 个月后进行，**甚至更长时间，直到腹腔看起来像"果冻"一样，植的皮很"松弛"以及可以从下层结构"捏起来"，瘢痕很柔软，造瘘口或瘘口是突出的。
- **在术中，**切除植皮皮肤，游离所有粘连，以及采用"组织分离技术"（看起来我们每天都给这个技术重新定义）关闭筋膜缺损。如果需要的话，联合使用合成网片。在污染区域避免使用合成网片，例如，当手术涉及切除小肠瘘或者造瘘口时。

总之，**再剖腹术或者腹腔开放术是适合少部分患者的治疗措施。**目前，在外科医生的机械设备中，其是用于治疗严重的腹腔内感染和其他剖腹手术后腹内并发症最重要的武器。**记住：不必要的再手术会给这些患者带来严重并发症。**

积极地但有选择性地"按需"再探查，加上腹腔开放术，要优于随意行"盲目"计划性的再手术。

给患者做完手术就不管的医生，有一天可能会给同一个患者再次手术。

第 3 节　腹腔镜下腹腔再探查术

一、为什么选择腹腔镜而不是再剖腹？

对腹部有新鲜切口的患者，通过原切口再进行探查术是可以理解的。然而，反复打开切口探查腹腔会增加近期和远期并发症风险，包括疼痛、肠麻痹和腹腔感染。切口感染的可能性也会增加，最终可能导致切口裂开或后来的切口疝。总之，反复的剖腹手术对人体进行原发病之外的"二次打击"，会延长患者的恢复期。

腹腔镜手术的术后并发症可以通过再次腹腔镜手术处理，从而避免开腹手术（见第 12 章）。譬如，腹腔镜下胆囊切除术后的出血、胆漏等并发症完全可以通过再次腹腔镜手术妥善处理（见第 18 章）。

腔镜手术越来越多地应用于有腹部切口瘢痕和腹部手术史的患者，因此，粘连和轻中度的肠管扩张已经不再是腹腔镜手术的禁忌证。考虑到再剖腹术的相关并发症发病率，以及经验丰富的腹腔镜外科医生处理急腹症的能力，自然地，**通过腹腔镜微创手术来处理术后急性并发症成为首选。**

二、腹腔镜手术处理术后并发症

（一）肠系膜缺血（见第 22 章）

开腹术后的腹腔镜探查最早是被用来作为急性肠系膜缺血手术后的"再探查"。其目的是明确缺血肠管的存活情况，如去除坏疽肠管后的吻合口的存活情况。由于第二次手术本质上是诊断性的操作（肠管没有进一步缺血的情况下），完全可以通过腹腔镜完成。有人建议第一次手术结束时预留鞘卡孔以便后期行腹腔镜手术。但正如第 22 章中所讲，我们不建议这样做，因为血供不佳的肠管本就不该一期行肠吻合术，也就没有后期行腹腔镜再探查的必要。然而，对于一些特殊腹腔镜再探查还是有用武之地的，如原本血供良好的肠管行吻合术后意外出现吻合口愈合不良。

（二）术后早期小肠梗阻

尽管术后麻痹性肠梗阻是常见并发症，但术后早期小肠梗阻（见第 41 章）是相对少见的。有时，术后早期小肠梗阻需要二次手术处理，腹腔镜治疗肠梗阻是一种成熟的方法，我们已经成功地应用于几例因阑尾切除术、结肠切除术和创伤性开腹手术后的早期术后梗阻病例。腹腔镜手术尤其适用于单纯粘连引起的肠梗阻。

（三）消化道溃疡穿孔

消化道溃疡穿孔（见第 16 章第 1 节）是另一种少见的术后并发症，与术后患者的应激状态和使用致溃疡性的药物有关，而与手术的直接操作关系不大。这种情况能像处理原发性十二指肠穿孔一样，用腹腔镜下网膜固定修补术治疗。想象一下，当你因为腹腔内游离气体行腹腔镜再探查术时，发现吻合口是完好的，而在十二指肠上有一个小穿孔，这时心情会轻松许多。避免一次开腹手术难道不值得开心吗？

（四）腹腔内脓肿（见第 13 章、第 42 章及本章节的前面部分）

多数情况下术后腹腔内脓肿可以通过 CT 引导下穿刺引流处理，但有些患者的脓腔无法穿刺，这时就需要手术引流。只要患者条件允许，腹腔镜手术可以进入脓腔进行引流和冲洗，并放置一根负压引流管。

（五）吻合口漏（见第 43 章）

腹腔镜手术能在不骚扰原开腹切口的情况下实现肠外置和腹腔清理。另外，吻合口周围炎虽然通常对抗生素治疗有效，但可能与腹腔游离气体有关，但实际上没有肠内容物溢出。这种情况经常需要拆除吻合后对近端肠管进行转流。然而，对于一些腹腔镜发现的吻合口漏引起的局限性的炎症反应，单纯的引流就能使患者完全康复。

三、腹腔镜再探查的技巧

由于肠管可能扩张并与腹壁形成粘连，**腹腔镜应通过开放技术建立腹腔入路**，鞘卡孔通常位于腹部侧面，远离原开腹切口，以避开切口新鲜瘢痕下的肠粘连。

由于肠管水肿易破，分离粘连时务必仔细小心。当腹腔内空间足够时，可以按需要放置鞘卡以完成腹腔探查。不要使用创伤性的器械，尽量少碰肠管。通过牵拉肠系膜来移动肠管以免造成浆膜撕裂和穿孔。尽管病灶本身是容易识别的，但它经常被大网膜和肠管的粘连所掩盖。一开始腹腔内可能表现是正常的，但经过彻底地探查，可能在盆腔、膈下及腹膜后等间隙发现包裹性的病灶。**术前 CT 检查能指导术中探查，避免出现假阴性的探查或病灶的遗漏**。

总结一下，在"巧手"手里腹腔镜是极具价值的工具，可以处理那些以前被认为是明确的再剖腹指征的术后并发症。腹腔镜能让你和患者都获益，但是光有巧手是不够的，必须有足够的知识去指引它。

> "外科医生就像是远洋航行的船长。他知道他必须到达的港口，但他无法预测途中的困难。职责要求他任何时候都必须有计划，遇到困难时能根据其专业知识选择最佳港口。在没有合适港口的情况下，他必须知道哪里有避风的海岸，暂时躲避后能重新启程。"
>
> —— William Heneage Ogilvie

（陆　淼 译　周家华 校）

第 45 章

腹部切口裂开

众编者 ❶

> 对于外科医生来说，没有什么比看到刚做过手术的患者腹部切口裂开，肠袢膨出更尴尬的了。

发生这样的灾难性事件，要么是你没有正确地关腹（因为你没有认真研读第 37 章），要么暂时不需要关腹。

因为我们都是优秀的外科医生，有高超的判断力，所以术后腹部切口完全裂开的发生率是可以忽略不计的。在过去的 20 年里，我们已经忘记了把患者带回手术室重新缝合腹壁的情景了。但有时我们不得不为其他外科医生（如妇科医生）做这件事，这一经历让我们有机会了解他们做错了什么，并品尝到幸灾乐祸的甜酸滋味。

从在发展中国家（如印度）工作的同事和文献中，我们了解到，在一些贫困的地区，腹部切口开裂仍然很常见，一些中心在 4 年内可以收集多达 60 例病例。这显然反映了一个事实：这些外科医生往往在缺乏适当的缝线，甚至缺乏训练的不利条件下对疏于护理、营养不良的患者进行手术。

一、定义

让我们从一些基本的定义开始，就像外科手术（和生活）中的所有事情一样，腹部切口裂开也有分级，从恼人的部分裂开到完全裂开：

- **部分裂开**：是指切口的筋膜缘裂开，腹腔内脏器没有脱出，但切口下面的大网膜或脏器裸露。筋膜裂口的宽度和长度也各不相同，在某些情况下，你可能会通过裂口看到底部的肠袢。在其他情况下，腹部切口裂开的唯一迹象是一些浆液性腹腔液体从伤口渗出。
- **完全裂开**：是指筋膜和皮肤全部裂开。如果小肠袢没有被粘连在原位，则会从切口膨出或者完全暴露在裂开的切口底部。

在一些报道中，切口完全裂开的病例多于切口部分裂开的病例。但这是因为人为的因素造成的：虽然前者的真实发生率是已知的，但后者的真实发生率是未知的。**在未知数量的患者中，切口部分裂开仍然隐蔽或潜伏（一些外科医生宁愿不知道它⋯⋯），只是后来表现为切口疝**。因此，在短期内，切口部分裂开是"好消息"——你不需要再次手术，从长远来看，这预示着切口疝的发展。

切口裂开，无论是完全裂开还是部分裂开，都与其相关并发症发生率和死亡率有显著的

---

❶ 改编自：Schien M, Rogers PN, Leppaniemi A, et al.Schein's Common Sense Prevention and Management of Surgical Complications.Shrewsbury, UK: tfm publishing, 2013: Chapter 7.

相关性。显然，局部和全身因素都会导致这种结果，但适当的处理对于减少这种并发症的影响至关重要。

二、为什么会发生切口裂开?

（一）术前、术中因素

关腹过程中存在问题是其中一个原因，其他原因主要有以下三种:

- 患者是罪魁祸首——这似乎是主要问题。
- 缝线断裂——罕见!
- 外科医生过错: 手术判断力或技术欠火候——这并不罕见……

患者因素包括多种全身和局部的因素（见表 45.1），这些问题在术前或术后出现，导致维持筋膜闭合的抗拉强度不足。**这些因素导致组织愈合不良或腹内压增加，最终使缝线划穿筋膜。在大多数发生切口裂开的患者身上会发现其中的一些因素。**

表 45.1　腹壁切口裂开的诱因		
患者相关因素		外科医生相关因素
切口愈合不良	腹内压增加	判断有误
低白蛋白血症——营养差	肠麻痹或者术后早期小肠梗阻	筋膜缝还是不缝? 还是只缝合皮肤?
全身或者局部感染（伤口深部感染）	肥胖 腹水	切口选择: 中线切口为大多数病例的诱因
休克（腹壁灌注减少）	慢性咳嗽	缝线材料的选择
贫血	呕吐	关腹技术不好
缺氧		经主切口外置造口或者引流管
尿毒症		
恶性肿瘤		
糖皮质激素的使用		
糖尿病未受控制		

如何正确关腹来防止腹部切口裂开，你将在第 37 章中学习到。你必须牢记:

- 有些情况下腹壁不能关闭或不应该关闭（见第 44 章）。
- **有时采用"计划性切口疝"（即仅缝合皮肤，见第 37 章）比筋膜裂开或腹腔造口更能让人接受!**

（二）术后因素

手术后，任何对筋膜缝线施加过度张力的因素，任何升高腹内压的因素，都会增加切口裂开的风险。因此，术后严重的咳嗽、干呕、呕吐、腹胀和便秘都应避免。尽管对患者腹部用腹带束缚，会让同事对你翻白眼，但这并不是一个坏主意。

有些人认为伤口感染容易导致筋膜裂开，我们不确定这是否适用于伤口表层感染。对这种关联更合理的解释是，这两种并发症只是共存，因为它们有相似的危险因素（如营养不良、急诊手术等）。

然而，毫无疑问，深部 SSI 会破坏筋膜修复导致筋膜裂开。在这种情况下，先有鸡还是先有蛋是不清楚的，因为在某些情况下（那些不应该关腹的情况，参见第 44 章），可能过紧的筋膜缝合"绞窄"了筋膜，使其容易坏死和随后产生感染。**此外，深部 SSI 可能与腹腔内感染有关，腹腔内感染早期表现形式可能仅仅是切口裂开，因此而被忽略。**

三、识别危险信号

教会你的住院医生和医疗组人员（包括你自己）识别筋膜裂开的征兆：**在术后第一周，从伤口流出中度到大量的橙红色的浆液。**这不是脓液而是腹腔内液体，没有经验的医生经常会漏诊，然后，他们会匆忙拆除"几处缝线"，以为这是在治疗伤口感染。一个小时后，护士把他们叫回来："嘿，医生，我觉得他的肚子裂开了！"（见图 45.1）

一般的原则是（这不仅适用于缝线，也适用于皮钉、导管和引流管）：**未经你的允许，任何人不能自作主张拆掉你放置在患者身上的任何东西！**如今，在现代的复杂的医疗环境中，实行这样的规则并不容易，但你必须尝试。

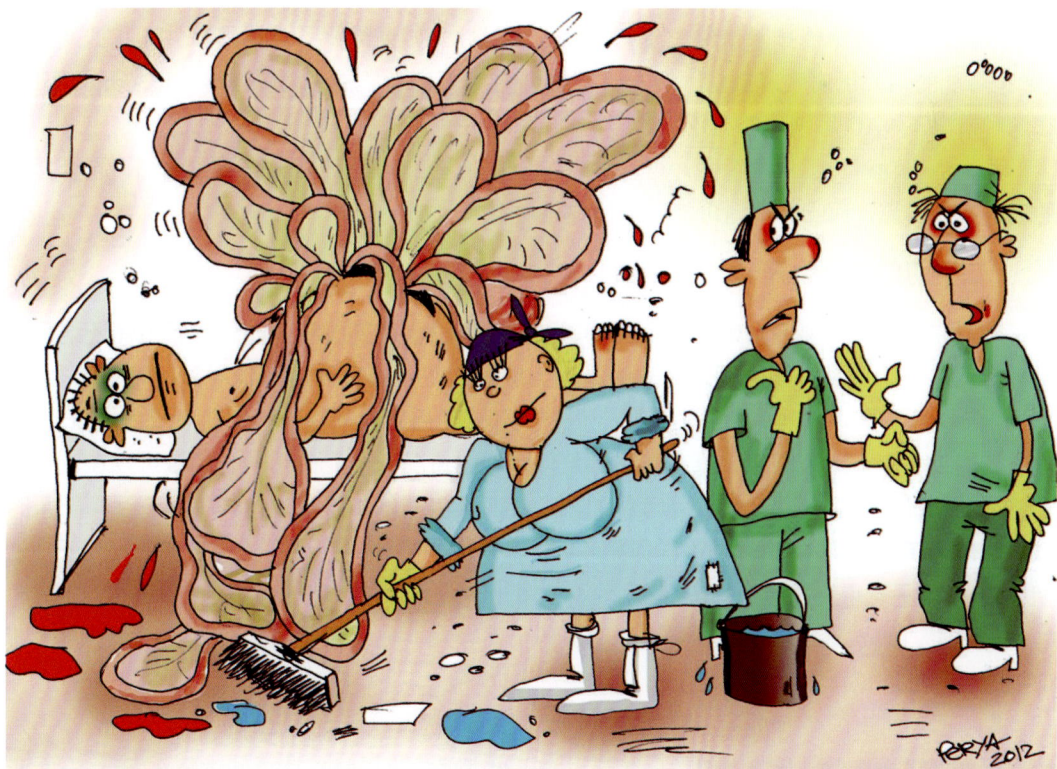

图 45.1　外科医生对他的搭档说："我不明白发生了什么，我用的是 PDS 2……"

四、切口裂开的处理

> 缝合好的腹部切口渗出血性浆液是腹部切口裂开的早期征象，可能伴有内脏膨出。当这种情况发生时，外科医生应该拆除皮肤上的一到两条缝线，戴好无菌手套后，用手探查伤口。如果发现腹直肌筋膜分离，患者应被带到手术室缝合切口。伤口裂开可能与肠袢膨出有关，也可能与其无关。当出现肠袢膨出时，死亡率急剧增加，可达 30%。

上述引文摘自网上关于外科手术文献中的一篇。**我们相信它提供的建议是错误的！** 但不幸的是，它也与其他现代文献中给出的建议一致。此外，为什么引用文献的死亡率如此之高？**导致高并发症发生率和高死亡率的原因并不是切口裂开，而是易发生裂开的条件和再次紧急再次手术的不良结果。** 把膨出肠袢强行塞回空间有限的腹腔内，造成腹腔内高压并产生相关危害性生理变化可能导致患者死亡。

总的来说，我们认为：切口部分裂开可以（也应该）保守治疗，只有完全裂开才必须进行手术。

（一）切口部分裂开

切口部分裂开最好是保守治疗。 腹腔内脏器没有外露，为什么要急着再次手术呢？根据我们的经验，切口部分裂开可以通过形成肉芽组织和瘢痕达到自然愈合，伴或不伴切口疝的形成。另一方面，对于患者而言，通过对如此脆弱的切口重新手术，会增加麻醉和二次进腹的风险，同时也不能排除最终发生切口疝的可能性。如果部分肠袢裸露在外，我们就尽量（如果可能的话）用皮肤覆盖它。否则，在愈合之前像其他开放性伤口一样处理裂开的切口，在这种情况下 VAC 系统可能有用。

如果你成功避免了再次手术，可以考虑做个 CT，以排除腹腔内病变导致的切口裂开。腹腔脓肿应该引流，而吻合口漏可能会迫使你再次手术。

（二）切口完全裂开

切口完全裂开需要手术来还纳膨出外露的腹腔脏器。**在剖腹手术时，腹腔脏器还纳后要做什么取决于切口裂开的原因。** 当认为是因为缝线断裂或腹壁缝合不佳导致的切口裂开时，可以重新缝合筋膜。虽然有感染的风险，但有人建议使用肌前补片修补，并取得良好的效果，但是我们还未跟上这个潮流。只有在局部条件允许的情况下才能关闭——切缘可以在没有过度张力的情况下对合，并且筋膜是可行的，没有严重感染。**如果不是这样，首选让腹部暂时敞开，使用 TAC 方法中的一种（详见第 44 章第 2 节）。** 如前文所述，仅缝合皮肤（"计划性切口疝"）是另一个绝佳的选择。

原则上，如果导致腹腔内脏器膨出的原因仍然存在，或者预计在未来几天内需要再次腹部探查，则应避免再次关腹。

"哎呀，你忘了。"一些读者可能会大叫，"你忘了提减张缝合的运用！"我们的教授不是用高强度缝线把几个裂开的腹部切口缝得很紧，患者就没事了吗？请再阅读第 37 章，看看我们为什么不喜欢那些难看的缝线。

我们希望读完这一章你会同意我们的观点：

- 腹部切口裂开是一种症状，而不是一种疾病。
- 有时，腹部切口裂开是腹腔内高压的自发性减压，因此可以被认为是一种"有益的并发症"。
- 对于切口完全裂开伴有腹腔脏器脱出者必须进行手术，重新缝合腹壁或者使用一种临时关腹的方法。
- 切口部分裂开最好是保守治疗。

"肠管从切口膨出要么是没有正确地缝合腹壁，要么是腹腔内空间不够了。"

"腹部切口裂开是腹腔内高压的自发性减压。"

（周家华 译　周家华 校）

第46章

创口处理

众编者

> 轻微的并发症是发生在别人身上的并发症。

你完成了精湛的急诊腹部手术，并挽救了患者的生命，但对患者来说，他所能看到的只有手术伤口（见图46.1）。创口并发症虽然不致命，但却是患者疼痛的根源，并且经常延长住院时间，增加并发症发生率，这些都给患者及医生带来困扰。这也难怪一代代的外科医生想制定出预防及治疗创口并发症的详尽规范了。现在你看到这本书最后几个章节了，我们希望，你脑海里彻底放空那些奇招异术，转而寻求务实合理的方法。

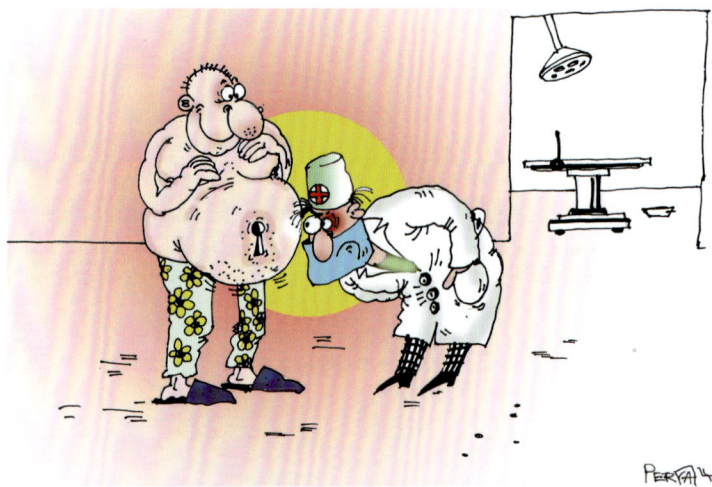

图46.1 "我希望你对这么漂亮的伤口感到满意，嗯？"

一、定义与范畴

在实际操作中，对创口感染定义并不需要像流行病学家或者感染控制护士那样复杂。**创口问题要么很简单，要么很棘手**。

无并发症的创口是一期缝合便可良好愈合的切口。记住，急诊腹部手术的创口完完全全不发生并发症是很少见的！你不相信我们说的？从现在开始你就可以记录你所有手术患者的切口，并且观察有多少患者的创口是渗出或红肿的。

独立研究者做出的前瞻性研究表明，**有并发症的创口**在急诊手术中是十分常见的。相反地，当由外科医生"报道"时，创口并发症是很"少见的"或"轻微的"，因为我们倾向于忽视不良后果。**另外，大多数创口问题在患者出院后才显现**。你听说过有哪个外科医生会追着他医院的感染控制人员求她大肆宣传创口并发症发生率的吗？因此，在现实中报道的创口并发症发生率是粗略估计的并且被低估了，也存在医院相关的统计学偏差！

创口并发症的范畴很广，包括感染性、非感染性并发症，轻微及严重并发症。

- **轻微并发症**指切口在愈合过程中虽给患者带来疼痛不适，但不影响切口一期愈合：一个小血肿，一片小红斑，少许浆液性渗出，微小的缝线口脓肿。感染性和非感染性并发症难以区别也没有必要区分。如果不影响治疗，又何必做切口拭子培养呢？
- **严重并发症**是指那些影响切口一期愈合而需要医生处理的并发症：一个大血肿或者需要引流的切口脓肿。
- **切口感染**实际上是指切口有脓液且需要引流。通常这些感染是有脓肿壁的切口感染，周围软组织或深层筋膜较少累及（用现在术语表达即"浅层手术部位感染"）。有时切口周围可能会有严重蜂窝织炎或感染累及深层筋膜，形成**侵袭性**感染（深层手术部位感染）。

二、预防

外科技术和患者的整体护理对于降低伤口感染的发生率是非常重要的。**管理中很少有单一因素起重要作用，而是全方位地管理才会产生良好结果（现在的术语即"捆绑"）。** 急诊手术切口容易感染有如下原因，手术切口污染可能来源于肠切除时释放的肠道细菌，手术治疗已形成的感染灶也会导致切口污染（见第 13 章）。另外，术前没有足够时间纠正影响切口愈合的因素，如休克、糖尿病及营养不良（见第 6 章）。

研究表明组织缺氧、低体温、血糖控制不佳均会导致切口感染。 所以尽可能利用好术前几个小时（如果有时间的话），让患者达到更好的氧合状态（对，可以用氧气面罩！），给他保温并且有必要的话使用胰岛素。术前几小时的戒烟并不会有帮助……

当你开始处理有并发症的创口时，创口便有了并发症。

是的，这句格言十分正确，在某些手术中，手术的类型决定了那些切口难以避免地有一定的并发症发生率。尽管如此，你也应该尽可能降低发生率，如何做？

让我们重申："手术伤口的命运是在手术中决定的，术后能改善伤口结局的措施几乎没有。"患者的切口是否出现血肿或感染取决于患者，也取决于你，在术中也已决定，不是在术后。我们再次引用 Mark Ravitch 的话："切口发生感染的概率在缝合切口的最后一针便已决定。"

在第 37 章中提及的**细致操作**是关键。现在，再次强调一些预防措施：

- 操作应高效仔细，避免"破坏"组织。
- 不要使用金属线、爱惜邦（Ethibond®）或薇乔（Vicryl®）"8"字缝合勒紧筋膜；而应用单股线行低张力、小间距连续缝合，保证腹壁组织血供、氧供（第 37 章）。
- 不要过度使用电凝烧灼表皮及皮下组织。
- 不要将对组织产生刺激的铬制肠线（或其他相似刺激的材料）包埋在皮下脂肪层。然而，如果皮下脂肪层很厚，应去除死腔。

- 不要使用丝线缝合皮肤。
- 在切口周围不要行污染的结肠造口。
- 在切口内不要放无用的引流。如果你留置了引流，应尽快拔除。**别忘了引流会增加切口感染的风险。**

在病房里操作也应保持细致。院内感染（医院获得性）是患者一大威胁。我们已经提到，无指征地滥用抗生素助长了耐药菌滋生。这些耐药菌感染率越来越高，并且棘手的问题是这些耐药菌会在患者间传播。医生也是耐药菌传播的主要媒介，因此，在你每次接触患者前请洗手。但让人吃惊的是，手卫生原则到现在还在被反复强调，但研究表明护士在这一方面比医生更为细致。**接触每个患者后应洗手的观念应在脑海里扎根，以至于你会有没洗手就好像事没做完的感觉**。好吧，在 COVID-19 肆虐的当下，你可能在职业生涯结束时都要不停洗手……

三、抗生素

预防性使用抗生素降低切口感染率。实际上，抗生素治疗切口感染效果比腹腔内感染效果更显著（见第 7 章）。**术后使用抗生素并不能改变切口感染的命运**，因为抗生素无法到达感染区域。为预防切口感染，术前短期抗感染治疗与术后长期抗生素治疗一样重要（见第 40 章）。

四、不缝合或延期缝合切口

一些"权威学者"依旧提倡在污染手术中对表皮及皮下组织完全或部分敞开。针对少部分术后肯定会出现切口感染的患者，这种做法确实能够预防感染，但并不是每个污染严重的切口都会感染（的确，即使你在敞开的切口上涂上粪便，也不一定会出现感染！）。**同时大部分本可以顺利愈合的切口被无辜敞开，而遭受切口敞开带来的并发症、切口相关治疗问题和多重感染的风险**。请回顾第 37 章，就明白为什么我们极少使用所谓的"延期缝合"……

五、处理

（一）无并发症创口

纵观历史，外科医生曾经对处理伤口饶有兴趣，因为早期外科医生能做的就是处理外伤后裸露的伤口。近几百年，外科先驱们提倡简化伤口处理：

- Felix Wurtz 在 14 世纪写道："应尽量使伤口平整干净，尽可能少地骚扰伤口；如果可行的话，隔绝空气；最好让伤口在痂下愈合；给切口足够营养，就像女子产后恢复一样。"
- 大师 Joseph Lister 在 19 世纪说过："皮肤就是最好的敷料。"
- 著名的 William Osler 医生坚信："肥皂水与常识是最好的消毒剂。"

但是多数外科医生还是采纳了战地医生（14 世纪）Ambroise Pare 的格言："我负责包扎伤口，上帝负责愈合伤口。"在伤口处理方面，依旧遵循不必要的繁文缛节。**无并发症的一期缝合切口几乎不需要处理**。术后 1 天表面形成纤维蛋白层将其与外部环境隔绝。切口可以暴露在外。

我们认为这还取决于缝合方式：细致的逐层缝合并不等于订皮机缝合，在术后头几天，后者更容易受到外界污染。一般来说，在皮内缝合时，我们会采用组织胶将切口密封。尽管如此，看到戴着手套和口罩的护士在常规手术伤口上更换无菌敷料不是很可笑吗？

一些患者要求他们的切口要盖上敷料，便宜的干敷料便足够，但是在当今商业背景下，护士更愿意给切口用上昂贵的敷料。**这些精美的"现代化"敷料含抗生素、银离子或者其他材料，其最大贡献就是给医 - 工商业体增加业绩**。我们尽量不用这些敷料。**切口无并发症的患者随时能（不，他们应该）洗澡或泡澡**。

（二）有并发症的创口

在这里，应视情况而定。小的非特异性并发症应该及时发现，大多数能自愈。皮下分泌物需要清理。另外，因为切口有浆液性渗出，使用抗生素起不了任何作用；如果切口注定会感染，用不用抗生素都改变不了什么！大的切口血肿需要清除，不过腹部手术出现这种情况很少，更多见于患者术后恢复使用华法林或氯吡格雷（Plavix®），以及用筋膜缝合线和订皮机钉合皮肤的情况下。

（三）创口感染

急诊腹部手术术后切口感染常由内源性细菌（腹腔内脏器裂口释放的定植菌或者腹腔感染原发灶释放的细菌）引起。引起清洁手术（如脾脏钝性创伤）术后切口感染是外源性细菌——皮肤定植菌，常为*葡萄球菌*。MRSA 携带者会出现切口感染，但是这又是另一回事了。**链球菌所致的切口蜂窝织炎在术后 1 天（不，甚至几小时）便会出现，患者会出现切口局部疼痛（典型的切口处剧烈疼痛）以及原因不明的全身性毒性反应。**感染早期切口会有少许潮红，通常稀薄的渗出物位于较深层。**这是一种少见但致命的并发症，如果你不考虑治疗（大范围的切口引流，包括深层引流，如果有补片，要去除补片以及合理地使用抗生素），酿成大错则为时已晚**❶。

如前所述，可能在你闲暇喝咖啡时，甚至是在手术几个星期后，你被告知患者出现了切口感染。你的院内感控数据很漂亮，但这是被低估了的。

怀疑切口感染时，不要急于捅开或者打开切口，以免给本可以愈合的切口制造并发症。而应该耐心等待 1～2 天，待感染成熟并且出现症状。

> **切记**：手术切口发热、发红，周围皮肤出现红斑，并不一定是"蜂窝织炎"，而可能是需要引流的切口脓肿。通常来说，如果仅有部分感染则没必要把整个切口敞开，拆除几针皮肤缝线并引流脓液便可治疗大部分切口感染。切口感染无需 CT 便可诊断（不是开玩笑，"现代医学"告诉医生们应该这么做）。你需要做的仅仅是拆除几针缝线或者皮钉然后探查切口。如果空腔不再向上或向下扩大，则停止探查，敞开已探查部分。

（四）感染后处理

感染后处理应简单。敞开的浅伤口可以用肥皂水每天或每两天清洗一次，然后使用干燥

---

❶ Schien M, Rogers PN, Leppaniemi A, et al.Schein's Common Sense Prevention and Management of Surgical Complications.Shrewsbury, UK: tfm publishing, 2013: Chapter 5.

无粘连的纱布覆盖。敞开的切口，给它"洗澡"是最管用的！深切口则需使用纱布**松散地**填塞，而不是严实地填塞，充分引流，防止浅层过早地闭合。抗生素不是必需的。肛周脓肿切开引流术后你还会用抗生素吗？当然不。所以为什么还用抗生素治疗切口感染呢？当出现严重蜂窝织炎或者腹壁筋膜被感染累及，预示着存在侵袭性感染，才需要短程使用抗生素治疗。

伤口拭子？伤口分泌物培养？革兰氏染色？ 大多数情况下是没必要的。你现在知道了，致病菌大多是可预测的（见第 13 章）。此外，病原学结果又能改变治疗方案吗？答案显然是不能。但是部分切口会变得很棘手，这时候弄清是哪些病原在作怪更有意义。然后用对抗生素，无需猜测是否对病原敏感或者等待培养结果。MRSA 现在在美国及其他国家都有流行，其导致的切口感染也越来越多。及时治疗切口感染所致的并发症，及时从渗出的切口留取培养也有一定作用，但一定要制止你的下级医生仅根据阳性培养结果便给患者下达抗生素医嘱，向他们解释即使是从他们手上留取培养也可能会有品类繁多的病原菌……

护士以及营利性家庭看护机构向患者推销精美而昂贵的切口护理用品，是为了保证这些产品市场占有率。局部使用含防腐剂或抗生素的溶剂或敷贴在杀灭病原菌的同时也杀灭了正常人体细胞，还会诱发过敏反应及细菌耐药。

简单即是美。使用肥皂、清水，对于有问题的切口，我们还会使用蜂蜜，试试吧！

然而，在某些情况下使用**伤口负压（真空）吸引**系统有助于切口处理，加速切口愈合。针对深的、渗出量大的切口，我们可以用，但不严重的则不需要用。

（关于伤口并发症及其处理的详细讨论，包括蜂蜜的使用，如图 46.2 所示，我们建议你阅读前面脚注提到的相关章节。）

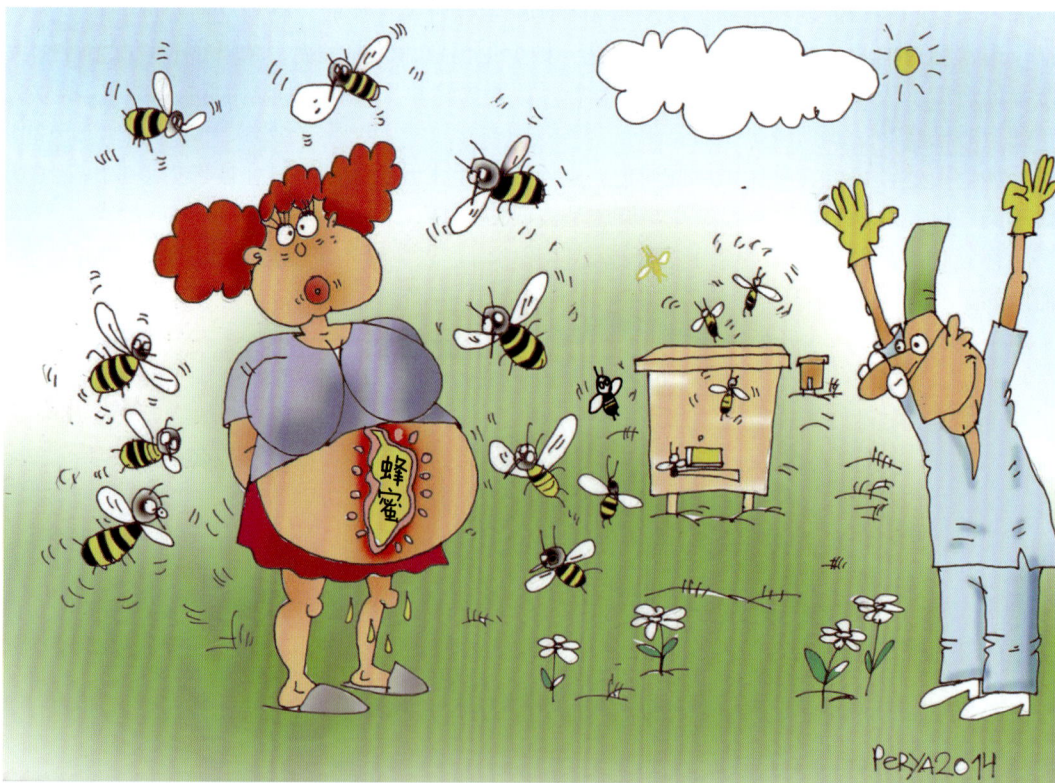

图 46.2　"欢迎来到我的蜂蜜切口处理中心"

我们的澳大利亚朋友 Barry Alexander（也被称作 Baz）曾精辟地总结了切口处理：

"我向我的学生们描述过受伤的动物是怎么做的：它躺在一片阴凉的灌木丛下（休息，制动），靠近水源（液体，营养），不停地舔舐着伤口（换药），直到伤口干净和愈合（时间和耐心）——希望这则故事能让他们忘掉生产商们给他们推销的精美敷料。"

在未做引流的伤口上盖敷料只能掩盖伤口，干扰检查，并诱发胶布性皮炎。

—— Mark M. Ravitch

（周家华 译　周家华 校）

第 47 章

后事

众编者

> 我一次又一次地发现，很少有什么事情能像死去的患者那样迅速地被外科系统遗忘。
>
> —— P. O. Nystrom

> 在一个平素健康的患者身上做"大"手术可能是个"小"问题。
>
> 在一个病恹恹的人身上做"小"手术可能变成"大"问题。
>
> "大牌"外科医生懂得根据患者及其疾病量身定制手术和损伤控制。

希望你的患者能挺过急诊腹部手术，且术后能平安无事。不幸的是，这种手术的总死亡率仍不能小觑，并发症发生率普遍很高。正如有人所说："你不能用鸡屎做鸡肉沙拉"，但倒霉的事发生了！

现在，事情发生之后，是时候坐下来反思到底哪里出了问题。正如 Francis D. Moore 所言："你要让外科团队直面每一个错误、每一个事故，指出问题所在，并采取措施防止其再次发生。"

一、手术审查、并发症与死亡讨论会

在建立客观的外科手术审查以及并发症与死亡（M&M）讨论会议方面，最伟大的先驱（至少在美国）是一个世纪前执业的外科医生——波士顿麻省总医院的 Ernest Amory Codman 医生（1869—1940），他说："我天生厌恶欺骗、自欺欺人、虚伪、自负、贪婪和不公正。"关于 Codman 结扎了一名患者的肝总管而致其死亡，他说："我犯了一个最严重的技术错误，甚至（在手术过程中）我都没有意识到犯了这个错误。"**Codman 将错误分为缺乏知识或技能、手术判断失误、缺乏护理或设备和缺乏诊断技能。**

在任何有一群外科医生工作的地方，定期举行某种形式的 M&M 讨论会（MMM）是至关重要的。在这里，你和你的同事应该客观地分析、讨论和回顾所有最近的并发症和死亡率。

> 你很熟悉这样的陈词滥调："有些外科医生从自己的错误中吸取教训，有些人从别人的错误中学习，有些人从不反思和学习。"MMM 的目标是消除最后这类人。

你们科室有定期的 M&M 会议吗？在美国，如果你是教学医院的住院医师或合格的外科医生，你必须每周参加一次 MMM，因为如果没有例行 MMM，该科室的住院医师培训将无法通过考核。然而，我们知道，在世界各地的许多角落，没有举行 MMM，**所有的错误和失败都被掩盖了。**

在其他地方，举行 MMM 仅仅是走个形式，用于呈现"有趣的病例"或最新的"成功案例"。这是错误的！正如 David Dent 所说："**少数几个秀病例的展示并不是真正的 MMM。**"

MMM 的存在是为了客观地分析你犯的错误以及出现的并发症，不是为了处罚或羞辱任何人，而是为了起教育作用和改善患者预后。你也不想重复再犯相同的错误。因此，无论你在哪做手术，都要确保开展正确的 MMM，哪怕在乡镇小医院。如果你的同事不感兴趣，或者你是一个"形单影只"的外科医生，那就开展你自己的 MMM 吧！

> MMM 的最佳形式：
> - 每周例行一小时 MMM。
> - 所有实习生、住院医师和外科医生都应定期参加。
> - 任何科室成员治疗的任何患者的所有并发症和死亡病例都应呈现。
> - 并发症就是并发症，无论结局好坏，一切都必须呈现出来。
> - MMM 是一个民主论坛。主任或"科里大佬"的失误，与年轻医生犯的错一样，都要拿出来讨论。

主管此病例的住院医师团队应进行汇报。他们应了解所有细节，并提前排练，准备好患者的病历和 X 线片。如果你是汇报的住院医师，要客观中立。**你的任务是进行学习和促进别人学习，而不是为相关外科医生辩护或掩饰，你不是他或她的律师。**要明白，在场的大多数人并不愚蠢，当理亏时，他们立即就察觉出来了。

（一）并发症评估

病例汇报完后，会议主持人应发起并鼓励讨论，以达成共识。往往会出现令人尴尬的冷场，有个简单的方法打破冷场，就是向一位资深外科医生提问："某某医生，请您来谈谈，要是这名患者从一开始就由你来管，会是一样的结局吗？"这种技巧通常能打破僵局，引出真诚而完整的回应。

讨论期间要处理的问题有：
- 这是"真的"并发症吗？一些外科医生可能认为需要输血的失血不是一种并发症，而是一种很可能"发生"的技术上的失误。
- 评估原因：**是判断失误还是技术失误？**对一名濒死的晚期肿瘤患者进行手术反映出判断能力差；由于胆囊床出血而不得不再次手术，这是技术失误——第一次手术时止血不佳。这两种类型的错误通常共存：急性肠缺血患者因手术"太晚"（判断不佳）而死亡，而进行的造口已经缩回，漏入腹腔（技术不佳）。通常无法确定技术性并发症（如吻合口漏）是由不良技术（技术失误）还是患者相关因素（如营养不良或长期摄入类固醇）引起的。
- 另一种错误可能是**过度治疗或不作为**。要么手术得太晚或者根本不手术（不作为），要么手术得太早或根本没必要手术（过度治疗）。要么错过了病灶，要么切除得太少（不作为），或切除太多（过度治疗）。术后，患者要么未能再次手术治疗脓肿（不作为），要么在经皮穿刺引流可行的情况下进行不必要的手术（过度治疗）。**请注意，外科学界倾向于把不作为看得比过度医疗更严重。对于后者，人们会用理解的眼光看待："我们尽了全力，但还是失败了。"**
- 是否存在玩忽职守？**任何外科手术都存在一定的错误率（但愿很低），只有那些从不**

手术的人才永远不会犯错。但是，玩忽职守应当受到谴责。因为主管的外科医生不想在周末受打扰而推迟手术，或者外科医生在饮酒的情况下进行手术——这显然是"玩忽职守"。当一个外科医生不断地重复犯错时，呈现出一种模式，这本身就可能构成玩忽职守。

- 并发症 / 死亡可以预防吗？或者可以潜在预防吗？每个案例都不同，必须个体化分析。
- 责任在谁？MMM 不是法院（见图 47.1）。不是问罪，但在汇报结束时，所有在场的人都应该清楚，事情本可以做得更好。无论如何都要避免责备（除非极端情况，MMM 不是处理这些问题的论坛），因为任何将问责作为质控体系的一部分都将失败。隐藏真相，回避对质，这是人类的天性。然而，可悲的事实是，在许多情况下，并发症和死亡都是由"全身衰竭"造成的——这纯粹是外科术语，意味着医院是一个污水坑，在指挥、组织、监督、教育和道德链上多个环节出现故障。

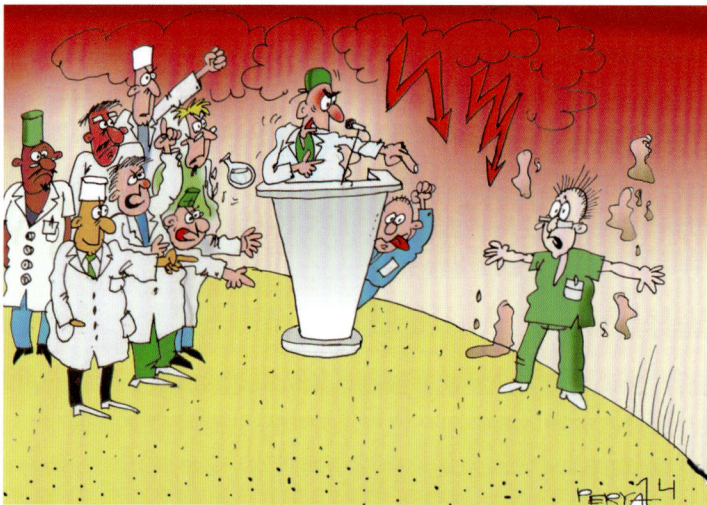

图 47.1 "你害死了这个患者！"

在这举个例子……

　　一位老年人在急诊室里喘息了 6 个小时，没人看护，然后你去评估他的急腹症。你决定进行急诊开腹，但等了 2 小时才有手术室。因为护工去吃饭了，又耽误了半个小时，最后你决定自己去接患者到手术室。直到那时，你才意识到你下的抗生素和静脉输液医嘱没有执行。然后再碰上麻醉医生插管不顺利，导致患者长时间缺氧……诸如此类……一个老年人能承受得了多少伤害？全身衰竭比你想象的要常见得多，看看你周围……

- 是否达到标准治疗？你肯定知道，"标准治疗"是指对不同的患者来采取不同的治疗措施（"治疗标准的好处是有多种选项可供选择。"）。它是由一群见多识广的执业外科医生代表充分评估得出的一个选择范围。例如，以乙状结肠憩室穿孔伴局部腹膜炎为例：从 Hartmann 手术（"保守"的外科医生）到乙状结肠切除吻合术（"大胆"的外科医生）的任何手术都将符合公认的标准处理（哦，"超现代"外科医生可能选择仅用腹腔镜灌洗治疗此类患者）。一期缝合这类穿孔则不会得到认同。这很容易评估：

"同意一期缝合穿孔的人请举手。"没人举手，当事外科医生只能独自离开，因为他知道没人认同自己的术式选择，不符合他所在地区的标准处理。然而，当事外科医生可能会提供已发表的文献来支持他所选的术式在其他地方是被大家接受的。显然，当地外科医生们可能是教条的和错误的！

- **循证外科**。汇报结束时，住院医生应该展示相关文献，以明确"技术现状"和相关争议，强调本可以做什么，以及当我们未来看到类似的案例时应该做什么。
- **当事的外科医生**。在讨论结束时，负责治疗该患者的最高年资的外科医生应作陈述。他或她可以从已发表的文献中提供证据表明其治疗方式在其他地方是可以接受的。**处理这种情况最得体的方式是坦率地讨论病情，并谦卑地承认自己可能犯的所有错误。如果你有机会重来一次，你会如何治疗他？** 站起来忏悔，你会获得在场所有人的尊重。当你撒谎、掩饰并拒绝接受大家的批判时，只会引起无声的鄙视和不屑（或者其他偏执的说谎者的同情）。所以站起来坦白吧！

（二）结论及改进措施

最后，主持人应该得出结论——存在过错吗？是否采用了标准处理？未来的建议和改进措施是什么？ 如果你是科主任，或者也许有一天你也会成为科主任，那就不要说空话套话。要客观明确，因为观众并不愚蠢。从本质上讲，在任何外科科室，MMM 的面貌、其客观性和实践价值都反映了科主任或科室领导的面貌和道德标准。

> 大多数"可避免的"外科手术的事故和死亡不是由某一个严重的、非常明显的"我疏忽了"的错误造成的。相反，大多数这种可以避免的事故都是由一连串所谓的"微小"的犹豫、困惑、无知、贪婪、漫不经心、过度自信、傲慢、愚蠢造成的，这些共同将钉子钉在了患者的棺材上。总之，他们可能会小声说："我们疏忽了！"

我们希望在阅读完这本书后，你会想看看我们的另一本专门关于并发症[1]的书，借用该书中观点：

如你所见，并发症的定义并不明确，它是一个很大范围的灰色区域。但我们提出了一个统一的概念——基于实用。

> "倒霉的事发生了，这事本不应该发生的。"

请原谅这种粗鄙的语言，但这正是沧桑的一线外科医生如何思考反复遭遇的临床困境，他们如何看待和分析并发症——无论是自己管理的患者还是同事管理的患者发生的并发症。任何并发症要么是手术已知/潜在的后果，要么是无法预防的（"倒霉的情况发生了"）；要么恰恰相反："这种倒霉情况本不应该发生的"。每个案例都应该个体化分析，但有时候，还是找不出原因。

有时候，承认"倒霉的事情发生了"这点很难，而且令人讨厌！

所以现在去阅读《Schein外科并发症的预防和处理》，它将帮助你减少倒霉的并发症的发生，以及万一发生时如何去处理。

---

[1] Schien M, Rogers PN, Leppaniemi A, et al.Schein's Common Sense Prevention and Management of Surgical Complications.Shrewsbury, UK: tfm publishing, 2013.

二、外科网络论坛

许多地方由于当地的各种限制，无法举行上述理想和客观的 MMM。如果这是你所在地区的情况，那可能会损害你自己的外科成长经历。你怎么知道是对还是错？书籍和期刊是有用的，但无法取代一群博学的外科医生对具体病例的透彻分析。好吧，如果你有电脑和电子邮件，你可以订阅 SURGINET，这是一个外科医生的国际论坛，他们会公开、客观地讨论你向他们提出的任何病例或并发症（图 47.2）。如果你想参加这个"国际 MMM"，请发送电子邮件给多伦多的 Tom Gilas 博士，邮箱地址为：tgilas@sympatico.ca，或 drosin@mac.com，或 mosheschein@gmail.com。

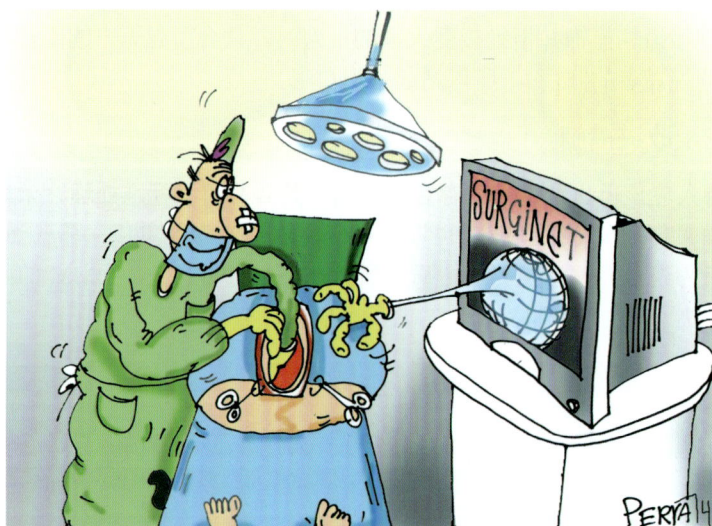

图 47.2 "外科网络论坛——请帮帮我！"

三、写在结束之前

如你所知，解决问题有很多种方式，而且事后诸葛亮是很容易的。能在 MMM 上呈现的危重患者病情是非常复杂的。但在这场混乱的背后，我们应该且能够揭露和公布一个具有指导意义的真相。

四、结语

午夜的急诊室。无论在旧金山、孟买抑或里斯本，无论是 2020 年还是 1920 年，都上演着同样的场景。患者躺在床上或担架上，痛苦地捂着肚子。家里人围了一圈。你走进去，自我介绍："我是外科医生。"所有人都望向你，松了口气，眼神里带着期盼，但也带着审视：**终于，他来了，唯一能救我们父亲的人，不过……这人行不行？**

你走近患者，握住他的手。继续吧，我们相信你可以的，你不仅接受了所有的教育培训，而且刚刚学习完了这本书☺。继续吧，挽救另一条生命。

"当刚强壮胆！不要惧怕，也不要惊惶。"

感谢阅读

希望你们能喜欢我们的代表作☺。让我们用温斯顿·丘吉尔（Winston Churchill，1941年）向被征服的欧洲人民广播的这句令人难忘的话向你道别：

"晚安，睡吧，为早晨积蓄力量。因为黎明将至。它将明亮地照耀着勇敢和真诚的人，仁慈地照耀着所有为事业而受苦的所有人，光辉照耀在英雄的坟墓上。黎明将如此闪耀。"

你们——急诊外科医生——是医学界的英雄。黎明将为你们闪耀！

——众编者

"通常是接二连三的犯错导致患者死亡。"

—— Clifford K. Meador

"手术的两大不可原谅之罪：第一是做了不必要做的手术；第二是做了技术上超越自己能力的手术。"

—— Max Thorek

（周家华 译　周家华 校）

索引

G

Q

R

S

T

W